Alexander Hahne, Jana Haskamp (Hg.)
Sexual- und Paarberatung mit trans und nicht-binären Menschen

Die Reihe Angewandte Sexualwissenschaft sucht den Dialog: Sie ist interdisziplinär angelegt und zielt insbesondere auf die Verbindung von Theorie und Praxis. Vertreter_innen aus wissenschaftlichen Institutionen und aus Praxisprojekten wie Beratungsstellen und Selbstorganisationen kommen auf Augenhöhe miteinander ins Gespräch. Auf diese Weise sollen die bisher oft langwierigen Transferprozesse verringert werden, durch die praktische Erfahrungen erst spät in wissenschaftlichen Institutionen Eingang finden. Gleichzeitig kann die Wissenschaft so zur Fundierung und Kontextualisierung neuer Konzepte beitragen.

Der Reihe liegt ein positives Verständnis von Sexualität zugrunde. Der Fokus liegt auf der Frage, wie ein selbstbestimmter und wertschätzender Umgang mit Geschlecht und Sexualität in der Gesellschaft gefördert werden kann. Sexualität wird dabei in ihrer Eingebundenheit in gesellschaftliche Zusammenhänge betrachtet: In der modernen bürgerlichen Gesellschaft ist sie ein Lebensbereich, in dem sich Geschlechter-, Klassen- und rassistische Verhältnisse sowie weltanschauliche Vorgaben – oft konflikthaft – verschränken. Zugleich erfolgen hier Aushandlungen über die offene und Vielfalt akzeptierende Fortentwicklung der Gesellschaft.

Band 44
Angewandte Sexualwissenschaft
Herausgegeben von Maika Böhm, Harald Stumpe,
Heinz-Jürgen Voß und Konrad Weller
Institut für Angewandte Sexualwissenschaft
an der Hochschule Merseburg

Alexander Hahne, Jana Haskamp (Hg.)

Sexual- und Paarberatung mit trans und nicht-binären Menschen

Praxisorientierte Empfehlungen und erfahrungsbasierte Perspektiven

Mit einem Vorwort von Udo Rauchfleisch

Mit Beiträgen von Frauke Arndt-Kunimoto, Yaniv Barinberg, Annika Baumgart, Florian Däbritz, Katharina Debus, Lovis Diedering, Fabienne Forster, Manuel Ricardo Garcia, Alexander Hahne, Jana Haskamp, Chris Lila Henzel, Tobias Herrmann-Schwarz, Cornelia Jönsson, Chris Lily Kiermeier, Jacob Koenig, Katharina Kroschel, Christopher Lehnherr, Finn Lorenz, Daniel Masch, Clara Naujoks, Rena Onat, Michael Rogenz, Ena Schnitzlbaumer, Helena Smolorz, Clara Thoms, Martin Viehweger, Carlo Wildhaber und Kay Winner

Psychosozial-Verlag

Bibliografische Information der Deutschen Nationalbibliothek
Die Deutsche Nationalbibliothek verzeichnet diese Publikation
in der Deutschen Nationalbibliografie; detaillierte bibliografische Daten
sind im Internet über http://dnb.d-nb.de abrufbar.

Originalausgabe

Gesetzlich vertreten durch die persönlich haftende Gesellschaft Wirth GmbH,
Geschäftsführer: Johann Wirth
Walltorstraße 10, 35390 Gießen, Deutschland
0641 9699780
info@psychosozial-verlag.de
www.psychosozial-verlag.de

Umschlagabbildung: Coverillustrationen von Michael Long
Umschlaggestaltung und Innenlayout nach Entwürfen von Hanspeter Ludwig, Wetzlar
Druck und Bindung: Druckhaus Bechstein GmbH
Willy-Bechstein-Straße 4, 35576 Wetzlar, Deutschland
Printed in Germany

ISBN 978-3-8379-3365-9 (Print)
ISBN 978-3-8379-6296-3 (E-Book-PDF)
ISSN 2367-2420

Inhalt

1 Vorwort

In der Begleitung von Transitionsprozessen wird der Sexualität im Allgemeinen kaum Beachtung geschenkt. Allenfalls erwähnen die Chirurg*innen bei ihren Gesprächen über die zu erwartenden Erfolge der Operationen, ob und in welchem Ausmaß sexuelle Empfindungsfähigkeit nach den chirurgischen Interventionen bestehen wird. In den psychologischen Transitionsbegleitungen jedoch wird diesem Thema kaum Beachtung zuteil.

Es sind vor allem die Publikationen von K*Stern und Alexander Hahne (2019), Lucy Fielding (2021), Kelvin Sparks (2022) sowie die Studie von Jonas A. Hamm (2020), welche die Frage, wie eine »gelingende Sexualität«, wie Jonas A. Hamm es im Untertitel seines Buches formuliert, aussehen kann, in den Fokus unserer Aufmerksamkeit gerückt haben. In meiner Tätigkeit als Begleiter auf dem Weg der Transition von trans und nicht-binären Menschen spreche ich mit den Klient*innen zwar immer wieder auch über ihre Sexualität. Solche Gespräche ergeben sich vor allem dann, wenn die Klient*innen schildern, dass sie nach der operativen Veränderung ihren Körper »neu entdecken« mussten und unter dem Eindruck standen, eine »zweite Pubertät« zu durchlaufen – und dies auch bei trans und nicht-binären Menschen, die vor der hormonellen Behandlung und den Operationen bereits sexuelle Beziehungen geführt hatten. Auch in gemeinsamen Gesprächen mit trans Personen und ihren Partner*innen geht es selbstverständlich um das Thema Sexualität.

Doch habe ich mein Augenmerk nicht in dem Maße auf dieses Thema gerichtet, wie es seiner Bedeutung eigentlich entspricht. Überhaupt hat sich im Verlaufe der nun 54 Jahre meiner Beschäftigung mit trans Menschen in den Transitionsbegleitungen allgemein der Fokus vom Körper auf Fragen der Identität hin verschoben. Ich habe deshalb in einer Publikation geradezu von einer »Verflüchtigung des Körpers im Transdiskurs« gesprochen (Rauchfleisch 2023).

In dieser Situation haben mich die Publikationen von K*Stern und Alexander Hahne (2019, 2021) über körperorientierte Ergänzungen zur verbalen Transitionsbegleitung beeindruckt, da mir klar wurde, dass wir uns in diesen Begleitungen im Allgemeinen zu wenig um die Sexualität von trans und nicht-binären Menschen und ihren Partner*innen kümmern.

In Anbetracht der Vernachlässigung des Themas Sexualität kommt dem vorliegenden Buch *Sexual- und Paarberatung mit trans und nicht-binären Menschen* eine große Bedeutung zu. Es ist Jana Haskamp und Alexander Hahne gelungen, mit den 39 Beiträgen des von ihnen herausgegebenen Buches ein beeindruckend weites Feld von Themen zu berücksichtigen. In den Beiträgen werden einerseits allgemeine, konzeptuelle Themen diskutiert, wie z.B. die Frage, was Sexualität, gerade bei trans und nicht-binären Menschen, überhaupt ist, welche Rolle der Minderheitenstress und die internalisierte Diskriminierung in ihrem Leben spielt, sexualisierte Gewalt, psychische Erkrankungen, die Unterschiede zwischen Beratung und Therapie sowie die Haltung der Therapeut*innen. Andererseits beschäftigen die Autor*innen dieses Buches sich mit ganz konkreten Fragen, die im Zusammenhang mit Sexualität und Partner*innenschaften von Bedeutung sind, beispielsweise Hilfsmittel und Toys, Sexpraktiken, BDSM und Kink, Dating, Beziehungs- und Familienformen, Kinderwunsch und Schwangerschaft sowie Affären und Außenbeziehungen. Wieder andere Beiträge sind den Themen Antirassismus und Intersektionalität, Peer-to-Peer-Beratung, der Antidiskriminierungsarbeit in der Beratung sowie Einblicken in Fort- und Weiterbildungen gewidmet.

Neben der thematischen Weite dieses Buches beeindruckt mich auch, dass hier nicht nur – wie mehrheitlich in den Publikationen zum Thema Trans – die Rede von binären trans Personen ist, sondern auch Menschen mit nicht-binären Identitäten und Intergeschlechtlichkeit berücksichtigt werden. Nicht-binäre Menschen sehen sich im Alltag mit vielen Diskriminierungen konfrontiert, indem sie beispielsweise gar nicht als eigenständige Gruppe wahrgenommen und immer wieder misgendert werden.

Auch der Umgang von nicht-binären Personen mit den Fachleuten der Endokrinologie und Chirurgie und den Krankenkassen gestaltet sich häufig außerordentlich schwierig. Nicht wenige dieser Fachpersonen lehnen die Behandlung von Nicht-Binären sogar ab, da sie auf einer binären Sicht der Geschlechter beharren und nicht-binären Menschen geradezu ihre Existenzberechtigung absprechen. Intergeschlechtliche Personen teilen viele (Diskriminierungs-)Erfahrungen im Kampf um körperliche Selbstbestimmung und identifizieren sich zum Teil als binär trans oder nicht-binär. Aus diesen Gründen ist es eminent wichtig, dass in diesem von Jana Haskamp und Alexander Hahne herausgegebenen Buch das Thema Nicht-Binarität behandelt wird und damit Kolleg*innen aus den verschiedenen an Transitionsprozessen beteiligten Fächern und der weiteren Beratungslandschaft der Sexual- und Paarberatung informiert werden.

Hinzu kommt, dass Nicht-Binarität derzeit auch in der Öffentlichkeit hoch emotional diskutiert wird und sich heftige – völlig irrationale – Kritik gegen sie richtet. Ein häufig geäußerter Vorwurf lautet, es sei, speziell bei Jugendlichen, ein »Hype«, eine von Social Media induzierte »Modeerscheinung«, sich nicht-binär zu nennen; Nicht-Binarität habe es früher nicht gegeben. Meine über 50-jährige Erfahrung in der Begleitung von trans und nicht-binären Menschen zeigt mir, dass diese Kritik absolut nicht zutrifft. In den 1970er, -80er und -90er Jahren hat sich zwar keine transidente Person als nicht-binär bezeichnet, da weder den Klient*innen noch mir das Konzept Nicht-Binarität bekannt war. Aber immer wieder bin ich in dieser Zeit mit Menschen zusammengetroffen, die von sich sagten, sie seien »Mann *und* Frau« (vgl. Rauchfleisch 2024). Wie anders und treffender könnte man Nicht-Binarität beschreiben, wenn kein entsprechendes Konzept vorliegt?

Ich wünsche diesem Buch eine weite Verbreitung. Möge es den Fachpersonen, die Transitionsprozesse begleiten, dabei behilflich sein, ihr Augenmerk mehr als bisher auf die Sexualität und die Paarbeziehungen von trans Personen zu richten. Möge es aber auch trans und nicht-binären Menschen selbst und ihre Partner*innen und Angehörigen darauf hinweisen, dass sie diese Themen nicht außer Acht lassen dürfen und dass es auch trans Menschen mit und ohne körperliche Angleichungen gelingt, ihre genussvollen trans und nicht-binären Körper in die Präsenz zu rücken, wie Jana Haskamp und Alexander Hahne es in ihrer Einleitung formulieren.

Udo Rauchfleisch

Literatur

Fielding, L. (2021). *Trans Sex: Clinical Approaches to Trans Sexualities and Erotic Embodiments*. Routledge.

Hahne, A. & Stern, K* (2021). Mein Körper und Stress – 14 Übungen für mehr Wohlbefinden. In *Kleine Hausapotheke gegen den cis-normativen Alltag. Erfahrungsberichte, Übungen, Lyrik* (S. 47–51). rubicon. https://rubicon-koeln.de/wp-content/uploads/2021/05/Kleine-Hausapotheke.pdf

Hamm, J. A. (2020). *Trans* und Sex. Gelingende Sexualität zwischen Selbstannahme, Normüberwindung und Kongruenzerleben*. Psychosozial-Verlag.

K*Stern & Hahne, A. (2019). Körperpraktische Methoden als Ergänzung zu Gesprächstherapie und trans Beratung. In M. N. Appenroth & M. D. M. Castro Varela (Hrsg.), *Trans und Care. Trans Personen zwischen Selbstsorge, Fürsorge und Versorgung* (S. 241–254). transcript.

Rauchfleisch, U. (2023). Trans* und Körper. Verflüchtigung des Körpers im Trans*diskurs. *Zeitschrift für Psychodrama und Soziometrie (Suppl. 1), 22*, 43–54.

Rauchfleisch, U. (2024). *Transidentität – Transgender. Transitionsprozesse begleiten und gestalten* (6. völlig überarbeitete Aufl.). Vandenhoeck & Ruprecht.

Sparks, K. (2022). *Trans Sex: A Guide for Adults*. Jessica Kingsley Publishers.

2 Einleitung

Wir freuen uns sehr, euch und Ihnen den Sammelband »Sexual- und Paarberatung mit trans und nicht-binären Menschen. Praxisorientierte Empfehlungen und erfahrungsbasierte Perspektiven« mit seinen 39 Beiträgen von insgesamt 28 Autor*innen und Interviewpartner*innen vorstellen zu dürfen.

Dieser Sammelband richtet sich an Berater*innen, Therapeut*innen, Psycholog*innen, Sozialarbeiter*innen, Sozialpädagog*innen, Fachkräfte der sexuellen Bildung, Körperarbeiter*innen und alle darüber hinaus Interessierte und Verbündete. Besonders dankbar sind wir Udo Rauchfleisch für sein vorangestelltes Vorwort. Es ist eine große Freude, diesen Wegbereiter und -begleiter der Beratung von trans und nicht-binären Erwachsenen auf diese Weise dabei zu haben.

Über die Körper, Sexualitäten und Partner*innenschaften von trans und nicht-binären Personen existieren viele Vorbehalte, Mythen, Unwissenheit und binäre, cis-, endo- und heteronormative Zuschreibungen. Wir möchten mit den Beiträgen dieses Sammelbandes die genussvollen Körper von trans und nicht-binären Menschen in den Fokus rücken und Einblicke in eine affirmative Beratungspraxis geben. Dabei fokussieren wir gelingende und lustvolle Aspekte von Beziehungen und Sexualitäten, nehmen jedoch auch Herausforderungen in der Beratung zu diesen Themen in den Blick.

Der Sammelband zielt darauf ab, seine Leser*innen für sexual- und paarberaterische Fragestellungen, Bedarfe und Lebenswelten von erwachsenen trans und nicht-binären Klient*innen aller sexueller und romantischer Orientierungen zu sensibilisieren. Dies passiert in den Beiträgen über die Vermittlung von psychosozialem, medizinischem und communitybasiertem Wissen von Berater*innen und Aktivist*innen. Darüber hinaus liegt ein Schwerpunkt des Buches darauf, Perspektiven von erfahrenen Praktiker*innen darzulegen, die aufzeigen, was es bedeutet, Beratung als Zugehörige derselben Communitys wie die beratenen Personen anzubieten. Durch den praxisorientierten Schwerpunkt des Sammelbands und die Auswahl der Autor*innen ist ein Werk der Fachliteratur entstanden, das sowohl für Praktiker*innen als auch Lehrende als communitynahe Handlungsorientierung dienen kann.

Die Zusammenstellung der Beiträge orientiert sich an den Themen, die von trans und nicht-binären Klient*innen in Sexual- und Paarberatungssettings besonders häufig als Anliegen formuliert werden. Darin werden Wissen und Haltung vermittelt, die in der gängigen cis-normativen und binären Beratungsliteratur wenig bis gar nicht repräsentiert sind und die im Kontext der Zielgruppe für Berater*innen von Bedeutung sind. Darüber hinaus werden Möglichkeiten aufgezeigt, wie Haltung und Wissen in der beraterischen Arbeit genutzt werden können und worauf Berater*innen in der Anwendung achten sollten. Dabei geht es in den Inhalten um praxisnahe Wechselwirkungen und Effekte auf Sexualität und Beziehungen, z. B. durch vergangene oder zukünftige medizinische Transitionsschritte, nicht um die Darstellung chirurgischer Möglichkeiten und Methoden. Hierbei ist wichtig zu betonen, dass die Anliegen, mit denen trans und nicht-binäre Menschen sexual- oder paarberaterische Settings aufsuchen, nicht unbedingt mit ihrer Transgeschlechtlichkeit oder Nicht-Binarität im Zusammenhang stehen. Klassische Themen in der Paarberatung wie z. B. Beziehungsform, Kommunikation, Umgang mit Konflikten oder unterschiedlichen Bedürfnissen können bei trans und nicht-binären Menschen durch ihre spezifischen Lebenserfahrungen und strukturelle Diskriminierung beeinflusst sein und eine Bezugnahme darauf in der Beratung erforderlich machen – oder davon größtenteils unberührt sein. Das Wissen, das in den Beiträgen vermittelt wird, fungiert als Hintergrundwissen, das die beraterische Praxis mit dieser Zielgruppe informiert, wie es Julie Tilsen (2021) beschreibt:

> »These ideas are conceptual resources for me to draw on, they are not the stuff of my conversations. They are like apps I keep open in the back of my head, not the screen I share with people in conversation« (S. 5).[1]

1 Übersetzung: »Diese Ideen sind konzeptionelle Ressourcen, auf die ich zurückgreifen kann, sie sind nicht der Stoff meiner Gespräche. Sie sind wie Apps, die ich im Hinterkopf offenhalte, nicht der Bildschirm, den ich im Gespräch mit Menschen teile«, Tilsen, J. (2021). *Queering Your Therapy Practice. Queer Theory, Narrative Therapy, and Imagining New Identities.* Taylor & Francis.

Alle Beiträge unserer Autor*innen sind aus einer handlungsorientierten, community- und praxisnahen Perspektive auf Sexual- und Paarberatung geschrieben. In den Interviews werden direkte Einblicke in den Berufsalltag von Sexual- und Paarberater*innen gegeben. Alle von ihnen sind im deutschsprachigen Raum der Gegenwart tätig.

Wir verzichten in diesem Sammelband bewusst auf die Vermittlung von einführendem Wissen zu trans und nicht-binären Lebenswelten. Wir möchten stattdessen Themen aufgreifen, die praktizierende Berater*innen – inklusive uns – beschäftigen, und setzen dafür eine vorangegangene grundlegende Auseinandersetzung mit sexueller, geschlechtlicher und amouröser Vielfalt und Sexual- und Paarberatung voraus.

Dieser Sammelband erscheint im Jahr 2025, kurze Zeit nachdem am 12. April 2024 vom Deutschen Bundestag das Selbstbestimmungsgesetz verabschiedet wurde und am 1. November 2024 in Kraft getreten ist, welches trans, inter* und nicht-binären Menschen erleichtert, ihren Geschlechtseintrag und Vornamen beim Standesamt ändern zu lassen.

Neben der geschlechtlichen Selbstbestimmung auf rechtlicher Ebene, die durch diese Verabschiedung für viele Menschen zugänglicher geworden ist, begründen wir die Notwendigkeit dieses Bandes und seiner Inhalte mit der 1999 durch die World Association for Sexual Health (WAS) in Hongkong verabschiedete Erklärung der sexuellen Menschenrechte. Diese lauten wie folgt:

1. Das Recht auf sexuelle Freiheit
2. Das Recht auf sexuelle Autonomie, sexuelle Integrität und körperliche Unversehrtheit
3. Das Recht auf eine sexuelle Privatsphäre
4. Das Recht auf sexuelle Gleichwertigkeit
5. Das Recht auf sexuelle Lust
6. Das Recht auf Ausdruck sexueller Empfindungen
7. Das Recht auf freie Partner*innenwahl
8. Das Recht auf freie und verantwortungsbewusste Fortpflanzungsentscheidungen
9. Das Recht auf wissenschaftlich fundierte Sexualaufklärung
10. Das Recht auf umfassende Sexualerziehung
11. Das Recht auf sexuelle Gesundheitsfürsorge

In den nachfolgenden Kapiteln finden sich konkrete Anregungen, wie diese sexuellen Menschenrechte in der Sexual- und Paarberatung mit trans und nicht-binären Menschen umgesetzt werden können.

Die Herausgeber*innen des Buches veröffentlichen diesen Band aus der Perspektive einer trans und einer cis Person in Verbündetenschaft und in schwul-lesbischer Zusammenarbeit. Im Zuge dessen sind queere Perspektiven auf trans und nicht-binäre Lebenswege im vorliegenden Werk besonders repräsentiert. Die Herausgabe erfolgt aus der Motivation heraus, professionell aufbereitetes Erfahrungswissen als eine wichtige Form der Wissensproduktion über die Sexualitäten und Partner*innenschaften von trans und nicht-binären Menschen anzuerkennen, wertzuschätzen und für Berater*innen zugänglich zu machen. Dieses wichtige Wissen kann auf diese Weise allen Interessierten zuteilwerden, ohne dass auf die akademische und klinische Beforschung von trans- und nicht-binär-sensibler Sexual- und Paarberatung gewartet werden muss.

Die Idee der Herausgabe eines Buches über queersensible Sexual- und Paarberatung entstand bei Jana Haskamp zunächst mit dem Fokus auf lsbtiq+ Klient*innen allgemein. Dieses Vorhaben basierte auf Janas Erfahrung, wie wenig Sensibilität für die Lebenswelten, Sexualitäten und Beziehungserfahrungen von queeren, trans und nicht-binären Menschen in sexual- und paarberaterischen und -therapeutischen Fort- und Weiterbildungen vorhanden ist.[2] Die Umsetzung der Idee, selbst ein Fachbuch zu diesem Thema herauszugeben, begann mit einer E-Mail von der Fähre nach Amrum im Dezember 2022. Als Alexander Hahne wenige Zeit später Teil des Projektes wurde, entschließen wir uns dazu, den Fokus von Sexual- und Paarberatung mit lsbtiq+ Klient*innen im Allgemeinen, auf trans und nicht-binäre Klient*innen im Speziellen zu legen, um daran mitzuwirken, die besonders große Leerstelle für diese Zielgruppe zu schließen.

Die deutschsprachige Beratungslandschaft in den Bereichen geschlechtliche Vielfalt, Sexualität und Partner*innenschaft ist verhältnismäßig groß, wenn auch vor allem in Großstädten angesiedelt. Die aktuelle Landschaft der Fachliteratur, insbesondere zu sexualitäts- und partner*innenschaftlichen Themen, bildet dies jedoch nicht ab. Zwar gibt es Veröffentlichungen, die im Themenfeld von nicht-hetero- und cis-normativer Sexualität und Geschlecht angesiedelt sind, diese fokussieren sich jedoch

2 Eine Ausnahme in der systemischen Beratungslandschaft bilden die beiden neuen Weiterbildungen zu systemischer Beratung im Kontext queerer Lebenswelten in der Akademie Waldschlösschen – jeweils eine Kooperation zwischen der Akademie Waldschlösschen und dem Sozialpädagogischen Bildungswerk Münster (SOBI e.V.) bzw. dem Bundesverband Trans* und der ISTB – Therapie- und Organisationsentwicklung GmbH.

schwerpunktmäßig auf den Bereich der Psychotherapie und spezielle Themen und Zielgruppen darin. Es gibt bisher keine Publikation, die trans und nicht-binäre Klient*innen, ihre Sexualitäten und Partner*innenschaften in den Blick nimmt und sich praxisnah auf das sexual- und paarberaterische Arbeiten dazu konzentriert. Das zu ändern, dazu möchten wir mit diesem Sammelband beitragen.

Nach dem Vorwort von Udo Rauchfleisch und dieser Einleitung beginnen die inhaltlichen Kapitel des Buches. In den ersten drei Teilen liegt der Fokus auf trans- und nicht-binär-sensiblen Perspektiven auf die Beratung zu Sexualität und Partner*innenschaft. Dazu zählen »Kapitel 3: Sexual- und paarberaterische Grundlagen jenseits der binären Cis-Normativität«, »Kapitel 4: Beratung im Kontext von Sexualität« und »Kapitel 5: Beratung im Kontext von Partner*innenschaft«. Neben einem einleitenden Kapitel zum Thema Transition werden in Kapitel 3 die Themen Coming-out, Minderheitenstress und internalisierte Transnegativität in Zusammenhang mit Sexual- und Paarberatung mit trans und nicht-binären Klient*innen gesetzt. Weitergehend werden Antirassismus und Intersektionalität, Konsum und Sucht, Intergeschlechtlichkeit sowie sexualisierte Gewalt betrachtet.

Kapitel 4 beginnt mit der Sexualität und Sexualkultur von trans und nicht-binären Menschen, und erkundet Dysphorie und Euphorie, Sexpraktiken und Selbstbezeichnungen von Genitalien und Oberkörpern, als auch Hilfsmittel und Toys in der Sexualberatung. Die Themen Sexualität älterer trans und nicht-binärer Menschen, BDSM und Kink, sexuelle Gesundheit, STIs und HIV und Asexualität schließen sich an. Darauf folgen Interviews zu Autismus und Neuronormativität und zu endokrinologischen Perspektiven auf sexualitätsbezogene Anliegen von jungen trans Menschen, und ein Beitrag zu somatischer Sexualberatung und sexualitätsbezogener Körperarbeit. Ein Interview zu den Sexualitäten von kinky trans Personen mit Behinderung rundet das Kapitel ab.

In Kapitel 5 wird Paarberatung im Kontext von Dating, Transition und Partner*innenschaft, Beziehungs- und Familienformen, nicht-monogamen Beziehungsformen und Polyamorie, Aromantik und psychischen Erkrankungen betrachtet. Die Themen Kinderwunsch und Schwangerschaft, Lust und Lustlosigkeit in Partner*innenschaften, Affären und Außenbeziehungen, Beziehungsgewalt und Partner*innenschaft und Sexualität nach erlebter sexualisierter Gewalt schließen das Kapitel zu Beratung im Kontext von Partner*innenschaft ab.

Im vierten inhaltlichen Teil des Buches, »Kapitel 6: Perspektiven und strukturelle Aspekte der Sexual- und Paarberatung«, werden strukturelle Grundlagen und Fragestellungen des sexual- und paarberaterischen Arbeitens aus diskriminierungskritischer und affirmativer Perspektive thematisiert. Darin werden Unterschiede zwischen Beratung und Therapie aufgegriffen, Hinweise für eine angemessene Kontaktaufnahme und Dokumentation gegeben und der Alltag als queere Mitarbeiterin im cis-heteronormativen Arbeitsumfeld reflektiert. In einem Interview wird ein Einblick in machtkritische Beratung in der Praxis gegeben, anschließend Nähe, ausgewogene Distanz und Beziehungsgestaltung in queeren Beratungskontexten abgewogen und diskutiert. Am Ende werden grundlegende Impulse für Wissen, Haltung und Methodik einer trans- und nicht-binär-sensiblen Beratungspraxis vorgestellt und Weiterentwicklungspotenziale für Fort- und Weiterbildungen von Sexual- und Paarberater*innen aufgezeigt.

Die Autor*innen und Interviewpartner*innen bewegen sich in trans, nicht-binären und/oder queeren Communitys und schreiben oder sprechen aus dieser Perspektive, die professionell reflektiert ist. Dabei handelt es sich um Berater*innen, die schon lange Teil dieser Communitys sind, aber in den meisten Fällen nicht auf jahrzehntelange Berufserfahrung zurückblicken. Vielmehr ging es uns bei der Wahl der Autor*innen und Interviewpartner*innen darum, eine Momentaufnahme gegenwärtiger sexual- und paarberaterischer Praxen darzulegen und Berater*innen und weitere Menschen aus dem Tätigkeitsfeld mit unterschiedlichen Erfahrungshintergründen zu Wort kommen zu lassen. Dabei werden Fragen aufgeworfen, Fragen beantwortet und unterschiedliche Perspektiven nebeneinander stehengelassen.

Unsere Autor*innen und Interviewpartner*innen geben teils sehr persönliche Einblicke in ihre Arbeit, sprechen über eigene Identitäten und Zugehörigkeiten, über Unsicherheiten und Lernerfahrungen in der Beratung. Diese Offenheit schätzen wir sehr wert und möchten uns bereits an dieser Stelle herzlich dafür bedanken.

Wir haben uns bemüht, möglichst viele Erfahrungen und Perspektiven von trans und nicht-binären Menschen im Kontext von Sexualität und Partner*innenschaft abzubilden, können diesem Anspruch aufgrund der diversen Zugehörigkeiten und Lebensrealitäten der Zielgruppe und des begrenzten Umfangs jedoch nicht abschließend nachkommen.

In vielen Beiträgen des Buches wird auf queere, trans und/oder nicht-binäre Communitys positiv Bezug genommen, die oft als Schutzräume verstanden werden. Communitys, die je nach Ort und Zusammensetzung ihrer Mitglieder unterschiedlich groß sind, verschieden funktionieren und aus unterschiedlichsten Subkulturen bestehen. Uns ist wichtig zu betonen, dass in trans, nicht-binären und queeren Communitys versucht wird, Gemeinschaft, Unterstützung, Sexualität, Kink und Solidarität zu leben, und dass hier Freund*innen, Partner*innen, (Wahl-)Familie und Zugehörigkeit gefunden werden können. Sie sind Orte der Begegnung, Unterhaltung, Kultur, Teilhabe, Wissensvermittlung, des politischen Aktivismus und des Feierns, bieten Kunst, Sport, Musik und andere Aktivitäten in peerbasierten Gruppen an und ermöglichen Raum für Austausch und Vernetzung. Sie sind aber auch Orte von Konflikten, Zerwürfnissen, Bewertung, Abgrenzung, Ausschlüssen und Verachtung. Menschen machen in queeren, trans und nicht-binären Communitys zum Teil Erfahrungen von Enttäuschung, Verletzung, Ausgrenzung, Diskriminierung und Gewalt. Uns sind daher ein differenziertes Verständnis und eine nuancierte Verwendung des Community-Begriffs wichtig, der diese unterschiedlichen Aspekte und Erfahrungen miteinbezieht und beim Lesen der Beiträge mitgedacht wird.

Inhaltshinweis: In einigen Beiträgen werden unterschiedlich ausführlich Diskriminierungs- und Gewalterfahrungen gegen trans und nicht-binäre Personen thematisiert. Die Leser*innen sind eingeladen, diesbezüglich eigenverantwortlich die Aufnahme der Inhalte nach eigenem Ermessen zu portionieren.

Hamburg und Berlin, Januar 2025
Alexander Hahne und Jana Haskamp

Kapitel 3: Sexual- und paarberaterische Grundlagen jenseits der binären Cis-Normativität

Die Beiträge dieses Kapitels vermitteln grundlegendes Wissen, welches die Basis für das sexual- und paarberaterische Arbeiten mit trans und nichtbinären Klient*innen darstellt. Zentrale Ereignisse im Leben der Zielgruppe werden hinsichtlich ihrer Effekte auf den Körper, die Sexualität, Partner*innenschaften und die Selbstbeziehung zu diesen betrachtet. Dazu zählen innere und äußere Coming-out-Prozesse und soziale, medizinische und/oder rechtliche Transitionsschritte, ebenso wie psychosoziale Belastungserfahrungen mit Minderheitenstress, Diskriminierungs- und Gewalterfahrungen, verinnerlichter Trans- oder Nicht-Binaritäts-Negativität und angewendete Bewältigungsstrategien. Die Themen Antirassismus und Intersektionalität, Konsum und Sucht, Intergeschlechtlichkeit sowie sexualisierte Gewalt runden das Kapitel ab. Hier stehen zum einen mögliche intersektionale Zugehörigkeiten und Gewaltbetroffenheiten der Adressat*innen im Fokus und es werden damit einhergehende Beratungsbedarfe für die Praxis abgeleitet. Zum anderen wird die Relevanz einer Sensibilisierung für Praktizierende von Chemsex und Konsum aufgezeigt und spezifisches Wissen über Substanzgebrauch für die Sexual- und Paarberatung vermittelt.

3.1 Transition

Alexander Hahne & Jana Haskamp

3.1.1 Einführung in trans und nicht-binäre Lebenswelten

Trans Menschen sind Menschen, die sich nicht oder nur teilweise mit dem Geschlecht identifizieren, das ihnen bei der Geburt zugewiesen wurde. Die Bezeichnung »cis« beschreibt Menschen, deren Geschlechtsidentität mit dem Geschlecht übereinstimmt, das ihnen bei der Geburt zugeordnet wurde. Binäre trans Menschen verorten sich geschlechtlich als weiblich oder männlich, also innerhalb des gesellschaftlichen binären Geschlechtersystems. Demgegenüber bezeichnet der Begriff »nicht-binär« Menschen, deren aktuelle Geschlechtsidentität und deren Erleben der eigenen Körperlichkeit von dem Geschlecht abweicht, das ihnen bei der Geburt zugeschrieben wurde, die nicht in der Kategorie männlich oder weiblich leben oder das Konzept von Geschlecht für sich ablehnen.[1]

3.1.2 Transition als Prozess

Wie Menschen geschlechtlich gelesen werden, hängt mit verschiedenen Ausdrucksformen zusammen, die für manche Menschen ihre Geschlechtsidentität ausdrücken, und für andere nichts mit ihrem Geschlecht zu tun haben, aber gesellschaftlich damit in Zusammenhang gebracht werden (Debus & Laumann, 2022). Dieser äußere Eindruck eines Menschen entsteht beispielsweise durch die gewählte Kleidung, Körpersprache, Styling, Accessoires, Frisur oder andere Aspekte. Die Fremdwahrnehmung muss nicht mit der Selbstbezeichnung übereinstimmen. Die Selbstdefinition, also das innere Fühlen und Wissen, das eine Person von sich selbst hat,

1 Vgl. https://queer-lexikon.net/glossar/ (18.08.2024).

wer sie geschlechtlich (nicht) ist und wie sie dies benennt, hat hier die Deutungshoheit.

Welche körperlichen Merkmale sich unter der Kleidung befinden, ist von außen kaum sichtbar. Genitalien, innere Reproduktionsorgane oder Körperbehaarung sind nicht oder nur teilweise erkennbar. Auch welches das primäre Hormonsystem (Östrogen oder Testosteron) einer Person ist, lässt sich von außen nicht sicher sagen (Hahne, 2021).

Eine Transition, also der Veränderungsprozess, beginnt mit einem inneren Coming-out und kann für die betreffende Person nach mehreren Jahren abgeschlossen sein. Dazwischen gibt es Suchbewegungen und Prozesse der Veränderung. Bei Transitionsschritten wird zwischen sozialer, rechtlicher und medizinischer Transition unterschieden. Dazu können beispielsweise gehören

- die äußeren Coming-outs (bspw. in der Partner*innenschaft, im Freund*innenkreis, in der Familie, am Arbeitsplatz oder in der ärztlichen Versorgung),
- die Änderung des Namens und des Pronomens, oft zunächst im sozialen bzw. persönlichen Umfeld, dann auch im Rahmen der Kommunikation über das engere Umfeld hinaus und später gegebenenfalls auch juristisch,
- eine begleitende – derzeit noch verpflichtende Psychotherapie, wenn Menschen möchten, dass die Krankenversicherung Maßnahmen übernimmt,
- die Einnahme von Hormonen und/oder Hormonblockern,
- Operationen.

Die Möglichkeiten, körperliche Merkmale, Gesamtausdruck und Geschlechtsidentität individuell zu gestalten, sind vielfältig. Über sie sollte individuell entschieden werden, möglichst mit der Unterstützung, die jeweils passend ist (AWMF, 2018).

Wie die Geschlechtsidentität einer Person ist, welche Pronomen und welche Bezeichnungen von Körperbereichen und Genitalien verwendet werden, kann sich im Laufe der Transition (und des gesamten Lebens) ändern. Die trans oder nicht-binäre Person bestimmt ihre Geschlechtsidentität immer selbst, unabhängig von eventuellen körperlichen Veränderungen, die von außen nicht ersichtlich sein müssen. Die Bedeutung der eigenen Fertilität, diese zu verlieren oder gewollt aufzugeben, kann Teil einer Transition sein. Welche Ressourcen einer Person zur Verfügung stehen, um Schritte der Transition zu gehen, ist unterschiedlich. Das private Umfeld wie Freund*innen oder Wahlfamilie und deren Reaktionen auf die Transition, als auch (vermeintliche) Unterstützungsangebote wie verpflichtende psychotherapeutische Begleittherapie können sowohl eine Ressource bilden als auch die Person noch weiter belasten. Parallel stellt sich die Frage, wie die leider oft vorhandenen Wartezeiten auf einen Platz der Begleittherapie, Hormonbehandlungen oder Operationen überbrückt und ausgehalten werden können (vgl. Schechter, 2021, S. 233f.).

Die Reaktionen des Umfeldes und die Fremdwahrnehmung wirken sich auf die geschlechtliche Selbstwahrnehmung der Person aus. Binär transitionierende Menschen erleben diese monatelange, manchmal jahrelange Phase als belastenden Übergang. Nicht-binäre Menschen beschreiben diese Übergangssituation öfter als anhaltenden Status quo. Dies kann auch nach vielen Jahren weiter spürbar sein. Die Bedenken, Erwartungen, Vorurteile, Diskriminierungen und Stigmatisierungen, denen trans oder nicht-binäre Personen in alltäglichen Situationen begegnen können, sind belastend. Daran schließt sich an, welche Unterstützungsangebote zugänglich und nutzbar sind oder welche Anstrengungen die Person auf sich nehmen muss, um sie sich zugänglich zu gestalten oder einzufordern (Vincent, 2018, 2020). Diese Belastungserfahrungen können das Vertrauensverhältnis zu Beratungspersonen beeinflussen und das Verhältnis zum Versorgungs- und Gesundheitssystem prägen.

Im Rahmen der Transition und auch anschließend tauchen Fragestellungen auf, die vor allem das soziale Umfeld betreffen. Dazu gehören Alltagspraktisches, wie die Frage, auf welche Toilette oder in welche Umkleidekabine die Person geht. Zudem kann sich die Bedeutung der Kleidung, Schuhe, Haare, Frisur und des Bartes verändern und die Gestaltung neu gelernt werden. Die Reaktionen des Umfeldes – von unterstützend bis diskriminierend – sind Teil einer Ressource oder des Minderheitenstresses und stets Bestandteil des neuen Alltags.

Die Lebenswelten von trans und nicht-binären Menschen können von der Beschäftigung mit dem Tempo der Transition geprägt sein. »Mir geht das alles nicht schnell genug«, »Mir geht das alles viel zu schnell« oder »ob oder wo ich pausieren oder aufhören möchte«. Zu welchem Zeitpunkt ein trans oder nicht-binärer Mensch in die Beratung kommt – ob und welche körperlichen Veränderungen kürzlich durchgeführt wurden, lange zurück liegen, sehnsüchtig erwartet werden oder gar nicht zur Debatte stehen –, ist für die Lebenswelt der Person relevant und kann in der Beratungspraxis eine Rolle spielen. Die Gründe für oder gegen körperliche Veränderungen sind individuell und es gibt ganz unterschiedliche Varianten von Körpern, mit denen sich Menschen wohlfühlen. Ob eine Person binär trans oder nicht-binär ist, hängt damit nicht unbedingt zusammen. Verschiedene Transitionswege bedeuten ein individuelles Abholen der einzelnen Klient*innen durch die Berater*innen (Trotsenburg et al., 2022; Erickson-Schroth, 2022; Hahne, 2019; Vincent, 2020).

3.1.2.1 Optionale Transitionsschritte für trans männliche und nicht-binäre Menschen

Für trans Männlichkeiten und nicht-binäre Menschen, denen bei der Geburt das Geschlecht weiblich zugewiesen wurde, können wichtige Schritte der Transition sein:

- das Tragen eines Binders, also eines Kleidungsstücks, das den Oberkörper flacher erscheinen lässt,
- eine Mastektomie, also das operative Herstellen eines flachen Brustprofils,
- die Entfernung der Gebärmutter (Hysterektomie), Eierstöcke (Adnektomie) und Eileiter (Salpingektomie),
- das Tragen eines Packers, für eine gewünschte Beule in der Hose beziehungsweise eine Stehpinkelhilfe in Form eines Packers, einer Epithese, auch für eine von außen sichtbare »Beule« in der Hose,
- der Stimmbruch,
- das Ausbleiben der Menstruation,
- Haar- und Bartwuchs,
- die eventuell durch Testosteron gesteigerte Libido,
- das Verwenden eines Dildos mit Hüft-Harness für penetrativen Sex,
- etc.

Als genital angleichende Operationen gibt es im Wesentlichen zwei: den Klitpen und die Phalloplastik (siehe Kapitel 3.1.3). Der Verschluss des innen liegenden Genitals kann im Zuge beider Eingriffe durchgeführt werden. Bei cis Frauen als Vagina bezeichnet, verwenden trans Männer und nicht-binäre Menschen häufig andere Begriffe zur Körperteilbezeichnung (siehe Kapitel 4.3; vgl. Nikolavsky & Blakely, 2022, S. 81ff.; Pearce, 2018;

Salgado et al., 2016; Kauth & Shipherd, 2017; Erickson-Schroth, 2022; Hakeem, 2018).

3.1.2.2 Optionale Transitionsschritte für trans weibliche und nicht-binäre Menschen

Für trans Weiblichkeiten und nicht-binäre Menschen, denen bei der Geburt das Geschlecht männlich zugewiesen wurde, können wichtige Schritte sein:

- eine Epilation des Bartschattens,
- das Tragen von Silikonbrüsten,
- das Abbinden der Beule in der Hose (»tucken«),
- das Tragen von Make-up und Zweithaaren,
- Stimmtraining,
- Erhalt der Libido und Erektionsfähigkeit,
- eine operative Brustvergrößerung,
- etc.

Als genital angleichende Operationen gibt es die Entfernung der Hoden und/oder die operative Bildung einer Neo-Vagina oder Neo-Vulva mit der Haut der außen liegenden Genitalien (siehe Kapitel 3.1.3), bei cis Männern als Penis bezeichnet. Trans Frauen und nicht-binäre Menschen verwenden häufig andere Begriffe zur Körperteilbezeichnung (siehe Kapitel 4.3). Nicht-binäre Menschen wählen für körperverändernde Maßnahmen diejenigen aus, die am besten zu ihrer eigenen Geschlechtsidentität passen.

Häufig geht es bei den Veränderungen des Körpers nicht unbedingt um ein Angleichen an einen cis Körper oder cis Genitalien, sondern um eine Angleichung hin zur authentischen, selbstgestalteten, eigenen Identität (vgl. Pearce, 2018; Salgado et al., 2016; Kauth & Shipherd, 2017; Erickson-Schroth, 2022; Hakeem, 2018).

3.1.3 Fachwissen zu Körper und Gesundheit

Trans und nicht-binäre Menschen können zu ganz unterschiedlichen Zeitpunkten ihres Lebens mit dem äußeren Coming-out oder der »zweiten Pubertät« beginnen. Letztere setzt in der Regel mit der Einnahme von

Hormonen ein, wobei sich einige trans oder nicht-binäre Menschen in eine Pubertät zurückversetzt fühlen (siehe Kapitel 3.2).

Hormongaben werden jeweils individuell und nach klinischer Zielsetzung dosiert. So kann das Tempo der körperlichen Veränderungen reguliert werden, und es bleibt Zeit, die eigenen Veränderungen zu beobachten, zu verarbeiten und für sich zu integrieren. Erste körperliche Veränderungen beginnen etwa zwei bis drei Monate nach Beginn der Hormoneinnahme. Emotionale und mentale Veränderungen können bereits nach den ersten Tagen eintreten. Entscheidet sich eine Person für eine niedrigdosierte Einnahme von Hormonen, stellen sich die gleichen Veränderungen wie bei einer vollen Dosis ein, dies geschieht allerdings über einen längeren Zeitraum.

Ob und welche körperverändernden Maßnahmen und Operationen durchgeführt werden, entscheidet die Person informiert und selbst (Rauchfleisch, 2016; Appenroth & Castro Varela, 2019).

3.1.3.1 Maskulinisierende Veränderungen durch Hormoneinnahme

Bei Menschen, denen bei der Geburt das Geschlecht weiblich zugeschrieben wurde, können unter Testosteroneinnahme folgende körperliche Veränderungen auftreten (vgl. Ferrando, 2019; Vincent, 2018, S. 147ff; Salgado et al., 2016):

- erhöhte Fettigkeit der Haut bis hin zu Akne
- Vergrößerung des Schwellkörpers
- Stoppen der Monatsblutung
- Trockenheit der genitalen Schleimhaut oder Atrophie
- Umverteilung des Körperfetts
- Wachstum der Körperbehaarung und Bart
- Veränderung des Körpergeruchs
- tiefere Stimme
- erhöhte Muskelmasse und Kraft
- Haarausfall am Kopf

Als emotionale Veränderungen beschreiben viele eine erhöhte Ruhe und Ausgeglichenheit, aber auch mehr Anspannung und Verlust an Geduld. Manche beschreiben eine teilweise vorübergehende (deutlich) erhöhte Libido.

Die Wirkung ist individuell verschieden. Auch, was als »Erfolge« einer Transition wahrgenommen werden, hat eine große Spannbreite. Um unrealistische Erwartungen zu vermeiden, sollte von Anfang an auf die individuell unterschiedlichen Wirkungen von Hormonen eingegangen werden. Soziale Begleitmaßnahmen, wie das gezielte Trainieren von bestimmten Körperpartien im Sport, können zu einer erhöhten Zufriedenheit beitragen.

Manche trans Männer und nicht-binäre Menschen beschreiben nach monatelanger Einnahme von Testosteron eine Schleimhauttrockenheit des Genitals. Ein Gespräch über Gleitgel, die Information zu lokalen Östrogenpräparaten oder das Nutzen von Handschuhen beim Sex, sodass keine Bakterien aus dem Darm weitergetragen werden und keine ungewaschenen Hände an die Schleimhäute gelangen, können hilfreich sein.

Wenn Menschen sich keiner Hysterektomie oder Adnektomie unterziehen und ihre innenliegenden Genitalien beim Sex verwenden, bei dem Sperma involviert ist, stellt sich die Frage der Schwangerschaftsverhütung. Die Testosteroneinnahme ist keine Schwangerschaftsverhütung, auch wenn die Blutung dadurch gestoppt hat (siehe Kapitel 4.7).

Einigen Menschen ist ein flaches Brustprofil sehr wichtig. Je nach anatomischer Ausgangslage gibt es unterschiedliche Operationsmethoden. Bei der einen Art der Mastektomie werden große Schnitte und eine freie Transplantation der Brustwarzen durchgeführt. Bei der anderen erfolgen nur Schnitte um die Brustwarzen herum. Eine geringere Sensitivität der Brustwarzen oder sogar das Absterben einer oder beider Brustwarzen sind bekannte Nebenwirkungen.

Die genitalangleichende Operation bei trans Männern und nicht-binären Menschen kann die Verlängerung der Harnröhre sein, sodass das Urinieren im Stehen möglich ist. Dies wird auch »Clitpen« genannt. Beim »großen Aufbau«, Phalloplastik, wird oft aus der Unterarmhaut ein Schaft mit Harnröhre gebildet und am Körper angefügt und an der bestehenden Harnröhre angeschlossen. In weiteren Operationen kann eine Schwellkörperprothese eingesetzt werden, sodass der Penis steif gepumpt werden kann. In beiden Varianten sind Hodenimplantate möglich. Es können zudem ein Verschluss der innenliegenden Genitalien, eine Hysterektomie, Adnektomie und Salpingektomie durchgeführt werden. Trans Männer und nicht-binäre Menschen, die Hormone nehmen, kommen nicht in die »Andropause«, wenn die Testosteroneinnahme fortbesteht.

Eine bisher unüberwindbare Limitierung der körperlichen Veränderung ist das Fehlen des eigenständigen Erigierens und das Ejakulieren von Sperma. Die Phalloplastik verfügt auch über keine Vorhaut und kann nicht von alleine steif werden.

Sofern die (vielen) Operationen erfolgreich verlaufen sind, hängt die Zufriedenheit mit dem Ergebnis auch mit der zuvor entwickelten Erwartungshaltung ab (vgl. Salgado et al., 2016; Schechter, 2021, S. 233f.; Pearce, 2018; Cotten, 2012, 2016; Ben-Zeev & Bailey, 2017).

3.1.3.2 Feminisierende Veränderungen durch Hormoneinnahme

Bei Menschen, denen bei der Geburt das Geschlecht männlich zugeschrieben wurde, können unter Einnahme von Testosteronblockern, Östrogen und Estradiol folgende körperliche Veränderungen auftreten:

- weniger spontane Erektionen
- Rückgang der Libido
- Haarausfall am Kopf stoppt oder verlangsamt sich
- weniger Muskelmasse und weniger Kraft
- Brustwachstum und Spannungsgefühle in diesem Bereich
- Verkleinerung der gesamten Genitalien
- weichere Haut
- Umverteilung des Körperfett
- dünnere Haare und langsameres Haarwachstum am Körper und Gesicht
- verringerte Spermaproduktion

Als emotionale Veränderungen beschreiben viele eine erhöhte Ruhe und Ausgeglichenheit. Die Wirkung ist individuell verschieden. Auch, was als »Erfolge« einer Transition wahrgenommen werden, hat eine große Spannbreite. Um unrealistische Erwartungen zu vermeiden, sollte von Anfang an auf die individuell unterschiedlichen Wirkungen von Hormonen eingegangen werden.

Manche trans Frauen und nicht-binären Menschen empfinden den Rückgang der Libido und Veränderungen der Erektionsfähigkeit als entlastend. Andere möchten ihr Genital weiterhin bei penetrativem Sex nutzen und bedauern den Rückgang. Die Einnahme von Testosteronblockern und Estradiol sind keine sichere Methode zur Schwangerschaftsverhütung (siehe Kapitel 4.7).

Weitere Veränderungen im Rahmen einer Hormoneinnahme können eine Erweiterung der sexuellen Orientierung, ein Wunsch nach dem Ausprobieren neuer sexueller Praktiken und veränderte Nähe-Distanz-Bedürfnisse innerhalb von Partner*innenschaften sein (Günther et al., 2021, S. 157f.). Wie diese und weitere Bedarfe paarberaterisch begleitet werden können, wird im Kapitel 5.2 thematisiert.

Die genitalangleichenden Operationen bei trans Frauen und nicht-binären Menschen kann neben der Orchiektomie die operative Bildung einer Neo-Vagina oder Neo-Vulva mit Klitoris-Perle sein. Dafür gibt es verschiedene Methoden. Eine Variante nutzt die nach innen geklappte Schafthaut und andere Methoden Teile des Darms. Die Tiefe der Neo-Vagina hängt von den anatomischen Gegebenheiten und individuellen Absprachen ab. Das Schwellkörpergewebe wird entfernt, die Prostata verbleibt in der Regel im Körper.

Nach der Operation muss in den ersten Monaten mehrmals am Tag, ca. alle acht Stunden bougiert werden, um die Neo-Vagina zu weiten. Dieser Zyklus wird schrittweise reduziert bis zur Empfehlung, einmal in der Woche, unabhängig der gelebten Sexualität, zu bougieren. Die Neo-Vagina kann feucht werden, dies entsteht u. a. durch das Prostata-Sekret. Das Spülen der Neo-Vagina wird wöchentlich empfohlen, da sie nicht wie eine gewachsene Vagina selbstreinigend ist. Das Mikrobiom der Neo-Vagina und somit auch der pH-Wert unterscheiden sich von der einer cis Frau. Der pH-Wert ist höher, je nach Operationstechnik (Trotsenburg et al., 2022, S. 244ff.). Bei der Neo-Vulva-Operation wird kein Vaginalkanal angelegt. Trans Frauen und nicht-binäre Menschen, die Hormone nehmen, kommen nicht in die Menopause, wenn die Östrogeneinnahme fortbesteht.

Manche trans Frauen und nicht-binäre Menschen lassen eine operative Brustvergrößerung, gesichtsfeminisierende oder Stimmband-Operationen durchführen. Prinzipiell und nach einer weiteren Hormonbehandlung ist es möglich, dass trans Frauen und nicht-binäre Menschen beistillen können (siehe Kapitel 5.7).

Eine deutliche Limitierung ist, dass es nicht möglich ist, einen Uterus zu transplantieren, da die Anschlüsse der Blutgefäße nicht vorhanden sind. Damit ist es nicht möglich, schwanger zu sein und ein Kind auszutragen. Dies könnte sich in der Zukunft ändern.

Sofern die (vielen) Operationen erfolgreich verlaufen sind, hängt die Zufriedenheit mit dem Ergebnis auch mit der zuvor entwickelten Erwartungshaltung ab (vgl. Roche, 2018; Ferrando, 2019, S. 34ff.; Schechter, 2021, S. 233f.; Fielding, 2021).

Literatur

Appenroth, M.N. & Castro Varela, M. do M. (Hrsg.). (2019). *Trans & Care: Trans Personen zwischen Selbstsorge, Fürsorge und Versorgung*. transcript.

Arbeitsgemeinschaft der Wissenschaftlichen Medizinischen Fachgesellschaften e.V. (AWMF) (Hrsg.). (2018). S3-Leitlinie Geschlechtsinkongruenz, Geschlechtsdysphorie und Trans-Gesundheit: Diagnostik, Beratung, Behandlung. https://register.awmf.org/de/leitlinien/detail/138-001

Ben-Zeev, A. & Bailey, P. (2017). *Trans Homo...Gasp!: Gay FTM and Cis Men on Sex and Love*. Transgress Press.

Cotten, T. (2012). *Hung jury: Testimonies of genital surgery by transsexual men*. Transgress Press.

Cotten, T. (2016). *Below the Belt: Genital Talk by Men of Trans Experience*. Transgress Press.

Debus, K. & Laumann, V. (2022). Glossar zu Begriffen geschlechtlicher und sexueller Vielfalt. https://interventionen.dissens.de/materialien/glossar

Erickson-Schroth, L. (Hrsg.). (2022). *Trans bodies, trans selves: A resource by and for transgender communities* (2. Aufl.). Oxford University Press.

Ferrando, C.A. (2019). *Comprehensive care of the transgender patient*. Elsevier – Health Sciences Division.

Fielding, L. (2021). *Trans sex: Clinical approaches to trans sexualities and erotic embodiments*. Routledge.

Günther, M., Teren, K. & Wolf, G.W. (Hrsg.). (2021). *Psychotherapie mit trans* Personen. Handbuch für die Gesundheitsversorgung* (2. Aufl.). Ernst Reinhardt Verlag.

Hahne, A. (2019). Sexualität von Trans*menschen – Lebenswelten und Perspektiven. Bedarfe in der Beratung und Impulse zur Haltungsentwicklung. *pro familia medizin – der familienplanungsrundbrief Nr. 3*, 17–25.

Hahne, A. (Hrsg.). (2021). *Sexuelle Bildung zu trans* und nicht-binären Körpern – Materialkarten für Beratung und Workshops* (2. Aufl.). edition assemblage.

Hahne, A. (2024). *Was ist eigentlich eine Transition?! – Materialkarten für Beratung & Workshops*. edition assemblage.

Hakeem, A. (Hrsg.). (2018). *Trans: Exploring gender identity and gender dysphoria*. Trigger Press.

Kauth, M. & Shipherd, C.J. (2017). *Adult Transgender Care: An Interdisciplinary Approach for Training Mental Health Professionals*. Routledge.

Nikolavsky, D. & Blakely, S.A. (Hrsg.). (2022). *Urological care for the transgender patient: A comprehensive guide*. Springer Nature.

Pearce, R. (2018). *Understanding trans health: Discourse, power and possibility*. Policy Press.

Rauchfleisch, U. (2016). *Transsexualität – Transidentität: Begutachtung, Begleitung, Therapie* (5. Aufl.). Vandenhoeck & Ruprecht.

Roche, J. (2018). *Queer sex: A TRANS and non-binary guide to intimacy, pleasure and relationships*. Jessica Kingsley Publisher.

Salgado, C., Monstrey, S. & Djordjevic, M. (Hrsg.). (2016). *Gender affirmation: Medical and surgical perspectives*. Thieme Medical.
Schechter, L. S. (Hrsg.). (2021). *Gender confirmation surgery: Principles and techniques for an emerging field*. Springer Nature.
Trotsenburg, M. van, Luikenaar, R. A. C. & Meriggiola, M. C. (2022). *Context, Principles and Practice of TransGynecology, Managing Transgender Patients in ObGyn Practice*. Cambridge University Press.
Vincent, B. (2018). *Transgender Health: A Practitioner's Guide to Binary and Non-Binary Trans Patient Care*. Jessica Kingsley Publishers.
Vincent, B. (2020). *Non-binary genders: Navigating communities, identities, and healthcare*. Policy Press.

Biografische Notizen

Alexander Hahne (er/ihm), M. A. Medientechnik, ist Referent für Sexuelle Gesundheit mit dem Schwerpunkt trans und nicht-binäre Menschen, Sexualpädagoge (gsp), Sexological Bodyworker (ISB), Systemischer Sexualtherapeut (IGST), Tänzer, trans und pleasure Aktivist. Mit seiner Arbeit leistet er für Erwachsene einen praxisbezogenen Beitrag zum Erleben des eigenen Körpers, zur Auseinandersetzung mit der eigenen Sexualität sowie der Möglichkeit Zugänge zum lustvollen Potenzial freizulegen und auszuprobieren. Die körperpraktische sexuelle Bildung mit Erwachsenen steht dabei im Vordergrund. Ihm ist es eine Herzensangelegenheit, sexuelle Lernprozesse zu begleiten und Räume zum Erleben zu öffnen und halten. Sich Zeit nehmen zum Spüren. Website: https://www.alexanderhahne.com und E-Mail: Kontakt@alexanderhahne.com

Jana Haskamp (sie/ihr), M. A. Angewandte Sexualwissenschaft, arbeitet als systemische Therapeutin (SG) und Beraterin mit queeren, trans und nicht-binären Einzelpersonen und Paaren in Berlin-Neukölln. In der therapeutischen und beraterischen Arbeit verbindet sie systemische, psychodynamische und emotionsfokussierte Ansätze. Als Bildungsreferentin und Sexualpädagogin arbeitet sie mit Multiplikator*innen zu Verschränkungen von lsbtiq+ Lebensweisen, Verbündetenschaft, Queerfeindlichkeit, Antifeminismus, Sexualität, sexualisierter Gewalt und zu queersensibler Beratung und Therapie. Als Bildungsreferentin ist sie auch für Dissens – Institut für Bildung und Forschung e. V. tätig. Beruflich und privat interessiert sie sich für lesbische und queere Bewegungsgeschichte, queere Elternschaft, Beziehungssexualität und -gestaltung, Bindungs- und Traumatheorien, Therapie-Verfahren und Biografien von anderen Klassenübergänger*innen. Website: https://www.janahaskamp.de und E-Mail: janahaskamp@posteo.de

3.2 Coming-out-Prozesse

Ein Interview mit Chris Lila Henzel und Finn Lorenz

Jana Haskamp

*In dem Interview kommen Chris Lila Henzel und Finn Lorenz zu Wort, zwei Berater*innen und Therapeut*innen, die vorwiegend mit erwachsenen trans, inter* und nicht-binären Personen in Berlin arbeiten. Sie sprechen darüber, welche Themen und Erfahrungen im Rahmen von Beratung zum (inneren oder äußeren) Coming-out als trans oder nicht-binär relevant sein können, wie ein Coming-out und/oder eine Transition innerhalb einer Partner*innenschaft wirken kann und inwiefern ihre eigenen Coming-out-Erfahrungen in der Beratung eine Rolle spielen.*

JH: Hallo Chris, hallo Finn! Habt ihr Lust zu erzählen, in welchem Kontext ihr arbeitet?

CH: Ich bin Chris Lila Henzel, ich benutze keine Pronomen und arbeite in einer queeren Beratungsstelle für trans, inter* und nicht-binäre Menschen. Und ich arbeite in eigener Praxis und mache da systemische Therapie und Beratung.

FL: Ich bin Finn Lorenz, mein Pronomen ist er, ich arbeite mit Chris zusammen in der queeren Beratungsstelle in Berlin. Darüber hinaus bin ich gerade in einer tiefenpsychologischen psychotherapeutischen Ausbildung.

JH: Woran merken Menschen, dass sie trans oder nicht-binär sind? Wie geht ein innerer Coming-out-Prozess los?

CH: Das ist eine Frage, die viele Menschen in die Beratung mitbringen: Woran merke ich das eigentlich? Das ist sehr unterschiedlich. Personen beschreiben zum Beispiel: Ich finde mich in Charakteren in Filmen oder Serien wieder. Oder: Ich hatte schon lange das Gefühl, dass ich mich nicht so wohl damit fühle, wie ich gerade bin, und lerne jetzt erst, dass es Trans und Nicht-Binarität gibt, und kann es darüber für mich einordnen. Ich habe körperliche Dysphorie und finde darüber eine Erklärung dafür und stelle fest, das ist stimmig. Oder auch Erfahrungen wie bestimmte Kleidung zu tragen oder trans und nicht-binäre Menschen im Umfeld zu haben.

FL: Auch Euphorie-Gefühle, wenn man im öffentlichen Raum vermeintlich falsch angesprochen wird und dann gar nicht irritiert ist, sondern sich eher freut, können hinweisgebend sein. Oder wenn Menschen verschiedene Namen oder Pronomen ausprobieren und merken, dass es etwas gibt, womit sie sich viel wohler fühlen als mit dem, was sie bisher genutzt haben. Zugang zu queeren Orten wie Veranstaltungen zu haben und zum Beispiel das erste Mal an einer Vorstellungsrunde mit Pronomennennung teilzunehmen, kann etwas verändern. Eine Person stellt dann fest: Da gibt es ja noch andere Optionen als er und sie. Und fragt sich: Wie ist das eigentlich bei mir?

Das Aufwachsen in einer stark binären Welt lässt solche Möglichkeitsräume oft gar nicht sichtbar werden. Wenn sie dann sichtbar werden und man da mal hineingeht und mit der Taschenlampe darin herumleuchtet, können Menschen dabei etwas über sich herausfinden, was vorher gar nicht vorstellbar gewesen wäre. Weil es die Option gar nicht gab oder der Gedanke daran noch nicht mal denkbar war. Es braucht ja auch Begriffe und Narrative, um sich selbst überhaupt als trans oder nicht-binär denken zu können. Es ist schwer, das aus sich heraus zu leben, ohne Vorbilder dazu im Außen zu haben.

JH: Mit welchen Fragen oder Anliegen kommen trans und nicht-binäre Menschen zu euch in die Beratung?

CH: Man kann das unterscheiden in innere und äußere Coming-out-Prozesse. Bei dem inneren Coming-out geht es viel um Selbstklärung: Welche Geschlechtsidentität habe ich und wie möchte ich meine Geschlechtsidentität ausdrücken? Sei es über Namen, Pronomen oder geschlechtlichen Ausdruck über Kleidung, Frisuren, und die ganze Bandbreite, die es gibt. Medizinische oder rechtliche Transitionsschritte können dazu gehören. Beim äußeren Coming-out geht es viel um Kontexte wie die Gestaltung des Coming-out in der Herkunftsfamilie, bei Partner*innen und am Arbeitsplatz, in der Uni oder Ausbildung. Wir arbeiten beide mit Erwachsenen, daher ist der Schulbereich eher kein Thema in der Beratung.

JH: Welche Fragen oder Anliegen im Kontext eines Coming-out in einer Partner*innenschaft bringen Klient*innen mit?

FL: Ein Thema ist zum Beispiel, dass der*die Partner*in eine bestimmte sexuelle Orientierung hat. Bei der Person, die sich outet, können dann Fragen aufkommen wie: Was heißt das für mich als trans Person, wenn ich mich äußerlich verändere? Werde ich dann noch begehrt? Ist die sexuelle Orientierung meiner*meines Partner*in so erweiterbar, dehnbar und flexibel, dass ich da noch hineingehöre? Und was heißt es für Partner*innen, einen Begriff aufzugeben oder zu erweitern, der die sexuelle Orientierung beschreibt und vielleicht viele Jahre wichtig war? Zum Beispiel die Label lesbisch oder schwul. Selbst wenn das Begehren für die trans oder nicht-binäre Person de facto nach wie vor vorhanden ist, was heißt das für die geschlechtliche und sexuelle Identität von Partner*innen?

Wenn medizinische Transitionsschritte anstehen oder zum Beispiel eine größere äußerliche Veränderung über Kleidung oder Haarschnitt erfolgt: Was heißt das für uns als Paar? Wie wird unsere Beziehung von außen gelesen? Da kenne ich unterschiedliche Themen. Manche Personen verspüren eine Erleichterung, als hetero Paar wahrgenommen zu werden. Für andere Paare, die dann queerer wahrgenommen werden als vorher, kann das auch eine Belastung sein, weil sie nicht kannten, was es bedeutet, queerfeindliche Gewalt oder Diskriminierung zu erleben und so weiterer Minderheitenstress dazu kommt.

Bei einer Hormontherapie im Rahmen medizinischer Transitionen denke ich daran, dass Hormone eine Auswirkung auf die Stimmung, das sexuelle Begehren und die Libido einer Person haben können. Was heißt es für meine Partner*innenschaft, wenn ich plötzlich viel mehr oder weniger Libido habe als vorher? Oder andere sexuelle Praktiken spannend finde als ich es vorher getan habe, oder andere nicht mehr so gerne mag? Oder Interesse da ist, mit anderen Geschlechtern als dem der Beziehungsperson Intimität und Lust teilen zu wollen? Was heißt das für unsere gelebte Sexualität in der Beziehung?

CH: Wir machen ja auch Angehörigenberatung. Es gibt manchmal Paare, bei denen es Thema ist, wie die Person, die sich gerade nicht outet, den*die Partner*in unterstützen kann. Manchmal wenn es eine geteilte Elternschaft oder einen geteilten Wunsch nach Elternschaft gibt, ist es ein Thema, was ein Coming-out darin verändern könnte. Oder es ist Thema, wie ein Coming-out bei Schwiegereltern gestaltet werden kann, wenn die Schwiegereltern trans- und/oder nicht-binärfeindlich sind.

Mein Eindruck von Coming-out-Prozessen ist, dass sich darin viele Dynamiken, die es in den Beziehungen ohnehin gibt, widerspiegeln. Und dass sich Konflikte, Schwierigkeiten oder Unzufriedenheiten in einer Beziehung wie unter einem Brennglas zeigen können. Zum Beispiel wenn es grundsätzlich Schwierigkeiten gibt zu kommunizieren oder damit, wer in der Beziehung womit wie viel Zeit verbringt. Alle möglichen Themen, die es geben kann, können da stärker werden.

Gleichzeitig können Beziehungen in so einer Umbruchphase von Ressourcen, die es gibt, profitieren. Da denke ich zum Beispiel an bereits gemeinsam bewältigte Krisen oder Kommunikation. Eine große Ressource ist auch ein ehrliches, offenes Interesse am Wohlergehen der anderen Person. Was ja mitunter gar nicht so einfach ist, wenn für eine*n selbst Sachen schwierig werden, also wenn eine Person z. B. Angst davor hat, etwas zu verlieren, wenn die andere Person Transitionsschritte macht. Oder auch Ressourcen, die Menschen dadurch haben, dass sie vernetzt sind. Wenn sie sich zum Beispiel vorher schon in queeren Kontexten bewegt haben, gibt es vielleicht andere trans oder nicht-binäre Menschen, mit denen es Vernetzung oder Austausch gibt. Vielleicht gibt es Personen im Freund*innenkreis, die in einer ähnlichen Beziehungskonstellation unterwegs sind. Oder es gibt Vorbilder, wie Partner*innenschaft während einer Transition gelebt werden oder aussehen kann.

Ich finde auch wichtig zu sagen, dass ein trans oder nicht-binäres Coming-out nicht in allen Partner*innenschaften Thema ist. Zu uns in die Beratung kommen die Menschen, die ein Anliegen dazu haben. Aber nur, weil sich eine Person als trans und/oder nicht-binär outet, heißt es nicht, dass es dazu ein Beratungsanliegen gibt.

FL: Eine besondere Situation kann sein, wenn der*die Partner*in auch trans oder nicht-binär ist. Ein Paar hat sich zum Beispiel nach der Transition der einen Person kennengelernt und im Laufe der Beziehung outet sich die andere Person auch als trans. Es kann potenziell herausfordernd sein, wenn sich die eigenen Transitionsthemen mit denen des*der anderen anticken. So etwas wie: Was ist, wenn die andere Person schneller männlicher wirkt durch Testo als ich? Oder mich überholt, was den Antrag für die Epilationsbehandlung angeht? Da kann manchmal Transitionsneid (siehe Kapitel 5.2) innerhalb von Partner*innenschaften entstehen. Oder die Frage aufkommen: Wenn die andere Person dann männlicher oder weiblicher gelesen wird als ich, habe ich dann im Kontrast ein »schlechteres« Passing?

Eine andere Sache, die ich immer wieder wahrnehme, ist, dass Menschen unterschiedlich gut mit Veränderungen im Außen umgehen können. Ich glaube, das hat auch viel mit Bindungserfahrungen zu tun. Ich weiß, dass es Angst auslösen kann, wenn eine große Veränderung bei Partner*innen ansteht. Was ist zum Beispiel, wenn der*die Partner*in, die gerade transitioniert, sich so stark verändert, dass die Person mich vielleicht am Ende gar nicht mehr möchte? Weil die Person sich persönlich und äußerlich so weiterentwickelt hat, dass der Abstand zu mir zu groß wird? Auch das kann eine Angst von Partner*innen sein. Die kann bei einer Transition besonders ausgeprägt sein, weil es eine größere Veränderung ist, als wenn die Person nur einen neuen Sport anfängt oder den Job wechseln will. Eine Transition kann eine sehr allumfassende Veränderung sein.

Ich hatte es ein paar Mal in der Beratung, dass transmaskuline Menschen in eine Transition als asexuell gestartet sind und dann Ängste oder Sorgen hatten, welche Effekte eine Hormontherapie auf ihre Libido haben könnte. Da gab es die Sorge: Was ist, wenn ich plötzlich mit einer erhöhten Libido zu tun habe und sich dadurch etwas an meiner Asexualität verändert?

Manche Ratsuchende haben außerdem berichtet, dass sie mehr sexuelle Lust in Form von Fantasien hatten als vorher und diese belastend fanden und nicht so recht wussten, wohin damit, weil sie sie nicht ausleben wollten, weder mit anderen noch über Selbstbefriedigung. Ich kenne auch Personen, die sich durch eine Hormontherapie aus dem Asexualitäts-Spektrum herausbewegt haben, weil sich das Begehren verändert hat. Da gibt es dann etwas zu erkunden an sich selbst: Wie erlebe ich das, was sich neu oder anders anfühlt?

CH: Es gibt Menschen, die in der psychosozialen Beratung über Sexualität sprechen, aber ich habe den Eindruck, dass es für viele nicht leicht ist. Es kann sein, dass tatsächlich nicht so viele Menschen ein Anliegen dazu haben, das Anliegen woanders versorgen oder andere

Transitionsanliegen dringlicher sind. Aber es ist schon mein Eindruck, dass es für viele Leute sehr hochschwellig ist. Ich erlebe es auch, dass Menschen sagen, dass sie in ihrer Psychotherapie nicht über Sexualität sprechen können. Da ist dann die Frage, wie Berater*innen und Therapeut*innen dafür einen Raum öffnen und das anbieten können. Menschen sollten es aber auch entspannt annehmen können, nicht darüber zu sprechen. Eine andere Option wäre, Sexualberater*innen zu kennen, an die ich mit gutem Gewissen verweisen kann.

JH: Bei welchen Anliegen von trans oder nicht-binären Klient*innen haltet ihr es für ratsam, sich allein oder mit Partner*innen an Peer-Beratungsstellen wie eure zu wenden?

FL: Das kommt sehr darauf an, was für Menschen ein Partner*innenschafts-Thema ist und was nicht. Über Entscheidungen wie die Frage, ob ich Östrogene oder Testosteron nehmen möchte, kann man ja auch in Anwesenheit von Partner*innen sprechen, weil man vielleicht Partner*innen da miteinbeziehen mag, damit sie da mithineinwachsen können. Oder vielleicht haben Partner*innen auch Fragen wie: Wie wirkt das medizinisch? Welche Risiken gibt es? Und wollen sich das gerne von uns anhören in der Beratung. Aber wenn es eher darum geht, dass eine Person das selbst erkunden möchte, wo sie hinmöchte, welche Veränderungen sie haben möchte oder nicht, und das sehr in die Tiefe geht und es großen Redebedarf dazu gibt, dann würde ich empfehlen, alleine zu kommen.

Wenn irgendeine Form von Transition ansteht – egal, ob sozialer, medizinischer oder rechtlicher Art –, dann ist das oft auch etwas, was Menschen sehr einnehmen kann. Das kann unter Umständen für eine Partner*innenschaft eine Belastung darstellen, weil eine Person sehr viel mit sich selbst beschäftigt ist. Und dann kann es hilfreich sein, allein eine Beratung aufzusuchen und daraus einen persönlicheren Prozess von der neu geouteten Person zu machen. Und die relevanten Punkte davon dann wieder in die Partner*innenschaft zu tragen, damit in der Partner*innenschaft auch noch andere Themen Raum finden als die Transition.

CH: Genau so wie es sich lohnen kann, eine Angehörigenberatung zu suchen, wenn es für den*die Partner*in der transitionierenden Person eigene Themen gibt. Dort kann sie dann über alles ganz offen sprechen, ohne Sorge, dass der*die Partner*in durch Aussagen verletzt wird. Und ihren individuellen Prozess zu dem machen, was ihr eigener Anteil ist, und kein partner*innenschaftliches Thema.

FL: Ja, das finde ich auch sehr wichtig. Auch um die Beziehung zu entlasten und nicht ständig Verletzungen mit hereinzutragen.

JH: Zwischen einem inneren und äußeren Coming-out können ja Tage, Monate, Jahre oder Jahrzehnte liegen. Da gibt es ganz unterschiedliche Geschwindigkeiten. Wovon hängt es ab, ob und wie schnell sich eine Person dadurch bewegt?

CH: Ich würde sagen, es ist eine Mischung aus: Menschen bringen eine unterschiedliche Geschwindigkeit für ihre Prozesse mit und Lebensumstände. Lebensumstände, wie z. B. das eigene soziale Umfeld oder ein unterschiedlicher Zugriff auf Ressourcen, prägen es immer mit und das fehlt oft in dem Diskurs über Coming-out. Es ist mehr als ein Herausfinden von: Wer bin ich? Und was will ich? Es ist immer auch eine Frage von Lebbarkeiten.

FL: Lebbarkeit zum Beispiel hinsichtlich: Bin ich besonders religiös aufgewachsen und mein trans Sein clasht mit religiösen Werten? An welchem Ort auf der Welt bin ich aufgewachsen? Wie ist meine Herkunftsfamilie gestrickt? Gibt es da Gewaltdynamiken? Muss ich befürchten, dass ich herausgeworfen werde? Das gilt eher für jüngere Menschen, aber manchmal leben Personen auch in höherem Alter noch bei Eltern.

CH: Oder sozial herausgeworfen werden, also nicht physisch herausgeworfen werden, sondern aus dem sozialen Netz ausgeschlossen werden. Und auch Fragen wie: Kann ich es mir gerade in meiner finanziellen und Arbeitssituation erlauben, mich zu outen? Wenn ich zum Beispiel in einem Kontext arbeite, in dem ich das Risiko eingehe, dass ich nicht weiterbeschäftigt oder die ganze Zeit diskriminiert werde.

JH: Erhöht ein äußeres Coming-out die Chance auf ein weiteres äußeres Coming-out?

CH: Spannende Frage. Ich weiß es nicht, aber ich würde sagen, ein schon mal bewältigtes Coming-out ist auf jeden Fall eine Ressource für ein nächstes Coming-out. Manchmal kann es auch eine zusätzliche Belastung sein, wenn es schwierige Coming-out-Erfahrungen gab.

FL: Ich finde an der These könnte schon etwas dran sein. Wenn man einmal einen Normbruch sichtbar gemacht hat, und ein Coming-out hat ja immer auch was mit einem Normbruch zu tun, dann ist der Schritt zum nächsten Normbruch nicht mehr so weit. Also wenn ich mich einmal als schwul geoutet habe, dann habe ich ja eh schon die Heteronorm gebrochen. Dann kann ich die vielleicht auch auf einer Gender-Ebene noch brechen. Oder auf einer Ebene wie: Ich lebe nicht monogam, sondern polyamourös. Oder ich bin kinky und nicht Vanilla (siehe Kapitel 4.6). Wenn einmal Beziehungs- oder Sexualitätsnormen hinterfragt wurden, dann ist manchmal der Schritt nicht mehr so weit.

CH: Andersherum ist bei manchen Menschen der Druck dann umso größer: Jetzt falle ich schon aus einer Norm heraus, jetzt muss ich mich bei den anderen ganz besonders anstrengen, nicht herauszufallen, und zum Beispiel ein normatives Beziehungskonzept mit monogamer Ehe, Kindern und gemeinsamem Wohnraum leben.

FL: Oder ich kann das nicht erneut mir und meinem Umfeld antun, dass sich jetzt nochmal alles ändert. Es gibt einfach einen großen Druck, sich ein für alle Mal sicher zu sein bei einem Coming-out.

JH: Erlebt ihr es in der Beratung, dass Menschen infrage stellen, ob sie ein äußeres Coming-out haben müssen, wenn ihre Lebensumstände es – nach eurer Einschätzung – auch anders hergeben würden?

CH: Ja. Ich würde aber sagen, dass die Mehrheit an Menschen, die in der Beratung über Coming-out spricht, da eine Eigenmotivation drin hat und für sich auch Vorteile darin sieht, sich zu outen. Aber ich finde, es lohnt sich immer, anzugucken, was der Preis dafür ist. Und als Berater*in immer auch zu entlasten und zu sagen, es braucht kein Coming-out. Es ist völlig okay, sich zu outen, es ist völlig okay, sich nicht zu outen. Es ist völlig okay, sich in manchen Kontexten zu outen und in anderen nicht. Ich habe auch den Eindruck, da gibt es viel Druck. Und dass da auch viel Druck ist, sich zu outen, wenn es darum geht, sich zu Communitys zugehörig zu fühlen. Ein Unterschied zu einem Coming-out hinsichtlich der sexuellen Orientierung ist, dass wenn sich Name und/oder Pronomen ändern, ich mich outen muss, wenn ich mit meinem richtigen Namen angesprochen werden möchte und nicht mein komplettes Umfeld wechsle und entsprechend passe.

FL: Mir begegnet es öfter, dass Coming-out als weißes und westliches Konzept kritisiert wird, das nicht so leicht auf sämtliche Kontexte zu übertragen ist. Nicht in jeder Familienstruktur geht ein Coming-out gut auf. Dass dieses »Mama, Papa, ich bin xyz« in manchen Kontexten überhaupt nicht denkbar wäre, weil es da anders funktioniert. Weil vielleicht über so etwas insgesamt nicht gesprochen wird. Dass es gelebt wird, aber man spricht nicht darüber. In diesem Begriff Coming-out stecken ja schon viele Annahmen drin, wie genau das abzulaufen hat. Das ist auch ein individualistisches Konzept, zu sich selbst finden zu müssen und dass das der wichtigste Wert ist. Dass du dich selbst verwirklichen musst und dein innerstes wahrstes Ich nach Außen kehren sollst, das ist eine westlich geformte Idee.

JH: Seht ihr einen Unterschied zwischen einem inneren oder äußeren Coming-out als binär trans oder nicht-binär?

CH: Es ist schwer, das allgemein zu beantworten, weil Coming-out-Prozesse so unterschiedlich sind. Was ich in der Beratung oft erlebe, ist, dass nicht-binäre Menschen stärker die Sorge haben, in ihrer Identität nicht verstanden zu werden, weil Menschen mit Nicht-Binarität nichts anfangen können. Und natürlich gibt es genauso binäre trans Personen, die auch Sorge haben, in ihrer Identität nicht nachvollzogen zu werden. Ich glaube aber, dass es gesellschaftlich mehr eine Nachvollziehbarkeit gibt innerhalb der Binarität als außerhalb dessen. Mich würde interessieren, wie gestaltest du Coming-out-Beratung konkret, Finn?

FL: Ich nutze in der Beratung zum äußeren Coming-out zum Beispiel Fragen wie: Was ist das Worst-Case-Szenario? Was ist das Best-Case-Szenario? Wie wahrscheinlich ist es jeweils, dass das tatsächlich eintritt? Ich frage nach potenziellen Gefahren. Was kann beim Worst-Case-Szenario alles passieren und bist du dann einigermaßen sicher? Gibt es einen Plan B? Wo kannst du danach hingehen, falls irgendetwas schiefläuft? Gerade wenn es um Coming-out im Elternhaus oder in einer Partner*innenschaft geht.

In Bezug auf Lebbarkeit: Ich habe manchmal Menschen bei mir in der Beratung, die seit 30 Jahren über ihre Gender-Identität nachdenken, und das einfach nicht leben können oder bisher nicht leben konnten. Da frage ich dann: Was passiert, wenn du es weiterhin nicht lebst? Wie sieht dein Leben in zehn Jahren aus? Was passiert, wenn du es leben würdest?

CH: Ich mache das ähnlich. Wenn es um ein äußeres Coming-out geht, arbeite ich sehr lösungsorientiert und schaue auf den Kontext, die Situation und die Ressourcen drumherum. Was brauchst du davor, danach, währenddessen? Was sind die Vorteile, sich zu outen? Was sind die Nachteile, sich zu outen? Was sind die Vorteile, sich nicht zu outen? Was sind die Nachteile, sich nicht zu outen? Es kann beispielsweise ein Vorteil sein, dass Menschen sich nicht mit den (potenziellen) Unsicherheiten ihres Gegenübers auseinandersetzen müssen, wenn sie sich nicht outen. Es kann ein Vorteil sein, sich zu outen, wenn Menschen verschiedene Pronomen und/oder Namen ausprobieren wollen. Bei einem inneren Coming-out-Prozess ist es sehr unterschiedlich wie ich berate.

FL: Da finde ich die Fragen oft individueller. Vor Kurzem habe ich eine Person gefragt, wie sie sich Geschlecht vorstellt. Also Männlichkeit, Weiblichkeit, Nicht-Binarität, wie hängt das zusammen? Sind das eher drei Spektren, bei denen man den Schieberegler hin- und herschieben kann? Zum Beispiel ich bin 90 Prozent männlich, 20 Prozent weiblich und 50 Prozent nicht-binär. Ist es eher ein Kreisdiagramm oder ist es vielleicht ein Koordinatensystem? Also ich versuche mit bildlicheren Vorstellungen zu arbeiten.

Und Geschlecht aufzudröseln in verschiedene Ebenen von Geschlecht. Wie ist es auf der körperlichen Ebene, wie ist die empfundene Ebene, wie möchtest du es ausdrücken? Gibts da vielleicht auch Unterschiede? Wie sicher bist du dir gerade schon mit dem Begriff nicht-binär zum Beispiel? Und was könntest du tun, um auf einer Skala von 1–10 noch eine Stufe Sicherheit mehr zu bekommen? Was müsste dafür passieren?

CH: Ich finde es manchmal hilfreich, mit den Fragen wegzugehen von dem: Wer bin ich? Hin zu: Was will ich eigentlich? Wie will ich das leben und ausgestalten? Und welche Labels gibt es, die unterschiedlich resonieren und sich unterschiedlich stimmig anfühlen? Manchmal arbeite ich mit der Triade Kopf, Herz und Bauch. Die Menschen stellen sich nacheinander auf die verschiedenen Instanzen in Form von Zetteln auf dem Boden und fühlen sich da stärker ein. Manchmal gibt es zum Beispiel einen Konflikt zwischen Kopf und Herz. Das Herz hat vielleicht schon mehr Klarheit und weiß, wo es sich hingezogen fühlt. Der Kopf hat aber ganz viele Sorgen, die dagegensprechen.

Was ich in dem Kontext auch immer wieder als Thema erlebe: Bin ich trans oder nicht-binär genug? Da braucht es oft nochmal ein Angucken von: Was gibt es an begrenzenden Community-Normen? Wie können Menschen für sich einen Platz darin finden, um ihre eigene Geschlechtsidentität zu leben und sich frei zu machen von der Fremdwahrnehmung des Umfeldes und der Transnormativität innerhalb der Communitys?

Damit meine ich Normen wie: Wie sehr müssen Menschen leiden, damit sie sich bestimmte Labels nehmen dürfen? Das ist ganz stark geprägt durch medizinische Richtlinien, die davon ausgehen, dass krankheitswertiges Leid vorhanden sein muss, und die an Pathologisierung gekoppelt sind. Und dann auch Normen von wie feminin, maskulin oder androgyn müssen Menschen sein, damit sie dann männlich, weiblich, nicht-binär oder was auch immer sind. Also Normen, die sich auf das äußere Erscheinungsbild und die Wechselwirkung zwischen Selbst- und Fremdwahrnehmung beziehen.

FL: Und damit auch verbunden: Wie weit muss man transitionieren, um in der Fremdwahrnehmung als transmännlich oder transweiblich anerkannt zu werden? Darf dann bei einer transweiblichen Person noch ein Bart vorhanden sein oder eigentlich nicht? Und auch: Wie weit transitionieren ist zu weit transitionieren, um noch in das Label nicht-binär zu passen?

CH: Welche Pronomen können, sollen oder müssen Menschen verwenden? Wie wohl oder nicht wohl dürfen sie sich mit ihrem Körper fühlen? Oder auch mit den Pronomen, mit denen sie von Geburt an angesprochen werden? Müssen Menschen sich unwohl mit ihrem Namen fühlen?

FL: Und dann geht es weiter mit Körpernormen: Wie schlank muss ich sein, um nicht-binär und androgyn sein zu können? Das spielt dann darin oft auch eine Rolle. Da gibt es bestimmte Bilder in vielen Communitys, wie Menschen aussehen sollten, die bestimmte Label benutzen. Und die spiegeln dann auch gesellschaftliche Machtverhältnisse wider.

JH: Sind eure eigenen Coming-out-Erfahrungen manchmal präsent in den Beratungen?

FL: Wenn die Themen sich besonders überschneiden, dann habe ich manchmal das Gefühl, dass ich mich selbst mit berate. Vor allem wenn es ganz besonders nah an meinen Erfahrungen dran ist und es Themen sind, die ich nicht von vor zehn Jahren kenne, sondern vielleicht von vor einem halben Jahr. Ich stelle dann Fragen, bei denen ich mich selbst frage, wie ich die beantworten würde. Aber da merke ich auch, dass das eine andere Aufmerksamkeit braucht. Da läuft dann im Inneren bei mir eine Kamera mit, die mich beobachtet, ob ich noch abgegrenzt genug von meinen eigenen Themen bin, und noch genug bei der anderen Person. Ohne mein eigenes da zu sehr reinzulegen. Denn es ist klar, dass es trotzdem sehr viele Unterschiede zu mir selbst gibt und der Fokus in der Beratung bei der ratsuchenden Person liegt. Die Geschichten ähneln sich ja nie zu 100 Prozent. Ich bearbeite meine Themen dann an anderer Stelle weiter.

Wenn ich den Eindruck habe, es könnte eine Person gerade enorm entlasten, arbeite ich auch mit Selbstoffenbarung, das ist ja Teil des Konzepts von professioneller Peer-Beratung.

CH: Ich arbeite nicht so viel mit Selbstoffenbarung. Ich versuche eher eine große Bandbreite aufzumachen. Da ist dann vielleicht auch mal etwas von mir mit drin, aber nicht so markiert. Ich glaube, dadurch dass Menschen bei uns wissen, dass wir als Berater*innen alle TIN-Personen sind, macht das schon einen Aspekt von Lebbarkeit auf. Wenn TIN-Personen z. B. die Sorge haben, dass sie niemals einen Job finden können, weil sie TIN sind, können sie in der Beratungsstelle erleben, dass das möglich ist, weil bei uns alle im Team TIN sind.

JH: Was schätzt ihr daran, Menschen in einem Coming-out zu begleiten?

CH: Ich finde es total bewegend, Menschen in ihren Prozessen zu begleiten und zu sehen, wie sie mit den großen und kleinen Fragen, die sie sich stellen, umgehen. Und etwas für sich in Bewegung bringen und dabei mutig sind, was ganz unterschiedliche Sachen bedeuten kann. Und sich mit etwas beschäftigen, was für sie wichtig ist.

Bei manchen spezifischen Fragestellungen, wie zum Beispiel im Kontext von medizinischer Transition, ist es super schwer, an aktuelle Informationen zu kommen, und da ist es so wertvoll, diese Informationen dann in einem Community-Sinne weitergeben und -verbreiten zu können, damit Menschen die besten Entscheidungen für sich treffen können.

FL: Ich merke, wie ich gerade Gänsehaut bekomme und verschiedene ehemalige Klient*innen vor meinem inneren Auge sehe. Manchmal sprechen Menschen bei uns in der Beratungsstelle zum allerersten Mal mit einer anderen Person darüber. Allein schon das erste Mal in einer queeren Beratungsstelle zu sein, kann einen Effekt haben. Die Menschen sitzen dann am Anfang so nervös und verschüchtert vor mir und können kaum sprechen. Und verlassen dann nach 50 Minuten den Beratungsraum und es hat sich etwas verändert. Es ist klar, dadurch ist nicht alles gelöst, da wird auch noch einiges anstehen. Aber es ist jetzt schon so eine riesige Erleichterung spürbar.

Ich finde das Schöne an professionellen Peer-Konzepten innerhalb von queeren Communitys, etwas weitergeben zu dürfen, weil ich das Gefühl habe, wir brauchen alle Orientierung auf unserem eigenen Pfad und alle auch Vorbilder. Und ich finde es so ein schönes Geschenk, Menschen auf ihrem Weg begleiten zu können. Da ist Beratung für mich Teil eines kollektiven Miteinanders.

JH: Vielen Dank für das Interview!

Biografische Notizen

Chris Lila Henzel ist Systemische*r Therapeut*in und arbeitet in einer Peer-to-Peer-Beratungsstelle für trans*, inter* und nicht-binäre Menschen sowie in eigener Praxis bei queerkontext – Praxis für Systemische Therapie und Beratung. In die Beratungsstelle und zu queerkontext kommen Einzelpersonen, Paare, Polyküle, An- und Zugehörige sowie Fachkräfte. Chris begleitet trans* und nicht-binäre Menschen in Identitätsfindungsprozessen und berät u. a. zu sozialer, rechtlicher und medizinischer Transition, mentaler Gesundheit sowie Umgang mit Diskriminierungserfahrungen. Schwerpunkte in der Arbeit mit Paaren, Polykülen und Mehrpersonenkonstellationen sind Umgang mit Konflikten und Verletzungen, Kommunikation, Beziehungsformen und Zukunftswünsche. Weitere Herzensthemen: Empowerment, Trauma, queere Elternschaft und Antigewaltarbeit. Mehr Infos: https://www.queerkontext.de

Finn Lorenz ist Psychotherapeut in Ausbildung. Er arbeitet in der Inter*Trans*Beratung der Schwulenberatung Berlin und berät dort trans Personen zu Fragen rund um Geschlecht, Transition, Sexualität, Krise etc. Zudem ist er selbstständig als Bildungsreferent zu den Themen sexuelle und geschlechtliche Vielfalt sowie Antidiskriminierung tätig.

Jana Haskamp (sie/ihr), M. A. Angewandte Sexualwissenschaft, arbeitet als systemische Therapeutin (SG) und Beraterin mit queeren, trans und nicht-binären Einzelpersonen und Paaren in Berlin-Neukölln. In der therapeutischen und beraterischen Arbeit verbindet sie systemische, psychodynamische und emotionsfokussierte Ansätze. Als Bildungsreferentin und Sexualpädagogin arbeitet sie mit Multiplikator*innen zu Verschränkungen von lsbtiq+ Lebensweisen, Verbündetenschaft, Queerfeindlichkeit, Antifeminismus, Sexualität, sexualisierter Gewalt und zu queersensibler Beratung und Therapie. Als Bildungsreferentin ist sie auch für Dissens – Institut für Bildung und Forschung e. V. tätig. Beruflich und privat interessiert sie sich für lesbische und queere Bewegungsgeschichte, queere Elternschaft, Beziehungssexualität und -gestaltung, Bindungs- und Traumatheorien, Therapie-Verfahren und Biografien von anderen Klassenübergänger*innen. Website: https://www.janahaskamp.de und E-Mail: janahaskamp@posteo.de

3.3 Das Konzept Minderheitenstress und seine Anwendung in der Beratung

Clara Naujoks

3.3.1 Gewalt und Minderheitenstress

Trans- und queerfeindliche Übergriffe und Gewalt sind Teil der Lebensrealität vieler trans und nicht-binärer Menschen, wie Zahlen aus verschiedenen Monitoringstellen übereinstimmend zeigen (z. B. Berliner Register, L-SUPPORT). Trans und nicht-binäre Menschen sind somit nicht nur mit erhöhter Wahrscheinlichkeit von Gewalterfahrungen und damit potenziell traumatisierenden Erlebnissen betroffen, sondern vor allem auch von solchen, die auf ihre sexuelle oder geschlechtliche Identität abzielen. Zusätzlich zu akuten Belastungen durch Übergriffe und Gewalt wirkt eine chronische Dauerbelastung auf sie ein, die durch das Aufwachsen und Leben in trans- und queerfeindlichen sozialen Strukturen auftritt.

Diese fortwährende und konstant bestehende Diskriminierung kann zu Selbstzensur führen; trans und nicht-binäre Menschen verbergen (wenn möglich) ihre sexuelle oder geschlechtliche Identität oft in zumindest einigen Bereichen ihres Lebens oder an bestimmten Orten der Öffentlichkeit. Während dies in einigen Situationen adaptiv und schützend wirkt, so kommt es durch eine Generalisierung dieses Versteckens dennoch oft zur Internalisierung trans- und queerfeindlichen Stigmas (Fehling, 2024; siehe auch Kapitel 3.4).

Das Zusammenspiel aus chronischer Dauerbelastung und gehäuftem Auftreten akuter externer Stressoren bei Menschen, die trans- oder queerfeindlicher Diskriminierung ausgesetzt sind, wird als Minderheitenstress (im Kontext von geschlechtlicher und sexueller Vielfalt) bezeichnet (Meyer, 2003; Stern et al., 2023). Das Konzept des Minderheitenstresses wurde zunächst auf die Kategorie sexuelle Orientierung angewendet (Meyer, 2003; vgl. Frost & Meyer, 2023). Erst später fand die Anwendung auf geschlechtliche Identität statt.

Internalisierte Selbstabwertungen können den Effekt von akuten, externen Stressoren, wie z. B. transfeindlicher Angriffe, verstärken. Weiterhin ist davon auszugehen, dass die ständige Notwendigkeit zur Bewältigung chronischer Diskriminierung weniger Ressourcen und Resilienz zur Bearbeitung akuter Stressoren überlässt, auch jenen, die nicht mit der eigenen sexuellen oder geschlechtlichen Identität in Verbindung stehen.

Es entsteht dabei eine Abwärtsspirale, in der jede neue diskriminierende Erfahrung weiter negativ auf den Selbstwert und die Selbstwirksamkeit einwirkt, wodurch die Resilienz für zukünftige diskriminierende Erfahrungen, die höchstwahrscheinlich auftreten werden, immer weiter abgesenkt wird. Auch eine Antizipation von Stigmatisierung kann dazu beitragen, mit einer größeren Vorsicht und Hypervigilanz in Situationen und Kontakte zu gehen. Diese Vorsicht ist für viele mehrfach privilegierte Menschen kein Teil ihres Alltags und für viele mehrfach diskriminierte Menschen ein Belastungsfaktor. Gleichzeitig drückt sie aus, dass die Person sich selbst als wichtig und schützenswert, aber auch verletzlich wahrnimmt – und entsprechende Schutzmaßnahmen ergreift. Erst das Zusammenspiel dieser beiden Faktoren, chronischer und akuter Belastungen, kann erklären, warum Mitglieder von trans und queeren Communitys deutlich häufiger von psychischen Erkrankungen betroffen sind (King et al., 2008; siehe auch Kapitel 5.6).

3.3.2 Relevanz des Minderheitenstressmodells für die Beratung

3.3.2.1 Verschränkung von Sexual- und Gewaltberatung

Unabhängig des konkreten Hilfegesuchs darf Beratung den Kontext der hilfesuchenden Person nicht aus dem Blick verlieren. Es werden schließlich keine Probleme oder Vorfälle, sondern Menschen beraten. Daher ist der Kontext des Minderheitenstresses und der chronischen Belastung im Leben von queeren und trans Menschen unbedingt in die Beratung einzubeziehen.

Wir können davon ausgehen, dass in jedem Bereich der Beratung queerer und trans Menschen das Thema Gewalt aktuell ist. Viele trans und nichtbinäre Menschen teilen Erfahrungen von Gewalt und Diskriminierung (Grant et al., 2020, S. 2–7). Diejenigen, die ein queeres Begehren haben oder so von außen gelesen werden, sind zusätzlich durch queerfeindliche Diskriminierung belastet. Trans- und queerfeindliche Gewalt hat Auswirkungen darauf, wie das Verhältnis von trans und nicht-binären Menschen zu ihrer geschlechtlichen Identität sowie das Verhältnis queerer Menschen zu ihrer sexuellen Identität gestaltet ist und wie diese gelebt wird, weshalb auch sexualitätsbezogene Themen in der Beratung zu Gewaltvorfällen aufkommen. Ebenso bringen Klient*innen in die Sexualberatung Erinnerungen an vergangene transspezifische Gewalterfahrungen oder aktuelle Vorkommnisse im Kontext von Sexualität oder Partner*innenschaft ein, auf die in der Beratung reagiert werden muss. Es ist daher wichtig, als Sexualberater*in für Minderheitenstress sensibilisiert zu sein und ein Verständnis von queerfeindlicher sowie transspezifischer Diskriminierung und Gewalt zu haben. In diesem Zusammenhang lässt sich über eine Auflösung der strikten konzeptuellen Trennung von Sexualberatung und Gewaltberatung von trans Personen nachdenken. Gewaltberatung kann dann auch Themen der Sexualberatung beinhalten und Sexualberatung Themen der Gewaltberatung.

Das Konzept Minderheitenstress ist hier deshalb so wertvoll, weil es uns deutlich den kausalen Zusammenhang zwischen queerspezifischen Stressoren und der Auslebung der eigenen Identität bzw. Einschränkungen darin aufzeigt.

3.3.2.2 Zielsetzung in der Beratung

Die Verarbeitung von Diskriminierung und Gewalt bei queeren und trans Menschen kann sich stark von derer nicht strukturell diskriminierter Menschen unterscheiden. Das Ausmaß an Auswirkungen eines trans- und/oder queerfeindlichen Vorfalls kann nur dann verstanden werden, wenn die individuellen Ressourcen, die Resilienzfaktoren, aber auch solche Faktoren, die die Verarbeitung stören, wie internalisierte Trans- oder Queerfeindlichkeit, erfragt wurden. Nur dann können gemeinsam mit den Betroffenen individuelle Strategien entwickelt werden, um Ressourcen zu steigern oder negative Faktoren zu mindern, um dadurch die Bewältigung des Vorfalls voranzubringen (Frost & Meyer, 2023).

Die Perspektive des Minderheitenstresses legt den Blick in die Zukunft. Nach der Bearbeitung der aktuellen Situation kann mit dem*der Klient*in, welche*r die Sorge vor zukünftigen Erfahrungen möglicherweise selbst thematisiert, eine langfristige Resilienzsteigerung anvisiert und konkrete Bewältigungsstrategien entwickelt werden. So verändert die Perspektive des Minderheitenstresses die Zielsetzung und führt zu einer ambitionierten Beratung, die nicht in der Gegenwart verharrt, sondern den*die Klient*in angesichts nicht ausschließbarer zukünftiger Mikroaggressions- und Gewalterfahrungen stärkt. Themen von queer- bzw. transfeindlicher Gewalt und geschlechtlicher sowie sexueller Identität sind darin nicht mehr zu trennen.

3.3.4 Einbindung des Minderheitenstressmodells in die Beratungspraxis

In der Anamnese-Phase einer Beratung sollten sowohl die Abklärung des akuten Beratungsanlasses erfolgen, als auch Faktoren der chronischen Dauerbelastung queer- oder transfeindlicher Diskriminierung thematisiert werden. An dieser Stelle kann auf den von Alessi (2014) beschriebenen Leitfaden zur Einbeziehung des Minderheitenstress-Konzeptes in klinische und psychotherapeutische Routinen verwiesen werden, in dem individuelle Faktoren des Minderheitenstresses beleuchtet und Ressourcen des Individuums zur Verarbeitung strukturiert erfragt werden.

Die Einschätzung des auf die Klient*innen einwirkenden Minderheitenstresses gliedert Alessi dabei in vier Teile: (1) die Erfassung einzelner schwerwiegender diskriminierender Vorkommnisse, (2) Stigma, (3) internalisierte Queer- oder Transfeindlichkeit sowie (4) Selbstzensur oder das Verbergen der eigenen Identität. Anschließend schlägt Alessi folgende Themen zur Einschätzung der Ressourcen vor: (1) Es soll darauf eingegangen werden, welche Emotionsregulationsstrategien derzeit genutzt werden, z. B. Ablenkung oder Rumination[1], (2) soziale Support-Netzwerke innerhalb und außerhalb von queeren Communitys, (3) kognitive Prozesse, die im Hintergrund wirken, z. B. negative Selbstschemas der Wertlosigkeit.

Es wird empfohlen, alle Bereiche zu erfragen, soweit es die Beratungs-

1 Rumination, auch Grübeln, ist eine Emotionsregulationsstrategie, bei der mit viel Energie und durch oft kreisförmiges Nachdenken versucht wird, im Nachhinein Geschehnisse zu verstehen oder ihre Auswirkung noch zu mindern, was oft nicht realistisch möglich ist. Dabei wird die Aufmerksamkeit auf das negative Thema verstärkt, ohne je zu einer wirklichen Lösung zu kommen.

dauer zulässt, verbunden mit der Fragestellung, in welchen der Bereiche Leidensdruck und Veränderungswünsche der Klient*innen bestehen und in welchen Bereichen Resilienz liegt, die für die Erarbeitung weiterer Ressourcen genutzt werden kann. So können dann gemeinsam konkrete Zielsetzungen der Beratung herausgearbeitet werden. Bei kurzen Beratungszyklen wird empfohlen, sich auf ein bis zwei Bereiche zu fokussieren und Zielstellungen herauszuarbeiten, die in der gegebenen Beratungszeit realistisch sind.

Neben den Wünschen der Klient*innen können im Prozess der Zielsetzung evidenzbasierte Empfehlungen der Berater*innen richtungsgebend sein. Dort, wo es wissenschaftliche Evidenz gibt, dass Faktoren die negativen Auswirkungen von Minderheitenstress auf die psychische Gesundheit abschwächen können, lohnt es sich, Empfehlungen einzubringen. Dazu zählen z. B. Einbindung in die queere und/oder trans Community (z. B. Kia et al., 2021) sowie die Stärkung von Selbstmitgefühl (Helminen et al., 2023).

Die Kenntnis des Minderheitenstress-Konzeptes sollte neben der Zielsetzung auch die Interaktion mit dem*der Klient*in beeinflussen. Nicht nur in den Themen, die gemeinsam bearbeitet werden, sondern eben auch in der Art und Weise der Beratung sollte das Ziel sein, Ressourcen zu schaffen und aktiv gegen die Stoßrichtung des Minderheitenstresses zu arbeiten. Ein Ansatzpunkt ist dabei die Hilfe zur Selbsthilfe, das heißt die Sichtbarmachung und Validierung schon bestehender Ressourcen und Unterstützung der eigenständigen Suche nach Ideen und Strategien. Nach vielen Jahren chronischer Diskriminierungserfahrungen erleben sich viele Betroffene als hilf- und machtlos, und als in eine passive Rolle hineingezwängt. Das Erleben korrigierender Erfahrungen und besonders auch das Benennen dieser ist daher essenziell. Das Aufsuchen der Beratung der Klient*innen kann ein guter Ansatzpunkt hierfür sein, um sie direkt ihrer aktiven Rolle in der Beratung bewusst zu machen. Der*die Berater*in sollte klar formulieren, dass Gefühle der Hilflosigkeit im Kontext immer wieder auftretender Diskriminierung entstehen können und verständlich sind, dass sich jedoch allein in der Entscheidung, Hilfe zu suchen, auch resiliente Anteile finden lassen, die es sich selbst wert waren, Hilfe zu suchen und Ausdauer sowie Mut aufbrachten, über Beratungsmöglichkeiten zu recherchieren und Kontakt aufzunehmen. Berater*innen sollten vorsichtig dabei sein, die Klient*innen nicht in ihrer verspürten Hilflosigkeit zu bestärken, indem sie den Beratungsprozess zu sehr steuern, Entscheidungen abnehmen oder zu schnell zu viel Input geben. Stattdessen wird hier für eine beratende Rolle plädiert, in der Validierung und Ermutigung im Vordergrund stehen, die Entscheidungen oder Lösungsfindungen jedoch zentral von den Klient*innen gestaltet werden, begleitet von kleinen Impulsen der Berater*innen (Freund, 2008).

Im Beenden eines Beratungszyklus liegt eine ähnliche Herausforderung und auch hier sollte die Eigenständigkeit der Klient*innen sowie ihre Selbstwirksamkeit im Vordergrund stehen. So viel darauf Acht gelegt werden sollte, dass die Klient*innen in der Beratung eine aktive Position einnehmen, so kann doch nicht komplett der hierarchische Charakter der Beratung aufgelöst werden, in der eine Person eine Profession ausübt und aufgrund dessen Expertise zugeschrieben bekommt, während die andere Person eine Beratung bei ihr in Anspruch nimmt. Auch durch diese Hierarchie, in der die Berater*innen ihre Expertise auf das Leben der Klient*innen anwenden und Hilfestellung geben, funktioniert Beratung erst. Im Sinne des Minderheitenstress-Konzeptes und der Arbeit an der Selbstwirksamkeit der Klient*innen ist es dabei zentral, keine Abhängigkeit von den Berater*innen zu fördern, sondern die Eigenständigkeit der Klient*innen weiterzuentwickeln. Eine gute Methode, um dies zu fördern, ist, Beratungszyklen je nach Thema kurz zu gestalten und bei Bedarf später eine weitere Beratung anzubieten. Die Klient*innen sollten sich nicht abgefertigt fühlen, aber die Beratung sollte (je nach Anliegen) das schnellstmögliche Auflösen der Beratungsbeziehung bei entsprechendem Aufbau der Ressourcen der Klient*innen zum Ziel haben. Auch im Rahmen langer Beratungszyklen sollten Teilprozesse der Abnabelung angestrebt werden, in denen die Klient*innen ihre eigenen Fortschritte und Selbstwirksamkeit spüren können. Denn dies ist am Ende entscheidend, um korrigierend auf ihr Selbsterleben zu wirken.

Literatur

Alessi, E.J. (2014). A framework for incorporating minority stress theory into treatment with sexual minority clients. *Journal of Gay & Lesbian Mental Health, 18*(1), 47–66.

Fehling, K. (2024). LGBTQ+ Mental Health and the Role of Minority Stress. https://www.psychologytoday.com/intl/blog/building-a-life-worth-living/202403/lgbtq-mental-health-and-the-role-of-minority-stress

Freund, R. (2008). Beratung in der Sexualpädagogik. https://www.isp-sexualpaedagogik.org/downloadfiles/Renate%20Freund%20-%20Beratung%20in%20der%20Sexualp%C3%A4dagogik.pdf

Frost, D. M. & Meyer, I. H. (2023). Minority stress theory: Application, critique, and continued relevance. *Current Opinion in Psychology, 51*, 101579.

Grant, J. M., Mottet, L., Tanis, J. E., Harrison, J., Herman, J. & Keisling, M. (2020). National Transgender Discrimination Survey [United States], 2008–2009. Inter-university Consortium for Political and Social Research [distributor]. https://doi.org/10.3886/ICPSR37888.v1

Helminen, E. C., Ducar, D. M., Scheer, J. R., Parke, K. L., Morton, M. L. & Felver, J. C. (2023). Self-compassion, minority stress, and mental health in sexual and gender minority populations: A meta-analysis and systematic review. *Clinical Psychology: Science and Practice, 30*(1), 26–39.

Kia, H., MacKinnon, K. R., Abramovich, A. & Bonato, S. (2021). Peer support as a protective factor against suicide in trans populations: A scoping review. *Social Science & Medicine, 279*, 114026.

King, M., Semlyen, J., Tai, S. S., Killaspy, H., Osborn, D., Popelyuk, D. & Nazareth, I. (2008). A systematic review of mental disorder, suicide, and deliberate self harm in lesbian, gay and bisexual people. *BMC psychiatry, 8*, 1–17.

Meyer, I. H. (2003). Prejudice, social stress, and mental health in lesbian, gay, and bisexual populations: conceptual issues and research evidence. *Psychological bulletin, 129*(5), 674–697.

Stern, K.*, Auge, U., Eder, J. & Manduano, V. (2023). Queering Psychotherapie und Beratung – Orientierungswissen, Reflexionen und Impulse für fachgerechtes Arbeiten. In F.W. Wolf & S. Bos (2023), *Geschlechter und Sexualitäten in Psychotherapie und Beratung* (S. 169–172). edition assemblage.

Biografische Notiz

Clara Naujoks, M. Sc., ist Psychologin und studierte mit Schwerpunkt klinische Psychologie und Neurowissenschaften in Glasgow und Maastricht. Seit 2022 engagiert sie sich beim Berliner Antigewalt-Projekt L-SUPPORT, das auf Queerfeindlichkeit gegenüber FLINTA* aufmerksam macht und Betroffene durch verschiedene Beratungs- und Gruppenangebote unterstützt. Als Hauptamtliche führte sie Einzelberatungen durch, nun berät sie als Ehrenamtliche an der Telefon-Hotline und konzipiert und leitet Gruppenangebote sowie Workshops. Ihr inhaltlicher Schwerpunkt bei L-SUPPORT ist das Minderheitenstress-Konzept und die Verzahnung von Queerfeindlichkeit mit Sexismus. E-Mail: office@l-support.net und Website: https://l-support.net

3.4 Internalisierte Transnegativität

Jana Haskamp

3.4.1 Definition und Ausprägungen

Der Begriff internalisierte Trans- und Nicht-Binaritäts-Negativität beschreibt verinnerlichte diskriminierende Überzeugungen, die trans und nicht-binäre Menschen über sich und/oder andere trans und nicht-binäre Personen haben und gegen sich und/oder andere richten (Meyer, 2016; Stern et al., 2023). Sie wird auch als verinnerlichte Trans- bzw. Nicht-Binaritätsfeindlichkeit oder Cis-Sexismus bezeichnet. Das Konzept der Internalisierung steht gelegentlich in der Kritik, da es den Fokus weg von struktureller Diskriminierung hin zu der individuellen Verantwortung trans und queerer Menschen für ihre Unterdrückungserfahrungen lenkt, wenn strukturelle Machtverhältnisse in der Betrachtung nicht miteinbezogen werden. Es weist dann die Gefahr einer Pathologisierung auf und suggeriert, dass trans und nicht-binäre Menschen schwach und ihren Diskriminierungserfahrungen ausgeliefert seien, statt Potenziale für Resilienz, Widerstand und Solidarität in den Blick zu nehmen. In der Beratung kann dem entgegengewirkt werden, indem individuelle Erfahrungen mit internalisierter Transnegativität von Klient*innen auch vor dem Hintergrund gesellschaftlicher Bedingungen und Strukturen betrachtet werden.

In sexual- und paarberaterischen Settings wird das Thema internalisierte Diskriminierung entweder bewusst eingebracht (z. B. in einer Beschreibung von Selbstunsicherheit oder Selbstabwertung) oder wird im Rahmen eines anderen Anliegens sichtbar. In der Regel formulieren nur die Menschen, die einen bewusst empfundenen Leidensdruck haben, dazu ein Beratungsanliegen. Menschen, denen Abwertung oder Diskriminierung widerfährt, aber die diese als Teil ihrer subjektiven Normalität empfinden, werden dies vermutlich nicht in die Beratung einbringen.

Im Laufe cis- und zweigeschlechtlicher Sozialisationserfahrungen[1] internalisieren trans und nicht-binäre ebenso wie cis Personen cis-normative Vorstellungen von Körpern, Geschlecht und Sexualität. Anstatt von verinnerlichter Transfeindlichkeit kann daher auch von verinnerlichter Cis-Normativität gesprochen werden. Diese drückt sich z. B. im Verhältnis zur eigenen Sexualität aus (Johnson, 2022). In der Beratung können Menschen darin begleitet werden, die verinnerlichte Abwertung zu erkennen, einzuordnen, sich von diesen Überzeugungen zu emanzipieren, einen Umgang damit zu finden und/oder ein positiveres Selbstbild zu entwickeln (Fielding, 2021).

Internalisierte Trans- und Nicht-Binaritäts-Negativität kann sich auf unterschiedliche Weise zeigen: Vor dem inneren Coming-out leugnen Menschen z. B. ihr trans Sein oder bewerten das Aussehen, Auftreten und Handeln von trans Personen negativ (Günther et al., 2021, S. 76–77). Nach dem inneren Coming-out wird die eigene Geschlechtsidentität als unzulänglich, inadäquat oder fehlerhaft betrachtet. Es können Gefühle von Wertlosigkeit und selbstabwertende Haltungen vorliegen, genau wie Scham- oder Schuldgefühle. Sexualität und Verkörperung[2] sind besonders anfällig für die Effekte internalisierter Trans- oder Nicht-Binaritäts-Negativität, da sich viele transfeindliche Zuschreibungen und Stereotype auf Genitalien, Körper, sexuelle Praktiken und sexualisierte Gewalt, die angeblich von trans Personen ausgeübt werde, beziehen (Fielding, 2021). Internalisierte Transnegativität zeigt sich bei einer transfemininen Person zum Beispiel darin, dass sie befürchtet, dass ihr ihre weibliche Geschlechtsidentität aufgrund ihrer bevorzugten sexuellen Praktiken abgesprochen wird. Lucy Fielding zitiert Harper Jean Tobin in *Trans Sex. Clinical Approaches to Trans Sexualities and Erotic Embodiments* (2021) dementsprechend: »Wir befürchten, dass andere uns nur begehren, solange unser eigenes Begehren keine sexuellen Aktivitäten enthält, die sie als inkonsistent mit unseren Identitäten erachten« (Fielding, 2021, S. 141, Übers. J. H.).

Je nach Positionierung und Zugehörigkeit können Menschen im Außen zusätzlich mit anderen (mehrfach-)diskriminierenden Erfahrungen konfrontiert sein. Internalisierte Trans- und Nicht-Binaritäts-Negativität kann dann beispielsweise in Kombination mit verinnerlichter Queerfeindlichkeit, Rassismus, Sexismus, Misogynie, Behindertenfeindlichkeit, Klassis-

1 Für eine differenzierte Betrachtung des Sozialisationskonzepts siehe Kapitel 5.10.3.

2 Siehe Kapitel 4.11.

mus, Antisemitismus, Ageismus, Lookismus oder Gewichtsdiskriminierung auftreten.

3.4.2 Belastungsfaktoren und Diskriminierungserfahrungen

Trans und nicht-binäre Personen sind psychosozialer Belastung ausgesetzt, die mit erhöhtem innerpsychischem Stress einhergeht, der sie anfälliger macht für Depressivität, Angststörungen, Suizidalität, Substanzübergebrauch und Abhängigkeitserkrankungen. Sie leiden häufiger unter körperlichen Problemen, die mit Stress zusammenhängen, wie Bluthochdruck, Herzinfarkte, Schlaganfälle oder erhöhtem Cholesterin (Veale, 2023). Die psychosoziale Belastung entsteht u. a. durch Minderheitenstress und befürchtete oder erfahrene Diskriminierungserfahrungen auf individueller, interpersoneller, institutioneller und ideologischer Ebene. Außerdem besteht ein erhöhtes Risiko für körperliche, psychische, soziale, ökonomische und sexualisierte Gewalterfahrungen (Yearsly & Thom, 2022).

Minderheitenstress wird verstärkt durch eine fehlende Anbindung an Peers, da Austausch, wohltuende Beziehungen und Rollenvorbilder dadurch weniger zugänglich sind.[3] In Dating- und Cruising-Kontexten sowie auf Dating-Apps erleben trans und nicht-binäre Personen teilweise Ausschluss- oder Marginalisierungserfahrungen in Form von Exotisierung, Fetischisierung oder Stigmatisierung, die sich spezifisch auf ihre Geschlechtsidentität und Körper richtet (Fielding, 2021; siehe auch Kapitel 5.1). Ähnliche Erfahrungen werden aus Kontexten der Gesundheitsversorgung und Medizin berichtet.

Trans und nicht-binäre Menschen sind zudem statistisch gesehen mit erhöhter Wahrscheinlichkeit von ökonomischer Ungleichheit, Armut und Wohnungslosigkeit betroffen, da sie einen erschwerten Zugang zu Arbeit, gleicher Bezahlung und Wohnungen erleben. Als Folge von Minderheitenstress, realen oder antizipierten Diskriminierungs- und Gewalterfahrungen erleben sie häufig weniger familiäre Unterstützung und es entsteht

3 Auch in Peer-Kontexten, inklusive professioneller Peer-Beratung, kann Belastung für trans und nicht-binäre Personen entstehen, wenn bestimmte, normative Perspektiven auf Trans und Nicht-Binarität als fest und unverrückbar präsentiert werden.

ein erhöhtes Risiko für chronische Erkrankungen, Langzeiterkrankungen mit stressbedingtem Auslöser wie Herzkreislauferkrankungen, Asthma und chronische Rückenschmerzen (Bundesverband Trans*, 2022, S. 12–15).

3.4.3 Entstehung von internalisierter Transnegativität und Geschlechteranforderungen

In einer Kultur der Cis-, Endo- und Zweigeschlechtlichkeit wird erwartet und davon ausgegangen, dass das zugewiesene Geschlecht, die Geschlechtsidentität und der Geschlechtsausdruck einer Person übereinstimmen und kohärent sind. Diese Ordnung gilt in dem binären, endo- und cis-normativen Verständnis als normaler und natürlicher Standard. Es besteht die Annahme, dass alle Menschen cis seien und dass dies an ihren Genitalien ablesbar sei. Cis Personen werden in Systemen und Institutionen, in denen das die unhinterfragte Norm ist, systematisch privilegiert und trans Personen diskriminiert. Dies fängt an bei ihrer Unsichtbarmachung und endet im schlimmsten Fall bei ihrer Ermordung (Debus et al., 2017, S. 8–23). Cis-Sexismus ist in jedem Fall diskriminierend, aber nicht immer feindlich: Er kann sich auch als exotisierende Bewunderung zeigen, z. B. in der diskursiven bzw. medialen Darstellung von trans und nicht-binären Personen. Während medial viele positive Bilder über cis Personen und ihre Partner*innen vermittelt werden, kommen trans und nicht-binäre Menschen und ihre Beziehungen in der Repräsentation entweder nicht vor, oder werden an vielen Stellen stereotyp und nicht als Individuen abgebildet. Dies geschieht, indem sie z. B. exotisiert werden, nur als Problemträger*innen oder schrille Figuren erscheinen oder viktimisiert werden (ebd.).

In einem cis-, endo- und heteronormativen Weltbild wird davon ausgegangen, dass ein Mensch, der z. B. bei der Geburt aufgrund seiner Genitalien männlich zugeordnet wurde, einen Körper hat, der den medizinischen Normen entsprechend auf allen Ebenen (wie z. B. Hormone, Keimdrüsen, Chromosomen) eindeutig als männlich klassifiziert werden kann. Es wird erwartet, dass sich dieser Mensch als Mann identifiziert und sich der Stilmittel (z. B. Kleidung, Frisur) bedient und die Ausdrucksweisen (z. B. Gestik, Mimik, Gangart) entwickelt, die in seinem jeweiligen Milieu und der vorherrschenden Kultur als (ideal) männlich gelten. Auf sexueller Ebene soll dieser Mensch heterosexuell begehren und ein sexuelles Verhalten zeigen, das als männlich gilt (ebd.). Falls dieser Mensch trans ist und sexuelle Praktiken bevorzugt, die nicht den cis-heteronormativen Normvorstellungen entsprechen, wird beides von Teilen seiner Umwelt möglicherweise sozial sanktioniert und negativ bewertet. Diese Erfahrungen mit trans- und/oder queerfeindlicher Diskriminierung in Form von Verbesonderung, Beschämung, Ablehnung und/oder Gewalt schreiben sich neben diskursiv verankerter Transfeindlichkeit in das Selbstbild und die Verkörperung einer Person ein (Meyer, 2016).

Nach der Objectification Theory von Frederickson und Roberts (1997) ist ein Weg, wie internalisierte Diskriminierung innerpsychisch verankert werden kann, die Ausrichtung des Selbst auf gewaltausübende Person(en) im Nahumfeld und eine Anpassung der eigenen Verhaltensweisen und Ausdrucksformen. Dadurch kann die erlebte Gewalt antizipiert werden, was als Ausweg aus der Hilflosigkeit empfunden wird. Diese Erfahrung geht mit großen inneren Konflikten bei der betroffenen Person einher, die sich zeigen möchte, aber ihre Zugehörigkeit durch das Zeigen des Selbst gefährdet sieht, und ist ein besonders tiefgreifender Prozess, wenn es sich bei den gewaltausübenden Personen um wichtige Bezugspersonen handelt. Selbsthass bildet sich darin als belastender, jedoch rettender Kompromiss heraus, der den Ausdruck der eigenen Persönlichkeit hemmt, aber wichtige Bindungen erhält (Wolf, 2017).

3.4.4 Trans- und nicht-binärspezifische Geschlechteranforderungen

Neben den traditionellen cis- und zweigeschlechtlichen Anforderungen, die an Menschen, abhängig davon, wie sie geschlechtlich eingeordnet werden, gestellt werden, gibt es spezifische Geschlechteranforderungen, die gesellschaftlich an trans und nicht-binäre Personen gerichtet werden. Dazu gehören eine zweifelsfreie Sicherheit in ihrer Geschlechtsidentität, eine zeitliche Kontinuität in ihrem geschlechtlichen Erleben und die Erwartung, dass sie sich überall in ihrem Umfeld outen, sobald sie sich ihres trans Seins bewusst sind (siehe Kapitel 3.2). Darüber hinaus wird die Empfindung eines Leidensdrucks hinsichtlich des eigenen Körpers oder einzelner Körperteile – insbesondere von binären trans Personen in medizinischen Kontexten – und ein Wunsch nach medizinischer Transition erwartet. Binäre trans Personen sollen von außen eindeutig als weiblich oder männlich erkennbar sein und stereotype geschlechtliche Ausdrucksweisen nutzen (Debus et al., 2017). Nicht-binäre Personen unterliegen der Erwartung, nicht zu viel, aber auch nicht zu wenig zu transitionieren und ein als androgyn gelesenes Erscheinungsbild vorzuweisen. Trans Frauen und transfeminine Personen erleben eine Fetischisierung und Hypersexualisierung ihrer Körper und die Anforderung, ihre Weiblichkeit normativ erkennbar, aber nicht »zu künstlich« auszudrücken und zu performen (Lorenz & Debus, 2022). Trans Männer, besonders diejenigen, die ein männliches Passing haben und nicht negativ von Rassismus betroffen sind, erfahren durch ihre Transition einen Zuwachs an gesellschaftlicher Anerkennung. Sie werden in der Regel mehr akzeptiert als transfeminine Personen (ohne Passing) oder nicht-binäre Personen und erfahren weniger Diskriminierung, zumindest hinsichtlich ihrer Geschlechtsidentität.

In queeren Communitys existieren teilweise eigene normative Vorstellungen und Anforderungen an trans und nicht-binäre Personen, z. B. wird von binären trans Menschen ein Bruch mit traditionellen Geschlechterrollen erwartet (ebd.).

3.4.5 Wirkungen internalisierter Trans- und Nicht-Binaritäts-Negativität in der Sexualität und in Beziehungen

Wenn verinnerlichte negative Überzeugungen in der Sexualität und in Partner*innenschaften sichtbar werden, zeigen sie sich bei trans und nicht-binären Menschen zum Beispiel in der Selbstwahrnehmung von sich selbst als anspruchsvolle*r oder komplizierte*r Partner*in oder im Zurückstellen der eigenen Bedürfnisse und Wünsche in der Partner*innenschaft, z. B. hinsichtlich einer Transition (Stern et al., 2023).

Im sexuellen Kontakt mit anderen Menschen verspürt eine Person vielleicht Druck, cis-normativen Vorstellungen von Körpern (z. B. Aussehen und Funktionalität von Genitalien) zu entsprechen und geschlechternormative sexuelle Praktiken gut zu finden und zu nutzen. Eine trans oder nicht-binäre Person vermeidet das Kennenlernen potenzieller Partner*innen möglicherweise gänzlich aus Angst vor Diskriminierungs- oder Gewalterfahrungen oder hat bereits Ablehnungserfahrungen im Dating aufgrund von Trans- und Nicht-Binaritäts-Negativität gemacht. Internalisierte Diskriminierung kann sich auch in der Sorge äußern, von potenziellen oder vorhandenen Partner*innen nicht als begehrenswert, sexy oder schön empfunden zu werden. Zudem kann sie sich darin äußern, andere trans oder nicht-binäre Personen als Sexualpartner*innen zu meiden oder die Ausdrucksformen von Partner*innen, die ebenfalls trans oder nicht-binär sind, negativ zu bewerten. Schwierigkeiten, auf Grenzen oder Safer-Sex-Bedürfnissen zu bestehen, weil der eigene Körper nicht cis-normativen Vorstellungen entspricht oder als umständlich empfunden wird, können ebenso dazu gehören wie Sexualität nur im Kontext von Substanzgebrauch leben zu können.

Darüber hinaus kann Scham in Bezug auf das sexuelle Erleben oder bestimmte sexuelle Praktiken und Vorlieben bestehen oder sich in riskantem Sexualverhalten ausdrücken, z. B. indem eine Person die eigenen Grenzen überschreitet oder sich nicht an Beziehungsabsprachen hält, was Sexualität mit anderen Menschen angeht. Internalisierte Trans- und Nicht-Binaritätsfeindlichkeit erhöht demnach die Verletzungsoffenheit, sexualisierte Gewalt zu erleben (siehe Kapitel 4.13). Partner*innenschaftliche Beziehungen können – vor dem Hintergrund von Minderheitenstress – auch als »letzter Rettungsanker« für eine Person erscheinen, sodass auch gewaltvolle Verhaltensweisen von Partner*innen ertragen werden (wie z. B. nicht-konsensuale sexuelle Interaktionen), weil die Beziehung ansonsten als zufriedenstellend empfunden wird und/oder wichtige Sicherheit generiert.

3.4.6 Umgang mit internalisierter Trans- und Nicht-Binaritäts-Negativität und Zugang zu Selbstwirksamkeit und Empowerment

> »I'm part of lineage of people who span back to the dawn of time. I'm not here by myself; there are people who lived outside of the gender binary who have survived and thrived before me.«
>
> *(Johnson, 2022, S. 35)*

Es ist für viele trans und nicht-binäre Menschen – besonders zu Beginn einer Transition – eine alltägliche Herausforderung, die Möglichkeit von Diskriminierung und Gewalt, reale Diskriminierungserfahrungen, das eigene Sicherheitsgefühl und einen authentischen Geschlechtsausdruck zu navigieren. Besonders Menschen, die von anderen als sich außerhalb von geschlechtlichen Normen bewegend wahrgenommen werden und geschlechtlich nicht zugeordnet werden können, sind von Gewalt bedroht.

Gleichzeitig wird an trans und nicht-binäre Personen die kapitalistische Anforderung gestellt, im Ausdruck ihrer Identität und Persönlichkeit sich selbst stets treu und individuell zu sein. Dies kann sich für sie aber unmöglich bzw. nur mit Risiken behaftet gestalten. Von trans und nicht-binären Menschen eine allumfassende Authentizität in der Genderperformance zu erwarten, die ihre Geschlechtsidentität in jedem Moment am treffendsten abbildet, negiert diese Realität von vielen Menschen. Aus diesen Gründen könnte ein kritischer Umgang mit der Norm der Authentizität in der Beratung entlastend wirken und dazu angeregt werden, diese zu hinterfragen. Zum Beispiel indem eine Person gefragt wird, was von ihr je nach Situation als authentischer Ausdruck ihrer Identität empfunden wird, anstatt nach einem Zustand des authentischsten Selbst zu streben (Johnson, 2022).

Auch die Erwartung einer Konsistenz in allen Bereichen der Identität einer Person sollte in der Beratung gemindert werden – sei es, wenn es um die Entscheidung für einen oder mehrere Namen, ein oder mehrere Pronomen oder für einen Kleidungsstil geht, oder um das Ausleben der eigenen Sexualität und die Wahl der Sexualpartner*innen (ebd.).

Geschlecht, Sexualität und Partner*innenschaft sind nicht losgelöst vom Erleben des restlichen Lebens eines Menschen. Findet eine Person Peers, Austausch, Vernetzung, Community-Zugehörigkeit und Empowerment in anderen Lebensbereichen, wird sich dies auch positiv auf das Erleben der eigenen Geschlechtsidentität, Sexualität und/oder Paarbeziehung auswirken. Viele trans und nicht-binäre Menschen beschreiben es als hilfreich, den eigenen Körper nach körperlichen Veränderungen (neu) kennenzulernen und mit der Zeit Erfahrungs- und Körperwissen anzusammeln. Im Zusammenhang mit der Aneignung des eigenen Körpers und Selbsterfahrung berichten sie von positiven Lernerfahrungen. Ein Format, in dem das möglich ist, ist die Körperarbeit, in der an der Erkundung und Annahme des Körpers und der Entwicklung einer Sexualität im professionellen Setting gearbeitet werden kann (siehe Kapitel 4.11). Auch ein niedrigschwelliger Workshop aus dem Bereich der sexuellen Bildung, in dem Austausch und/oder ein Ausprobieren von Annäherung und konsensbasierter Kommunikation mit anderen Menschen stattfinden kann, kann einen guten Rahmen dafür bieten.

Darüber hinaus werden die genderaffirmative Wirkung von genussvoller (Solo-)Sexualität, bestärkende Partner*innen und Begegnungen mit anderen trans und nicht-binären Personen als empowernd benannt. Besonders eine konsensuale Sexualität, in der es eine hohe Transparenz darüber gibt, was passiert, eine bewusste Zustimmung zu sexuellen Handlungen und Kommunikation stattfindet, in der Grenzen gewahrt und Bedürfnissen nachgegangen werden, ist hilfreich, um sich selbst als selbstwirksame und begehrenswerte Sexualpartner*in zu erleben (Deutsche Aidshilfe et al., 2023).

Darüber hinaus berichten Menschen von der eigenen geschlechtlichen Identität als Ressource im Sinne einer internalisierten Transpositivität. Das bedeutet, dass das eigene trans oder nicht-binär Sein zum Beispiel als eine Quelle der Lebensfreude, als sinnstiftend und Zugehörigkeit ermöglichend wahrgenommen wird. Unterstützende Freund*innen und Verbündete, aber auch Vorbilder (aus Gegenwart oder Vergangenheit), mit denen eine positive Selbstidentifikation möglich ist, tragen dazu ebenso bei wie bestärkende Darstellungen von trans und nicht-binären Personen und ihren Beziehungen in Medien und sozialen Netzwerken, Repräsentation von TIN-Personen in der Politik, Kultur und in aktivistischen Kontexten.

3.4.7 Fragen für die Beratung zu internalisierter Trans- und Nicht-Binaritäts-Negativität

3.4.7.1 Vorbilder und Inspiration[4]

- Welche Personen, Medien oder Materialien haben Sie in der Auseinandersetzung mit Ihrer Geschlechtsidentität inspiriert?
- Gibt es trans oder nicht-binäre Personen aus Büchern, Serien, Filmen oder Social Media, mit denen Sie sich identifizieren können?
- Gibt es trans oder nicht-binäre Personen aus Pornografie oder Erotika, mit denen Sie sich identifizieren können?
- Haben Sie andere Vorbilder oder Inspirationen im Hinblick auf Ihre Geschlechtsidentität/Sexualität/Partner*innenschaft?
- Was sind oder waren schöne Momente in der Auseinandersetzung mit Ihrer Geschlechtsidentität?

4 Angelehnt an Debus & Laumann (2017).

3.4.7.2 Peers und Community

- ➢ Haben Sie (off- oder online) Kontakt mit erwachsenen Menschen ihrer Geschlechtsidentität, mit denen Sie sich austauschen können?
- ➢ Gibt es Menschen in Ihrem Umfeld, die Sie als stärkend oder empowernd empfinden?
- ➢ Was verbinden Sie mit trans und nicht-binären Communitys?
- ➢ Was trennt Sie von trans und nicht-binären Communitys?
- ➢ Welche Community-Angebote kennen Sie? Welche würden Sie gerne einmal nutzen?
- ➢ Was wissen Sie über trans, nicht-binäre und/oder queere Geschichte?
- ➢ Haben Sie schon einmal ältere trans oder nicht-binäre Menschen kennengelernt?

3.4.7.3 Körper und Sexualität

- ➢ Welche Körperstellen oder -teile lösen keine oder wenig Dysphorie aus?
- ➢ Welche Körperstellen oder -teile mögen Sie an sich? Welche lösen Geschlechtseuphorie aus?
- ➢ Für welche Körperstellen oder -teile möchten Sie gerne mal ein Kompliment bekommen?
- ➢ Welchem Körperteil würden Sie gerne etwas mehr Selbstfürsorge zukommen lassen? Wie könnte das aussehen?
- ➢ Wofür möchten Sie begehrt werden? Wofür nicht?
- ➢ Welche Eigenschaften (Persönlichkeit oder Körper) von Ihnen könnte eine sexuelle Begegnung mit Ihnen für eine andere Person angenehm/aufregend/entspannt/schön/bereichernd machen?

3.4.7.4 Blick in die Vergangenheit und in die Zukunft

- ➢ Wofür war die internalisierte Trans- oder Nicht-Binaritäts-Negativität mal wichtig in Ihrem Leben? Was war ihre Funktion? Braucht es sie im Hier und Jetzt noch? Was anderes in Ihnen könnte diese Funktion übernehmen?

- Woran würden Sie es in der Sexualität mit Ihnen selbst oder mit anderen merken, wenn internalisierte Trans- oder Nicht-Binaritäts-Negativität etwas weniger präsent wäre?
- Wer in Ihrem Umfeld würde sich am meisten freuen, wenn Sie liebevolle/selbstbewusste Worte für sich selbst finden würden?
- Wie würden Sie sich verhalten, wenn Sie in einer Welt ohne Diskriminierung leben würden?
- Auf welche Weise könnten Sie selbst ein Vorbild für nachfolgende Generationen von trans und nicht-binären Menschen sein?

Literatur

Bundesverband Trans* (2022). Policy Paper des Bundesverband Trans*. Trans*Gesundheit. Empfehlungen für die transitionsspefizische und allgemeine Gesundheitsversorgung. https://www.bundesverband-trans.de/wp-content/uploads/2023/04/policypaper2_gesundheit_v5-web.pdf

Debus, K., Hechler, A. & Laumann, V. (2017). Handout zum Vortrag Geschlechtliche, amouröse und sexuelle Vielfalt – Heterosexuelle Matrix. Unveröffentlicht.

Debus, K. & Laumann, V. (2017). Selbstreflexion: Botschaften zu Geschlechtlichkeit und Begehren. Dissens – Institut für Bildung und Forschung e.V. Unveröffentlicht.

Deutsche Aidshilfe e.V., Hamm, J., Koppe, U., Pöge, K. & Spurgat, C. (2023). Broschüre zum Forschungsprojekt Sexuelle Gesundheit und HIV/STI in trans und nicht-binären Communitys. https://www.aidshilfe.de/shop/pdf/13477

Fielding, L. (2021). *Trans Sex. Clinical Approaches to Trans Sexualities and Erotic Embodiments* (S. 46–179). Routledge.

Fredrickson, B.L. & Roberts, T.-A. (1997). Objectification theory: Toward understanding women's lived experiences and mental health risks. *Psychology of Women Quarterly, 21*(2), 173–206. https://doi.org/10.1111/j.1471-6402.1997.tb00108.x

Günther, M., Teren, K. & Wolf, G.F. (2021). *Psychotherapeutische Arbeit mit trans* Personen. Handbuch für die Gesundheitsversorgung* (2. Aufl.). Ernst Reinhardt.

Johnson, E.J. (2022). On working with trans and gender-expansive clients. In J.C. Czyzselska (Hrsg.), *Queering Psychotherapy* (S. 25–42). Karnac Books.

Lorenz, F. & Debus, K. (2022). Anforderungen an trans*/inter* Personen. Abbildung. Dissens – Institut für Bildung und Forschung e.V. Unveröffentlicht.

Meyer, E. (2016). ›Damit habe ich nichts zu tun‹. Über das Phänomen der internalisierten Transfeindlichkeit. In P. L'amour laLove (Hrsg.), *Selbsthass & Emanzipation: Das Andere in der heterosexuellen Normalität* (S. 195–202). Querverlag.

Stern, K.*, Auge, U., Eder, J. & Manduano, V. (2023). Queering Psychotherapie und Beratung – Orientierungswissen, Reflexionen und Impulse für fachgerechtes Arbeiten. In F.W. Wolf & S. Bos (Hrsg.), *Geschlechter und Sexualitäten in Psychotherapie und Beratung* (S. 160–169). edition assemblage.

Veale, J.F. (2023). Transgender-related stigma and gender minority stress-related health disparities in Aotearoa New Zealand: hypercholesterolemia, hypertension, myocardial Infraktion, stroke, diabetes, and general Health. *The Lancet Regional Health – Western Pacific, 39*. https://doi.org/10.1016/j.lanwpc.2023.100816

Wolf, G.F. (2017). *Substanzgebrauch bei Queers. Dauerthema und Tabu*. Wallstein.

Yearsly, J. & Thom, B. (2022). Trans desire and embodiment. In J.C. Czyzselska (Hrsg.), *Queering Psychotherapy* (S. 127–143). Karnac Books.

Biografische Notiz

Jana Haskamp (sie/ihr), M.A. Angewandte Sexualwissenschaft, arbeitet als systemische Therapeutin (SG) und Beraterin mit queeren, trans und nicht-binären Einzelpersonen und Paaren in Berlin-Neukölln. In der therapeutischen und beraterischen Arbeit verbindet sie systemische, psychodynamische und emotionsfokussierte Ansätze. Als Bildungsreferentin und Sexualpädagogin arbeitet sie mit Multiplikator*innen zu Verschränkungen von lsbtiq+ Lebensweisen, Verbündetenschaft, Queerfeindlichkeit, Antifeminismus, Sexualität, sexualisierter Gewalt und zu queersensibler Beratung und Therapie. Als Bildungsreferentin ist sie auch für Dissens – Institut für Bildung und Forschung e.V. tätig. Beruflich und privat interessiert sie sich für lesbische und queere Bewegungsgeschichte, queere Elternschaft, Beziehungssexualität und -gestaltung, Bindungs- und Traumatheorien, Therapie-Verfahren und Biografien von anderen Klassenübergänger*innen. Website: https://www.janahaskamp.de und E-Mail: janahaskamp@posteo.de

3.5 Antirassismus und Intersektionalität im Kontext der Beratung für trans und nicht-binäre Menschen

Manuel Ricardo Garcia im Gespräch mit Rena Onat

In unser Gespräch fließen unsere professionellen, wissenschaftlichen und aktivistischen Erfahrungen sowie unser heterogenes Erfahrungswissen als Betroffene von Mehrfachdiskriminierung und intersektionaler Diskriminierung ein. Wir wollen deutlich machen, dass das Teilen von Erfahrungswissen als Betroffene und von privaten Informationen etwas ist, was uns – und hier noch stärker Manuel Ricardo Garcia – verletzlich macht. Diese Form der Wissensproduktion geht über das Persönliche hinaus und ist eine Form der Selbsttheoretisierung oder – mit Gloria Anzaldúa – »Autohistoría« (Anzaldúa, 1987), die eine Darstellung der spezifischen Perspektiven von minorisierten Menschen, hier Trans of Color, möglich macht und erprobt ist als Methode in Queer of Color Theoriebildung.

Manuel Ricardo Garcia ist Trans- und antirassistischer Aktivist, Fotokünstler, Filmemacher und Architekt. Er ist Gründer der Gruppe *Beyond Color*[1] und war zehn Jahre der Organisator der Münchner Trans*- und Inter*Tagung, der größten Trans*Tagung Europas. Er hat weltweit transmännliche Personen fotografisch porträtiert, daraus das Buch *TransMen of the World* (Garcia, 2012) gemacht und dafür den Pride Award 2011 in Amsterdam gewonnen. Er positioniert sich als twospirit, ftm und trans Person of Color und ist Überlebender eines Hate Crimes. Manuel Ricardo Garcia ist Referent für Vorträge und Empowermentwork für People of Color, spirituelle Arbeit sowie für viele trans Themen. Er lebt in München und Berlin und hat Familie in Chihuahua, Mexiko.

Das Gespräch führt Rena Onat, Wissenschaftlerin mit Schwerpunkt auf kulturwissenschaftlicher Geschlechterforschung, Queer of Color Critique und visuelle Kultur, deutschtürkische Femme of Color, cis Frau und

1 https://www.beyondcolor.de/ (05.04.2024).

Frauen- und Gleichstellungsbeauftragte der weißensee kunsthochschule berlin.

RO: Wir sprechen heute über das Thema Intersektionalität und Paar- bzw. Sexualberatung. Der Begriff Intersektionalität wurde 1989 von Kimberlé Crenshaw geprägt, um die Art und Weise zu reflektieren, wie sich Macht- und Herrschaftsverhältnisse überschneiden und zusammenwirken (Crenshaw, 1989, S. 139–167). Allerdings wurde und wird dieses Phänomen auch von anderen beschrieben und diskutiert, insbesondere im Kontext von aktivistischen Interventionen von Women of Color Feminismus/Schwarzem Feminismus. Eine intersektionale Perspektive macht es in unserem Gespräch möglich, die Verschränkung von Transfeindlichkeit und Rassismus für den Kontext von Beratung und Therapie aufzuzeigen. Das vorliegende Buch richtet sich schwerpunktmäßig an professionelle Sexual- und Paarberater*innen. Das sind meines Wissens in der Regel professionell ausgebildete Psycholog*innen oder Therapeut*innen, was ja sehr viele in der Transberatung tätige Menschen nicht sind. Sexual- und Paarberater*innen sind nicht zwangsläufig zu den Themen Trans oder Rassismus sensibilisiert, weswegen wir miteinander sprechen wollen. Woran denkst du beim Thema Sexual- und Paarberatung?

MRG: Also das Erste, woran ich bei dem Titel denken musste, war, dass ich ja zu der Generation von trans Menschen gehöre, die vor 2011 transitioniert hat, sprich, ich war genötigt, Gutachten erstellen zu lassen, um meinen Personenstand zu ändern. Ich hatte eine Sexualtherapeutin als Gutachterin, die mich die ganze Zeit über meine Sexualpraktiken ausgefragt hat. Ich fand sie verbal übergriffig und konnte nicht nachvollziehen, dass ich über mein tiefstes Innerstes sprechen soll, nur um meinen Personenstand zu ändern. Als ich nach einem halben Jahr mit den Gutachten durch war, lautete ihr Abschlusssatz: »Herr Garcia, wenn Sie irgendwelche sexuellen Probleme haben, dann kommen Sie zu mir.« Sie hat also bis zum Schluss versucht, etwas über mein Sexualleben herauszufinden. Ich habe seitdem kein Vertrauen mehr in Sexualtherapeut*innen.

RO: Das klingt sehr übergriffig, schließlich gibt es hier ja auch ein ganz klares Machtgefälle und eine Abhängigkeit.

MRG: Ich weiß auch, wo diese Übergriffigkeit herkommt. Als trans Personen erleben wir so viel Übergriffigkeit, was unsere Körper betrifft. Unsere Grenzen werden nicht respektiert, wir werden viel leichter angefasst und wir werden viel eher über unsere Körper ausgefragt. Du musst nur sagen, dass du trans bist. Wie oft habe ich erlebt, dass die zweite Frage war: »Hast du einen Schwanz?« Die wollen wissen, wie du Sex hast, was ich operiert habe, wie mein Genital aussieht – das ist ganz typisch für Transfeindlichkeit, aber es ist auch ganz typisch für Rassismus. Auch als BIPoCs werden unsere Körper nicht respektiert, wir werden sehr schnell angefasst und wir werden zu Sexualobjekten, zum Fetisch gemacht. (Dies hat auch etwas damit zu tun, wie »Rasse« historisch konstruiert wurde und wie im Zuge kolonialer Ausbeutung und Versklavungshandel Menschen zu Objekten, zu Waren gemacht wurden. Tupoka Ogette gibt in ihrem Buch *Exit Racism* eine gute Einführung in Rassismustheorie [Ogette, 2017].) Gewisse Menschen stehen auf gewisse Phänotypen – das an sich ist schon rassistisch. Aber Rassismus hat auch eine Geschichte, in der die Körper von BIPoCs zu Objekten bzw. Waren gemacht werden, auf die weiße Menschen einen Anspruch haben. Diese Geschichte wirkt immer noch, und zwar so, dass unsere Grenzen überschritten werden, weil weiße Menschen denken, es stehe ihnen irgendwie zu, uns anzufassen oder sogar zu besitzen. Wenn meine Therapeutin das mit mir macht, mich über meine Sexualität, meinen Körper und wie ich Sex habe ausfragt, dann ist es doppelt schlimm, weil sie doppelt übergriffig ist mir gegenüber – als trans Person und als Person of Color. Sie wird in dem Moment für mich gefährlich und ich muss mich schützen, muss eigentlich aufstehen und sagen: »Was fällt Ihnen eigentlich ein« …

RO: … was wiederum bedeutet, dass du keine Therapie bekommst, denn Therapie soll ja eigentlich ein sicherer Ort sein, wo du deine Verletzungen aufarbeiten und heilen kannst …

MRG: Nicht nur, dass ich die Therapie nicht bekomme, sondern ich bekomme eine ganz große Portion Rassismus und Transfeindlichkeit ab, die ich erstmal verdauen muss. Es ist auch nicht so, dass man immer sofort registriert, was da gerade passiert. Das kann manchmal Tage dauern, bis es mir langsam dämmert, dass etwas diskriminierend oder übergriffig war, und sich dann irgendwas in meinem Körper plötzlich sträubt und ich realisiere: »Oh mein Gott, das war ja total rassistisch und/oder war total transfeindlich«. Und dann habe ich Stress, dass ich überlegen muss, wie ich damit umgehen will. Konfrontiere ich die Person damit? Was passiert mir dann? Lohnt es sich für mich? Geht es mir danach besser oder geht es mir danach noch schlechter? Ich muss nacharbeiten, denn eine Konfrontation kann weitreichende Konsequenzen haben. Wir erleben das als People of Color permanent. Da müssen wir uns nicht wundern, dass wir kein Interesse haben an diesen ganzen Beratungsangeboten, denn wir wissen doch aus unserer Erfahrung, was uns da blühen wird.

RO: Du machst da also keinen großen Unterschied zwischen deiner Gutachterin und freiwilligen Beratungsangeboten?

MRG: Nicht wirklich. Klar ist die Zwangsbegutachtung besonders heftig, aber diese Fetischisierung kann ich überall erleben und erlebe ich auch.

RO: Welche Erfahrungen hast du sonst mit Therapie und Beratung und was für eine Rolle hat deine Positionierung dabei gespielt?

MRG: Ich habe Erfahrungen mit mindestens drei Therapeut*innen, die tiefenpsychologische Psychotherapie und Verhaltenstherapie angeboten haben. Als trans Personen/People of Color haben wir ja auch stinknormale menschliche Probleme – nicht jedes Problem, was wir haben, ist ein trans Problem oder ein Rassismus-Problem. In den Punkten konnten mir die Therapeut*innen teilweise sehr gut helfen. Was ich dabei als schwierig erlebt habe, war, dass ich mich aufgrund meiner Positionierung nicht immer ganz öffnen kann. Ich kann zu einer Beratung gehen, aber wenn ich eine*n weiße*n Berater*in habe, dann vermeide ich die Rassismus-Themen, weil ich befürchte, sonst von dieser*diesem weißen Berater*in Rassismus zu erfahren. Das würde wiederum mein Vertrauen in die Person erschüttern. Ich will aber diese Beratung haben, weil ich sie für die anderen Themen brauche – also muss ich das ein bisschen mitsteuern. In der Medizin ist das ähnlich: Wenn ich mich als trans Person im Rahmen der Transition operieren lasse, dann muss ich selbst entscheiden, welche OP-Methode, welche*r Ärzt*in. Das ist eigentlich völlig absurd, denn ich bin ja kein Mediziner, aber ich muss sehr stark mitwirken, damit das Ergebnis gut wird – das ist bei Therapie und Beratung ähnlich. Ich kann mich nicht zu 100 % fallen lassen. Mit den trans Themen ist es genauso. Bis zu einem gewissen Punkt kann ich auch mit einer*einem cis Berater*in über trans Themen sprechen, aber ich kann auch durch die Berater*innen Transfeindlichkeit erfahren oder schlichtweg falsch beraten werden sowohl zu Rassismus als auch zu trans Themen.

RO: Hast du Beispiele, wo du selbst schlecht beraten wurdest oder wie eine solche Situation aussah, die du beschrieben hast?

MRG: Ja, da habe ich jede Menge Beispiele. Als ich bei meiner weißen Therapeutin doch mal über eine Rassismuserfahrung gesprochen habe, hat sie mir sehr lange etwas über menschliches Verhalten in Bezug auf Gruppen erklärt. Sie stellte es so dar, als sei das Verhalten der rassistischen Person einfach normal. Etwas ähnliches ist auch mit meiner Hausärztin passiert. Ich erzählte ihr von einem Racial Profiling, weil es mir danach auch körperlich sehr schlecht ging. Ich hatte sehr hohen Blutdruck. Sie fragte mich: »Aber was haben sie denn zu der Polizei gesagt, dass sie so behandelt wurden?« Ich bin sehr schnell in die Täterrolle gesteckt worden. Für die Ärztin war es nicht vorstellbar, dass ich grundlos von der Polizei schikaniert worden sein könnte. Das Verhalten der Täter, die mich rassistisch behandeln, wird entschuldigt oder mir wird erklärt, dass die Person eventuell einen schlechten Tag hatte. Es fehlt die Anerkennung, dass es schlichtweg Rassismus war.

RO: Wie ist es in Bezug auf Sexualität? Hast du dir schon mal Beratung zum Thema Sexualität geholt und hast du dich da sicher gefühlt?

MRG: Ja, ich habe mit meinen Therapeut*innen auch über Sexualität gesprochen, sehr viel sogar. Ein gutes Beispiel für den Zusammenhang von meiner Positionierung im Kontext von Sexualität ist das Thema Ablehnung oder Zurückweisung. Sowohl als trans Person als auch als Person of Color erlebe ich sehr viel Zurückweisung von potenziellen Sexpartner*innen. In Therapie- und Beratungssettings wurde mir häufig suggeriert, wenn ich mein Verhalten ändern würde, dann würde ich weniger Rassismus erleben. Wenn ich dann von einer Therapeutin so behandelt werde, als müsste ich einfach nur noch mehr an mir arbeiten und selbstsicherer sein und noch offener auf Menschen zugehen, dann fühle ich mich bei ihr nicht sicher. Das fühlt sich an wie eine Täter-Opfer-Umkehr. Wenn es diese Option gäbe, dann hätten wir BIPoCs uns schon längst Skills erarbeitet, um Rassismus zu vermeiden.

RO: … oder sogar abzuschaffen …

MRG: Genau. Es ist egal, wie ich mich verhalte, ich werde Rassismus erleben. Wir empowern Leute, indem wir genau das sagen: »Hey, es wird dir immer wieder passieren.« Natürlich überlegen wir eine Strategie, wie wir damit umgehen können, aber wir stellen nicht infrage, *dass* es uns passiert.

RO: Kannst du noch etwas mehr beschreiben, wie sich da die Verschränkung von Rassismuserfahrung und Transness auswirkt?

MRG: Ich nehme noch mal ein Beispiel aus dem Bereich Gesundheit/Medizin, weil es große Ähnlichkeiten zu Beratungsangeboten gibt. Grundsätzlich ist es so, dass mein trans Sein von Ärzt*innen immer angesprochen oder kommentiert wird, auch wenn ich zum Beispiel nur meinen Blutzuckerwert wissen will. Ich habe ein sehr starkes Passing und werde in der Regel als arabischer oder »südländischer« Mann gelesen. Damit sind stereotype Zuschreibungen von bedrohlich und gefährlich sein verbunden. Ich erfahre wahnsinnig viele Mikroaggressionen. Ich werde ganz genau beobachtet und meistens sehr unfreundlich behandelt, schon an der Rezeption – oft komme ich nicht mal bis zur*zum Ärzt*in. Wenn ich erwähne, dass mir Rassismus widerfährt, dann wird mir oft nicht geglaubt. Dabei hatte ich Panikattacken und erhöhten Blutdruck. Meine Rassismuserfahrungen sind also nicht nebensächlich, wenn es um meine Gesundheit geht. In meiner Erfahrung kann mich eine weiße Person eigentlich nicht beraten, denn ich kann dort nicht als ganze Person beraten werden, sondern nur kleine Teile von mir.

RO: Ich kenne diese Stereotypisierung auch. Als ich als sehr junge Frau nach dem Tod meines Vaters einen Therapieplatz gesucht habe, war ich bei einer Therapeutin, für die sofort beim Erstgespräch feststand, mein Vater müsse Probleme mit seiner Männlichkeit gehabt haben als Türke, weil meine Mutter die Alleinverdienerin war. Das war so eine stereotype Vorstellung von einer patriarchalen türkischen oder muslimischen Männlichkeit und hat überhaupt nicht zu der Persönlichkeit von meinem Vater oder zu meinen Problemen gepasst. Ich bin da auch nie wieder hingegangen.

Wie ist das denn für dich, wenn du zu einer Transberatung gehst? Ist das für dich anders? Gehst du manchmal zu einer Transberatung?

MRG: Ich nehme in der Regel keine Transberatung in Anspruch, weil ich es den wenigsten zutraue …

RO: Warum? Weil sich die Beratenden in den Transberatungen nicht mit Rassismus auskennen?

MRG: Oft sind die Leute, die in den Transberatungen arbeiten, Menschen, die selbst noch mitten in ihrem Trans*Empowerment-Prozess sind. Für mich persönlich ist das nicht interessant, wenn ich selbst Rat brauche. Ich finde es gut, dass sie es machen, ich unterstütze sie wirklich. Aber es gibt einfach eine Lücke in Bezug auf eine intersektionale Ausrichtung. Es sind überwiegend weiße trans Personen, die zum Thema Rassismus keinerlei Ausbildung haben. Es wäre mein Wunsch an solche Beratungsstellen, dass es Voraussetzung wird, dass sie sich erstmal selbst in diesen Themen wirklich aktiv fortbilden. Warum sollen sonst People of Color und Schwarze Menschen in diese Beratungsstellen gehen?[2] Ich sehe es auch nicht, dass da irgendwelche BIPoCs in Beratungsstellen arbeiten könnten, sie werden als Token behandelt und wären strukturellem Rassismus ausgesetzt. Angebote, die sich explizit auch an trans Personen of Color richten, sind entweder nach wie vor selbstorganisiert – wie beispielsweise das Trans*Inter*Queere Community- und Gesundheitszentrum Casa Kuà in Berlin[3] –, oder sind so voll, dass du ewig auf einen Termin warten musst, wie bei Gladt e. V.[4] oder LesMigras e. V.[5] (auch beide in Berlin). Jin Haritaworn hat erklärt, dass Forderungen nach der Berücksichtigung von Trans of Color-Perspektiven als »p.c. [politically correct, Anm. R. O.] that goes too far« zurückgewiesen werden. Solidarität mit trans Personen, die zusätzlich von strukturellem Rassismus betroffen sind, wird somit häufig als »zu viel verlangt« abgewehrt, wodurch die Betroffenen auf der Strecke bleiben (Haritaworn & Snorton, 2012, S. 67).

RO: Das heißt, der Grund dafür, dass du selbst diese Beratungsstellen nicht aufsuchst, ist, dass du das Gefühl hast, dass du da nicht den Support bekommst, und nicht, weil kein Bedarf da ist.

MRG: Also Bedarf habe ich reichlich. Einmal hatte ich ein besonders schlimmes Racial Profiling und war so angeschlagen, dass ich mir an sich gerne Unterstützung gesucht hätte. Die Polizei hat mich bei einer Kontrolle genötigt, vor ihren Augen in einen Becher zu pinkeln. Das war nicht nur ein Racial Profiling und rassistisch, sondern auch ein trans Thema, weil ich meine Genitalien nicht zeigen

2 Schwarz wird auch in der adjektivischen Verwendung großgeschrieben, um zugleich kenntlich zu machen, dass dabei auf eine politische Selbstbezeichnung und nicht auf eine biologistische Konstruktion wie Hautfarbe referiert wird. Die Großschreibung steht zugleich für ein Widersetzen gegen die Subordination Schwarzer Subjekte (Obulor & Rosamag, 2021).

3 https://casa-kua.com/ (28.06.2024).

4 https://gladt.de/en/about-us/ (28.06.2024).

5 https://lesmigras.de/de/ (28.06.2024).

möchte. Ich weiß aber leider aus Erfahrung, dass die weißen Berater*innen komplett überfordert wären mit dem Thema. Ich habe schon erlebt, dass Leute vor mir angefangen haben zu weinen, weil ich ihnen von einer rassistischen Erfahrung erzählt habe. Dieses Phänomen kennen viele BIPoCs, wir nennen das *white fragility*. Jedenfalls dreht sich im Beratungssetting die Rolle schnell. Plötzlich bin ich der Berater und der Unterstützer und der Tröster des Beratenden. Was ich dramatisch an Berater*innen und Therapeut*innen finde, ist, dass sie meist nicht den Mut haben zu sagen, »an der Stelle kennen sie sich besser aus als ich«, weil Therapeut*innen und Berater*innen immer das Gefühl haben, sie müssen hoch kompetent wirken.

RO: Ich finde, dass du ein paar wichtige Punkte gemacht hast, und ich würde die gern noch mal zusammenfassen. Wenn du in Beratung gehst oder eine Therapie machst, dann kannst du schon Unterstützung bekommen, aber die kommt an ihre Grenzen, nämlich da, wo deine Erfahrungen spezifisch werden aufgrund der (Mehrfach-)Diskriminierung, die du erfährst. Es gibt Themen, die mehr oder weniger alle Menschen haben, und dazu sind solche Angebote schon nützlich. Aber manche Themen, zum Beispiel wie das, was du über Zurückweisung gesagt hast, dass manche Leute dich ablehnen, weil sie vielleicht nur bestimmte Genitalien suchen oder weil sie dich fetischisieren aufgrund deines Phänotyps – das sind ja spezifische Erfahrungen, die sich eben nicht so verallgemeinern lassen. Wenn dann Berater*innen genau in dem Moment, wo du eigentlich sehr verletzlich bist oder vielleicht in einer Situation warst, in der du auch gerade sogar Opfer geworden bist, an ihre Grenzen kommen und schlecht mit dir umgehen, dann kann es eben psychisch sehr gefährlich sein und du bekommst keine Hilfe, sondern gehst belasteter aus der Beratung raus.

MRG: Ich würde gerne noch etwas ergänzen, nämlich dass wir oft keine Beratungen oder Behandlungen bekommen, weil unser Leiden nicht ernstgenommen wird oder uns zugeschrieben wird, wir könnten das aushalten. Ich war einmal bei einer Therapeutin, die mich sehr früh rausgeschmissen hat. Sie hat mir ein paar wenige Stunden Therapie angeboten und das musste dann reichen. Das war ähnlich wie eine Form von Rassismus, den ich in der Medizin erlebe. Da wird zum Beispiel davon ausgegangen, dass wir weniger schmerzempfindlich sind. So schreibt u. a. Emilia Roig in ihrem Buch *Why We Matter* über Rassismus im Gesundheitssystem und kann belegen, dass BIPoCs und insbesondere Schwarze Menschen für weniger schmerzempfindlich gehalten werden und deswegen ihre gesundheitlichen Beschwerden oft nicht ernstgenommen werden (Roig, 2021). Jedenfalls hat diese Therapeutin meine Therapie beendet und ich habe überhaupt nicht verstanden wieso.

RO: Warst du auch mal bei einer*einem Therapeut*in of Color?

MRG: Ja. Das war interessant, mit ihr hatte ich ganz andere Themen als mit den weißen Therapeutinnen, denn mit ihr konnte ich dann tatsächlich über Racial Profiling sprechen. Sie hat mir gute Sachen gesagt und sie hatte auch den Mut, mich herauszufordern, weil sie sich mit dem Thema einfach auskannte.

RO: Sie hat dich also einfach verstanden?

MRG: Nein, sie war kompetent, mir geht es gar nicht so sehr darum, verstanden zu werden, mir geht es mehr darum, dass die Person kompetent ist und weiß, wovon sie spricht. Da war aber das Problem, dass ihre Kapazitäten ständig am Limit waren, weil sich alle BIPoCs an sie gewendet haben. Es gibt nur sehr wenige BIPoC Therapeut*innen oder Berater*innen. Das ist auch nicht schön zu erleben, wie die alle immer kurz vorm Burnout sind.

RO: Viele Therapeut*innen nehmen ja auch gar keine Klient*innen an, die sich untereinander kennen, weil sie dann in einen Beratungskonflikt kommen können. Außerdem ist es sicherlich schwieriger, intime Sachen zu teilen, wenn du weißt, dass da andere Leute sind, die du kennst.

MRG: Ich habe auch öfter im schwulen Kommunikationszentrum bei einem älteren schwulen cis Mann Beratungen in Anspruch genommen. Mit dem konnte ich mich sehr gut über Sexualität unterhalten. Wir sprachen über das Thema STIs (Sexuell übertragbare Krankheiten), HIV, auch darüber, wie es eigentlich in der schwulen Community ist. Er konnte mir gute Sachen sagen. Das war dann aber relativ schnell ausgereizt, in ein, zwei Stunden. Ich hätte mich nicht mit ihm über den Rassismus, den ich erlebe, wenn ich in der schwulen Community fetischisiert wurde oder komplett ignoriert wurde, unterhalten können. Das sind meine Erfahrungen – entweder krass fetischisiert werden oder komplett ignoriert werden, selten etwas dazwischen.

RO: Hast du ansonsten positive Erfahrungen in Bezug auf Sexualberatung?

MRG: Es gibt eine Person, zu der ich hingehe, das ist Caritia, eine genderfluide Schwarze Person, die Sexarbeit macht, viel im Bereich BDSM anbietet. Caritia macht sehr viel mehr als »nur« BDSM und weiß unglaublich viel über Trauma und Körperarbeit. Wir haben gemeinsam überlegt, ob ich meine Diskriminierungserfahrungen auch körperlich bearbeiten kann. Ich wollte ein Racial Profiling mit Caritia nachspielen und ausprobieren, besser mit der Situation umzugehen. Das hat mir viel gebracht. Es hat sehr viel Kreativität meinerseits vorausgesetzt, um auf die Idee zu kommen, zu Caritia zu gehen.

RO: Danke, dass du deine Erfahrungen so teilst, die du selbst in Therapie und Beratung gemacht hast. Das ist ja etwas sehr Persönliches. Die letzten Beispiele helfen aber auch, noch besser die Bedeutung der Positionierung und der Kompetenzen von Berater*innen im Umgang mit trans Klient*innen of Color zu verstehen. Du bist nicht nur betroffen von intersektionaler Diskriminierung, du hast auch als Aktivist selbst Angebote geschaffen für trans, inter*, nicht-binäre Personen und Queere BIPoCs. Unter anderem warst du ja der Hauptorganisator der Münchner Trans*- und Inter*Tagung.

MRG: Ja genau. Die erste Tagung hat schon eingeschlagen wie eine Bombe, wir hatten einen Einzugsbereich aus ganz Deutschland, Norditalien, Österreich und der Schweiz – die kamen von überall her, weil der Bedarf einfach so enorm groß war. Wir hatten jedes Jahr mindestens 40 Workshops, Ausstellungen, Performances, Party, Networking, Café und das ging dann zehn Jahre lang so. Die letzte Tagung war dann die Größte, die es jemals in Europa gab, das war 2016, aber danach hat es mir auch gereicht.

RO: Wie habt ihr euch dort über Sexualität ausgetauscht? Hat das eine Rolle gespielt?

MRG: Ja klar. Es gab immer am letzten Tag einen Workshop zum Thema Sexualität für transmaskuline Personen. Das war immer der vollste Workshop der ganzen Tagung, obwohl es eigentlich der schlechteste Workshopplatz war. Da haben sich teilweise 70 Leute in diesen Workshopraum gequetscht, weil der Bedarf zum Austausch über Sexualität so enorm groß war. Das finde ich auch nach wie vor die beste Form zum Thema Sexualberatung – diese großen Runden, wo viele Leute kommen, die ihre Erfahrungen teilen, sich austauschen, sich gegenseitig Tipps geben.

RO: Kannst du so zwei, drei der Themen nennen?

MRG: Es ging vor allen Dingen darum, stereotype Vorstellungen »was ist männlich« infrage zu stellen und abzubauen. Wer sagt denn, dass es nicht männlich ist?

RO: Meinst du sowas, wie sich penetrieren zu lassen?

MRG: Ja, zum Beispiel. Oder zum Thema Schwanz. Ist das eigene Genital jetzt ein Schwanz oder nicht? Oder wie groß muss er sein? Wer bestimmt denn überhaupt, wie Schwänze auszusehen haben? Wichtig war auch das Empowerment zu sagen: »Hey das ist mein Schwanz und der ist gut, wie er ist.« Das sind jetzt nur einige Beispiele. Es ging zum Beispiel auch darum, wie (potenzielle) Sexpartner*innen mit uns umgehen und auch zu erkennen, wenn etwas transfeindlich ist. Lange haben sich viele trans Personen schon geehrt gefühlt, wenn sie überhaupt sexuelle Aufmerksamkeit bekommen haben, und haben die Transfeindlichkeit, die sie dabei erlebt haben, ausgeblendet. In diesen Workshops hat eine Sensibilisierung stattgefunden, Transfeindlichkeit zu erkennen, und die Teilnehmenden wurden ermutigt, sich lieber nach (Sex-)Partner*innen umzugucken, die sich eben nicht transfeindlich verhalten. Ein weiteres Thema war das Erkennen von gewaltvollen Beziehungen. Es gab aber auch total pragmatische Tipps zum Thema Umschnalldildos, Pumpen für den Clit, Penetration, emotionale und physische Sicherheit, Safer Sex, Kondome, Binder, Packer und Toys.

RO: Das sind so wichtige Punkte. Für das Thema Sexual- und Paarberatung heißt das meiner Meinung nach, dass diese Verbindung wichtig ist – es gibt einerseits die Dimension von Beziehungsdynamiken und Beziehungsproblemen, die auch cis Personen und heterosexuelle Menschen haben, aber es ist auch wichtig, sich mit den spezifischen Formen von Diskriminierung auszukennen, um Klient*innen spiegeln zu können, wenn sie z. B. in ihrer Partner*innenschaft Diskriminierung erfahren und sie darin auch aufzufangen.

MRG: Ja, das ging auch so weit, dass wir zum Beispiel einen Saunaabend angeboten haben. Wir sind gemeinsam mit einer Gruppe von transmaskulinen Personen in die Sauna gegangen. Wir haben voneinander gelernt, dass es total ok ist, nackt zu sein. Wir haben uns sicher gefühlt, weil wir miteinander waren. Das Erstaunliche war aber, dass die meisten Erfahrungen, die wir dabei gemacht haben, sehr positiv waren. Ich spreche hier jetzt nicht nur von Personen, die ein Passing haben. Einige hatten auch kein Passing und haben trotzdem gute Erfahrungen gemacht. Es ist also auch interessant zu sehen, wie die cis Männer teilweise sehr positiv reagiert haben. Also wenn wir es schaffen, die Angst zu überwinden, uns zu zeigen und zu uns zu stehen, können solche Erlebnisse oft auch extrem positiv sein. Das Empowerment, was man dadurch gewinnt, ist so enorm groß und so wichtig.

RO: Wenn du über die Transtagung sprichst und was du/ihr da geleistet habt, dann bin ich immer wieder beeindruckt davon, wie dort Community-Wissensproduktion stattgefunden hat und wie ihr es geschafft habt, voneinander zu lernen, Wissen innerhalb einer Community zu vermitteln und wirklich auch in die Breite zu geben.

MRG: Es kamen ganz viele Wissenschaftler*innen, Politiker*innen, Lehrende, Berater*innen und die haben sich auf unseren Tagungen wirklich geschult. Wir haben Angebote für alles gehabt – für das Rechtliche, Soziale, Medizinische, Emotionale, für Angehörige, für Kinder, für Eltern, für alles. Wer auf die Tagung kam und vier Tage lang die Möglichkeit hatte, sich unter 80 Workshops sein eigenes Programm zusammenzustellen, der ging mit einem großen Wissen nach Hause, mit Empowerment, mit Kontakten. Diese Tagungen fehlen einfach. Jetzt haben wir Trans*Inter*Beratungsstellen, wo eben in der Regel eine junge, nicht-binäre Person Beratung anbietet.

RO: Du hast dich jetzt stärker konzentriert auf Queer-of-Color-Aktivismus. Kannst du nochmal was dazu sagen?

MRG: Ich habe keine Lust mehr auf Aktivismus, der nicht das Empowerment von BIPoCs in den Vordergrund stellt. Anfang 2017 habe ich die Gruppe *Beyond Color* gegründet. Mit *Beyond Color* liegt unser Fokus in erster Linie auf dem Empowerment von BIPoCs, trans Menschen, aber auch cis Schwule und cis Lesben sind bei uns willkommen. Wir challengen die Menschen innerhalb unserer Gruppe, auch mit Transness, Non-Binaryness oder Cisness positiv umzugehen. Wir werden sehr viel zu allen möglichen Themen gebucht, aber die Intersektion Queerness und BIPoC-Perspektiven sind immer gegeben. Der Bedarf ist sehr groß. Einmal hat uns ein schwules Kommunikationszentrum angeschrieben und gefragt, ob wir einem schwulen indischen jungen Mann helfen könnten. Er hat so viel Rassismus in der schwulen Community erlebt, dass es ihm sehr schlecht ging, aber die Berater*innen wussten einfach nicht, wie sie noch helfen können. Ich habe ihn dann privat getroffen und er ist mittlerweile Teil unserer Gruppe geworden. Ich finde es allerdings bedenklich, dass die Berater*innen im schwulen Kommunikationszentrum eigentlich dafür bezahlt werden und wir machen dann die Arbeit, weil dort die Kompetenzen für intersektionale Diskriminierung fehlen.

RO: Ich denke, da macht es auch keinen Unterschied, ob es sich um eine allgemeine queere Beratungsstelle handelt oder um Sexual- und Paarberatung. Wenn dort keine queeren Menschen of Color arbeiten oder keine Kompetenzen da sind, dann werden unsere Leute auch nicht erreicht.

MRG: Ja genau. Wenn ich die Leute frage, wieso sie da nicht hingehen, dann ist die Antwort immer ganz klar: »Was soll ich da?« Das ist ein ganz entscheidender Punkt. Wir – queere Menschen of Color – wissen, dass wir nicht bekommen, was wir brauchen, deswegen gehen wir nicht hin. Da können sie noch fünfmal auf ihre Flyer schreiben »BIPoCs werden bevorzugt« oder sonst was.

RO: Ich finde es schon bemerkenswert, dass professionelle Institutionen, die eigentlich die Ressourcen dafür haben und die eigentlich für alle in der queeren Community da sein sollten, dann offensichtlich selbst merken, dass sie so an ihre Grenzen kommen, dass sie sich an eine selbstorganisierte aktivistische Gruppe wenden. Ich finde es wirklich wichtig zu betonen, dass auch in der Community schon sehr viel an (Selbst-)Bildung, Räumen und Angeboten geschaffen wurde.

MRG: Angebote, in denen Community zusammenkommt und selbst was organisiert und hauseigene Regeln aufstellt, an die sich die Leute zu halten haben und – wie du immer sagst – ein Community-Wissen ausgetauscht wird, das ist unglaublich bereichernd und sinnvoll. Ich bin eigentlich eher dafür, dass wir verstehen, dass unsere Themen so komplex und so groß sind, dass das von einer einzelnen beratenden Person gar nicht zu leisten ist. Wir sollten darüber nachdenken, ob wir nicht lieber von diesem klassischen Beratungskonzept einfach mal ein bisschen abweichen wollen und ein bisschen flexibler, offener und kreativer sein wollen.

RO: Wow, das finde ich auch. Ich danke dir für das Gespräch.

Literatur

Anzaldúa, G. (1987). *Borderlands. The New Mestiza/La Frontera*. Spinsters/Aunt Lute.
Crenshaw, K.W. (1989). *Demarginalizing the Intersection of Race and Sex: A Black Feminist Critique of Antidiscrimination Doctrine, Feminist Theory, and Antiracist Politics*. University of Chicago Legal Forum (1).
Garcia, M. (2012). *TransMen of the World. Portraits of female-to-male transsexuals*. o.V. https://www.garcia-photography.com (14.03.2024).
Haritaworn, J. & Snorton, C.R. (2012). Trans Necropolitics. A Transnational Reflection on Violence, Death and the Trans of Color Afterlife. In J. Haritaworn, A. Kuntsman & S. Posocco (Hrsg.), *Queer Necropolitics* (S. 66–76). Routledge.
Obulor, E. & Rosamag (Hrsg.). (2021). *Schwarz wird großgeschrieben*. &Töchter.
Ogette, T. (2017). *Exit Racism. Rassismuskritisch denken lernen*. Unrast.
Roig, E. (2021). *Why We Matter. Das Ende der Unterdrückung*. Aufbau-Verlag.

Biografische Notizen

Manuel Ricardo Garcia, Dipl.-Ing. Architekt, ist Trans*- und Antiracist Activist, Photoartist und Filmemacher. Er ist two-spirit & queerer FTM of Color, Gründer der Gruppe *Beyond Color* von queeren Menschen mit Erfahrungen von Rassismus und Migration, Organisator der Münchner Trans*- und Inter*Tagung 2007–2016, Autor des Buches *TransMen of the World*, Gewinner des Pride Photo Award 2011 Amsterdam, Rolemodel und Mitglied von IWWIT, der Safe Sex Kampagne der Deutschen Aidshilfe 2017–2023, Unterstützer der mexikanischen Trans*community in Mexiko-Stadt und Überlebender eines Hate Crimes. Manuel wurde 2024 von der Hannchen-Mehrzweck-Stiftung Berlin für sein »trans*aktivistisches Lebenswerk« mit dem Waltraud-Schiffels-Preis ausgezeichnet. Manuel ist Referent für Vorträge und Empowermentwork für People of Color, spirituelle Arbeit sowie für viele Trans*themen. Manuel lebt in München und Berlin und hat Familie in Chihuahua, Mexiko. Website: https://www.garcia-photography.com

Rena Onat, Dr., ist Kunst- und Medienwissenschaftlerin und interessiert sich für Queer of Color Critique in der visuellen Kultur. Sie positioniert sich als deutschtürkische Femme und hat in ihrer Doktorarbeit zum Thema »Queere Künstler_innen of Color. Verhandlungen von Disidentifikation, Überleben und Un-Archiving im deutschen Kontext« geforscht. Sie hat am Institut für Medienwissenschaft der Hochschule für Bildende Künste Braunschweig und im Helene-Lange-Kolleg Queer Studies und Intermedialität: Kunst – Musik – Medienkultur an der Carl von Ossietzky Universität Oldenburg als wissenschaftliche Mitarbeiterin gearbeitet. Sie ist die hauptamtliche Frauen- und Gleichstellungsbeauftragte an der weißensee kunsthochschule berlin. Außerdem macht sie Lehraufträge, Vorträge und Workshops zu Kunst, Empowerment und Antidiskriminierung und mag Pferde.

3.6 Konsum und Sucht

Martin Viehweger

3.6.1 Transaffirmative medizinische Versorgung

Unter Transmedizin versteht man das allgemeine gesundheitliche Versorgungsprofil für Menschen, die sich nicht mit dem Geschlecht identifizieren, das ihnen bei der Geburt zugewiesen wurde. Zu den körperlich-medizinischen Aspekten gehören dabei eine gründliche Anamnese, Aufklärung über Wirkungen und Nebenwirkungen von hormoneller Unterstützung, Aufklärung über irreversible Maßnahmen wie Operationen, Verordnung entsprechender Hormone, laborchemische und somatische Verlaufskontrollen, Versorgung prä- sowie postoperativer Eingriffe und die Begleitung im Transitionsprozess. Menschen in Transition, die keinen Zugang zu medizinischen Einrichtungen erhalten, bedienen sich der Angebote des illegalen Marktes im Selbstversuch und der Selbstmedikation (Viehweger, 2022).

3.6.2 Chemsex: Substanzkunde und Rausch

Der 2004 aus dem Anglikanischen entlehnte Begriff Chemsex beschreibt die Einnahme von bestimmten chemischen, psychoaktiven Substanzen zum Sex. Der Substanzkonsum intendiert beim »User« in erster Linie die Minderung der sexuellen Hemmschwelle, eine Steigerung des Lustempfindens sowie eine Verlängerung des Sexualaktes. Die Verbreitung vollzog sich parallel zu den bzw. innerhalb der Netzwerke und Online-Dating-Foren, vornehmlich bei MSM*[1] (Stuart, 2016). Chemsex ist auch Resultat eines veränderten Umgangs mit Technologie (Dating-Applikationen, -Foren),

1 Männer, die Sex mit Männern haben.

erleichterter Verfügbarkeit und Verhandlung von Sex einerseits sowie Substanzen andererseits.

Je nach Wirkung werden die Substanzen *upper* (aktivierender Rausch) oder *downer* (entspannender Rausch) genannt. Der gemeinsame Konsum findet auf Sex-Partys in Clubs oder aber bei privaten (After-)Partys zu Hause statt, wobei oft Substanzen gemeinsam über das gesamte Wochenende hinweg und in unterschiedlichen Kombinationen zumeist mischkonsumiert werden. Die gebräuchlichsten Substanzklassen sind Gamma-Butyrolactone (Vorstufe der Gamma-Hydroxybutyrate; GBL, GHB), Ketamine, Methamphetamine, 3- oder 4-Methylmethcathinon (3- oder 4-MMC, Mephedron), Kokain; sie werden im sexuellen Kontext oft mit Poppers (Amylnitrit) sowie den PDE5-Inhibitoren (Sildenafil, Tadalafil u. a.) und auch Benzodiazepine (z. B. Diazepam) kombiniert (Bracchi et al., 2015). Der Substanzkonsum geschieht inhalativ (Rauchen), intranasal *(sniffing)*, intravenös *(slamming)*, oral (Schlucken von »Bömbchen«) sowie rektal (Suppositorien). Das *slamming* spielt dabei eine besondere Rolle.

3.6.3 Konsum und Sucht im Rahmen von Sexualität

3.6.3.1 Problematischer Konsum

Der Substanzkonsum birgt für MSM* ein enorm erhöhtes Risiko für die Infektion mit den klassischen sexuell übertragbaren Erkrankungen (Syphilis, Gonorrhö, Chlamydien-Infektionen), daneben auch für die viralen Hepatitiden (A–C) sowie für HIV. Chemsex erfolgt zumeist mit wechselnden Geschlechtspartner*innen, beim Gruppensex und im Kontext risikoreicherer Sexualpraktiken (»Fisting«, »Sounding«). Der gemeinsame Gebrauch von Sexspielzeug, die gemeinsame intravenöse Applikation, und allem voran der kondomlose Geschlechtsverkehr (»barebacking«) sind zusätzliche bedeutende Risikofaktoren. Chemsex-Nutzer machen häufiger Gebrauch von einer HIV-Postexpositionsprophylaxe (PEP) (Bracchi et al., 2015; Deimel et al., 2017). Unter Substanzgebrauch werden die Interaktionen zwischen antiretroviralen Substanzen (z. B. HIV-Therapie) und den beim Chemsex verwandten Substanzen unterschützt (Bracchi et al., 2015). Hervorzuheben sind die Wechselwirkungen zwischen den sogenannten »Boostern« (Ritonavir bzw. Cobicistat) der HIV-Medikamente und den Chemsex-Substanzen GHB/GBL, Alkohol oder

Amylnitrit (Poppers). Viele Substanzen sind öffentlich wenig bekannt, Erfahrungen in Dosierung und Kombinierung sind gering, der Zugang zu Informationen aufgrund von Stigmatisierung und Geheimhaltung des Verhaltens erschwert. MSM* avancieren früh zu einer vulnerablen Gruppe für gesundheitliche Risiken (Deimel et al., 2017; Villarreal, 2015). In der gesellschaftlichen Diskussion werden die illegalen Substanzen als besonders schädigend wahrgenommen, während die körperlichen und gesundheitsökonomischen Schäden – gesamtgesellschaftlich betrachtet – hauptsächlich noch immer beim missbräuchlichen Alkohol- und Zigarettenkonsum entstehen (Bourne & Weatherburn, 2015). Der fehlende Zugang zu Informationen, Vorurteile und die Stigmatisierung stellen zusätzliche Risiken dar (Villarreal, 2015). Der Großteil der Nutzer passiert eine Phase im Leben mit Substanzkonsum ohne Zwischenfälle, eine wachsende Zahl jedoch mit schweren körperlichen und psychischen, teils lebensbedrohenden Traumata (Hudson, 2017). Stuart (2016, S. 295f.) konstatiert resümierend: »Rückblickend [...] wird Chemsex zeitlebens ein Phänomen sein, welches eine wichtige Periode in der Geschichte von Homosexuellen definiert«.

Zum Chemsex gehören fast immer auch Pornokonsum- und Social-Media-Missbrauch. Immer häufiger finden wir Körperschemastörungen, die mit Anabolika beantwortet werden.

3.6.3.2 Konsent und Substanzgebrauch

Unter Substanzgebrauch kommt es verstärkt zu einer brüchigen Adhärenz bezüglich der Antiretroviralen Therapie (ART), mit dem Risiko einer möglichen Resistenzentwicklung. Gefahren stellen sowohl Überdosierungen als auch Dosisspiegelreduktionen dar (Pebody, 2015).[2] Unfälle mit tödlichem Ausgang nach dem Konsum von GHB bzw. GBL sind keine Seltenheit mehr. Es besteht schnell die Gefahr einer psychischen Abhängigkeit und eines damit einhergehenden Substanzmissbrauchs. Hier ist Mephedron bzw. Methamphetamin hervorzuheben. Unter Drogeneinfluss ist die interpersonelle Kommunikation bezüglich einvernehmlicher Sexualpraktiken erschwert (Bourne & Weatherburn, 2015). Das heißt, dass sowohl eigene Grenzen als auch die des Gegenübers oft überschritten werden, ohne dies in der Situation mitzubekommen. Ob dies bewusst intendiert ist, bleibt

2 Siehe auch https://www.hiv-druginteractions.org

unklar. In Retrospektive bleibt für viele Beteiligte jedoch ein ungutes Gefühl mit erlebten Grenzüberschreitungen bis hin zu sexualisierter Gewalt zurück. Die sexuelle Bedürfnis- und Grenzenkommunikation ist bei Substanzgebrauch oft nicht möglich.

3.6.4 Konsum und Sucht von trans und nicht-binären Menschen

3.6.4.1 Epidemiologie

Substanzkonsum findet am häufigsten in der Gruppe der MSM* (Deimel et al., 2019) und am ehesten in touristisch stärker frequentierten Großstädten statt (Hockenhull et al., 2017): London (13 %), Amsterdam (11 %), Barcelona (8 %), Zürich (7 %), Berlin (5 %). In einer Untersuchung an STD-Kliniken in London zwischen Januar 2015 und Juni 2016 offenbarte sich ein hoher Verbreitungsgrad: 655 von 818 Klienten nahmen beim Sex Substanzen zu sich. 30 % der Befragten beschrieben sich darin offen für diverse Substanzen, davon mehr als die Hälfte (57%) gegenüber den o. g. Chemsex-Substanzen. 13,5 % hatten bereits mindestens einmal Drogen injiziert. Viele Nutzer vermeiden Befragungen aus Angst oder Schamgefühl, aber auch zum Schutz der »Chemsex-Community« (Stuart, 2016). Eine hohe Dunkelziffer ist daher anzunehmen. Validierte Untersuchungen sind rar. Ein Großteil der MSM* hat auf Partys bereits Erfahrungen mit mindestens einer der o. g. Substanzen gemacht, daneben werden neue »User« durch Sexualpartner mit den Substanzen konfrontiert.

Viele Studiendesigns sind so angelegt, dass trans und nicht-binäre Menschen nicht abgebildet werden. Auch sind trans weibliche und nicht-binäre amab Personen, die sich als Teil der schwulen Community verstehen oder verstanden haben, sichtbarer als die neu dazugekommenen trans männlichen und nicht-binären afab Personen. Es kann daher davon ausgegangen werden, dass sich unter den Studienteilnehmer*innen mehr geschlechtlich vielfältige Menschen befanden.

3.6.4.2 Intention und Promotoren

Der Substanzkonsum intendiert bei den User*innen in erster Linie die Minderung der sexuellen Hemmschwelle, eine Steigerung des Lustempfindens sowie eine Verlängerung des Sexualaktes. Die Euphorisierung steht oft im Kontrast zu einer Pseudo-Intimität: intime, nahe und sexuelle Handlungen werden unter dem Einfluss von Drogen akzeptiert, die sonst nicht zugelassen worden wären. Als Promotoren für den Gebrauch sexuell stimulierender Substanzen können gelten: Austesten von Grenzen, Abwehr sozialen Drucks, Kompensation von sozialen oder persönlichen Konflikten, Abwehr der abstumpfenden Eintönigkeit bzw. der alltäglichen Normativität. Der Substanzkonsum vor dem Sex verringert das Schamgefühl, senkt die Schwelle der Kontaktaufnahme (entaktogen), erhöht den sexuellen Appetit *(sex drive)*, verändert die eigene Körperwahrnehmung, reduziert das Schmerz- und verlängert das Lustempfinden (Stuart, 2016). Diese Effekte können im Rahmen des Coming-out bzw. bei der sexuellen Identitätsfindung erwünscht sein.

Bei trans und nicht-binären Menschen könnte Substanzgebrauch eine Copingstrategie für antizipierte Stigmatisierung und internalisierte Transnegativität im sexuellen Kontext darstellen. Sich in sexuellen Situationen und Kennenlernprozessen nicht vollständig spüren zu wollen, als Puffer für z. B. befürchtete Ablehnungserfahrungen.

3.6.4.3 *Use* versus *abuse*, negative/dysfunktionale Coping-Strategie

Im Gespräch mit den User*innen hilft vor allem eine wertschätzende, vorurteilsfreie Kommunikation, die sich zwischen drei Punkten aufspannt: Die beratende Person sollte sich die Frage stellen: »Aus welchem Umfeld komme ich her, welche Vorurteile habe ich gegenüber Substanzkonsum?« – ein*e Ärzt*in bewertet so Alkoholkonsum ganz anders, rigider, wenn der eigene familiäre Hintergrund von alkoholabhängigen Eltern geprägt war. Demgegenüber stehen die User: »Wo hole ich als beratende Person die User ab?« Hatten diese bereits stationäre Entzüge, geben sie uns einen klaren Behandlungsauftrag mit der Frage nach Unterstützung bei einem Überkonsum oder häufen sich einfach nur die Krankschreibungen und Befindlichkeitsstörungen, vielleicht als Ausdruck eines beginnenden, nicht wahrhaben wollenden Überkonsums? Als drittes entscheidet auch die aktuelle kulturelle Umgebung: Befindet sich das Beratungssetting in einer Großstadt, wo tabuisierte Themen offener zur Sprache kommen, oder befinden wir uns in Regionen mit kulturell ausgeprägten Stigmatisierungen gegenüber intimen Themen, wodurch ein offenes Ansprechen kaum zu ehrlichen Aussagen führt?

Die Frage des kontextabhängigen akzeptablen und nicht akzeptablen Gebrauchs wird je nach Perspektive unterschiedlich beantwortet. Entscheidend ist die Frage des *uses* oder *abuses*, des Gebrauches oder Über-/Missbrauches. Ist Sex auf GBL einmal im Monat am Wochenende ein kontrollierter Substanzkonsum? Wer entscheidet, wo die Grenzen sind? Sicherlich helfen hier Fragen, inwiefern sich die Prioritäten im Leben des Users hauptsächlich auf die nächste Sexparty konzentrieren, sich Freundeskreise rein auf Dating-App-Bekanntschaften beschränken oder finanzielle Mittel nur noch für Substanzen verwendet werden.

Paar- und auch Freund*innenbeziehungen stehen beim Chemsex fast immer unter Spannung, Reibung oder sie zerbrechen. Dem besorgten Umfeld wird empfohlen, sich selbst über die Thematiken »sexualisierter Substanzgebrauch« und »Chemsex« zu informieren, die Promotoren und Intentionen zu verstehen und ggf. sogar Selbsthilfegruppen aufzusuchen, um Co-Abhängigkeiten aufzudecken. Letztendlich muss die gebrauchende Person selbst in die Konsumreflexion kommen!

3.6.4.4 Perspektiven

Derzeit bestehen Möglichkeiten der Aufklärung und Beratung für User vor allem in niedrigschwelligen Angeboten der schwulen Community bzw. der Selbsthilfe. Diese Angebote sind besonders wertvoll in Verbindung mit dem Zugang zu kostenfreien STI-Testungen und anonymen Substanzchecks. Bei entsprechenden Hinweisen auf Substanzkonsum sind aus ärztlicher Sicht eine vollständige Anamnese einschließlich Sexual- und Drogenanamnese sowie ein initiierendes Beratungsgespräch erforderlich. Diskutiert wird die Begleitung von kontrolliertem Konsum durch ein starkes Netzwerk aus NGOs und Selbsthilfe-, Sport- sowie Freizeitgruppen. Spezialisierte ambulante und tagesklinische Einrichtungen sowie stationäre Entzugskliniken zur Langzeitentwöhnung und Rehabilitation sind rar. Es zeigen sich interessante, erfolgversprechende Ansätze in »mindfulness-based« komplementären psychosozialen Interventionen (Ryan et al., 2023). Zur Evaluation bestehender und Schaffung neuer Angebote hat sich 2022 BISS, die Bundesinitiative sexualisierten Substanzgebrauch, konstituiert. BISS beschäftigt sich mit sexualisiertem Substanzgebrauch, inkl. Chemsex und dem Zusammenspiel von Sexualität und Konsummustern wie z. B. Substanzgebrauch, Medienkonsum sowie den damit assoziierten Effekten.

Eine wichtige Ressource in der Bewältigung von diskriminierenden Erfahrungen und in der Ausbildung eines positiven Selbstbildes stellen LSBTI-Communitys und deren zivilgesellschaftliche Organisationen dar, die wichtige Anlauf-, Vernetzungs- und Beratungsangebote bereitstellen. Der Kontakt zu Menschen mit ähnlichen Lebenserfahrungen und Interessen sowie gemeinsame Aktivitäten können das psychische Wohlbefinden positiv beeinflussen (Ceatha et al., 2019).

Sexualberatung und -therapie sollten zusammen mit Körperarbeit integraler therapeutischer Bestandteil werden. Paarberatung sollte bei Bedarf angeboten werden, um das Umfeld mit zu informieren, zu integrieren, zu stärken und auch als Stärkung auszubauen. Hier muss im Gesundheitssystem politisch nachgebessert werden und z. B. Sexualtherapie als Kassenleistung aufgewertet werden.

3.6.5 Spezifika für marginalisierte Gruppen

3.6.5.1 Marginalisierung

Marginalisierte Gruppen zeigen häufiger Co-Morbiditäten (Mora et al., 2021) aus biologischen (sexuelle Risiken aufgrund des Verhaltens, veränderte Schleimhautvulnerabilität unter Hormonen, fehlende Studien zu unterschiedlicher PrEP-Wirksamkeit, Einflüsse nach genderaffimierenden Operationen, mangelhafte Aufklärung und Einbettung in medizinische Begleitung von sexuellen Bedürfnissen und sich veränderten Gewohnheiten auf sexuelles Verhalten nach genderaffirmativen Maßnahmen) und soziokulturellen Gründen (Sprache, Migration, Unterdrückung, Diskrimination, hohe Barrieren für medizinischen Support, fehlende Sichtbarkeit in Prävention, Chancenungleichheit, ökonomische Unterschiede, prekäre Wohnverhältnisse, legaler Schutz, Ausbildung, Verhandlung von Sexualität, Konsens, Sexarbeit, Substanzgebrauch). Das erhöht Vulnerabilitäten, Risiken für weitere Co-Morbiditäten (HIV, STI, Trauma etc.) und reduziert Prävention und Heilungschancen. In einer ärztlichen Transitionsversorgung erhöht die erfolgreiche Begleitung dieser Aspekte neben der reinen Hormonsubstitution die Adhärenz deutlich.

Im Rahmen der hormonellen Transition kann Substanzgebrauch im Zusammenhang mit Belastungen und inneren Spannungszuständen zu einer Entlastung im Sinne einer emotionalen Spannungsreduktion oder einer

Wahrnehmungsdistanzierung bei einer als unerträglich erlebten Realität dienen (Günther et al., 2021, S. 268f.). Transspezifische Funktionalität des Konsums kann als Eskapismus-Strategie/-Coping dienen, um Druck zu entlasten, oder eine Rolle spielen für mehr Geselligkeit, Anerkennung oder Identifizierung mit einer Gruppe als Zugehörigkeit. Transspezifische Probleme können dabei sein: das Auslösen von Triggern beim Injizieren von Hormonen, wenn damit Erfahrungen mit Fixen oder Slamming assoziiert werden, alkoholbasierte Hormongele bei vorheriger Alkoholabhängigkeit, Einschränkungen im Opiatgebrauch bei OPs, Narkosen oder postoperative Schmerztherapie als Nachsorge aufgrund von Opiatabhängigkeit.

Allerdings sieht man auch, dass die hormonelle Transition vor allem beim Start eher stabilisiert, die Menschen in Transition auch den Veränderungen im Körper nachspüren wollen, weswegen das Thema Substanzgebrauch oft eine untergeordnete Rolle in den Begleitungsgesprächen spielt. Ausgenommen sind Menschen, die vor hormoneller Transition bereits Chemsex als sexuelle Spielvariante in ihre sexuelle Kultur integriert haben, Substanzgebrauch stellt dabei keine Kontraindikation zur hormonellen Transition dar. Die Begleitung kann zur Konsumreflexion einladen.

G. Fux Wolf (2017) beschreibt ganz passend: Eine Person, die machtvolle negative gesellschaftliche Zuschreibungen erlebt, geht davon aus, nicht schützenswert zu sein, keine Zukunft zu haben, keine Einflussmöglichkeit zu haben, um körperliches/psychisches Leid zu verhindern. Substanzgebrauch dient als Möglichkeit zur Bewältigung der negativen Gefühle durch Marginalisierungs- und Gewalterfahrungen. Suchtmittel sind verfügbar, trösten über schmerzliche Gefühle hinweg, dienen als Surrogat zur Erfüllung von Bindungs- und Autonomiebedürfnissen und damit als Befriedigung früher Wünsche nach Halt, Sicherheit, Verlässlichkeit. Gemeinsamer Substanzkonsum vermittelt dabei auch den Eindruck der Zugehörigkeit durch gemeinsames Handeln. Aufgrund der z. B. früheren Identifikation von trans und nicht-binären Personen mit schwulen Communitys und der damit einhergehenden Nähe zu Substanznutzung, ist naheliegend, dass der Zugang nach wie vor erleichtert ist und die Hemmschwelle zum Gebrauch gesenkt (ebd.).

3.6.5.2 Peer- und Community-Zugehörigkeit

Der niedrigschwellige Zugang zu Informationen ist der Grund, weswegen trans und nicht-binäre Personen untereinander zumeist hervorragend vernetzt im ständigen Austausch stehen. Den eigenen Peers vertraut man deutlich mehr als Dogmen konservativ-zurückhaltender Institutionen.

Die intersektionale, interdisziplinäre Zusammenarbeit erweitert Verständnis, aktualisiert das Wissen über sich verändernde Bedürfnisse, bringt Vertrauen, Glaubwürdigkeit und etwas mehr Demut. Hier finden sich auch die Ansatzpunkte für eine zukünftig verbesserte Versorgung: Implementierung von Aspekten transaffirmativer medizinischer Versorgung in Curricula von Humanmedizin, Psychotherapie, Sozialarbeit, Pflegeberufen, Vor-Ort-Aufklärung, Outreach-Gruppen, Beratungsstellen von NGOs, Erweiterung von Kassenleistungen bezüglich Kostenübernahme von Sexualtherapie, Körperarbeit, Abbau bürokratischer Hürden in Therapie und Rehabilitation, Einbeziehung von trans und nicht-binären Menschen in Forschung und Politik für mehr Sichtbarkeit, Interessenvertretung, zur Reduktion von Barrieren, Diskriminierung, Leiden, Vulnerabilität und erleichterten Zugängen zur Versorgung. Nur so können Leitlinien aktualisiert und angepasst werden.

Sich neu konstituierende Vereine und Arbeitskreise bilden sich intern weiter, laden Fachpersonen und Institutionen ein, sind teilweise von Kammern akkreditiert. Sie sind erstaunlich gut frequentiert. Nur so erweitern sich Zugangsmöglichkeiten für Menschen in Transition zur Versorgung.

Literatur

Bourne, A. & Weatherburn, P. (2015). »Chemsex« and harm reduction need among gay men. *International Journal of Drug Policy, 26*, 1171–1176.

Bracchi, M., Stuart, D., Castles, R., Khoo, S., Back, D. & Boffito, M. (2015). Increasing use of ›party drugs‹ in people living with HIV on antiretrovirals: a concern for patient safety. *AIDS., 29*(13), 1585–1592.

Ceatha, N., Mayock, P., Campbell, J., Noone, C. & Browne, K. (2019). The Power of Recognition: A Qualitative Study of Social Connectedness and Wellbeing through LGBT Sporting, Creative and Social Groups in Ireland. *Int J Environ Res Public Health, 16*, 3636.

Deimel, D., Scheke, H., Lea, T., Bohn, A., Köhler, T., Sander, D. & Scherbaum, N. (2019). Crystal methamphetamine use in sexual settings among germen men who have sex with men. *Frontieers in Psychiatry, 10*, Art. 886.

Deimel, D., Stöver, H., Dichtl, A., Hößelbarth, S. & Graf, N. (2017). Chemsex, Syndemie-Produktion und Minderheitenstress: Aktuelle Befunde zum Drogenkonsum bei Männern, die Sex mit Männern haben. Deutscher Suchtkongress 2017.

Günther, M., Teren, K. & Wolf, G. (2021). *Psychotherapeutische Arbeit mit trans* Personen: Handbuch für die Gesundheitsversorgung* (2. Aufl.). Ernst Reinhardt Verlag.

Hockenhull, J., Murphy, K.G. & Paterson, S. (2017). An observed rise in g-hydroxybutyrate-associated deaths in London: Evidence to suggest a possible link with concomitant rise in chemsex. *Forensic Science International, 270*, 93–97.

Hudson, D. (2017). It's time we had a grown-up talk about gay men, drugs and sex. *Gaystarnews*, Article September 2017.

Mora, M., Rincon, G., Bourrelly, M., Maradan, G., Maresca A.F., Michard, F., Rouveix, E., Pannetier, J., Leriche, D., Alain, T., Yazdanpanah, Y., Michels, D. & Spire, B. (2021). Living conditions, HIV and gender affirmation care pathways of transgender people living with HIV: meta-analysis. *BMJ Open, 11*(12), e052691. https://doi.org/10.1136/bmjopen-2021-052691

Pebody, R. (2015). Substance use and social problems predict HIV infection in American gay men. *NAM Publications*, 24.

Ryan, P., Dolengevich-Segal, H., Ramos-Ruperto, L., Cabello, A., Sanchez-Conde, M., Vergas, J., Valencia, J., Cuevas, G., Sanz, J., Curto-Ramos, J., Pérez-Bootello, J., Naharro-Rodriguez, J., Ollero, M.J.F., Fraile, L.G., Pérez-Latorre, L., Bisbal, O., De la Fuente, S., Losa, J.E., Cervero, M., Estebanez, M., Suarez-Garcia, I., Gimeno, A., Terrancle, I., Mican, R. & González-Baeza, A. (2023). Patterns of Sexualized Drug Use among Gay, Bisexual, and Other Men Who Have Sex with Men Living with HIV: Insights from a Comprehensive Study – The U-SEX-2 GESIDA 9416 Study. *J. Clin. Med., 12*, 7293. https://doi.org/10.3390/jcm12237293

Stuart, D. (2016). A chemsex crucible: the contex and the controversy. *J Fam Plann Reprod Health Care, 42*(4), 295–296.

Viehweger, M. (2022). Beobachtung der Schwerpunktpraxis (Infektiologie und Transmedizin) ViRo zwischen 10/2020–10/2022. Berlin.

Villarreal, D. (2015). Meth: Alcohol and Other Drugs Harm More People. https://hornetapp.com/stories/meth-harms-fewer-people-but-is-hated-more/ (09.12.2017).

Wolf, G. (2017). *Substanzgebrauch bei Queers. Dauerthema und Tabu*. Wallstein-Verlag.

Wolf, G. (2018). Trans* und Substanzgebrauch: Bedingungen und Behandlungsempfehlungen. *Suchttherapie, 19*(04), 186–192. https://doi.org/10.1055/a-0715-1084

Biografische Notiz

Martin Viehweger, Dr., *1992 (gefühlt) *1958 (gedanklich) *1982 (Ausweis), ist Aktivist für sexuelle Gesundheit und Arzt für Infektiologie in Berlin und Zürich. Edukativ ist er als Gastdozent an den Universitäten Charité, Medizinische Hochschule Brandenburg Theodor Fontane, der kritischen Medizin in Jena und Rostock, als Referent der Deutschen Aidshilfe, als agogischer Betreuer für Konsumreflektion und Drug-checking im DIZ, Zürich tätig und publiziert in Büchern und Magazinen (https://www.viropraxis.de/viehweger-publikationen/). Politisch ist er Gründungsmitglied und Vorstand der universitären Bundesinitiative für sexualisierten Substanzgebrauch (BISS) und organisiert den von der Ärztekammer akkreditierten Arbeitskreis »Trans*affirmative Medizin«. In der Vorortarbeit konzipiert, entwickelt und leitet er Gemeinschaftsprojekte für sexuelle Gesundheit, sexuelle Aufklärung, Chemsex, führt das seit 2014 bestehende offene Mikrofon @Letstalkaboutsexanddrugs (insta) durch, unterstützt Peer-Projekte und Podcasts wie z.B. »Stadt.Land.Schwul«, »Trans*sein«, gibt niedrigschwellige Awareness-Schulungen für Party- und Club-Kollektive. Beratend ist er Ausbilder für Kompetenz im selbstbestimmten Substanzkonsum (KISS). Weitere Qualifikationen sind Körperarbeit, manuelle Therapie, Naturheilkunde, Ernährungsmedizin/Fasten. In der Freizeit findet Mensch ihn wahrscheinlich auf dem Velo, tanzend zu Downbeat-Musik oder beim Lesen von *Republik* (https://republik.ch).

3.7 Intergeschlechtlichkeit

Florian Däbritz, Frauke Arndt-Kunimoto & Michael Rogenz

Für die Beratung intergeschlechtlicher Menschen benötigen Berater*innen spezifisches Wissen über die Lebensrealitäten und Erfahrungen intergeschlechtlicher Menschen. Sie müssen sich eine angemessene Haltung erarbeiten und ein hohes Reflexionsvermögen mitbringen. In diesem Artikel werden besondere Herausforderungen in der Beratung intergeschlechtlicher Menschen beschrieben und Wege aufgezeigt, wie ihnen begegnet werden kann.

3.7.1 Intergeschlechtliche Menschen und ihre Lebensrealitäten

Personen, die ihr Wissen zum Thema vertiefen, kommen nicht umhin, sich früher oder später mit Intergeschlechtlichkeit und Lebensrealitäten von intergeschlechtlichen Menschen eingehend zu befassen. Intergeschlechtliche Körper passen von Geburt an nicht in die medizinischen und gesellschaftlichen Definitionen von männlichen und weiblichen Körpern – sie sind eindeutig intergeschlechtlich und nicht, wie oftmals gesagt, uneindeutig »weiblich« oder »männlich«. Dies kann sich auf verschiedenen Ebenen äußern: Neben den häufig gesehenen Chromosomen-Kombinationen XX und XY, gibt es verschiedene Variationen wie X0 oder XXY. Oder auf hormoneller Ebene kann z. B. Testosteron im Blutkreislauf keinerlei Wirkung entfalten, wenn der Körper nicht veranlagt ist, darauf zu reagieren. So weist der Körper zwar Hoden auf, die Testosteron produzieren, körperlich sehen die Menschen jedoch nach medizinisch-gesellschaftlicher Deutungshoheit weiblich aus. Manchmal sind die Genitalien nicht eindeutig »männlich« oder »weiblich« – sondern eindeutig intergeschlechtlich. So wird die Intergeschlechtlichkeit schon bei der Geburt erkannt. Bei anderen Personen wird dies erst in der Pubertät, bei möglichem Kinderwunsch oder bei vielen niemals erkannt (IMeV[1], 2021a, S. 13ff.). Sogar vor der Geburt kann eine Intergeschlechtlichkeit festgestellt werden, z.B. im Rahmen einer pränatalen Chromosomenanalyse. Dann wird Intergeschlechtlichkeit auch zum Thema in der Schwangerenberatung (Rosen, 2021, S. 244).

Grundsätzlich gilt: Es gibt eine endlose Vielfalt von Variationen der geschlechtlichen Merkmale. Intergeschlechtliche Menschen sind in der Regel gesund. Nur selten benötigen sie medizinische Unterstützung aufgrund ihrer angeborenen Intergeschlechtlichkeit (IMeV, 2021a, S. 20).

Intergeschlechtliche Menschen leben mit verschiedenen Geschlechtsidentitäten und Selbstidentifikationen: männlich, weiblich, divers, inter*, weder-noch etc. (IMeV, 2020a, b). Einige bezeichnen sich auch als queer, jedoch bleibt in Teilen der intergeschlechtlichen Community eine gewisse Skepsis gegenüber der queeren Szene. Zu oft wird die Erfahrung gemacht, dass das »I« zwar mitgenannt, aber nicht mitgedacht ist. Nur selten wird der Kontakt zu intergeschlechtlichen Selbstorganisationen gesucht, um z.B. gemeinsame Veranstaltungen zu organisieren oder sich in bestehenden Strukturen zu etablieren und sich mit der eigenen Person und den eigenen Bedürfnissen sichtbar zu machen (Landeskoordination Inter NRW und Landeskoordination Inter* im Queeren Netzwerk Niedersachsen, 2023). Deshalb haben sich intergeschlechtliche Menschen einen eigenen Safer Space erschaffen: Die intergeschlechtliche Selbsthilfe, in der offen über Erfahrungen gesprochen werden kann (Tillmanns, 2015, S. 40ff.).

Für einige intergeschlechtliche Menschen gibt es bezüglich Partner*innenschaft und Sexualität besondere Herausforderungen. Viele wachsen unter negativen Voraussetzungen auf, um ein wertschätzendes und liebevolles Verhältnis zum eigenen Körper und zum Selbst aufzubauen: Intergeschlechtlichkeit ist nach wie vor sehr unsichtbar oder wird ignoriert. Selten sehen intergeschlechtliche Menschen Körper, die so aussehen wie ihre. In einer Welt der Männer-Körper und Frauen-Körper darf es kein Dazwischen geben. Passiert es dennoch, wird es medizinisch durch Operationen sowie Hormongaben versucht unsichtbar zu machen. Körper intergeschlechtlicher Menschen sollen an medizinische und gesellschaft-

1 In den Quellenangaben wird »Intergeschlechtliche Menschen e.V.« mit »IMeV« abgekürzt.

liche Normen angepasst und verändert werden. Oft geschieht dies schon in den ersten Lebensjahren ohne medizinische Indikation, ohne Einwilligung, aber mit teils verheerenden psychischen und physischen Folgen (Voß, 2012, S. 62ff.; Tillmanns, 2015, S. 20ff.).

3.7.2 »Optimal Gender Policy«

Aus spezifischen Erfahrungen, die intergeschlechtliche Menschen gemacht haben, ergeben sich Reaktionen, die nicht immer auf den ersten Blick verstehbar sind. Deshalb sollen auf den folgenden Seiten einige Spezifika genannt werden, die in der Beratung von intergeschlechtlichen Menschen und deren An- und Zugehörigen eine Rolle spielen können. Dabei ist wichtig zu verstehen, dass aufgrund der großen Komplexität intergeschlechtlicher Biografien, allgemeingültige Aussagen nicht möglich sind. Einige Menschen erfahren von ihrer Intergeschlechtlichkeit zufällig, ohne dass es ihr Leben stärker beeinflusst. Andere haben großes Leid erfahren, haben aber andere Orte, an denen dies bearbeitet wird und in der Beratung spielt es eher eine nebensächliche Rolle. Intergeschlechtliche Menschen werden oft auf ihre Intergeschlechtlichkeit reduziert und auf Tragödien, die in der Kindheit stattgefunden haben, obwohl es diese unter Umständen nicht immer gab. Hier braucht es einen klaren Blick auf das individuelle So-Sein der Person in der Welt sowie auf die Anerkennung der individuellen Erfahrungen und deren Verarbeitung.

Viele intergeschlechtliche Menschen haben sehr frühe Erfahrungen gemacht, die das »Urvertrauen« stören können. Insbesondere wenn sie früh von menschenrechtswidrigen medizinischen Eingriffen betroffen waren. Diese Eingriffe sind medizinisch nicht notwendig, sondern sollen einen Körper herstellen, der an gesellschaftliche und medizinische Normen von männlichen oder weiblichen Körpern angeglichen wird. Viele der Betroffenen wachsen mit dem Gefühl auf, dass sie »nicht normal« seien, sondern korrekturbedürftig (Tillmanns, 2015, S. 25). Dazu ein Zitat vom Inter* Aktivisten Michael Reiter:

> »›Wärst du lieber ein Junge geworden‹, wird das Kind von einer Psychologin gefragt. ›Nein‹, antwortet es, ›dann müsste ich tun, was die Jungs tun müssen und als Mädchen muss ich tun, was man von Mädchen erwartet.‹ Was will uns diese Antwort sagen? Nichts, außer dass dieses Kind gelernt hat,

> wie man richtig zu antworten hat, um sich zusätzlichen Ärger zu ersparen. In die medizinischen Akten wird der Befund eingehen: ›Frisches, schlankes Mädchen, das im Alter von 11 Jahren jetzt genau die durchschnittliche Größe und das durchschnittliche Gewicht aufweist.‹[2], hunderte gynäkologische Untersuchungen und Blutabnahmen, Handröntgen und Genitalnahaufnahmen sowie permanente psychologische Kontrollen müssen wirklich überlebt werden. Was aber sagt uns diese Quantität der Eingriffe, die einzig dem offiziellen Ziel einer heterosexuellen Funktionsfähigkeit und der Idee einer vereindeutigten Geschlechtsidentität geschuldet ist? Nichts, außer einer Anleitung, wie man Menschen brechen kann und Menschenversuche diskret formuliert« (Reiter, 2000, o. S.).

Diese klaren Worte zeigen nicht nur die Intensität der Eingriffe, sondern lassen auch die Tiefe der emotionalen und psychischen Belastung erahnen. Als Kind mit dieser vermeintlichen Korrekturbedürftigkeit konfrontiert zu sein und dem damit verbundenen Leid, ist sehr belastend. Die Tatsache, dass diese Maßnahmen in der Regel von den Eltern massiv vorangetrieben werden, dass diese also diese Maßnahmen wollen, statt das Kind davor zu beschützen, kommt hinzu. Eltern wollen in der Regel das Beste für ihr Kind und mit den medizinischen Maßnahmen wollten sie Mobbing und andere negative Erfahrungen in der Zukunft verhindern. Darin wurden sie von den Mediziner*innen oft bestärkt mit dem Verweis auf machbare medizinische Lösungen. Dieses gestörte »Urvertrauen« wird oft ins Erwachsenenalter mitgenommen und kann sich in Form von u. a. komplexen Traumata sowie Folgestörungen wie Bindungsängsten auch auf Beziehungen auswirken. Hinzu kommt das erlernte Selbstbild, fehlerhaft und nicht akzeptabel zu sein. Daraus resultiert oft ein immenser Anpassungsdruck, verbunden mit dem Gefühl nie genug sein zu können.

Zu den emotionalen und psychischen Belastungen kommen die körperlichen Auswirkungen. Die medizinischen Maßnahmen, insbesondere Operationen, schaffen Realitäten, die nicht rückgängig gemacht werden können. Gewebe, das entfernt wurde, bleibt entfernt, vernarbtes Gewebe bleibt vernarbt. Daraus können eine verminderte Empfindungsfähigkeit, Schmerzen, reduziertes Lustempfinden oder Orgasmusprobleme resultie-

2 Dexamethason ist ein Cortison-Medikament, welches nach langer Einnahme schwere Nebenwirkungen haben kann.

ren (Voß, 2012, S. 62ff.; Tillmanns, 2015, S. 20ff.). Die Erfahrungen aus der Inter* Selbsthilfe zeigen, dass es in der Regel eine intensive Auseinandersetzung mit dem eigenen Körper braucht, um trotzdem eine erfüllte Sexualität erkunden zu können. Denn Körperstellen, die mit Erfahrungen langjährigen körperlichen Schmerzes und der Zurschaustellung verbunden werden, können nur mit intensiver selbstbestimmter Auseinandersetzung als lustvolle Zonen der Freude und Neugierde reinterpretiert und angeeignet werden.

Die Ursache für diese medizinischen Maßnahmen liegt tiefer als viele denken. In den 1950er Jahren etablierte der klinische Psychologe und Sexualwissenschaftler John Money auf Grundlage von sogenannten Forschungen deutscher Wissenschaft während der Zeit des Nationalsozialismus die sogenannte »Optimal Gender Policy«. Diese besagt, dass Kinder nur mit einer eindeutigen Geschlechtsidentität ein gesundes Selbstbewusstsein entwickeln könnten. Grundlage dafür sei ein – im gesellschaftlichen und medizinischen Sinne – eindeutig männlicher oder weiblicher Körper, der medizinisch hergestellt werden muss, wenn es ihn nicht gibt. Dieses Paradigma wurde von vielen medizinischen Fachgesellschaften übernommen. Erst in den 2010er Jahren verabschiedeten sich mehrere Fachgesellschaften aufgrund massiver Kritik von intergeschlechtlichen Selbstorganisationen wieder davon und raten dazu abzuwarten, bis eine selbstbestimmte Entscheidung des Kindes möglich ist. Im Mai 2021 trat das »Gesetz zum Schutz von Kindern mit Varianten der Geschlechtsentwicklung« (§ 1631c BGB) in Kraft. Es regelt die Einwilligung in diese medizinischen Maßnahmen neu und hat Hürden zur Einwilligung in die OPs eingebaut. Aufgrund vieler Schutzlücken gibt es jedoch große Zweifel daran, ob dieses Gesetz eine ausreichende Schutzwirkung entfalten kann (IMeV, 2022a; Voß, 2014, S. 117).

Zur »Optimal Gender Policy« zählt eine frühe Operation (möglichst in den ersten zwei Lebensjahren) und anschließende Erziehung entweder als Junge oder als Mädchen. Hinter diesem Prozedere steht die Theorie, dass ohne Erinnerungen an das Geschehene, das Erziehungsgeschlecht angenommen und nicht hinterfragt wird. Deshalb gehört zur »Optimal Gender Policy« auch das Schweigegebot: Über die Intergeschlechtlichkeit des Kindes durfte nicht gesprochen werden. Fragen und Erinnerungen des Kindes wurden ignoriert. Deshalb haben viele intergeschlechtliche Menschen oftmals kaum Wissen und auch keine Worte für das, was ihnen passiert ist (Klöppel, 2010, S. 31; Voß, 2012, S. 14).

3.7.3 Worte finden

Sprachlosigkeit und fehlendes Wissen sind unzureichende Voraussetzungen für eine Beratung. Sprache und Worte müssen oft erst gefunden sowie Erinnerungen rekonstruiert werden – ein Prozess, der sehr viel Zeit beansprucht und mitunter nicht abgeschlossen werden kann. Doch neben Sprachlosigkeit ist auch Verschlossenheit oder wie zuvor beschrieben ein auferlegtes Schweigen ein Problem. Denn selbst wenn die Worte da sind, gehen sie später oft schlecht über die Lippen, wenn es zuvor streng verboten war »über diese Sache« zu sprechen. Das Bewusstsein, dass über diese Sache nicht gesprochen werden darf, weil sie unangenehm und ungehörig sei, sitzt oft tief.

Doch nicht nur Worte zum Körper müssen gefunden werden, sondern auch zu den eigenen Gefühlen. Für viele Menschen bedeutet es eine große Verunsicherung, von der eigenen Intergeschlechtlichkeit zu erfahren. Oft versuchen intergeschlechtliche Personen dann all das Verschwiegene aufzuarbeiten. Mit Glück unterstützen die Eltern oder Bezugspersonen dabei, vielleicht halten sie aber am bisherigen Schweigen fest. Manchmal hilft Einsicht in die Krankenakten, falls es diese noch gibt und sie zur Verfügung gestellt werden. Intergeschlechtlichkeit ist ein Konzept, das viele nicht kennen. Fragen zur Selbstidentifikation stellen sich plötzlich komplett neu: Kann ich trotzdem noch Frau sein? Bin ich immer noch heterosexuell? Hier werden zentrale Lebensfragen neu aufgerollt.

Doch selbst Intergeschlechtlichkeit ist ein Wort, das oftmals erst entdeckt und zu eigen gemacht werden muss. Es ist eine Selbstbezeichnung und rückt auch die psychosozialen Aspekte in den Vordergrund: Wo können sich intergeschlechtliche Menschen treffen und empowern? Haben andere Eltern die Kita und die Schule auf die Intergeschlechtlichkeit ihres Kindes vorbereitet und wenn ja, wie? Intergeschlechtlichkeit wird meist in medizinischen Einrichtungen festgestellt, allerdings in Form von Diagnosen, verbunden mit »Therapievorschlägen«. Nur selten benutzen Mediziner*innen den Begriff Intergeschlechtlichkeit, manchmal noch »Variante der Geschlechtsentwicklung«, ein medizinischer und oftmals juristisch verwendeter Begriff für Intergeschlechtlichkeit. Die medizinische Leitlinie »Varianten der Geschlechtsentwicklung« sieht vor, dass Patient*innen eine Peerberatung empfohlen und auf die intergeschlechtliche Selbsthilfe hingewiesen wird. Das ist oft ein entscheidender Schritt, denn es ist der Schritt, mit dem Intergeschlechtlichkeit aus dem medizinischen Kontext mit all den Diagnosen und Korrekturwünschen herausgelöst und in einen psychosozialen, empowernden Kontext überführt wird. Oftmals wird erst hier der Begriff Intergeschlechtlichkeit genutzt (IMeV, 2023a, b).

Auch andere Menschen, wie z. B. Freund*innen und Angehörige, müssen Worte finden. Intergeschlechtlich ist ein Begriff, der wenig verbreitet und oftmals mit trans gleichgesetzt oder verwechselt wird. Dabei ist eine Unterscheidung von trans, inter* und nicht-binär sehr wichtig, um die speziellen Bedarfe von trans, inter* und nicht-binären Menschen zu erkennen und zu beschreiben. Doch teilweise sind die Unterschiede gar nicht so trennscharf wie gedacht: Einige intergeschlechtliche Menschen bezeichnen sich durchaus auch als trans. Sie können sich mit dem Begriff als Selbstbezeichnung identifizieren und/oder gehen Transitionsschritte zu einem bestimmten Zeitpunkt in ihrem Leben. Andere fragen sich, ob ihnen das Leben nicht eine Transition von Anfang an geschenkt hat, wenn sie zwar ein XY-Chromosom haben und trotzdem von Geburt an mit einem gesellschaftlich als weiblich definiertem Körper und mit weiblicher Identität leben.

3.7.4 Partner*innen

Wie andere Menschen auch leben einige intergeschlechtliche Personen in Partner*innenschaften. Andere leben ihre Sexualität mit wechselnden Sexualpartner*innen. Doch immer stellen sich die Fragen: Wie reagiert das Gegenüber? Was muss es wissen und was nicht? Was sollte ich preisgeben und wann? Oder muss ich überhaupt etwas sagen? Denn aufgrund körperlicher Besonderheiten kann es sein, dass es vor den ersten gemeinsamen sexuellen Kontakten explizit besprochen werden muss, was möglich ist und was nicht. Dazu kann auch gehören, dass bestimmte sexuelle Handlungen und Praktiken nicht möglich sind. Auch wenn diese Aushandlungsprozesse vor jeder sexuellen Handlung wünschenswert sind, gehören sie leider noch nicht zur gelebten Realität aller Menschen. Das steigert die Furcht vor Zurückweisung oder vehementer Ablehnung. Wenn eine Beziehung gewünscht ist, kommt ggf. hinzu, dass ein Kinderwunsch nicht erfüllt werden kann, bzw. für die Erfüllung der Elternschaft komplizierte Wege zu gehen sind (Landeskoordination Inter* im Queeren Netzwerk Niedersachsen, 2024).

Es geht jedoch nicht nur um eine Angst vor Zurückweisung, sondern intergeschlechtliche Menschen machen auch die Erfahrungen von Exotisierung und Fetischisierung. Sie sind konfrontiert mit der Neugier des Gegenübers »was da unten wohl ist« und »wie das wohl aussieht«, »ob da beides ist« etc. Diese Fokussierung auf das Genital und die Sexualisierung in der Hoffnung auf neue sexuelle Erfahrungen und die Eroberung neuer sexueller Gebiete ist meist reine Projektion und eine erneute Reduktion auf die Intergeschlechtlichkeit (Hechler, 2012, S. 129).

Erfahrungen aus der Selbsthilfe zeigen, dass die Kenntnis über die Intergeschlechtlichkeit einer Person auch eine Herausforderung für deren Partner*innen sein kann. Mit der Information, dass die geliebte Person intergeschlechtlich ist, können sie ggf. an ihrer eigenen sexuellen Orientierung oder auch an der Beziehung zweifeln und mit emotionaler bis hin zu körperlicher Distanz oder Verunsicherung reagieren. Oder sie fühlen sich in ihrem Grundverständnis von Geschlecht und Biologie irritiert. Hier braucht es die Bereitschaft von Partner*innen, sich mit sich selbst auseinanderzusetzen und konstruktiv mit eigenen Vorurteilen und Annahmen umzugehen. Denn die Auseinandersetzung mit Intergeschlechtlichkeit bietet auch die Möglichkeit, etwas über das soziale Konstrukt »Geschlecht« dazuzulernen. Dieser Lernprozess muss nicht ausschließlich in der Beziehung stattfinden; vielmehr sind die Bereitschaft und Möglichkeit sehr hilfreich, sich selbstständig und im Austausch mit anderen diesem Themenkomplex zu stellen. Dabei können Selbsthilfegruppen für Angehörige, Beratungsstellen (z. B. die Peerberatung von Intergeschlechtliche Menschen e. V.), Sexualberatungen oder auch eine eigene Recherche zum Thema hilfreich sein. Wichtig ist es hierbei, dass die intergeschlechtliche Person weiß, dass und mit wem über sie gesprochen wird. Es kann sich sehr unterschiedlich anfühlen, ob Partner*innen mit einer Selbsthilfegruppe, einer Beratungsstelle oder gemeinsamen Freund*innen über die Intergeschlechtlichkeit sprechen. Beratungsstellen unterliegen der Schweigepflicht und sind Orte, an denen sich offen ausgetauscht werden kann. Auch aus Selbsthilfegruppen sollten keine Informationen nach außen dringen. Doch wenn Partner*innen mit Freund*innen, Verwandten oder gar Arbeitskolleg*innen über die Intergeschlechtlichkeit der Partner*innen sprechen, sollte das nicht ohne Absprache erfolgen. Ein Fremdouting ist immer zu vermeiden und unangebracht, denn es bedeutet oft ein Gefühl der Ohnmacht oder des Kontrollverlusts für die intergeschlechtliche Person (SCHLAU Niedersachsen, 2021, S. 12).

Partner*innenschaften können für intergeschlechtliche Menschen – genau wie für andere Menschen – Orte des Fallenlassens und der Heilung sein. Hier werden im besten Falle Erfahrungen von Geliebt- und Gewollt-Werden, von Sehnsucht und begehrt sein gemacht. Doch wie in anderen Beziehungen auch, insbesondere wenn eine Person innerhalb der Beziehung einer gesellschaftlich marginalisierten Gruppe angehört, können auch Macht- und Abhängigkeitsverhältnisse entstehen. Davon ausgehend niemals eine andere Person zu finden, die die Intergeschlechtlichkeit akzeptiert, können Menschen Beziehungskonflikten ausweichen, gewaltvolle Beziehungsdynamiken aushalten und länger in Beziehungen bleiben, als ihnen vermeintlich guttut.

3.7.5 Beratung in endosexistischen Verhältnissen

Zum Schluss muss noch ein größerer Blick auf die Beratung intergeschlechtlicher Menschen gelegt werden, insbesondere wenn die beratende Person nicht intergeschlechtlich, also endogeschlechtlich ist.

Nach wie vor leben wir in einer endosexistischen[3] Gesellschaft und damit in einer Gesellschaft, die einen medizinisch und gesellschaftlich als »normal« definierten, »eindeutigen« geschlechtlichen Normkörper als Standard setzt. Menschen, die von dieser Norm abweichen, werden als korrekturbedürftig betrachtet. Diese Strukturen sitzen auch tief in den Köpfen von Berater*innen und müssen reflektiert werden. Berater*innen benötigen neben der Reflexion des eigenen Verständnisses zum Thema Geschlecht ein Wissen über Intergeschlechtlichkeit, über psychisches und körperliches Trauma sowie dessen Folgen und Effekte. Kurzum: Sie müssen eine eigene Haltung entwickeln und auch dementsprechend handeln (IMeV, 2021b, S. 5). Intergeschlechtliche Menschen machen oft die Erfahrung, dass das Gesundheitssystem und andere staatliche Organisationen eher an ihrer Normierung als an ihrem Wohlbefinden interessiert

3 »Endosexismus (abgeleitet von endo): (noch) nicht weit verbreiteter Begriff, um die Privilegierung von endogeschlechtlichen Menschen (Endos, also: Menschen, die nicht intergeschlechtlich sind) und die Diskriminierung von Inter* als Verhältnis zu beschreiben, das auch Auswirkung auf die Lebenserfahrungen, Selbstbilder etc. endogeschlechtlicher Menschen (also: der in diesem Verhältnis Privilegierten) hat. Die konkrete Feindlichkeit gegen Inter* wird meist unter dem Begriff Inter*feindlichkeit gefasst« (https://interventionen.dissens.de/materialien/glossar).

sind. Daraus entwickeln viele eine Skepsis und eine Ferne zum Gesundheitssystem, die sich auch auf Beratungsstellen ausweiten kann. Hier ist es wichtig, die eigene wertschätzende und klient*innen-zentrierte Haltung von Beginn an zu verdeutlichen. Wenn die Intergeschlechtlichkeit von Klient*innen adressiert wird, muss wahrscheinlich nachgefragt werden, um das Geschehene zu erfassen. Das lässt sich nicht vermeiden angesichts der beschriebenen Vielfältigkeit von Variationen der geschlechtlichen Entwicklung sowie der Biografien und Erfahrungen intergeschlechtlicher Menschen. Doch sollte dabei stets eine professionelle Distanz gewahrt und sich auf das Wesentliche konzentriert werden. Niemals sollten Klient*innen reine Ressourcen-Personen sein, die aufgrund einer unangebrachten Neugier ausschließlich zu ihrer Intergeschlechtlichkeit befragt werden, die u. U. nichts mit dem konkreten Beratungsanliegen zu tun hat. Das mag wie eine Selbstverständlichkeit professioneller Beratungspraxen klingen. Doch angesichts der vielfältigen Grenzüberschreitungen, die intergeschlechtliche Menschen in verschiedenen Kontexten erleben, brauchen Berater*innen ein besonders geschärftes Sensorium.

Zudem müssen Berater*innen ihre eigenen Grenzen des Handelns kennen und reflektieren: Sie sollten die Peerberatung von Intergeschlechtliche Menschen e. V. kennen und allen intergeschlechtlichen Ratsuchenden empfehlen. Eine Peerberatung wird in der Regel von den Ratsuchenden als sehr hilfreich empfunden.

3.7.6 Weitere Informationen

Anlaufstellen und Organisationen

- Intergeschlechtliche Menschen e. V.: Website: https://im-ev.de/; Kontakt: vorstand@im-ev.de
  - Peerberatung für intergeschlechtliche Menschen und deren Angehörige: Website: https://im-ev.de/peerberatung/; Kontakt: peerberatung@im-ev.de
  - Allgemeine Beratungsstelle zu Inter-Themen: Website: https://im-ev.de/beratung/; Kontakt: beratung@im-ev.de
- Intergeschlechtliche Menschen Landesverband Niedersachsen e. V.: Website: https://im-nds-ev.de/; Kontakt: vorstand@im-nds-ev.de
- OII Germany: Website: https://oiigermany.org/; Kontakt: kontakt@oiigermany.org

- Landeskoordination Inter* im Queeren Netzwerk Niedersachsen: Website: https://qnn.de/inter/; Kontakt: inter@qnn.de
- TransInterQueer e. V. (bundesweit): Website: https://www.transinterqueer.org/; Kontakt: inter@transinterqueer.org
- Inter* Beratung Niedersachsen: Website: https://qnn.de/interberatung.de; Kontakt: interberatung@qnn.de
- Intergeschlechtliche Menschen Landesverband Nordrhein-Westfalen: Kontakt: lv.nrw@im-ev.de

Broschüren

- »Inter* Beratung – Curriculum zur qualifizierten Beratung von intergeschlechtlichen Menschen und deren Familien« von Intergeschlechtliche Menschen e. V.: https://im-ev.de/wp-content/uploads/2022/02/ImeV_Curriculum_web_2021.pdf
- »FAKTEN ZU INTERGESCHLECHTLICHKEIT« (mehrere Ausgaben zu verschiedenen Themen) von Intergeschlechtliche Menschen e. V.: https://www.selbstverstaendlich-vielfalt.de/im-e-v/
- »How to be an Ally – So kannst du solidarisch mit inter* Menschen sein« von den Landeskoordinationen Inter* im Queeren Netzwerk Niedersachsen und Queeren Netzwerk NRW (2023): https://qnn.de/wp-content/uploads/2023/05/Web_Flyer.pdf
- »Medizinische Eingriffe an Inter* und deren Folgen: Fakten & Erfahrungen« von TransInterQueer e. V. und OII Germany (2016): https://www.transinterqueer.org/wp-content/uploads/2021/11/TrIQinfo-med-eingriffe_2016.pdf
- Let's talk about inter*SEX: Sex und Sexualität – Eine Broschüre für intergeschlechtliche Personen der Landeskoordination Inter* in Niedersachsen und Intergeschlechtliche Menschen Landesverband Niedersachsen e. V.: https://qnn.de/publikationen/

Literatur

Hechler, A. (2012). Intergeschlechtlichkeit als Thema geschlechterreflektierender Pädagogik. In Dissens e.V., K. Debus, B. Könnecke, K. Schwerma & O. Stuve (Hrsg.), *Geschlechterreflektierte Arbeit mit Jungen an der Schule. Texte zu Pädagogik und Fortbildung rund um Jungen, Geschlecht und Bildung* (S. 125–136). o.V. https://www.dissens.de/fileadmin/dissens_home/Materialien/1%20Geschlechterverh%C3%A4ltnisse/1%20B%C3%BCcher%20%26%20Brosch%C3%BCren/dissens_e._v._geschlechterreflektierte_arbeit_mit_jungen_an_der_schule.pdf

Intergeschlechtliche Menschen e.V. (2020a). Fakten zu Intergeschlechtlichkeit #1: Mit welcher Identität und welchem Personenstandseintrag leben intergeschlechtliche Menschen? https://www.selbstverstaendlich-vielfalt.de/wp-content/uploads/2020/07/faktenpapier-1-imev.pdf

Intergeschlechtliche Menschen e.V. (2020b). Fakten zu Intergeschlechtlichkeit #3: Dem Unbekannten einen Namen geben – (Selbst)Bezeichnungen für intergeschlechtliche Menschen. https://www.selbstverstaendlich-vielfalt.de/wp-content/uploads/2020/12/faktenpapier-3-imev.pdf

Intergeschlechtliche Menschen e.V. (2021a). Was ist es denn? https://im-ev.de/wp-content/uploads/2021/10/Geburtshelfer_innen_Broschuere_2021_web.pdf

Intergeschlechtliche Menschen e.V. (2021b). Inter* Beratung. Curriculum zur qualifizierten Beratung von intergeschlechtlichen Menschen und deren Familien. https://im-ev.de/wp-content/uploads/2022/02/ImeV_Curriculum_web_2021.pdf

Intergeschlechtliche Menschen e.V. (2022a). Fakten zu Intergeschlechtlichkeit #7: Notwendig, aber nicht hinreichend: Das Gesetz zum Schutz von Kindern mit einer Variante der Geschlechtsentwicklung. https://www.selbstverstaendlich-vielfalt.de/wp-content/uploads/2022/04/faktenpapier-7-imev.pdf

Intergeschlechtliche Menschen e.V. (2022b). Wissen. Beratung. Selbsthilfe. Rechte. https://im-ev.de/wp-content/uploads/2021/06/Broschuere_IMeV_web.pdf

Intergeschlechtliche Menschen e.V. (2023a). Fakten zu Intergeschlechtlichkeit #10: Bin ich inter*? Ein Einblick in die Beratungspraxis. https://www.selbstverstaendlich-vielfalt.de/wp-content/uploads/2023/02/faktenpapier-10-imev-bin-ich-inter.pdf

Intergeschlechtliche Menschen e.V. (2023b). Fakten zu Intergeschlechtlichkeit #11: Selbstbestimmt und selbstsicher im diagnostischen Prozess. https://www.selbstverstaendlich-vielfalt.de/wp-content/uploads/2023/09/faktenpapier-11-imev-selbstbestimmung-diagnose.pdf

Klöppel, U. (2010). *XX0XY ungelöst. Hermaphroditismus, Sex und Gender in der deutschen Medizin.* transcript.

Landeskoordination Inter NRW und Landeskoordination Inter* im Queeren Netzwerk Niedersachsen (2023). How to be an Ally. https://qnn.de/produkt/how-to-be-an-ally/

Landeskoordination Inter* im Queeren Netzwerk Niedersachsen (2024). Let's talk about inter*SEX: Sex und Sexualität – Eine Broschüre für intergeschlechtliche Personen der Landeskoordination Inter* in Niedersachsen und Intergeschlechtliche Menschen Landesverband Niedersachsen e.V. https://qnn.de/publikationen/

Reiter, M. (2000). Medizinische Intervention als Folter (Abdruck seines Vortrags vor der European Society of Sexology). *GiGi – Zeitschrift für sexuelle Emanzipation, 9*. http://www.gigi-online.de/intervention9.html

Rosen, U. (2021). Bedarfe von Eltern intergeschlechtlicher Jugendlicher. In M. Groß & K. Niedenthal (Hrsg.), *Geschlecht: Divers. Die »Dritte Option« im Personenstandsgesetz – Perspektiven für die Soziale Arbeit* (S. 242–256). transcript.

SCHLAU Niedersachsen (Hrsg.). (2021). Geschlechtliche Vielfalt im Klassenzimmer. Infobroschüre zur Begleitung von trans*, inter*und nicht-binären Jugendlichen in der Schule. https://qnn.de/produkt/geschlechtliche-vielfalt-im-klassenzimmer/

Tillmanns, M. (2015). *Intergeschlechtlichkeit. Impulse für die Beratung*. Psychosozial-Verlag.

Voß, H.-J. (2012). *Intersexualität – Intersex*. Unrast Verlag.

Voß, H.-J. (2014). Intergeschlechtlichkeit – Aktivismus und Forschung, ihre Verzahnung und intersektionale Fortentwicklung. In Bundesstiftung Magnus Hirschfeld (Hrsg.), *Forschung im Queerformat – Aktuelle Beiträge der LSBTI*-, Queer und Geschlechterforschung* (S. 117–131). transcript. https://heinzjuergenvoss.de/wp-content/uploads/2018/02/Voss-2014-Intergeschlechtlichkeit-Fokus-Nationalsozialismus-International-Intersektional.pdf

Biografische Notizen

Florian Däbritz (ohne Pronomen) ist Linguist*in und Pflegefachperson sowie Vorstand im Intergeschlechtliche Menschen Landesverband Niedersachsen e.V. Florian ist Projektleitung der Inter* Beratung Niedersachsen des Queeren Netzwerk Niedersachsen e.V. zuständig und arbeitet weiterhin als Pflegefachperson in einer psychiatrischen Klinik.

Frauke Arndt-Kunimoto (sie/ihr) ist Dolmetscherin und hat in England und Japan gelebt. Sie ist Mutter von drei Schulkindern, eins davon ein intergeschlechtliches Kind. Sie ist aktiv im Vorstand von Intergeschlechtliche Menschen Landesverband Niedersachsen e.V. und macht Peerberatung für Eltern intergeschlechtlicher Kinder.

Michael Rogenz (er/ihn) ist Krankenpfleger, Sozialarbeiter und Sexualwissenschaftler. Er arbeitet in der Landeskoordination Inter* im Queeren Netzwerk Niedersachsen. Dort macht er zusammen mit dem Verein Intergeschlechtliche Menschen Landesverband Niedersachsen e.V. Bildungs- und Aufklärungsarbeit zum Thema Intergeschlechtlichkeit. Als qualifizierter Peerberater berät er Partner*innen intergeschlechtlicher Menschen.

3.8 Beratung von trans und nicht-binären Betroffenen sexualisierter Gewalt[1]

Jacob Koenig

3.8.1 Einleitung

»Oh, das muss aber schwer sein.« Diesen Satz höre ich nicht selten, wenn ich über meine Arbeit zum Thema sexualisierte Gewalt spreche, insbesondere wenn ich sage, dass ich Workshops für Betroffene[2] gebe, Betroffene beraten habe oder Sozialarbeiter*innen darin aus- und fortbilde, Betroffene adäquat zu unterstützen. Dieser Satz sagt viel über den gesellschaftlichen Umgang mit sexualisierter Gewalt aus. Er zeigt auf, wie wenig gesprochen wird: Nicht nur über die Gewalt und ihre Folgen, über die Rahmenbedingungen, die sexualisierte Gewalt gesellschaftlich ermöglichen – sondern auch darüber, wie Betroffene gut unterstützt werden können. Umfelder reagieren vielfach mit überforderter Stille und Deregulierung, wenn eine Person erwähnt, dass sie sexualisierter Gewalt ausgesetzt gewesen ist. Auch in Fachkräftefortbildungen fällt immer wieder auf, dass bei Fallbeispielen zum Thema sexualisierte Gewalt bei vielen Personen Deregulierung einsetzt: Personen, die in anderen Fällen kompetente Unterstützende sind, werden angesichts des Themas unsicher oder geraten in einen Zustand selbst-empfundener Handlungsunfähigkeit. »Oh, das muss aber schwer sein« unterstellt, es wären Kenntnisse und Kompetenzen nötig, um zu diesem Thema zu arbeiten, die mein Gegenüber in der Gesprächssituation nicht hat. Dabei wende ich in den meisten Fällen Methoden an, die mein Gegenüber in einer psychosozialen Berufsausbildung oder Studium auch gelernt hat. Aus meiner jahrelangen Erfahrung in der

1 Dieser Beitrag wurde aus trans und nicht-binärer Perspektive und aus betroffenenkontrollierter Position geschrieben.

2 Wenn in diesem Text von Betroffenen gesprochen wird, sind Betroffene sexualisierter Gewalt gemeint.

Fortbildung von Multiplikator*innen erweist sich diese Reaktion als mehr als nur ein ernsthaftes Herausgefordert-Sein von der Vorstellung, zu sexualisierter Gewalt zu arbeiten. Sie ist ein Symptom der Tabuisierung von sexualisierter Gewalt, die einhergeht mit gesellschaftlichem *Othering*[3] und Stigmatisierung von Betroffenen: Teilnehmende äußern z. B. bei der Bearbeitung von Fallbeispielen, wie »anders« es sei, zu sexualisierter Gewalt zu arbeiten im Vergleich zu anderen Gewaltformen und schrecken vor dem Thema zurück. »Oh, das muss aber schwer sein«, begegnet mir in diesem Kontext ebenso, nur in anderer Formulierung. Das Othering erwächst aus dem gesellschaftlichen Schweigen über sexualisierte Gewalt, das zu einer Aufgeladenheit des Themas führt. Dabei haben die meisten Fachkräfte die Grundkompetenzen, um zu sexualisierter Gewalt zu beraten.

Im Kontakt mit Fachkräften, die sich fortbilden, um künftig trans und nicht-binären Personen eine noch bessere Unterstützung zu sein, nehme ich zudem immer wieder Angst als dominante Emotion wahr: Angst, etwas »falsch« zu machen und damit den Ansprüchen an die eigene Professionalität nicht gerecht werden zu können – was sich immer wieder als Angst davor entpuppt, versehentlich etwas Diskriminierendes zu sagen oder zu tun. Immer wieder beobachte ich hier, dass Personen lieber gar nichts sagen, als etwas »Falsches«. Auch diese Überforderung hat zumeist ihre Ursache in dem gesellschaftlichen Othering, das trans und nicht-binären Personen begegnet.

Die gesellschaftlichen Verhältnisse, die zu diesen Reaktionen führen, verkomplizieren oder verunmöglichen die Optionen, die betroffene Personen haben, Unterstützung zu suchen und auch zu finden. Dieser Text soll daher eine Erinnerung an die vorhandenen Ressourcen sein und Fachkräfte dazu ermutigen, auf diese zuzugreifen und die darin erlernten Handlungskompetenzen zu nutzen.

Trans und nicht-binäre Betroffene sind im Kontext von sexualisier-

---

3 »Der Begriff ›Othering‹ kommt vom englischen Wort ›other‹, was ins Deutsche übersetzt »anders« heißt. Othering bedeutet eine Person oder Personengruppe zu »andern«, also zum Anderen und Fremden machen. Es ist ein Prozess, in dem die »Anderen« als abweichend und nicht zugehörig konstruiert und von einer vermeintlichen »Wir«-Gruppe als Norm unterschieden und abgegrenzt werden. Othering fußt auf hierarchischem und stereotypem Denken und festigt so die bestehenden Herrschaftsverhältnisse« (Quelle: Grundbegriffe der politischen Bildung, https://profession-politischebildung.de/grundlagen/grundbegriffe/othering/).

ter Gewalt eine der am stärksten unterversorgten Betroffenengruppen. Oftmals besteht die Vorstellung aufseiten der Beratungsstellen, dass sie »offen für alle« Hilfesuchenden seien – allerdings berichten Betroffene von dort vertretenen normativen Haltungen oder stereotypen Perspektiven gegenüber trans und nicht-binären Menschen, wodurch viele Betroffene Beratungsstellen ohne TIN-Schwerpunkt meiden. Gleichzeitig sind trans und nicht-binäre Personen besonders verletzungsoffen[4], sexualisierte Gewalt zu erfahren (Weller et al., 2021). Gewalt wird immer dort begünstigt, wo Menschen Rechte und Gleichberechtigung abgesprochen werden. Besonders trans Femmes und trans Frauen, vor allem diejenigen, die negativ von Rassismus betroffen sind, und trans und nicht-binäre Personen, die negativ von Be_hindertenfeindlichkeit betroffen sind, sind mit erhöhter Wahrscheinlichkeit sexualisierter Gewalt ausgesetzt (LesMigras, 2012). Dies hat unter anderem mehrere Ursachen:

(1) Trans und nicht-binäre Personen sind, wie alle diskriminierten Gruppen, Objektivierung ausgesetzt, was bedeutet, dass ihnen von trans- und nicht-binärfeindlichen Personen ihre Menschlichkeit abgesprochen wird. Dies senkt die Hemmschwelle, ihnen gegenüber Gewalt auszuüben. Sexualisierte Gewalt kann also eine Folge von Diskriminierung sein, was sie zu einer Form trans- oder nichtbinärfeindlicher Gewaltausübung machen kann.

(2) Eine Folge von Diskriminierung ist die Sexualisierung und Fetischisierung von Personengruppen. Dabei werden Personengruppen als »hypersexuell« wahrgenommen und daher weniger als Menschen und mehr als Sexobjekte gesehen, was dazu führt, dass sie von Personen, die sexualisierte Gewalt ausüben wollen, stärker in den Fokus genommen werden. Sexualisierung und Fetischisierung verstärken also die Objektivierung oder sind ein Teil von Objektivierung. Diese Mechanismen betreffen transweibliche und mehrfachdiskriminierte Personen besonders stark.[5]

---

4 Ich beziehe mich auf das Konzept der Verletzungsoffenheit (die das Risiko, Gewalt zu erfahren, beschreibt) und der Verletzungsmächtigkeit (die die Machtposition beschreibt, Gewalt ausüben zu können) von Täubrich et al. (2022). Dieses Konzept erkennt an, dass Verletzungsoffenheit und Verletzungsmacht auch situationsabhängig sein können. Daher kann es der Komplexität von Gewaltkontexten besser gerecht werden als Opfer-Täter-Dichotomien.

5 Siehe hierzu u. a. die Ausführungen zu Sexualisierung und »Autogynophilie« von Julia Serano, z. B. ab S. 253 in *Whipping Girl* (2007).

(3) Sexualisierte Gewalt gegen trans und nicht-binäre Personen kann auch die Funktion haben, eine binäre Geschlechtsordnung (wieder) herzustellen, indem die Gewalt ausgeübt wird, um geschlechternonkonformes Verhalten zu sanktionieren. Das hat zum Ziel, die Personen dazu zu bringen, ihr trans und nicht-binär Sein nicht zu leben. Hinzu kommt, dass Studien zeigen: Je autoritärer eine Gesellschaft wird, desto stärker können sich Personen (bewusst oder auch unbewusst) dazu legitimiert sehen, menschenfeindliche Einstellungen u. a. durch verschiedene Formen von Gewalt auszuagieren (Niendorf & Rodemerk, 2023).

3.8.2 Häufigkeit der Betroffenheit von trans und nicht-binären Personen

Es gibt zum aktuellen Zeitpunkt wenige Zahlen aus der deutschsprachigen wissenschaftlichen Forschung zur Betroffenheit von sexualisierter Gewalt von trans und nicht-binären Personen, da diese geschlechtlichen Positionierungen in Studien meist nicht abgefragt und mitgedacht werden. In Befragungen, die sich gezielt an trans und nicht-binäre Personen richten, werden hingegen oft gleichzeitig verschiedene Gewaltformen in einer Frage erfasst. So zum Beispiel in der EU-weiten Vergleichsstudie der European Union Agency for Fundamental Rights (2014), die körperliche und sexualisierte Gewalt in einer Frage nennt: 34 % aller befragten trans Personen geben an, in den vergangenen fünf Jahren körperliche oder sexualisierte Gewalt erlebt zu haben. Aufgeschlüsselt nach Positionierung ergeben sich folgende Zahlen: Trans Frauen sind mit 38 % am meisten Gewalt ausgesetzt. Trans Männer folgen mit 32 % und nicht-binäre Personen mit 27 %. Damit ist etwas mehr als jede dritte trans und nicht-binäre Person in den fünf Jahren vor der Befragung körperlicher oder sexualisierter Gewalt ausgesetzt gewesen. In der Studie wird insgesamt von einer jährlichen Gewaltrate von etwa einem Vorfall pro zwei trans oder nicht-binären Personen berichtet. Diese Zahl ist etwa doppelt so hoch wie die bei lesbischen, schwulen und bisexuellen cis Befragten (ebd., S. 53f.).

Spezifisch nach sexualisierter Gewalt fragen andere Erhebungen: In der Umfrage U. S. Transgender Survey (2016) nahmen 27.715 trans und nicht-binäre Personen teil. Unter ihnen beantworteten 47 % die Frage »Haben Sie schon einmal ungewollten sexuellen Kontakt gehabt (wie oraler, genitaler oder analer Kontakt, Penetration, ungewollte Berührungen, Vergewaltigung)?« mit Ja (James et al., 2016, S. 205).

Im Rahmen der Australian Trans and Gender Diverse Sexual Health Survey (2018) stimmten 53,2 % der teilgenommenen 1.613 trans und nicht-binären Personen der Frage »Wurden Sie jemals gezwungen oder eingeschüchtert, etwas Sexuelles zu tun, was Sie nicht tun wollten?« zu (Callander et al., 2019, S. 10).

In der Studie von LesMigraS »… nicht so greifbar und doch real …« stimmten 74,5 % der 216 teilgenommenen trans Personen der Aussage zu, dass ihnen unverschämte, sexualisierte Fragen zu ihrem Körper gestellt wurden. 30,9 % gaben an, sexualisierte Übergriffe erlebt zu haben (LesMigraS, 2012, S. 23–95).

In der PARTNER 5-Studie (2021) aus dem deutschsprachigen Raum ordneten sich 42 Personen (5%) der 861 Befragten der Kategorie »divers« zu, was bedeutet, dass diese Befragten eine andere Geschlechtsidentität als männlich oder weiblich haben. Von ihnen stimmten 21 % der Aussage zu, eine Vergewaltigung überlebt zu haben, und 40 % gaben an, einen sexuellen Übergriff in der Kindheit erlebt zu haben (Weller et al., 2021, S. 23–30).

Diese Zahlen zeigen, wie zentral Kompetenzen in der Unterstützung von trans und nicht-binären Personen für Einrichtungen sind, die zum Thema sexualisierte Gewalt arbeiten.

3.8.3 Wichtige Perspektiven in der Beratung von Personen, die sexualisierter Gewalt ausgesetzt gewesen sind

Es gibt viele Arten, sexualisierte Gewalterfahrungen zu bearbeiten und alle sind gleich valide

Betroffene entwickeln für sie sinnhafte Strategien im Umgang mit der sexualisierten Gewalt, der sie ausgesetzt sind. Diese Umgangsstrategien können auch als Überlebenstechniken bezeichnet werden, die in vielen Fällen das Überleben der Gewalt erst ermöglichen. Sie müssen demnach als Lösungsversuche interpretiert werden, die die Situation ertragbarer machen. In der Praxis zeigt sich: Nicht alle Betroffenen sexualisierter Gewalt suchen Unterstützung durch Fachpersonal, weil nicht alle Betroffenen diese Unterstützung brauchen. Ob Unterstützung benötigt wird oder nicht, hängt davon ab, ob die Umgangsstrategien nach der Gewalt und bei der Bewältigung der Erlebnisse produktiv sind.

Umgangsstrategien, die von sexualisierter Gewalt betroffene Personen entwickeln, lassen sich nach zwei Fragen bewerten: War die Umgangsstrategie in der akuten Gewaltsituation hilfreich? Und: Ist die Umgangsstrategie nach Beendigung der Gewalt und im Prozess der Bearbeitung hilfreich? Hier können sich verschiedene Kombinationen ergeben.

- Eine Umgangsstrategie hat in der akuten Gewaltsituation gut funktioniert und ist auch nach Beendigung der Gewalt und im Prozess der Bearbeitung hilfreich. Ein Beispiel wäre, Sport zu machen, um mit negativen Emotionen umzugehen. Diese Umgangsstrategie entlastet die Person in beiden Lebensphasen.
- Die Umgangsstrategie hat in der akuten Gewaltsituation nicht gut funktioniert, ist aber im späteren Leben funktional. Ein Beispiel wäre eine betroffene jugendliche Person, die gegen Autoritäten rebelliert. Im Schulkontext mag das Schwierigkeiten machen, im Erwachsenenalter können dieselben Verhaltensweisen je nach gewähltem Beruf als Stärken gesehen werden, die z. B. als Eigeninitiative oder Denken über Grenzen hinweg gerahmt werden und beruflichen Aufstieg ermöglichen. Die Umgangsstrategie stand der Person in der Jugend im Weg, im Erwachsenenalter hat sie positive Auswirkungen. Daher entsteht kein innerer Druck, diese Strategie zu verändern.
- Die Umgangsstrategie war in der Gewaltsituation funktional, ist es aber später im Leben nicht mehr. Ein Beispiel wäre emotionaler Rückzug, der in der akuten Situation emotionalen Schutz bietet, wenn z. B. sexualisierte Gewalt von Familienmitgliedern ausgeübt wird. Im Erwachsenenalter kann diese Umgangsstrategie dazu führen, dass Freund*innenschaften oder Liebesbeziehungen immer wieder nicht gelingen. Die Wahrscheinlichkeit, dass eine Person diese Umgangsstrategie im späteren Leben verändern möchte, ist daher hoch.
- Die Umgangsstrategie hat in der Gewaltsituation nicht gut funktioniert und ist auch später nicht funktional. Ein Beispiel wäre, wenn eine betroffene jugendliche Person versucht, den gewaltausübenden Personen in ihrem Nahumfeld zu erklären, warum die Gewalt sich negativ auf sie auswirkt. Das Ziel ist, Empathie zu erzeugen. Hätte die gewaltausübende Person Empathie mit der betroffenen Person, würde die Gewalt jedoch gar nicht stattfinden. Diese Strategie ist weder in der akuten Gewaltsituation funktional, noch ist sie funktional, wenn sich die Person später im Leben in Beziehungen oder verschiedenen Umfeldern bewegt, in denen ihre Grenzen nicht geachtet

werden oder in der der Person nicht respektvoll begegnet wird. Die Wahrscheinlichkeit, dass die Person im späteren Leben nach anderen Wegen sucht, für sich einzustehen und respektloses oder übergriffiges Verhalten ihr gegenüber zu beenden, ist daher hoch.

In vielen Fällen suchen vor allem die Personen, deren Umgangsstrategien im späteren Leben nicht funktional sind oder Schwierigkeiten verursachen, Unterstützung in Beratungsstellen oder in therapeutischen Kontexten.

Die Grundhaltung, bestimmte Verhaltensweisen nicht als »Folgen« der Gewalt zu sehen, sondern als Bewältigungsstrategien und Lösungsversuche, die subjektiv hilfreich sind, soll dazu beitragen, Betroffenen auf Augenhöhe zu begegnen und ihre Handlungsfähigkeit zu betonen. Für Berater*innen bedeutet dieser Perspektivwechsel, dass bei der Auftragsklärung aufmerksam besprochen werden muss, welche der eigenen Verhaltensweisen die betroffene Person verändert möchte, was als Problem betrachtet wird und was nicht. Wichtig hierbei ist, dass nicht jede Bewältigungsstrategie von außen als funktional erkannt wird, auch wenn sie subjektiv hilfreich ist. Es ist auch denkbar, dass manche Verhaltensweisen erst im Laufe des Beratungsprozesses als Bewältigungsstrategie erkannt werden. Wenn die zu beratende Person nach einer Veränderung sucht oder sie eine Strategie als nicht länger hilfreich erkennt, zeigt sich in der Beratungspraxis immer wieder, dass im ersten Schritt ermittelt werden muss, welches emotionale Bedürfnis die Strategie bisher erfüllt hat. Wenn nach einer alternativen Bewältigungsstrategie gesucht wird, ist diese am erfolgreichsten, wenn sie dasselbe emotionale Bedürfnis auf eine funktionalere oder produktivere Weise erfüllen kann. Ein Beispiel wäre eine Person, die sich selbst verletzt, um sich zu beweisen, dass sie heilen kann. Beliebte Alternativen zu selbstverletzendem Verhalten wie ein Gummiband am Handgelenk oder das Beißen auf eine Zitrone, sind wahrscheinlich wenig geeignet, spezifisch dieses emotionale Bedürfnis zu erfüllen. Wenn nach alternativen Bewältigungsstrategien gesucht wird, muss daher das subjektive Empfinden der zu beratenden Person der relevante Marker sein: Nur sie kann sagen, ob eine alternative Bewältigungsstrategie tatsächlich dasselbe emotionale Bedürfnis erfüllt, wie das Verhalten, das reduziert oder abgelegt werden soll. Im kompletten Prozess müssen die Handlungsfähigkeit der betroffenen Person, die Kontrolle des Settings und des Tempos, die Selbstbestimmung und das Gefühl, Entscheidungsmacht zu haben, im Fokus stehen, da sexualisierte Gewaltsituationen von Hilflosigkeitsgefühlen, Fremdbestimmung und Ohnmacht bestimmt sind. Unterstützung darf diese Gefühle nicht erneut auslösen, wenn sie hilfreich sein möchte.

Wichtig zu wissen, ist zudem: Es ist denkbar, dass trans und nicht-binäre Personen Beratung aufsuchen, deren Themen von einem medizinischen Verständnis aus betrachtet und auch in einer Therapie gut bearbeitet werden könnten. Hier ist es wichtig, die Wahl, die die Person getroffen hat, zu respektieren: Therapien werden von den Krankenkassen nur auf Basis einer Diagnose übernommen. Im aktuell noch angewendeten ICD-10 gibt es eigene Diagnosen für Transgeschlechtlichkeit als psychische Erkrankung. Da verwundert es nicht, wenn trans und nicht-binäre Personen eine (Peer-) Beratungsstelle vorziehen, anstatt das Risiko einer Pathologisierung durch Psychotherapeut*innen oder Psychiater*innen einzugehen.

Es ist ausreichend, in der Beratung über das Hier und Jetzt zu sprechen

Wenn betroffene Personen Beratung suchen, gibt es in der Regel einen Beratungsanlass, der sich auf das Jetzt und Hier bezieht. Die im Kontext der sexualisierten Gewalt erworbenen Umgangsstrategien oder z. B. in dysfunktionalen Herkunftshaushalten erlernten Verhaltensmuster führen zu konkreten Problemen im Heute, die Personen adressieren und lösen wollen (beispielsweise im Arbeitsverhältnis oder in privaten Beziehungen). Manchmal ist den zu beratenden Personen bereits klar, dass die Ursache in der Gewalterfahrung liegt, manchmal wird das im Beratungsprozess klar.

Hier ist es wichtig, die gemeinsame Auftragsklärung zu respektieren: Wenn eine Person Probleme im Hier und Jetzt thematisieren möchte, ist es wichtig, die zu beratende Person im Hier und Jetzt zu lassen und die Ebene zu respektieren, auf der die Person die Folgen der Gewalt thematisieren möchte. Hierbei geht es nicht nur darum, Personen als Expert*innen ihres eigenen Lebens anzuerkennen, sondern auch Selbstbestimmung bei der Bearbeitung eines Ereignisses zu bieten, das von Fremdbestimmung geprägt war. Um die Folgen der Gewalt zu bearbeiten und die Auswirkungen der erworbenen Umgangsstrategien zu verändern, ist es nicht zwingend notwendig, konkret über die Gewaltereignisse zu sprechen. Es ist ausreichend, in der Beratung zu verstehen, dass die Glaubenssätze und Verhaltensmuster, die erworben wurden, um die vergangene Gewaltsituation zu überstehen, im heutigen Kontext oder dem im Beratungsanlass thematisierten Umfeld nicht erforderlich sind. Diese Erkenntnis unterstützt dabei, das Hier und Jetzt zu verändern und sich nicht mehr den nicht funktionalen Umgangsstrategien entsprechend zu verhalten.

Vor dem Hintergrund, dass Betroffenen sexualisierter Gewalt häufig nicht geglaubt wird bzw. wurde, entscheiden sich manche Personen dagegen, detailliert über die Gewalterfahrung oder den Kontext der Gewalt zu sprechen, um weitere abwertende und nicht-validierende Situationen zu verhindern. Anderen Betroffenen ist wichtig, die Gewalt, die ihnen widerfahren ist, besprechbar zu machen. Diese Entscheidung muss bei der betroffenen Person liegen und respektiert werden.

Ein Fokus auf emotionale Regulation ermöglicht einen Umgang mit emotionalem Wiedererleben von Gewaltsituationen

In der Arbeit mit Personen, die Gewalt erlebt haben, ist es wichtig, Regulationsmethoden zu beherrschen. Diese helfen nicht nur, die beratende Person, sondern auch die Person, die beraten wird, in einen regulierten emotionalen Zustand zurückzubegleiten, selbst wenn Emotionen hochgekommen sind oder emotionales Wiedererleben einer Gewaltsituation eingetreten ist. Diese Methoden sollten darauf fokussieren, der beratenen Person zu vermitteln, dass sie im Hier und Jetzt nicht derselben Gefahr ausgesetzt ist, wie in der Gewaltsituation.

Hierfür sollte von Anfang an auf das Spannungslevel der beratenen Person geachtet werden. Dazu gehört, das Aktivierungslevel der Person im Auge zu behalten und die Aktivierung nicht zu hoch werden zu lassen. Dafür ist es wichtig, mit der beratenen Person im Vorhinein zu erarbeiten, welches Level an Spannung und Aktivierung sie halten kann, was zu viel ist und was sie dann braucht.

Nach einer Erzählung kann die zu beratende Person in der Beratung gebeten werden, einen tiefen Atemzug zu nehmen, eine kleine Pause in der Erzählung zu machen und gefragt werden, ob sie neben der negativen Emotion, die sie gerade spürt, auch spüren kann, dass sie hier und jetzt in diesem Raum sicher ist. Alternativ kann auch die Frage gestellt werden, ob die Person neben den negativen Emotionen auch spürt, dass der Sessel, in dem sie sitzt, sie trägt, dass die Rückenlehne sie stützt, oder sie kann gefragt werden, ob sie irgendwo in ihrem Körper gleichzeitig ein neutrales oder angenehmes Gefühl spürt. Die belastende Emotion, die durch die Erzählung ausgelöst wurde, gleichzeitig mit etwas Neutralem oder Positivem zu spüren, beruhigt das Nervensystem der beratenen Person. Dies ist auf zwei Ebenen hilfreich: Einmal wird die beratene Person darin unterstützt, im Hier und Jetzt zu bleiben und das emotionale Wiedererleben einer Gewaltsituation verhindert. Gleichzeitig erlernt die Person eine wichtige Fähigkeit: Im Angesicht von aktivierenden Situationen und/oder Triggern, die Wiedererleben auslösen, nach neutralen oder angenehmen Körpergefühlen zu suchen, die der Person helfen, im Alltag eigenständig emotionales Wiedererleben von Gewaltsituationen zu verhindern. Wichtig hierbei ist, zu intervenieren, eh die Person tief in der getriggerten Emotion ist.[6]

Da Beratung und besonders diese Arten der körperbezogenen Methoden nur dann wirklich hilfreich sein können, wenn die zu beratende Person sich im Beratungskontext sicher fühlt, braucht es einen Umgang damit, wenn dies nicht der Fall ist.

3.8.4 Wechselwirkungen von Betroffenheit sexualisierter Gewalt und Transfeindlichkeit

Viele trans und nicht-binäre Personen rechnen mit Diskriminierung, wenn sich eine Einrichtung nicht explizit trans und nicht-binärinklusiv positioniert

Ebenso wie die Gesellschaft von zwei Geschlechtern ausgeht, sind weite Teile der Unterstützungslandschaft für Betroffene von sexualisierter Gewalt entlang der zwei gesellschaftlich akzeptierten Geschlechter strukturiert. Dies bringt auf verschiedenen Ebenen Hürden für trans und nicht-binäre Personen mit sich, die Unterstützung nach sexualisierter Gewalt suchen.

Die erste Hürde ist die allgemeine, in der Gesellschaft normalisierte Transfeindlichkeit: Trans und nicht-binäre Personen erleben alltäglich Diskriminierung. Sie werden mit abgelegten Namen angesprochen, ihre Pronomen werden nicht respektiert oder ihnen wird explizit oder implizit mitgeteilt, dass sie nicht existieren. Unterschwellig vermitteln solche Vorfälle oft, trans und nicht-binäre Personen seien »falsch« oder psychisch krank. Je nach Positionierung der trans oder nicht-binären Person ist diese Diskriminierung alltäglich und omnipräsent. Die negativen Effekte, die dies auf trans und nicht-binäre Personen hat, sind unter dem Begriff Minderheitenstress (Meyer, 2003) zusammengefasst. Zentral dabei ist: Trans und nicht-binäre Personen kommen mit negativen Vorerfahrungen in die Beratung, die zu einem Vorschussmisstrauen führen können. Im Zuge der Etablierung einer vertrauensvollen Beratungsbeziehung sollten diese Vor-

6 Dieser Ansatz ist dem Somatic Experiencing entlehnt. Weitere Details sind entsprechender Fachliteratur zu entnehmen.

erfahrungen (auch wenn sie von der trans oder nicht-binären Person nicht explizit thematisiert werden) mitgedacht werden. Hier gilt: Der respektvolle Umgang mit dem trans oder nicht-binär Sein ist die Grundlage, auf der die Beratung beruht. Wenn die Person sich in ihrer Identität nicht respektiert fühlt, kann keine vertrauensvolle Beratungsbeziehung aufgebaut werden. Die Etablierung einer vertrauensvollen Beratungsbeziehung kann zudem länger dauern als bei Personen, die keiner oder weniger Diskriminierung ausgesetzt sind.

Es braucht einen (pro)aktiven Umgang mit Diskriminierung innerhalb der Beratung

Auch wenn es mittlerweile einige sensibilisierte Therapeut*innen und Ärzt*innen gibt (insbesondere in Großstädten), sind viele trans und nicht-binäre Personen durch die bürokratischen Auflagen für verschiedene Transitionsschritte systematisch daran gewöhnt (worden), in Settings, die allgemeingesellschaftlich als hilfreich bezeichnet werden (wie Psychotherapie oder Ärzt*innenpraxen), diskriminiert zu werden, invasiv (sexualisiert) befragt zu werden und somit sexualisierte Gewalt zu erleben. Wenn trans und nicht-binären Personen Gewalt in den genannten Transitionsprozessen widerfährt, kann diese nicht thematisiert werden, da die Betroffenen von der Zustimmung und Unterstützung dieser Therapeut*innen, Psychiater*innen, Gutachter*innen und (bis Mitte 2024) Richter*innen abhängig sind.

Diese Erfahrungen übertragen viele Unterstützung suchende Personen auch auf andere Einrichtungen. Das Gefühl, abhängig zu sein und die erforderliche Unterstützung nur zu bekommen, wenn Diskriminierung und (sexualisierte) Gewalt unwidersprochen ertragen wird, verhindert eine Begegnung auf Augenhöhe, wie sie in Beratung gedacht ist. Daher ist eine aktive Praxis erforderlich, die beratenen Personen zeigt, dass Augenhöhe gewünscht ist.

Trans- und Nicht-Binaritätsfeindlichkeit hat nicht erst nach dem eigenen Coming-out Auswirkungen auf trans und nicht-binäre Personen

Bereits im Aufwachsen sind Personen trans- und nicht-binärfeindlichen Stereotypen und Vorurteilen ausgesetzt – lange bevor sie sich selbst als trans oder nicht-binär begreifen. Sind Personen zudem sexualisierter Gewalt ausgesetzt gewesen, kommen die Stereotype und Vorurteile, die Betroffene sexualisierter Gewalt erfahren, hinzu – und auch diese sind gegendert: Betroffene Frauen werden mit anderen Vorurteilen und Stereotypen belegt als betroffene Männer. Dies gilt ebenso für die Bewältigung der Gewalt: Frauen haben emotional zu reagieren und zu bearbeiten, Männer sollen auch hier eher »ein Mann der Tat« sein und durch Aktivitäten wie Sport etc. verarbeiten. Haben Personen rechtlich, sozial und/oder medizinisch transitioniert, können diese vergeschlechtlichen Anforderungen an die eigenen Bewältigungsstrategien mit im Aufwachsen erlernten Umgangsstrategien kollidieren. Dies trifft ebenso auf die Erwartungen des eigenen Umfelds zu, das (bewusst oder unbewusst) bestimmte Bewältigungsstrategien erwartet und andere nicht. Dies kann die Möglichkeit, Unterstützung in der Bewältigung der Gewalt zu finden, stark einschränken.

Nach einem inneren Coming-out als trans oder nicht-binär muss zudem nicht nur das eigene Selbstbild weiterentwickelt werden, sondern auch die gelernten Stereotypen über Geschlechter, über trans und nicht-binäre Personen und über Betroffene sexualisierter Gewalt müssen sortiert werden: Was davon hat etwas mit mir zu tun? Was hat Resonanz in mir? Was ist nur ein Vorurteil ohne Wurzel in gelebten Realitäten?

Trans oder nicht-binär Sein ist keine Gewaltfolge

Pathologisierende und damit transfeindliche Perspektiven in der Medizin und vor allem der Psychiatrie behaupten immer wieder, trans oder nicht-binär Sein sei eine Folge von sexualisierter Gewalt. Diese Behauptung basiert auf einer Umkehr von Ursache und Wirkung: Denn die Gewalt wird in vielen Fällen durch Trans- und Nicht-Binaritätsfeindlichkeit ausgelöst.

Die Nonkonformität von Personen bezüglich Geschlechtsnormen wird von ihren Umfeldern oft früh wahrgenommen. In der Beratungspraxis zeigt sich dies oft in Erzählungen über Herkunftsfamilien, in denen sich die sich später als queer geouteten Kinder mehr Gewalt, aber auch grausamerer Gewalt ausgesetzt sahen, als ihre nicht-queeren Geschwister. Ist eine Person jedoch trans und/oder nicht-binär und von sexualisierter Gewalt betroffen (gewesen), werden diese Ursache-Wirkungs-Zusammenhänge von der pathologisierenden Perspektive verdreht: Plötzlich steht die Annahme im Raum, die Person würde sich nur aufgrund der sexualisierten Gewalt, die ihr widerfahren ist, als trans oder nicht-binär verstehen. Trans und Nicht-Binarität wird damit zu einer Gewaltfolge verkürzt. In dieser Situation werden Therapeut*innen (beispielsweise in der Begleittherapie) immer wieder zu Gatekeepern statt zu Unterstützenden: Die

Transition von betroffenen Personen wird blockiert. Es wird der Versuch unternommen, das trans oder nicht-binär Sein »zu heilen«, da es als Gewaltfolge oder simple Bewältigungsstrategie begriffen wird. Oft findet eine Fokussierung auf die Geschlechtsidentität der Person statt, die dazu führt, dass der*die Therapeut*in dies als wichtigstes Therapiethema setzt, während gleichzeitig beispielsweise selbstgewählten Namen oder Pronomen kein Respekt mehr entgegengebracht wird. Durch diese bewusste oder unbewusste Pathologisierung der Geschlechtsidentität bricht der betroffenen Person die Unterstützung bei der Bearbeitung der tatsächlichen Gewaltfolgen weg, die die Therapie eigentlich hätte leisten sollen: Die Gewaltfolgen und die Themen, die die Person in die Therapie geführt haben, bekommen in der Therapie keinen Raum mehr. Nicht wenige trans und nicht-binäre Personen müssen sich in Anbetracht dieser Ursache-Wirkung-Umkehr entscheiden: Überwinden sie erst die bürokratischen Hürden einer medizinischen Transition und kümmern sich danach um die Folgen der sexualisierten Gewalt – oder riskieren sie durch die Priorisierung der Bearbeitung der Gewaltfolgen ihre Zukunft in dem Geschlecht, das sie tatsächlich haben?

Einige entscheiden sich in dieser Situation für privat bezahlte Therapien, was bestimmte Privilegien und Zugang zu Ressourcen erfordert. Nicht wenige bearbeiten die Gewalterfahrungen in Beratungsstellen, was keine offiziellen Diagnosen mit sich bringt und daher nicht aktenkundig wird.

Unabhängig davon, ob eine kassenfinanzierte Therapie, eine privat bezahlte Therapie oder eine Beratungsstelle als Anlaufstelle ausgewählt wird: Es ist schwer, Therapeut*innen oder Berater*innen zu finden, die sich mit Trauma sowie Themen rund um Transgeschlechtlichkeit und Nicht-Binarität auskennen. Daher besteht hier oftmals nur eine theoretische, aber keine tatsächliche Wahlmöglichkeit.

Wechselwirkungen zwischen Transition und Gewaltfolgen sind vielfältig

Auch wenn viele Personen den Versuch machen (müssen), ihr trans oder nicht-binär Sein getrennt von den Gewalterfahrungen zu bearbeiten, ergeben sich jedoch für viele trans und nicht-binäre Betroffene Wechselwirkungen zwischen den Folgen der Gewalt und der eigenen Transition. Manche sind vorhersehbar und explizit, andere nicht. Hier muss in der Begleitung der individuelle Prozess der Person im Mittelpunkt stehen. Eine mögliche Wechselwirkung, die hier als Beispiel herausgegriffen wird, kann sein, dass Sicherheitserwägungen stärker in die eigenen Transitionsentscheidungen einfließen, als dies ohne Gewalterfahrungen der Fall gewesen wäre.

Viele trans und nicht-binäre Personen sind während und auch nach ihrer Transition als trans oder nicht-binäre Personen sichtbar. Dies geht mit einem erhöhten Risiko einher, Straßengewalt ausgesetzt zu sein. Betroffene sexualisierter Gewalt oder anderer Gewaltformen können auf dieses Risiko unterschiedlich reagieren. Hier ist es denkbar, dass die eigene Gewaltgeschichte Transitionsentscheidungen beeinflusst und Personen beispielsweise sehr stark versuchen, als cis Person wahrgenommen zu werden, um weitere Gewalt zu verhindern. In diesem Kontext ist es wichtig, dass Berater*innen wissen, dass Transitionsentscheidungen vielfältig sind und keine Kongruenz verschiedener Ebenen erwartet werden kann. Kongruenz zwischen selbstbestimmtem Namen, der Anrede, dem Pronomen, dem selbstbestimmtem Personenstand, dem Geschlechtsausdruck und der Geschlechtsidentität sind (nicht nur, aber besonders oft bei nicht-binären Personen) nicht die Regel. Gesellschaftliche Bilder, die Kongruenz erwarten, entsprechen oft nicht den Lebensrealitäten von trans und nicht-binären Personen (siehe Kapitel 3.1). Transitionsentscheidungen werden auf Basis von vielen Aspekten getroffen und Sicherheitserwägungen sind ein Teil davon. Weitere Aspekte sind z. B. körperliche und soziale Selbstbestimmung durch eine Transition zu erfahren oder ob Transitionsentscheidungen im Konflikt mit der Sorge stehen, gewaltausübenden Verwandten dadurch ähnlicher zu sehen.

Achtsamkeit bei der Bearbeitung von internalisierten trans- und nicht-binärfeindlichen Bildern

Aufgrund internalisierter trans- und nicht-binärfeindlichen Bilder kann es sein, dass trans und nicht-binäre Personen unbewusst gelernte Vorurteile als ernst zu nehmend betrachten und im Beratungssetting darüber sprechen wollen. Es kann daher durchaus sein, dass trans und nicht-binäre Personen sich selbst die Frage stellen, vielleicht nur aufgrund der erlebten sexualisierten Gewalt trans oder nicht-binär zu sein.

Für den*die Berater*in ist in diesem Feld Umsicht geboten: Aufgrund von Vorerfahrungen in der erzwungenen Begleittherapie für die medizinische Transition und den Begutachtungsprozessen im Rahmen rechtlicher und medizinischer Transition ist es denkbar, dass trans und nicht-binäre Personen der Meinung anderer Personen viel Gewicht geben. Fragen wie diese können aber von keiner anderen Person beantwortet werden als der betroffenen Person selbst. Berater*innen sollten in solchen Identitätskrisen die Stabilität bieten, die die trans oder nicht-binäre Person braucht, um Selbstexploration zu ermöglichen, und sich nicht selbst zur Beantwortung solcher Fragen hinreißen lassen. Auch hier sind Lebensweltorientierung und Selbstbestimmung zentral: Die trans oder nicht-binäre Person muss Fragen zu ihrer Identität und Identitätsentwicklung in ihrem eigenen Tempo bearbeiten und besprechen können. Selbst wenn der*die Berater*in sich die Frage stellt, ob und wie die Queerness einer Person mit ihrer sexualisierten Gewalterfahrung zusammenhängt, sollte diese Frage hintenangestellt und nur thematisiert werden, wenn die Person sie selbst aufbringt. Für die Berater*innen in dieser Beratungssituation muss klar sein: Identitätsentwicklung funktioniert so nicht. Identitätsentwicklung ist ein komplexer Prozess, bei dem viele verschiedene Faktoren zusammenwirken. Davon auszugehen, dass ein Ereignis oder eine Reihe von Ereignissen einen ganz bestimmten Effekt hatten, der sich vielleicht erst mehrere Dekaden später zeigt, ist zu simplifiziert gedacht. Diesem Verdacht sind zudem nur queere Menschen ausgesetzt. Keiner cis Frau wird beispielsweise unterstellt, sie sei nur cis Frau wegen der sexualisierten Gewalt, die sie in ihrer Jugend erfahren hat. Viele trans und nicht-binäre Personen, lesbische, schwule, bisexuelle, aromantische, asexuelle und/oder polyamourös lebende Betroffene erleben aber genau diese Unterstellung. Diese Verdrehung von Ursache und Wirkung sollte in der Beratung als queerfeindliches Stereotyp erkannt und als solches eingeordnet werden: Heteronormative Strukturen stellen Identitätszugehörigkeiten, die aus der Norm fallen, als erklärungswürdig her, obwohl sie es nicht sind. Die Gewalt, die Personen aufgrund von Diskriminierung erfahren, wird dann gegen sie verwendet, um ihnen ihre Identitäten abzusprechen.

Wenn zu beratende Personen lange in der Verunsicherung verharren, die ein internalisierter trans- oder nicht-binärfeindlicher Gedanke auslöst, ist ggf. eine paradoxe Intervention in Form eines Gedankenexperiments denkbar. Hierbei wird die Frage umgedreht: »Was wäre, wenn? Was würde das verändern? Würde sich die Person dann nicht mehr trans und nicht-binär identifizieren? Würde der Wunsch, zu transitionieren, auf magische Weise verschwinden? Würde der Transitionswunsch in den Augen der trans oder nicht-binären Person dann weniger valide?« Das Ziel des Gedankenexperiments ist es, aus der Verunsicherung herauszufinden. In der Beratungspraxis zeigt sich meistens, dass die Frage des »Was wäre, wenn …« klarer macht, dass es keine Verbindung zwischen den beiden Aspekten gibt – und es daher keine Konsequenz für den Umgang mit der eigenen Transition bedeuten würde. Auch weil es nicht möglich ist, die Zeit zurückzudrehen und so zu leben, als wäre die Gewalt nie passiert. Menschen leben ihre Leben nicht rückwärts, sondern vorwärts, und keine Traumatherapie kann die Zeit zurückdrehen und etwas ungeschehen machen. Es geht darum, Wege in eine Zukunft zu finden, in der Personen ihre Leben authentischer leben können – weniger eingeschränkt durch die erfahrene sexualisierte Gewalt, ihre Folgen und die Wechselwirkungen von Stereotypen rund um Transgeschlechtlichkeit, Nicht-Binarität und Betroffenheit von sexualisierter Gewalt.

Literatur

Callander, D., Wiggins, J., Rosenberg, S., Cornelisse, V. J., Duck-Chong, E., Holt, M., Pony, M., Vlahakis, E., MacGibbon, J. & Cook, T. (2019). The 2018 Australian Trans and Gender Diverse Sexual Health Survey: Report of Findings. UNSW Sydney. https://static1.squarespace.com/static/5b7256b13c3a53aa464c89ad/t/61d61a0482013b1ccc5f8068/1641421329126/ATGD+Sexual+Health+Survey+Report_2018_printmarks.pdf

Constantinides, D. M., Sennott, S. L. & Chandler, D. (2019). *Sex Therapy with Erotically Marginalized Clients: Nine Principles of Clinical Support*. Routledge.

European Union Agency for Fundamental Rights (2014). *Being Trans in the EU: Comparative analysis of the EU LGBT survey data*. Publications Office of the European Union. https://fra.europa.eu/en/publication/2014/being-trans-eu-comparative-analysis-eu-lgbt-survey-data

James, S. E., Herman, J. L. & Rankin, S., Keisling, M., Mottet, L. & Anafi, M. (2016). *The Report of the 2015 U. S. Transgender Survey*. National Center for Transgender Equality. https://transequality.org/sites/default/files/docs/usts/USTS-Full-Report-Dec17.pdf

Kohnke, G., Krämer, K., Grabarz, S. & Könnecke, B. (Hrsg.). (2019). Look Wide – Unterstützung von LSBTIQA+ nach Gewaltwiderfahrnissen Anregungen aus der europäischen Projektzusammenarbeit. Dissens – Institut für Bildung und Forschung e. V. https://lookwide.dissens.de/fileadmin/lookwide/Dissens_Look_Wide_-_Unterstuetzung_von_LSBTIQA__nach_Gewaltwiderfahrnissen.pdf

LesMigraS Antigewalt- und Antidiskriminierungsbereich der Lesbenberatung Berlin e. V. (2012). »… nicht so greifbar, und doch real …«. Eine quantitative und qualitative Studie zu Gewalt und (Mehrfach-)Diskriminierungserfahrungen von lesbischen, bisexuellen Frauen und Trans* in Deutschland. https://lesmigras.de/wp-content/uploads/2021/11/Dokumentation-Studie-web_sicher.pdf

Meyer, I. H. (2003). Prejudice, social stress, and mental health in lesbian, gay, and bisexual populations: Conceptual issues and research evidence. *Psychological Bulletin, 129*(5), 674–697. https://doi.org/10.1037/0033-2909.129.5.674

Niendorf, J. & Rodemerk, H. (2023). Antifeminismus als autoritäre Krisenreaktion? Sozialpsychologische Perspektiven auf die Ergebnisse der Leipziger Autoritarismus Studie 2022. In Institut für Demokratie und Zivilgesellschaft (Hrsg.), *Wissen schafft Demokratie, Bd. 13* (S. 86–99). https://www.idz-jena.de/fileadmin/user_upload/PDFs_WsD13/WsD13_Johanna_Niendorf_u_Henriette_Rodemerk.pdf

Serano, J. (2007). *Whipping Girl – A Transsexual Woman on Sexism and the Scapegoating of Femininity*. Seal Press.

Täubrich, M., Busche, M., Hartmann, J. & Könnecke, B. (2022). Sexualisierte Gewalt gegen trans*, inter* und nicht-binäre Menschen. Eine weitgehende Leerstelle in der Gewaltforschung. In D. Doll, B. Kavemann, B. Nagel & A. Etzel (Hrsg.), *Beiträge zur Forschung zu Geschlechterbeziehungen, Gewalt und privaten Lebensformen* (S. 177–188). Barbara Budrich.

Weller, K., Bathke, G.-W., Kruber, A. & Voß, H.-J. (2021). PARTNER 5. Jugendsexualität 2021. Primärbericht: Sexuelle Bildung, sexuelle Grenzverletzungen und sexualisierte Gewalt. Hochschule Merseburg. https://heinzjuergenvoss.de/wp-content/uploads/2021/09/Primaerbericht-Gewalt-PARTNER-5-Jugendliche-FINAL.pdf

Biografische Notiz

Jacob Koenig (er/keine Pronomen) ist Berater*in, Fortbildner*in und Autor*in zu verschiedenen Themen rund um Diskriminierung, Geschlecht und Gewalt. Zu den eigenen Schwerpunkten zählen Translebensweisen sowie sexualisierte Gewalt. Jacob hat fast 15 Jahre Erfahrung in der Beratungsarbeit. Er hat in dieser Zeit in einer Peer-Beratungsstelle für trans und nicht-binäre Personen, deren Angehörige und Fachkräfte gearbeitet und war in einer Beratungsstelle für erwachsene Betroffene, die in Kindheit und Jugend sexualisierter Gewalt ausgesetzt gewesen sind, beschäftigt. Jacob gibt Fortbildungen für Fachkräfte und Sensibilisierungsworkshops. Jacob ist selbst trans und nicht-binär verortet, weiß und nicht sichtbar be_hindert. Er arbeitet zum Thema sexualisierte Gewalt aus einer betroffenenkontrollierten Perspektive. Er hat Soziale Arbeit (BA) und Gender Studies (MA) in Darmstadt und Berlin studiert. Kontakt: jacobkoenig@posteo.de

Kapitel 4: Beratung im Kontext von Sexualität

Die Beiträge dieses Kapitels zielen auf die Entwicklung und Reflexion der eigenen Haltung in der Sexualberatung, und die Erweiterung des zur Verfügung stehenden Fragenrepertoires und der Sprachfähigkeit zu trans und nicht-binären sexuellen Lebenswelten ab. Autor*innen wie Interviewpartner*innen hinterfragen (cis- und hetero-)normative sexuelle Skripte und stellen Alternativen zu normativen Vorstellungen von Körperlichkeit vor. Auch werden intersektionale Zugehörigkeiten und weitere Anteile (a)sexueller Identitäten in den Blick genommen und sexualisierte Gewalt thematisiert. Das Kapitel beginnt mit einem Einblick in Sexualitäten und Sexualkulturen von trans und nicht-binären Menschen. Daran schließt sich eine Erkundung der Spannbreite des Selbstverhältnisses zu Körper(teilen) zwischen Selbstliebe und -ablehnung im Erleben von Dysphorie und Euphorie an. Im Beitrag zu Sexpraktiken und Selbstbezeichnungen von Genitalien und Oberkörpern werden sexuelle Möglichkeitsräume eröffnet und praktische Beispiele für Körperteilbezeichnungen abgebildet. Anschließend stehen Hilfsmittel und Toys sowie Erfahrungen mit dem Älterwerden im Kontext der Sexualberatung von trans und nicht-binären Menschen im Vordergrund. Mit den Themen BDSM und Kink, sexuelle Gesundheit und STIs/HIV, Asexualität, Autismus und Neuronormativität schließen sich wichtige Felder einer zeitgenössischen sexualberaterischen Praxis an. Darauf folgt eine Einführung in die sexualitätsbezogene Körperarbeit und somatische Sexualberatung. Interviews zu endokrinologischen Perspektiven auf sexualitätsbezogene Anliegen von jungen trans Menschen und den Sexualitäten von kinky trans Personen mit Behinderung zeigen grundlegende Versorgungslücken auf und runden Kapitel 4 ab.

4.1 Sexualität und Sexualkultur von trans und nicht-binären Menschen

Alexander Hahne

Wer sich historisch an die Zeiten von Magnus Hirschfeld und dem Berliner Institut für Sexualwissenschaft und später an die sogenannten Anfänge der »Behandlung« von »Transsexualismus« erinnert, kennt die unzähligen Debatten um die Trennung von Geschlechtsidentität, der sexuellen Orientierung und weiteren Ebenen. In der Geschichte der Sexualmedizin war hinsichtlich des Verständnisses einer Sexualität von trans Menschen lange die Aussage von Sigusch, Meyenburg und Reiche aus dem Jahr 1978 wirksam, dass »im Vergleich zur zentralen Geschlechtssymptomatik die bewusst erlebte Sexualität [von Transsexuellen] oft eine untergeordnete Bedeutung [hat], auch dann, wenn sexuelle Appetenz und Aktivität nicht bis hin zur Asexualität herabgesetzt sind« (Sigusch et al., 1978, S. 107ff.). Diese Aussage hallte Jahrzehnte nach, sodass es erst in den letzten Jahren wieder möglich wurde, dass innerhalb von Sexualwissenschaft, -medizin und -forschung Sexualität mit trans und nicht-binären Thematiken zusammengedacht werden kann.

Dabei ist die spannende Parallelentwicklung zu beobachten, dass innerhalb von trans und queeren Communitys medial in Zeitschriften, Büchern und auf Social Media, und vor allem bei Treffen wie Workshops oder Festivals eine lebensfrohe Beschäftigung und wertschätzende und lustvolle sexuelle Aktivität untereinander stattfindet. Anders als in der Sexualwissenschaft und -forschung liegt der Fokus der Auseinandersetzung in den Communitys auf Handlungsorientierung und auf der Durchführung praktischer bedarfsorientierter Angebote. Häufig wissen medizinische und sexualwissenschaftliche Theoretiker*innen von Praktiker*innen wie beispielsweise Sexualpädagog*innen, Sexarbeiter*innen, Bodyworkern und deren Aktivitäten wenig, und dass nicht unbedingt, weil es sich um geschlossene (trans und nicht-binär only) Veranstaltungen handelt. Meine These ist, dass die Wissensbildungsprozesse sich gegenseitig nicht anerkennen und die Mess- und Erhebungsinstrumente in der praktischen Arbeit bei z. B. Veranstaltungen wenig Anwendung finden, da dort der Fokus das freie Körpererleben ist. Die Lust- und Genussfokussierung steht in der praktischen Arbeit im Vordergrund und das Ziel ist es, ganz den eigenen Bedürfnissen nachgehen zu können, und damit in der Identität anerkannt zu werden, in der man lebt, ohne mit Fremdzuschreibungen umgehen zu müssen: ein Spür-, Erlebens- und Übungsfeld der Körper und Identitäten. Was für ein radikaler Ansatz! Der Rückbezug zu bestehenden sexuellen Theorien oder quantifizierbaren Thesen wird in praxisorientierten Community-Settings nicht priorisiert.

Lou Sullivan, einer der ersten sichtbaren schwulen trans Männer seiner Zeit, bringt die Zugehörigkeit wunderbar auf den Punkt: »I took a certain pleasure in informing the gender clinic that even though their program told me I could not live as a gay man, it looks like I'm going to die like one.«[1] Dabei benennt er im ersten Teil seinen Ausschluss aus der schwulen Community als trans Mann und später seine gewonnene Zugehörigkeit, durch das HIV-positiv-Sein und dem späteren Versterben an Aids. Im weiteren Verlauf seiner Biografie benennt er die Genugtuung, die er daraus erfährt.

Heute können wir sagen, dass trans und nicht-binäre Menschen, wie alle anderen Menschen auch, eine lustvolle und erfüllende Sexualität leben können. Trans und nicht-binäre Menschen können alle sexuellen, amourösen und romantischen Orientierungen haben, Teil einer oder mehrerer Communitys oder Subkulturen sein. Auch gibt es trans und nicht-binäre Personen, die ein Teil der heteronormativen Allgemeinbevölkerung sind und in ihrem normativen Nahfeld vollständig integriert und akzeptiert sind, ohne den Wunsch zu haben, sich der queeren Community zuzuwenden. Unabhängig davon ist der Weg zu einer erfüllenden Sexualität mit sich selbst und anderen häufig steinig und mit einer erhöhten Vulnerabilität verbunden. Neben Themen im Zusammenhang mit der Geschlechtsidentität gibt es viele weitere Faktoren und Zugehörigkeiten, die intersektional ineinandergreifen und durch strukturelle Diskriminierungsverhältnisse mit weiteren Mehrbelastungen im Alltag einhergehen können. Dieses Kapitel stellt exemplarische Aspekte dar, wie trans und nicht-binäre Menschen auf ihre Körper, Sexualität und Zugehörigkeit zu Communitys blicken.

1 https://aidsmonument.org/remember/lou-graydon-sullivan/ (04.03.2025).

4.1.1 Was ist Sexualität eigentlich?

Sexualität besteht bekannterweise nicht nur aus der Praktik der Penetration. Zu Sexualität kann zärtliches Kuscheln, am ganzen Körper lustvoll streicheln, erotische Nachrichten schicken, gegenseitig Fantasien erzählen und küssen gehören, ebenso wie Masturbation, Erregung und Lust im Körper spüren, Intimität mit sich und anderen teilen, körperliche und emotionale Nähe, berührt werden und berühren, die eigene Geilheit fühlen und genießen, sich verletzlich zeigen können, Dating oder anonymes cruisen. Gleichzeitig: aufgeregt sein, Nervosität im Körper erleben, Fehler machen, Pannen haben, peinliche Situationen erfahren oder gar verursachen, abgewiesen werden, ausprobieren und scheitern, weiter üben und noch vieles mehr gehören dazu. In Kapitel 6.1 wird weiter auf eine Differenzierung des Sexualitätsbegriffs eingegangen.

Sexualität und Nähe sind in vielen gesellschaftlichen Debatten an Diskurse rund um Konsens und den Wunsch, nichts falsch machen zu wollen, geknüpft. Die Frage danach, was denn »richtiger« Sex oder die zu lebende Sexualität ist, wird dieses Kapitel auch nicht beantworten können, aber möglicherweise kann es Impulse dafür bieten, Dialoge zu bewussterer Sexualität und gleichberechtigteren Begegnungen im sexualberaterischen Setting anzustoßen. In der Sprachfähigkeit über Sexualität kann die Rückaneignung von Begriffen eine Rolle spielen, wenn es bei einer Person beispielsweise vor der Transition grenzverletzende Erfahrungen mit sexualisierenden Blicken von Menschen gab, die der Person nicht nahestanden und mit denen kein einvernehmliches sexuelles Verhältnis bestand. Diese Blicke hatten die Intention einer sexuellen Objektifizierung. Die objektifizierte Person assoziiert Begriffe wie »geil« infolge dieser Erfahrungen mit ähnlichem grenzüberschreitendem Verhalten. Die selbstgewählte Nutzung und Rückaneignung des Satzes »Ich fühle mich geil« kann dann ein Anteil einer Selbstwirksamkeitsstrategie in der Entwicklung der eigenen Sexualität sein. Die Erfahrung einer früheren Zuschreibung als Sexobjekt wechselt zu einem selbstbewussten Stehen zur eigenen lustvollen Verkörperung. Dabei ist ein aktives Ablösen von cis-heteronormativen Skripten ein Teil der Integration vergangener (gewaltvoller und diskriminierender) Erfahrungen.

Wenn Menschen miteinander Sexualität leben, kann das Nähe und Intimität beinhalten oder diverse andere sexuelle Handlungen. Dafür ist es wichtig, zwischen Sexualität und Sex zu unterscheiden. Wovon ist die

Rede, wenn wir von Sexualität oder Sex sprechen? Die Definitionen sind unklar und verschwimmen erheblich. Aus heteronormativer Perspektive wird Sex oft gleichgesetzt mit penetrativem Verkehr, bei dem der cis Mann mit seinem Penis in die Vagina der cis Frau eindringt bzw. die cis Frau mit ihrer Vagina den Penis des cis Mannes umschließt und aktiv in sich eindringen lässt. Letzteres wird als Circlusion beschrieben.[2] Schon in dieser Beschreibung deutet sich an, dass Sexualität weit mehr als penetrativer Verkehr durch Penis-in-Vagina-Sex unter heterosexuellen cis Menschen ist. Das Wort Sexualität macht das Feld weiter auf, bleibt aber oft unpräzise.

Im Folgenden schlage ich Sexualität als einen übergeordneten Begriff vor, der sowohl sexuelle Handlungen mit sich und anderen beinhaltet, als auch lustvolle Situationen, in denen die erotische Anziehung im Vordergrund steht. Das Wort Sex fasse ich nachfolgend enger für die Benennung vor allem sexueller Handlungen mit und ohne Penetration oder Circlusion. Sexuelle Handlungen können an geeigneten öffentlichen Orten stattfinden oder ganz im Privaten. Dabei können sich Menschen alleine genießen und dabei alleine sein oder Lust mit vielen anderen Personen teilen. Das reicht von langjährigen Partner*innenschaften, bei der sich die Beteiligten in und auswendig kennen, bis hin zu sexuellen Begegnungen mit Unbekannten.

4.1.2 Gründe für Sexualität

Die Gründe, warum Menschen Sexualität leben, werden seit jeher diskutiert. Die einen möchten Sex praktizieren, um sich zu reproduzieren oder priorisieren bestimmte andere Funktionen von Sex. Manche Menschen stellen bewusst Lust und Hedonismus in den Fokus ihres Sexuallebens. Auch eine erlernte Sprachlosigkeit und Übernahme von Tabus, vorgelebte Moral und übernommene Traditionen bis hin zu konservativen Haltungen finden sich in der Beschäftigung mit Sexualität wieder. Bei konservativen Haltungen wird oft davon ausgegangen, dass Sexualität etwas Natürliches ist, das von allen Menschen gelebt werden möchte, dass Sexualität vorwiegend in monogamen Partnerschaften stattfindet und eine reine Lustbetonung des Sexuellen nicht im Vordergrund stehen sollte. Die

2 Für eine weitere Auseinandersetzung mit dem Begriff eignet sich beispielsweise dieser Text von Bini Adamczak: https://archiv.akweb.de/ak_s/ak614/04.htm (02.09.2024).

geschlechtsbezogene Bewertung einer Person, wie viele Sexualkontakte als angemessen betrachtet werden, unterscheidet sich dabei erheblich. Wenn cis Frauen viele Sexualkontakte haben, wird dies sexistischer Weise in der Regel negativer bewertet als bei cis Männern. Als Normen in z. B. (queer-) feministisch geprägten Teilen der Gesellschaft stehen dem oft eine neu zu erlernende Sexpositivität gegenüber, ein willkommener Hedonismus oder auch eine überfordernde Hemmungslosigkeit. Je nach Person, Bedürfnislage und/oder Wunsch nach Zugehörigkeit kann davon alles, einzelne Teile oder auch nichts davon gelebt werden.

Sexualität hat für den Sexualwissenschaftler Kurt Starke verschiedene Funktionen: Hierbei handelt es sich um eine aufsteigende Reihenfolge, bei der die als am wichtigsten bewertete am Ende steht (Starke, 2013, S. 392–407).

1. Bestätigungsfunktion: Leistung, Anstrengung, Ausarbeitung, Körperübung
2. Entspannungsfunktion: abschalten, Ruhe finden, ganz bei sich sein
3. Kompensationsfunktion: Ausgleich von Nichtsexuellem (z. B. Unzufriedenheit, Angst)
4. Tauschfunktion: Belohnung, Strafe, Ware, Geschenk, Leistung, Produkt
5. Bestätigungsfunktion: für z. B. Weiblichkeit, Männlichkeit, Körperlichkeit, Attraktivität
6. Spaßfunktion: Vergnügen, Unterhaltung
7. Fortpflanzungsfunktion: Bedeutung von Fruchtbarkeit, Zeugung
8. Lustfunktion: Verlangen, Genießen, Reize, Befriedigung
9. Kommunikationsfunktion: Verständigung, Verständnis, Vertrauen, Zärtlichkeitsaustausch
10. Beziehungsfunktion: Ausdruck und Festigung von Beziehung
11. Institutionsfunktion: Paar, Ehe, Gemeinschaft
12. Intimfunktion: Nähe, Liebe, Wärme, Zärtlichkeit, Wohlgefühl, aufgehoben sein

In der Aufzählung wird deutlich, dass die Reihenfolge und einige der benannten Punkte vor allem von und für binäre cis und heterosexuelle Menschen und mononormative Zweier-Konstellationen erstellt wurden. Besonders der Fokus auf die Beziehungsform Ehe, auf Reproduktion als zentralen Aspekt der Sexualität und die ausschließliche Benennung binärer Formen des Geschlechtsausdrucks erwecken diesen Eindruck.

In Communitys, in denen Lust, Genuss und Spaß im Vordergrund stehen, wie z. B. in schwulen Subkulturen, wäre die Reihenfolge sicherlich anders. Auch bei transfemininen Personen wären die Schwerpunkte vermutlich anders gesetzt, da z. B. die Bestätigungsfunktion für viele wichtiger ist als die Fortpflanzungsfunktion. Für trans und nicht-binäre Menschen sollten daher zum Beispiel identitätsbestärkende, affirmative Funktionen von Sexualität ergänzt werden. Egal, aus welchen Gründen Menschen einvernehmliche Sexualität leben, solange für den individuellen Menschen keine Probleme oder Belastungen auftreten, gibt es keinen Veränderungsbedarf.

4.1.3 Sexuelle und reproduktive Rechte und sexuelle Handlungsfähigkeit

Viele trans und nicht-binäre Menschen sind sich der eigenen sexuellen und reproduktiven Rechte nicht bewusst (IPPF, 2009). Sexuelle Rechte sind grundlegende und allgemeingültige Menschenrechte. Die nachfolgenden Auszüge aus diesen Rechten sind besonders relevant für trans und nicht-binäre Lebenswelten und beinhalten:

- Das Recht auf Gleichheit: Ausleben der geschlechtlichen Identität ohne Diskriminierung zu erfahren, Ausleben der eigenen Sexualität, frei von Gewalt und Diskriminierung.
- Das Recht auf Information und Bildung, insb. auch Sexuelle Bildung, beispielsweise auch mit Blick auf Materialien wie inklusive Broschüren zu Schwangerschaftsverhütung, und dem Zugang zu Beratung und Informationen.
- Das Recht auf Gesundheitsversorgung und Gesundheitsschutz: Zugang zu Versorgung, Tests und Prävention.
- Das Recht zu entscheiden, ob und wann die Geburt eigener Kinder stattfinden soll. Selbstgewählte Schwangerschaft, Geburt, Schwangerschaftsabbruch und auch Kindererziehung.
- Recht auf Privatsphäre, auch im Sinne der Entscheidungsfreiheit, wann und vor wem ich mich oute.

Wenn Menschen ihre Rechte nicht kennen, kann das zur Folge haben, dass die Kenntnis und der Umgang mit eigenen und fremden Grenzen und Bedürfnissen dadurch erschwert sind. Um die Selbstverantwortung für (sexuelles) Handeln und Fühlen wahrnehmen zu können, braucht es Wissen und Sensibilisierung. Sexuelle Handlungsfähigkeit ist eine erlernte Fähigkeit bzw. etwas, das gelernt werden kann. Diese Perspektive legt einen Fokus auf die Gleichberechtigung verschiedener sexueller Spielarten, auf das erotische Potenzial im Alltag und bedeutet weit mehr als einzelne sexuelle Praktiken zu beherrschen. Die sexuelle Handlungsfähigkeit regt zur Eigenverantwortung und Klärung eigener Bedürfnisse an. Neben den Bedürfnissen stehen die Grenzen der Person selbst und die Grenzen der anderen Beteiligten im Fokus. Die sexuelle Handlungsfähigkeit kann somit als praktische Umsetzung der sexuellen Rechte verstanden werden.

Sexuelle Handlungsfähigkeit

- besteht aus einer positiven Einstellung zu Sexualität und dem Wohlfühlen mit der eigenen sexuellen Persönlichkeit,
- beinhaltet die Fähigkeit zur Wahrnehmung sexueller Gefühle und die Wertschätzung dieser Gefühle,
- ist verbunden mit der Fähigkeit, sexuelle Wünsche und Begehren kommunizieren zu können und sich zur sexuellen Exploration berechtigt zu sehen,
- und verweist auf das Gefühl, sexuelle Handlungen selbstbestimmt erleben zu können, dabei den eigenen sexuellen Bedürfnissen gerecht zu werden und Lust und Befriedigung während sexueller Aktivitäten erleben zu können (Klein & Zeiske, 2009, S. 278).

Die sexuelle Handlungsfähigkeit sollte mit einer Haltung der Selbstverantwortung verknüpft sein und nicht mit Leistungsdruck, einer immer verfügbaren Bereitschaft oder dem Gedanken jederzeit sexuell handeln zu können bzw. müssen.

4.1.4 Sexualität ist geprägt von der Gesellschaft, in der sie stattfindet

Die Sexualität von trans und nicht-binären Menschen ist geprägt von ihren biografischen Erfahrungen. Dazu können erfüllende, bestärkende, verbindende, aber auch grenzüberschreitende, verbesondernde oder beschämende Momente zählen. Auch die vergeschlechtlichte Verhandlung und Bezugnahme auf Körper in der Kindheit und Jugend beispielsweise in Institutionen wie Familie, Schule, Ausbildung oder Freund*innenkreis können für das Verhältnis zur eigenen Sexualität, zu Körpern und dem Umgang damit prägend sein. Die praktischen sexuellen Erfahrungen in all ihren Facetten, die biografisch gesammelt wurden, und das, was aktiv bis heute an Wissen, Fähigkeiten und Kompetenzen über Sexualität gelernt wurde, bilden die Ressourcen für die eigene sexuelle Handlungsfähigkeit und die Kapazität fürs Lernen dazu. Auch die in einer Gesellschaft gegenwärtig existierenden sozialen Werte und Normen, beispielsweise zu Geschlechterverhältnissen, zum Umgang mit Konsens, zu Kommunikation und Dating-Normen, sind wirkmächtig und nehmen Einfluss auf die spezifischen Erfahrungen, Einstellungen und vorstellbaren Denk- und Handlungsspielräume einer Person. Gemachte sexuelle Erfahrungen und Haltungen stehen immer in Relation zu dem sozialen Umfeld, das eine trans und nicht-binäre Person umgibt, und in dem spezifische Werte und Normen wirken. Das soziale Umfeld steht in Wechselwirkung mit den vergangenen und zukünftigen Erfahrungen einer trans und nicht-binären Person. Das bedeutet, wie Erfahrungen empfunden und bewertet oder welche sexuellen Erlebnisse angestrebt werden, wird davon mitgeprägt.

Die Sexualwissenschaftlerin Emily Nagoski hat 2015 das Bild von Gaspedal und Bremse als Analogie für hemmende und fördernde sexuelle Einflussfaktoren etabliert (Nagoski, 2021). Der Straßenverkehr und die Straßen symbolisieren die vorgegebenen Rahmen in einer gesellschaftlich akzeptierten Sexualität, in dem die Person sich bewegen kann. Das Auto, in dem die Person sitzt, steht für das persönliche Statussymbol und persönlichen Raum, mit dem bzw. in dem sich bewegt wird. Hier können die persönlichen Erfahrungen, Hemmungen und Wünsche in Bezug auf Sexualität eingeordnet werden. Bleiben wir beim Autofahren und dem Bild des Autos. Das Auto hat ein Gaspedal und sowohl eine Handbremse als auch ein Bremspedal. Das Gaspedal steht symbolisch für die *turn ons*. Was macht die Person an? Was lässt die Lustwellen aufkommen? Was bringt die Person so richtig in Fahrt? Die Handbremse steht für innere Gründe zu bremsen. Das können gelernte Scham sein, sexuelle Erlebnisse, bei denen ich bemerke, dass ich nicht auf sie stehe, Erinnerungen an Sätze von vergangenen Bezugspersonen wie »das macht man nicht«, aber auch eigene Hemmungen, der sexuellen Abenteuerlust nachzugehen. Symbolisch für äußere Hemmnisse steht das Bremspedal, etwa zu müde vom vielen Arbeiten zu sein oder keine Möglichkeit zu haben, sich Zeit zu nehmen. Ähnlich zum Gaspedal können bestimmte Gerüche oder Berührungen *turn offs* sein. Es kann viel Gas gegeben werden im sexuellen Verhalten, wenn die Person weiß, was sie so richtig auf Tour bringt. Es kann aber auch sein, dass sie gleichzeitig auf dem Gas und der Bremse steht. Das kann sich wie ein Stop-and-go-Fahren anfühlen und die Person kommt auf dem Weg der Lust nicht voran.

4.1.5 Trans und nicht-binäre Menschen und ihre Sexualität

Es ranken sich viele Mythen und *urban legends* um die Sexualität von trans und nicht-binären Menschen.

- »Trans Menschen haben vor ihrer Transition keinen Sex.«
- »Eine Person muss ihre Transition zunächst durchführen oder abgeschlossen haben, erst dann können der Körper und die Sexualität entdeckt werden.«
- »Alle trans Männer sind Bottoms und haben nur rezeptiven-penetrativen Verkehr. Alle trans Frauen sind Tops und haben nur inserierenden-penetrierenden Verkehr.«
- »Körperteile, die in der Fremdzuschreibung stark vergeschlechtlich werden, vor allem Genitalien und Brustbereich, sind immer mit Dysphorie belegt und dürfen bei Sexualität keine Rolle spielen oder von anderen berührt werden.«

Zur gelebten Sexualität von trans und nicht-binären Menschen gibt es keine umfassenden Erhebungen. Die wenigen vorhandenen Publikationen sind insofern kritisch einzuordnen, als dass sie sich überwiegend auf spezifische oder zu normative Transitionsverläufe beziehen oder ihren Fokus auf genitalverändernde Operationen und eine zu erhaltende Orgasmusfähigkeit legen. Vieles davon ist für Sexualberater*innen, die mit trans und nicht-binären Menschen arbeiten, von nachrangigem praktischem Nutzen.

Trans und nicht-binäre Menschen können alle Arten von Sexualität leben oder nicht leben, einen leichten spielerischen, keinen oder einen sich hart erarbeiteten Zugang zum eigenen lustvollen Körper haben. Die biografischen Prägungen von Sexualität sowie die kulturellen, familiären und pädagogischen Botschaften, die im Laufe des Aufwachsens von außen herangetragen worden sind, gehen nicht spurlos an trans und nicht-binären Menschen vorbei. Im Laufe des Erwachsenwerdens und des Transitionsprozesses konnten diese Erfahrungen unterschiedlich abgelegt werden. Oft findet ein aktives Verlernen statt, bei dem sich mit den eigenen internalisierten Botschaften, wie ein Körper zu sein hat, welche Identitäten möglich und lebbar sind und wie Sexualität auszusehen hat, auseinandergesetzt wird. Dieses Abschütteln, Ausprobieren und aktive Verlernen kann in Peer-Gruppen, auf Tagungen, Events und Workshops, im Freund*innen- und Partner*innenkreis erprobt werden. Oder auf theoretischer Ebene auch in der Sexual- und Paarberatung Platz finden.

Wenn es für trans und nicht-binäre Menschen möglich ist, ihren eigenen Körper vor, während und nach der Transition beim Masturbieren neugierig zu entdecken, sich selbst sprichwörtlich zu begreifen, dann kann die Person sich dadurch selbst eine Unterstützung sein. Der eigene Körper kann gehalten werden und durch die Selbstberührung können neuronale Verbindungen entstehen. Transitionsbedingte Veränderungen können so integriert und innerlich Platz geschaffen werden für neue Entscheidungen weiterer Schritte, die sexuell ausprobiert werden wollen, oder auch Transitionsschritte, zu denen es noch keine klare Positionierung gibt.

Gelebte Sexualität mit anderen Menschen kann einerseits eine genderbestärkende Wirkung haben, in der die eigene Geschlechtsrolle in sexuellen Kontakten ausprobiert, verworfen und neu erlebt werden kann. Dies bringt im besten Fall affirmative, bestärkende Gefühle hervor. Andererseits kann es eine Wechselwirkung mit einem experimentierfreudigen Gegenüber geben, das dazu beiträgt, dass gemeinsam ein sexueller Raum entsteht, in dem die eigene Geschlechtlichkeit erkundet werden kann. Über das Experimentieren mit der eigenen sexuellen Orientierung und sexuellen Praktiken wird sich der geschlechtlichen Identität angenähert.

Eine Schattenseite davon kann eine erhöhte Risikobereitschaft in sexuellen Situationen sein, wenn es beispielsweise ein Gegenüber gibt, das wenig(er) auf die Wahrung der Grenzen des*der trans oder nicht-binären Sexualpartner*in bedacht ist, aber mit dem das sexuelle Miteinander ansonsten eine affirmierende Wirkung hinsichtlich der Geschlechtsidentität hat. Dies wird dann möglicherweise temporär als wichtiger empfunden, als die eigenen Grenzen zu respektieren. Das könnte bedeuten, dass eigene Safer-Sex-Standards in den Hintergrund rücken, wenn das Gegenüber niedrigere Safer-Sex-Standards hat, und ein sexueller Kontakt nur zu diesen Bedingungen möglich ist. Die Verantwortung für das grenzüberschreitende Verhalten liegt ganz klar bei dem sexuellen Gegenüber, welches das eigene geschlechtsbestätigende Verhalten ausnutzt, um Absprachen zu Safer Sex oder anderen Vereinbarungen durchzusetzen, mit dem Wissen, dass für die trans oder nicht-binäre Person das geschlechtsbestätigende Gefühl wichtiger ist. Zusätzlich übertritt die trans oder nicht-binäre Person ihre eigenen abgesteckten Grenzen, wenn die geschlechtsbestätigenden Erfahrungen in der Situation als wichtiger wahrgenommen und priorisiert werden.

In der Sexualität mit anderen finden sich trans und nicht-binäre Menschen oft in der Situation wieder, sich mit der Frage des eigenen Coming-out bei Sexualpartner*innen und dem Timing dessen zu beschäftigen. Dabei stellt sich die Frage, ob überhaupt und wenn ja, wann und wie sich als trans und nicht-binär geoutet wird. Viele sind es gewohnt, dem Gegenüber vor oder während einer sexuellen Begegnung den eigenen Körper zu erklären, leider ist ja keine »Gebrauchsanweisung« mitgeliefert worden. In diesen Situationen zeigt sich oft, ob das Gegenüber souverän mit unbekannten, unvorhergesehenen Situationen umgehen kann oder ob Unsicherheiten in der sexuellen Annäherung entstehen, die im schlechten Fall bei der trans und nicht-binären Person »abgeladen« werden, im Sinne von: »Jetzt zeig mir erst mal wie dein Körper funktioniert.«

Genitalien können ein Teil von Sexualität sein, müssen es aber nicht. Eine individuelle Belegung mit einer eigenen Bedeutung, einer Neubelegung und Rückaneignung von Genitalien oder allen anderen geschlechtsbezogenen Körperteilen ist für viele ein wichtiger Teil ihrer Transition (siehe Kapitel 4.3).

Die physischen Orte, an denen sich eine Person aufhalten kann und zu denen es Zugangsmöglichkeiten gibt, prägen die Intimitätsmöglichkeiten und die sexuellen Gewohnheiten. An privaten oder geeigneten öffentlichen Orten Sexualität zu leben, prägt Erfahrungen. Genauso macht es einen Unterschied, ob eine Person sich viel Zeit für Solosexualität nimmt oder gemeinsam mit anderen verbringt. Ob es eher Möglichkeiten für Quickies im Alltag gibt oder dezidierte Räume oder Orte für Sex im Alltag verankert sind.

Ein zentrales Anliegen in der Beratung kann sein, trans und nicht-binäre Personen beim Gestalten eigener sexueller Skripte zu unterstützen. Berater*innen können dabei helfen, den Mythos abzubauen, was »richtiger« Sex ist, und verinnerlichte Vorstellungen abzulegen oder zu verändern, wie Sexualität »richtig« geht. Das Ziel dabei ist, die Selbstverantwortung der Klient*innen zu stärken, individuelle Bedürfnisse herauszuarbeiten und Möglichkeitsräume zu erweitern, anstelle dass Klient*innen einem sexuellen Weg folgen, den andere (und die Gesellschaft) ihnen aufgezeigt haben, ohne bewusst die Entscheidung getroffen zu haben, ob sie den Weg in ihrer Sexualität wirklich gehen möchten. In der Sexualberatung kann auch eine Auseinandersetzung damit, was in der Sexualität mit anderen Personen erlebt worden ist, Platz finden. Trans und nicht-binäre Personen können dann auch darin begleitet werden, die individuellen Erfahrungen in einen Zusammenhang mit geschlechtlichen Machtdynamiken auf der interpersonellen und strukturellen Ebene zusammenzubringen, mögliche Belastungsfaktoren zu identifizieren und Umgangsstrategien zu erarbeiten. Dabei können Sexualberater*innen als Erlaubnisgeber*innen fungieren, etwas Neues auszuprobieren und anders zu machen, bzw. die Klient*innen darin bestärken, sich selbst die Erlaubnis dafür zu geben. Der Rahmen einer Beratung bietet viele Möglichkeiten, sich selbst als sexuell handlungsfähig kennenzulernen und zu erleben. Je nach Ansatz erfolgt dies durch verbale Angebote oder unter Umständen auch somatisch-praktisch, mit oder ohne Berührung (siehe Kapitel 4.11).

4.1.6 Sexualität und Verantwortungsübernahme

Hilfst du mir gerade, mich noch stärker zu spüren, oder bitte ich dich darum, etwas für mich zu tun, um das zu erleben und zu bekommen, was ich spüren möchte? Nehme ich mir gerade, was ich will, oder gibst du mir gerade, was ich will? Hält sich dieses feine Gleichgewicht die Waage? Das ist ein Reibungspunkt der Perspektiven, nicht der Schleimhäute. Im Kontext von Verantwortungsübernahme und Sexualität ist eine zentrale Frage: Für wen wird der Sex gerade gemacht? Gemeinsame Sexualität, die aus gemeinsamem Handeln besteht, Momente, die örtlich und zeitlich geteilt werden, scheinen auf den ersten Blick Situationen von gemeinsamer Verantwortung zu sein. Doch was genau heißt das? Wie sieht die Verantwortungsübernahme für die gemeinsame Situation aus? Letztlich kann nur die Person selbst Verantwortung für das eigene Handeln übernehmen, da das der Punkt ist, der selbst verändert werden kann. In schwulen cruising Communitys gibt es beispielsweise die unausgesprochene Absprache, dass jeder für »die eigenen Löcher und das Navigieren der eigenen Lust und Grenzen« selbst verantwortlich ist und das Gegenüber in keiner Weise verpflichtet ist, z. B. den eigenen HIV-Status oder das Ergebnis des letzten Tests auf sexuell übertragbare Infektionen mitzuteilen.

Bei sexuellen Begegnungen, bei denen eine Person schwanger werden kann, gibt es hingegen die unausgesprochene Absprache in zugehörigen Subkulturen, dass beide in dieser Situation für die Schwangerschaftsverhütung verantwortlich sind – mindestens aber den Wunsch nach einer gemeinsamen Verantwortung für die Schwangerschaftsverhütung.

Sollte sich die Zugehörigkeit zu einer Community, beispielsweise einer lesbischen oder schwulen Community, im Zuge der Transition verändern, stellt sich die Frage, welche sexuellen Angebote zugänglich für Teilhabe und Inanspruchnahme sind. Oft geht dies auch mit veränderten Kommunikationsformen und erforderlichen Verhandlungskompetenzen für die Entstehung eines sexuellen Kontakts einher.

Für manche trans oder nicht-binäre Personen kann es andersherum eine neue Erfahrung sein, vom Umfeld als »hetero« gelabelt zu werden und somit als Teil einer heteronormativen Mehrheitsgesellschaft angesehen zu werden. Dabei handelt es sich um einen Blick von außen. Die geschlechtliche Selbstidentifikation und die Erinnerung an die eigene Vergangenheit können beim Blick von innen jedoch für ein völlig anderes Gefühl sorgen.

4.1.7 Schattenseiten und Pannen der Sexualität

Beim Thema Sexualität stehen nicht nur schöne, wundervolle, heiße und geile Erlebnisse im Vordergrund. Auch ungelenke, peinliche, schamhafte, schiefgegangene oder enttäuschende Situationen können dazu gehören. Nicht zuletzt ist es auch möglich, dass unabsichtliche Grenzverletzungen innerhalb von einvernehmlicher Sexualität entstehen. Die Frage ist, wie mit einer solchen Situation umgegangen wird, was danach passiert und wie die Beteiligten sich verhalten. Dies ist hier mit Grenzverletzung beschrieben und nicht mit Gewalt, da es bei Gewalt immer um das Ausnutzen von Macht und Gelegenheiten geht (siehe Kapitel 4.13).

Im sexuellen Handeln passieren mögliche Fehler oft, bevor Situationen in Ruhe durchdacht werden konnten. Nicht immer wird beispielsweise Konsens vor gemeinsamen Aktivitäten verbal und ausdrücklich verhandelt, gerade wenn aus einem wohlwollenden spontanen Impuls heraus gehandelt wird. Die Folge können kleine und größere Missverständnisse, Fehler, Unachtsamkeiten, Konsensunfälle oder auch größere Katastrophen sein, die sich zwischenmenschlich wie eine Lawine entwickeln und verselbstständigen.

Neben dem ungewollten Überschreiten der Grenzen anderer ist es auch möglich, dass eine Person die eigenen Grenzen überschreitet. Möglicherweise wird erst nach einem lustvollen sexuellen Erlebnis oder einige

Zeit später festgestellt, dass die Person sich selbst gegenüber einen Schritt zu weit gegangen ist und die Situation zu viel war. Das Ganze findet im Spannungsfeld zwischen limitierten Kapazitäten und der Entdecker*innenlust aller Beteiligten statt.

4.1.8 Zusammenfassend für Berater*innen

- Berater*innen sollten sich frei machen von cis-binären heteronormativen Annahmen wie Sexualität, Beziehungsformen und sexuelle Praktiken von trans und nicht-binären Menschen aussehen können.
- Klient*innen sollte der Druck genommen werden, sexuell oder auch partner*innenschaftlich etwas erreichen zu müssen oder ein bestimmtes Ziel mit der (un)gelebten Sexualität zu verfolgen.
- Berater*innen können durch eine angemessene Begleitung die Neugierde für den eigenen Körper wecken und fördern.
- Berater*innen können beim Verlernen von internalisierten Annahmen unterstützen.
- In der Beratung können vergangene Erfahrungen evaluiert und einsortiert werden. Dabei sind besonders die intra-, interpersonellen und strukturellen Ebenen mit den gesellschaftlichen Macht- und Geschlechterverhältnissen und -dynamiken in Bezug auf Privilegierungen und Diskriminierungserfahrungen relevant.

Literatur und weiterführendes Material

Bellwether, M. (2010) *Fucking Trans Women*. Create Space Independent Publishing Platform.

Hahne, A. (Hrsg.). (2021). *Sexuelle Bildung zu trans* und nicht-binären Körpern – Materialkarten für Beratung und Workshops* (2. Aufl.). edition assemblage.

IPPF (2009). Sexuelle Rechte: Eine IPPF Erklärung. https://www.ippf.org/sites/default/files/ippf_sexual_rights_declaration_german.pdf

Kern, J. (2023). *Sex, aber richtig?: Über die Sache mit dem Konsens, die komplizierter ist als gedacht, aber auch entspannter als befürchtet*. Querverlag.

Klein, A. & Zeiske, A. (2009). Sexualität und Handlungsfähigkeit. Ein Beitrag zur Capability-Instrumentenentwicklung. *Zeitschrift für Soziologie der Erziehung und Sozialisation, 4*, 371–385.

Martin, B. (2021). *The Art of Receiving and Giving: The Wheel of Consent*. Luminare Press.

Nagoski, E. (2021). *Come as you are* (2. Aufl.). Simon & Schuster.
Sigusch, V., Meyenburg, B. & Reiche, R. (1978). Transsexualität I: Leitsymptome, Ätiologie, Strukturdiagnose. *Sexualmedizin, 7*, 107–126.
Stangneth, B. (2020). *Sexkultur*. Rowohlt.
Starke, K. (2013). Sexualität im Erwachsenenalter. In R.-B. Schmidt & U. Sielert (Hrsg.), *Handbuch Sexualpädagogik und sexuelle Bildung* (2. Aufl., S. 392–407). Beltz.
Sullivan, L., Martin, E. & Ozma, Z. (2019). *We both laughed in pleasure: The selected diaries of Lou Sulivan*. Nightboat Books.
Sztenc, M. (2018). *Klappt's?: Vom Leistungssex zum Liebesspiel – ein Übungsbuch für Männer*. S. Hirzel Verlag.
Taylor, S. R. (2021). *The Body Is Not an Apology: The Power of Radical Self-Love*. Berrett-Koehler Publishers.

Biografische Notiz

Alexander Hahne (er/ihm), M. A. Medientechnik, ist Referent für Sexuelle Gesundheit mit dem Schwerpunkt trans und nicht-binäre Menschen, Sexualpädagoge (gsp), Sexological Bodyworker (ISB), Systemischer Sexualtherapeut (IGST), Tänzer, trans und pleasure Aktivist. Mit seiner Arbeit leistet er für Erwachsene einen praxisbezogenen Beitrag zum Erleben des eigenen Körpers, zur Auseinandersetzung mit der eigenen Sexualität sowie der Möglichkeit Zugänge zum lustvollen Potenzial freizulegen und auszuprobieren. Die körperpraktische sexuelle Bildung mit Erwachsenen steht dabei im Vordergrund. Ihm ist es eine Herzensangelegenheit, sexuelle Lernprozesse zu begleiten und Räume zum Erleben zu öffnen und halten. Sich Zeit nehmen zum Spüren. Website: https://www.alexanderhahne.com und E-Mail: Kontakt@alexanderhahne.com

4.2 Dysphorie und Euphorie

Erfahrungen und Herausforderungen von Menschen mit Geschlechtsdysphorie und -euphorie und mögliche Wege der Unterstützung

Daniel Masch

4.2.1 Annäherung und Begriffsklärung

Wenn sich Menschen nicht oder nur teilweise mit dem bei der Geburt zugewiesenen Geschlecht identifizieren können, erleben viele ein mehr oder weniger starkes Gefühl von fehlender Passung. Selbst- und Fremdwahrnehmung sowie inneres und äußerliches Erleben einer Person stimmen dann nicht überein. Meist erfolgt die Geschlechtszuweisung in Form einer sozial-gesellschaftlichen Rolle anhand der primären Geschlechtsmerkmale und wird dann individuell als nicht stimmig mit dem subjektiven Erleben erkannt. Geschlechtsinkongruenz kann in unterschiedlichen Lebensphasen erstmals auftreten und muss per se noch nicht als leidvoll oder veränderungsbedürftig erlebt werden.

Sie stellt sich ein, wenn die fehlende Passung als belastend oder leidvoll erlebt wird. Das tatsächliche Erleben von Dysphorie wird sehr unterschiedlich beschrieben. Es kann beklemmend und angsteinflößend sein, psychosomatische Reaktionen wie Atemnot, Kopfschmerzen, Schweißausbrüche auslösen und teils komplexe Empfindungen hervorrufen.

Entscheidend für die folgende Auseinandersetzung ist, dass Geschlechtsinkongruenz selbst keine Störung, sondern lediglich eine natürliche Varianz geschlechtlichen Erlebens darstellt. Erst wenn die Dysphorie als erlebter Leidensdruck aus dem Inkongruenzgefühl entsteht, wünschen sich viele Menschen Veränderungen und nehmen möglicherweise Unterstützung in Anspruch. Mit dieser Unterscheidung wird Dysphorie im DSM-5 der American Psychiatric Association (APA) und in der ICD-11 der WHO auch als diagnostisches Kriterium benannt; während Geschlechtsinkongruenz aufbauend auf die veralteten binären Geschlechtervorstellungen heute als Normvariante geschlechtlicher Diversität anerkannt wird. Entscheidend ist, dass die Leitlinien der WHO erst dann einen Behandlungsbedarf sehen, wenn ein »krankheitswertiger Leidensdruck« besteht. Dies könnte zukünftig dazu führen, dass Menschen den Fokus auf ihr Leid und nicht auf die Stärkung der geschlechtlichen Selbstbestimmung und Partizipation in der Behandlung legen.

Von Dysphorie betroffene Menschen finden sehr unterschiedliche Beschreibungen, ihr Erleben nachvollziehbarer zu machen. So kann es sich für eine Person anfühlen wie in einem viel zu engen Taucheranzug eingeschnürt zu sein, den sie nicht ablegen kann. Andere vergleichen den immanenten Handlungsdruck auch damit, als würden sie sich mit einem harten Frotteehandtuch über Sonnenbrand rubbeln. Um sich vor dysphorischen Situationen zu schützen, nutzen viele Ungeoutete eine nach außen gezeigte Rolle, die sie wie ein Schutzschild vor sich hertragen. Ein trans Mann könnte beispielsweise eine weibliche Rolle wie einen »Pappaufsteller« vor sich halten und mithilfe dieser Maskierung mit der Umwelt interagieren. Dass dahinter noch eine wahre Persönlichkeit verborgen ist, kann von Mitmenschen teilweise intuitiv wahrgenommen werden. Diese Inkongruenz zwischen der wahren Identität und der vorgeschobenen Rollenerfüllung wird dann als Irritation registriert und führt leicht zur Ablehnung und damit zur Ausgrenzung der trans oder nicht-binären Person. Irgendetwas ist »komisch« an ihr und die Umwelt nimmt Abstand. Wenn dann durch ein Coming-out der »Pappaufsteller« zur Seite gestellt wird, hoffen Betroffene, dass die Umwelt sie hinter der Fassade als wahre Persönlichkeit ernst nimmt und entsprechend richtige Vornamen und Pronomen verwendet. Ignorieren die Mitmenschen jedoch die Person und sprechen weiter die eigentlich abgelegte Erwartungsrolle an, fühlen sich die Geouteten invalidiert und hilflos. Dysphorie setzt ein und kann verschiedene stressbedingte Reaktionen wie Flucht, Angriff, Erstarren oder Anpassung im Sinne einer Selbstaufgabe auslösen.

Das Empfinden kann leicht ausgeprägt sein bis hin zu massivem und sehr akutem Leidensdruck, der nicht beiseitegelegt oder ignoriert werden kann. Kommt es wiederholt zu dysphorischem Erleben, kann dies auch nachhaltig negative Auswirkungen auf die Psyche haben. Depressionen, Angststörungen und Zwänge können mögliche Folgen sein.

Erleben sich Menschen jedoch stimmig und passend in ihrer Geschlechtsidentität und in der von ihnen selbst und anderen wahrgenommenen sozialen Geschlechterrolle, kann dies erfüllend und freudvoll sein. Dieses Erleben wird auch als Geschlechtseuphorie bezeichnet und kommt bei cis, trans und nicht-binären Menschen vor. So kann eine cis

Person Geschlechtseuphorie empfinden, wenn sie sich im Spiegel sieht und zufrieden feststellt, dass sie sich heute besonders schön/sympathisch/sexy findet. Für Menschen, die Inkongruenz und sogar Dysphorie erleben, ist dieses Gefühl besonderer Passung die angestrebte Lebensrealität. Sich als stimmig zu erleben, und sei es nur teilweise, kann als Erfüllung und große Freude wahrgenommen werden.

Im Folgenden werden mögliche Lebensrealitäten von Menschen mit Geschlechtsdysphorie dargestellt, aktuelle Sichtweisen auf Dysphorie beleuchtet und die Bedeutung von Geschlechtseuphorie hervorgehoben. Zudem werden Handlungsoptionen für den Umgang mit Dysphorie und Möglichkeiten zur Förderung von Euphorie vorgestellt.

4.2.2 Geschlechtsdysphorie: Lebensrealität und Entstehung

Die situative Entstehung von Geschlechtsdysphorie ist komplex und multifaktoriell. Geschlechtsinkongruenz selbst kann sich zu verschiedenen Zeitpunkten im Leben erstmals zeigen und durch sehr individuelle Umweltreize oder subjektive Aspekte ausgelöst werden. Bereits in der frühen Kindheit können erste Anzeichen fehlender Passung auftreten. Wenn Kinder bemerken, dass sie von ihrer Umwelt mit Zuschreibungen, Stereotypen und Rollenvorstellungen konfrontiert sind, mit denen sie sich nicht oder nur teilweise identifizieren können, kann dies verwirrend, aber auch leidvoll sein. Der Eintritt in die Schule kann dann problematisch sein, da Kinder hier verstärkt mit geschlechtsspezifischen Erwartungen und Rollenbildern konfrontiert werden. Soziale Beziehungen bauen immer auch auf impliziten Annahmen zu Verhalten und Dispositionen auf, die auf die trans und nicht-binären Mitschüler*innen nicht zu passen scheinen. Die Umwelt erlebt eine Irritation und wird sich von der entsprechenden Person tendenziell eher distanzieren, häufig auch ohne die Nicht-Passung direkt mit Geschlecht in Verbindung zu bringen. Wer »irgendwie komisch« ist, wird nicht in die Gruppenarbeit eingeladen, spielt nicht mit in der Pause und erlebt dadurch schließlich auch Ausschlüsse von nachmittäglichen Verabredungen, Geburtstagspartys und Freizeitaktivitäten generell. Da soziale Kompetenz trainiert werden muss, geraten viele trans und nicht-binäre Menschen zunehmend in ein Übungs-Defizit, das sie weiter von ihren Mitmenschen isoliert.

Wenn dann die Pubertät einsetzt, wird neben der erlebten Inkongruenz auch die Dysphorie zunehmend intensiviert, da der Geschlechtsausdruck aufgrund der körperlichen Veränderungen noch schwerer an das erlebte Geschlecht angepasst werden kann. Zusätzlich steigert sich auch das Maß an Rollenerwartungen und soziale Beziehungen werden meist stark von der Cis-Heteronormativität vorherbestimmt. Viele trans und nicht-binäre Menschen versuchen dann neue Kompensationsstrategien zu finden. Ein Beispiel sind weite und damit versteckende Kleidungsstücke, Hilfsmittel wie Brustbinder für einen flachen Oberkörper oder Tucking-Wäsche und Silikoneinlagen für ein weiblich gelesenes Brustprofil. Auch bekannte Problemlösestrukturen (Heurismen) werden erprobt, wobei in Ermangelung konstruktiver Strategien auch destruktive Verhaltensweisen und Problemlösungen genutzt werden, wenn die Dysphorie zu groß wird. Selbstschädigendes Verhalten oder Süchte sind Beispiele für das Fehlen hilfreicher Strategien, die oft dann genutzt werden, wenn die Jugendlichen sich allein dem hohen Leidensdruck ausgesetzt sehen. Hilflosigkeit und Verzweiflung sind auch als Folgen starker Dysphorie oft Ursache für die hohe Suizidgefährdung und Selbstverletzungen (Marshall et al., 2016). Doch auch im Erwachsenenalter können gesellschaftliche und berufliche Erwartungen Dysphorie verstärken. Dabei können Partner*innenschaften und Familiengründung zusätzliche Herausforderungen darstellen.

Die Lebensrealität von Menschen mit Geschlechtsdysphorie wird somit aufgrund unterschiedlicher Faktoren als herausfordernd erlebt (Masch, 2022). Körperliche Merkmale sind meist ein wesentlicher Auslöser, doch bringen das persönliche Erleben der eigenen Person und gesellschaftliche Erwartungen weitere potenzielle Auslöser hinzu. So kann der Zwang, geschlechtsspezifische Einrichtungen wie Toiletten oder Umkleidekabinen zu benutzen, in der Öffentlichkeit viel Dysphorie auslösen, da es hier häufig zu diskriminierenden Erfahrungen kommt. Personen, die in solchen Räumen von der Mehrheitsgesellschaft als unpassend eingestuft werden, erleben Abwertungen und Bedrohungen, die in verbale und physische Gewalt münden können.

Weitere potenziell problematische Situationen sind zum Beispiel medizinische Kontexte, das Fahren mit öffentlichen Verkehrsmitteln, das Kaufen von Kleidung, persönliche Angaben machen zu müssen (z. B. bei Behörden) oder soziale Situationen allgemein. Hier erleben trans und nicht-binäre Menschen oft Unverständnis und die Ablehnung der eigenen Geschlechtsidentität durch beispielsweise Familie, Freund*innen oder ihr

Kollegium. Die Situationen und Rahmenbedingungen, in denen Menschen mit Geschlechtsdysphorie an ihre Grenzen stoßen können, sind somit vielfältig. Sie stellen immer wieder neue Herausforderungen an die Resilienz und Ressourcen der Personen dar.

In der Medizin wird Geschlechtsdysphorie oft als ein behandelbares Leiden betrachtet. Die Leitlinien der WHO und der APA betonen die Wichtigkeit einer affirmativen Behandlung, die hormonelle und chirurgische Interventionen einschließen kann. Gesellschaftlich wird Geschlechtsdysphorie zunehmend als legitime und ernst zu nehmende Erfahrung anerkannt. Trotz Fortschritten in der Akzeptanz gibt es jedoch immer noch weit verbreitete Diskriminierung und Stigmatisierung. In der Pädagogik und Psychologie liegt der Fokus auf der Unterstützung der Menschen durch beratende und therapeutische Angebote. Ziel ist es, das Wohlbefinden zu fördern und den Umgang mit Dysphorie zu erleichtern.

Akute Hilfe bei Dysphorie ist sehr individuell anzusetzen. Dabei kann es hilfreich sein, sich mit anderen trans und nicht-binären Menschen auszutauschen, körperliche und soziale Angleichungsschritte zu gehen, sich gut zu informieren und unterstützende cis Personen um sich zu haben. Da besonders starker Leidensdruck meist eher Stunden bis wenige Tage anhält und dann von Latenzphasen und weniger akuter Dysphorie abgelöst wird, helfen bisweilen auch schlichte Ablenkung und Beschäftigung. Sich etwas Gutes zu tun, die Aufmerksamkeit ganz auf eine angenehme Tätigkeit zu lenken oder etwas zu unternehmen, können dabei gute Ansätze sein (Kost, 2019). Auf Dauer machen sich Selbstwertsteigerung und die liebevolle Auseinandersetzung mit der eigenen Person und Körperlichkeit bezahlt. Diese sollte ggf. durch affirmative Therapie und Beratung unterstützt werden. Grundsätzlich ist zu erwarten, dass der Leidensdruck abnimmt und weniger häufig auftritt, je stärker die erlebte Geschlechtsinkongruenz abnimmt. Ein entscheidendes Mittel kann hierfür die körperliche Transition sein, also die Angleichung einzelner als unpassend erlebten Merkmale an die tatsächliche Geschlechtsidentität. Aber nicht alle trans und nicht-binären Menschen wünschen sich körperliche Veränderungen.

Bezogen auf die Sexualität kann Dysphorie großen Einfluss darauf haben, ob Menschen mit sich und anderen lustvolle Erfahrungen sammeln können. Personen mit Geschlechtsdysphorie können während sexueller Aktivitäten Unbehagen oder Abneigung gegenüber bestimmten Körperteilen empfinden, die sie als inkongruent zur Geschlechtsidentität empfinden. Dieses Unbehagen kann dazu führen, dass sie sexuelle Aktivitäten vermeiden oder Praktiken bevorzugen, die bestimmte Körperteile nicht einbeziehen. Dabei können unterschiedliche Aspekte der Dysphorie sexuelles Verlangen sehr individuell beeinflussen. So kann die eigene Wahrnehmung des Körpers es erschweren, sich sexuell begehrenswert zu fühlen und dadurch das Selbstbewusstsein stark einschränken. Dysphorie kann durch den aus ihr entstehenden Leidensdruck starke psychische Belastung und Begleiterkrankungen mit sich bringen. Angst, Depression und vermindertes Selbstwertgefühl beeinflussen nachweislich das sexuelle Verhalten (Karle et al., 2023). So kann die Dysphorie durch anhaltende psychische Belastung das sexuelle Verlangen und die Fähigkeit, sexuelle Beziehungen aufzubauen und aufrechtzuerhalten, beeinträchtigen.

Es wird zudem oftmals erwartet, dass Menschen nach Abheilen einer genitalangleichenden Operation sexuell aktiv werden können, obwohl die entsprechenden Körperregionen bisweilen seit frühester Kindheit als schambesetzt und dysphorisch erlebt worden sind. Viele trans und nichtbinäre Menschen konnten sich nur schwer oder gar nicht sexuell mit ihren Genitalien auseinandersetzen, erleben dann meist mehrere postoperative Phasen, in denen ihre Genitalien schmerzten, Zweifel und bisweilen weiter Dysphorie auslösten (Hamm et al., 2023). Überdies werden während des Prozesses die Ergebnisse häufig wie selbstverständlich von vielen Menschen im Behandlungssystem begutachtet, bewertet und medizinisch behandelt. Nach dem Abheilen solle dann selbstständig und lustvoll Sexualität mit den »richtigen« Genitalien gelebt werden können. Tatsächlich braucht es Zeit, die teils traumatischen Erfahrungen der Operationen zu verarbeiten. Oftmals wären unterstützende sexualberaterische Angebote hilfreich, um die dysphorischen, alten Sichtweisen durch neue Erfahrungen zu ersetzen oder zu ergänzen (vgl. Kapitel 4.3). Wichtig ist hier zu betonen, dass sich andere Transitionierende mit den beschriebenen Eingriffen und Erlebnissen weniger belastet fühlen und anschließend gestärkt und autonom ihre Sexualität erforschen können. Die erlebte Geschlechtseuphorie kann auch zu der Teilnahme an spezifischen sexuellen Workshops und Veranstaltungen für trans und nicht-binäre Menschen führen. In diesen Kotexten bildet sich die beschriebene anhaltende Genitaldysphorie erfahrungsgemäß deutlich weniger bis gar nicht ab.

Somit können verschiedene Transitionsmaßnahmen Dysphorie erfolgreich abbauen. Hormonelle und/oder operative Eingriffe können das körperliche und psychische Wohlbefinden verbessern und somit positive Auswirkungen auf das sexuelle Erleben haben. Nach geschlechtsangleichenden Maßnahmen wie Mastektomien oder genitalangleichenden Operationen berichten viele Personen von einer verbesserten sexuellen Zufriedenheit (u. a. Passos et al., 2020).

4.2.3 Geschlechtseuphorie: Stärkende Wirkung und ihr Beitrag zur Autonomie

Geschlechtseuphorie ist ebenso vielschichtig in ihrer Entstehung und kann auf unterschiedlichen Wegen unterstützt werden: Soziale Anerkennung, medizinische Maßnahmen und persönliche Selbstbestätigung spielen eine wichtige Rolle. Damit trägt erlebte Passung maßgeblich zum psychischen Wohlbefinden und zur Stärkung der geschlechtsbezogenen und individuellen Autonomie bei. Sie fördert ein positives Selbstbild und ermöglicht es Menschen, ihre Sexualität passend zur individuell erlebten Geschlechtsidentität authentisch zu leben.

Erfahrungen mit Geschlechtseuphorie variieren stark. Zum einen kann sie bedeuten, sich in sich selbst stimmig und schön zu fühlen und sich darüber zu freuen. Gleichzeitig kann sie auch durch die Anerkennung der eigenen Geschlechtsidentität durch das Umfeld ausgelöst und gestärkt werden. So kann Geschlechtseuphorie auch für cis Personen anschlussfähig erlebt werden, wenn sie sich in einem besonders affirmativen Outfit vor dem Spiegel betrachten und sich dabei begehrenswert, schön oder einfach richtig fühlen. Bisweilen erscheinen Auslöser dafür auch kontraintuitiv zu sein, wenn beispielsweise ein ungeouteter trans Mann ein neues Kleidungsstück trägt und eine Freundin sagt: »Was hast du denn an? Darin siehst du ja total männlich aus.« Besagtes Kleidungsstück bleibt oft noch lange im Besitz und wird vielleicht besonders gern getragen, weil es von Mitmenschen als passend zur später geouteten Geschlechtsidentität gelesen wird.

Diese positiven Erlebnisse sind essenziell für das psychische Wohlbefinden. Auch die Unterstützung durch die trans und nicht-binäre Community spielt für viele eine entscheidende Rolle. Gemeinschaften bieten nicht nur emotionale Unterstützung, sondern auch praktische Hilfe und Ressourcen, die zur Förderung von Selbstliebe und Passungs-Empfinden beitragen. Geschlechtseuphorie hat positive Auswirkungen auf zwischenmenschliche Beziehungen und auf verschiedene Bereiche der Sexualität. Sie stärkt das Selbstbewusstsein und fördert harmonische und authentische Beziehungen, sei es in Paarbeziehungen oder in komplexeren Beziehungsstrukturen wie Polykülbeziehungen. Geschlechtseuphorie kann also zu mehr Einklang zwischen Identität und körperlichem Ist-Zustand führen und dadurch erleichtern, dass Menschen sich auf sexuelles Verlangen und intime Begegnungen besser einlassen können. Das gesteigerte Selbstbewusstsein kann bewirken, dass nicht-binäre und trans Personen sich entspannter ausprobieren können und dadurch gendereuphorische Momente erleben, wenn sie sich in bestimmte sexuelle Rollen begeben. Auch können je nach individueller Vorliebe sexuelle Praktiken und Hilfsmittel die erlebte Passung verstärken. Eine transweibliche Person könnte beispielsweise Freude an hochwertigen Silikon-Brustepithesen haben und Geschlechtseuphorie erleben, wenn sie Ziel von Zärtlichkeiten werden.

Wenn sich eine Person bei anderen sicher fühlt und sich offen zeigen kann, entsteht eine tiefere emotionale und körperliche Verbindung mit Partner*innen. Dabei können die gendereuphorische Erkundung und Selbstentdeckung der eigenen Sexualität zu neuen und bereichernden sexuellen Erfahrungen führen. Das kann mutig machen und das Sich-Einlassen auf Nähe und intime Begegnungen erleichtern. Wer sich als schön und begehrenswert erlebt, ist gestärkter, um den eigenen Wert für Beziehungen zu spüren und für sich und die eigenen Bedürfnisse und Grenzen besser einzustehen.

Eine gezielte Förderung von Geschlechtseuphorie umfasst oft therapeutische Unterstützung, soziale Anerkennung und gegebenenfalls medizinische Maßnahmen. Wichtig ist ein individueller Ansatz, der die spezifischen Bedürfnisse und Wünsche der Person berücksichtigt und nicht nach einem bestimmten Schema abgehandelt werden soll, sodass es kein generelles Falsch oder Richtig gibt.

Zur Förderung von Geschlechtseuphorie sind verschiedene Ansätze hilfreich, darunter die aktive Suche nach positiven Bestätigungen der eigenen Identität, die Teilnahme an unterstützenden Gemeinschaften und gegebenenfalls medizinische Maßnahmen. Durch Schritte wie die Anpassung von Kleidung, Namen und Pronomen kann Geschlechtseuphorie gefördert werden. Auch die aktive Auseinandersetzung mit der eigenen Identität und das Erleben von Akzeptanz und Unterstützung tragen dazu bei, das Autonomieerleben zu stärken. Auch An- und Zugehörige spielen eine wichtige Rolle. Verständnis, Akzeptanz und Unterstützung sind essenziell, um konstruktive Strategien zu entwickeln.

4.2.4 Zusammenfassung

Geschlechtsdysphorie und Geschlechtseuphorie sind komplexe und tiefgreifende Erfahrungen, die das Leben vieler trans und nicht-binärer Menschen prägen. Während Dysphorie sehr leidvoll sein kann, bietet Euphorie das Potenzial für ein erfülltes und authentisches Leben. Ein unterstützender, sensibilisierter und affirmativer Umgang sowohl in medizinischen, gesellschaftlichen als auch persönlichen Kontexten ist essenziell, um das Wohlbefinden und die Autonomie von trans und nicht-binären Menschen zu fördern. Dabei gilt:

1. Geschlechtsdysphorie lässt sich nicht wegwünschen oder durch radikale Selbstakzeptanz in der zugewiesenen Rolle überwinden.
2. Geschlechtseuphorie entsteht, wenn die eigene Geschlechtsidentität anerkannt und bestätigt wird und sich Menschen mit sich selbst wohl/schön/kongruent fühlen.
3. Wenn möglich sollte Geschlechtseuphorie angestrebt werden, auch wenn (noch) nicht alle Transitionsziele erreicht sind, um Menschen zu stärken und autonome Entscheidungen zu unterstützen.
4. Geschlechtseuphorie kann die sexuelle Erfahrung erheblich verbessern, indem sie ein positives Körpergefühl, mehr Selbstbewusstsein und eine tiefere emotionale Verbindung ermöglicht.

Literatur

Hamm, J., Koppe, U., Pöge, K. & Spurgat, C. (2023). *Sexuelle Gesundheit und HIV/STI in trans und nicht-binären Communitys*. Deutsche Aidshilfe.

Karle, A., Agardh, A., Larsson, M. & Arunda, M.O. (2023). Risky sexual behavior and self-rated mental health among young adults in Skåne, Sweden – a cross-sectional study. *BMC Public Health, 23*, Artikel 9.

Kost, C. (2019). Dysphorie survival guide. www.cornelia-mertens.de/?p=15885 (Stand: Mai 2024).

Marshall, E., Claes, L., Bouman, W.P., Witcomb, G. & Arcelus, J. (2016). Non-suicidal self-injury and suicidality in trans people: A systematic review of the literature. *International Review of Psychiatry, 28*, 58–69.

Masch, D. (2022). Trans* Skripte verstehen und Veränderungen begleiten. *Zeitschrift für Transaktionsanalyse, 9*(1), 27–42.

Nieder, T.O. & Richter-Appelt, H. (2013). Transgender: Transsexualität, Geschlechtsinkongruenz und Geschlechtsdysphorie. In P. Briken & M. Berner (Hrsg.), *Praxisbuch Sexuelle Störungen* (S. 203–222). Thieme.

Passos, T. S., Teixeira, M. S. & Almeida-Santos, M. A. (2020). Quality of life after gender affirmation surgery: A systematic review and network meta-analysis. *Sexuality Research & Social Policy: A Journal of the NSRC, 17*(2), 252–262. https://doi.org/10.1007/s13178-019-00394-0

Biografische Notiz

Daniel Masch, Dr., ist transaktionsanalytischer Berater und Supervisor (CTA-C). Er gründete 2014 die Beratungsstelle Trans*LG und begleitet seither Menschen bei Fragen rund um Transition und Geschlechtervielfalt. Als Leiter des Ilmenau Instituts lehrt und forscht er unter anderem an der Leuphana Universität in Lüneburg und in Kooperation mit verschiedenen Organisationen wie dem Bundesverband Trans*, der Deutschen Aidshilfe, der Deutschen Gesellschaft für Transaktionsanalyse und dem Fürstenberg Institut. Besondere Schwerpunkte in seinen Angeboten liegen bei Geschlechtervielfalt, Resilienz, Kommunikation und Persönlichkeitsentwicklung. Kontakt: https://www.ilmenau-institut.de und Daniel-Masch@gmx.de

4.3 Sexpraktiken und Selbstbezeichnungen von Genitalien und Oberkörpern

Alexander Hahne

Im folgenden Kapitel werden Möglichkeiten für sexuelle Praktiken vorgestellt, die von trans und nicht-binären Menschen genutzt werden. Viele Menschen sind neugierig, wie genau trans und nicht-binäre Menschen Sexualität leben. Es gibt wenige Quellen außerhalb von pornografischen Materialien und privater Sexualität, um Antworten auf diese Fragestellung zu finden. Selbstverständlich deckt das Kapitel nicht das ganze Buffet an sexuellen Möglichkeiten ab, es gibt jedoch einen vertieften Überblick. Auch wird die Frage, wie in sexual- und paarberaterischen Settings die Selbstbezeichnung von Genitalien und Oberkörpern abgefragt werden kann, erörtert. Dabei werden Vorschläge zur sprachlichen Annäherung und Vorgehensweise gegeben und konkrete Begriffe benannt. Vorweg lässt sich sagen, dass es keine neutralen Begriffe gibt, um über Körper und Sexualität zu sprechen. Alle Wörter sind in bestimmten Kontexten entstanden, wurden entfremdet oder rückangeeignet.

4.3.1 Sexpraktiken

Das Gehirn und die Haut sind nach wie vor die größten Sexualorgane. Was trans und nicht-binären Menschen Genuss, Erregung und Ekstase bereitet, ist wie bei allen anderen Menschen ganz unterschiedlich. Entscheidend sind Faktoren wie die Stimmung, der Ort und das oder die Gegenüber, das oder die an der sexuellen Begegnung teilnehmen oder dabei anwesend sind. Auch kann Solosexualität ein fester Bestandteil von Sexualität sein und eigenständig neben partner*innenschaftlicher Sexualität oder anonymer sexueller Gruppenaktivität stehen.

In die Sexualberatung kommen auch trans oder nicht-binäre Menschen, die vor oder nach einer Operation stehen. Die Aufgabe von Sexualberater*innen könnte in diesem Prozess darin bestehen, die Klient*innen beim Treffen einer Entscheidung für oder gegen eine Operation zu begleiten und ein realistisches Erwartungsmanagement zu sexuellen Möglichkeiten und möglichen Empfindungen zu besprechen. Es ist möglich, dass die Erwartungen einer Person an die körpermodifizierenden Eingriffe nicht erfüllt werden und sich z. B. die Körperdysphorie langsamer auflöst als erhofft. Die Auffassung, endlich eine lustvolle Sexualität leben zu wollen oder zu müssen, kann zusätzlich Druck ausüben. Die in diesem Zusammenhang in der Literatur benannten und beforschten Penetrations- und Orgasmusfähigkeiten blenden Genussfähigkeit oft aus und orientieren sich reproduzierend an heteronormativer penetrativer Sexualität.[1] Veränderungen von z. B. Erregungsmodi und dem subjektiven Erleben des eigenen sexuellen Körpers nach operativen Eingriffen bleiben dabei bislang unberücksichtigt.

Generelle Fragen im Kontext von Sexpraktiken können im Rahmen einer Sexualberatung lauten:

- Welche Effekte hatten hormonelle Veränderungen und Operationen auf die individuelle Sexualität und die Vorstellung einer zukünftigen sexuellen Handlungsfähigkeit?
- Was ist mit den »neuen« Körperteilen anders, unerwartet, neu, überraschend, gleich, vertraut?

4.3.1.1 Solosexualität

Eine Möglichkeit, den eigenen erregbaren und lustvollen Körper kennenzulernen, ist ihm sich durch masturbieren, wichsen, Selbstliebe bzw. Solosexualität zu nähern. Solosexualität ist etwas ganz Eigenständiges, nicht vergleichbar mit Sexualität in einer Partner*innenschaft oder geteilten, gemeinsamen sexuellen Handlungen mit anderen.

Der Gedanke, sich für sich selbst Zeit zu nehmen, ist für manche ungewohnt. Durch Solosexualität kann in Ruhe der eigene Körper erkundet werden. Sich Zeit für sich selbst zu nehmen, bedeutet (ungestört)

1 Aufgrund der Kürze des Kapitels werden keine detaillierten genitalchirurgischen Operationsmethoden benannt, die im Rahmen einer medizinischen Transition vorgenommen werden können, im Literaturverzeichnis sind dazu weiterführende Quellen aufgeführt.

der eigenen Lust und dem Genuss nachzugehen, oder auch Körperveränderungen im Rahmen der Transition Aufmerksamkeit zu schenken, die Veränderungen willkommen zu heißen und Schritt für Schritt mit in das sich verändernde Körperbild zu integrieren. Gleichzeitig ist Solosexualität weniger mit Performancedruck und dem Anspruch, etwas leisten zu müssen, verknüpft als partner*innenschaftliche Sexualität. In der Sexualberatung kann eine Bestandsaufnahme zum bisherigen Zugang zum lustvollen Körper erhoben werden. Eine Aufgabe für zu Hause könnte sein, die Neugier auf den eigenen Körper zu wecken und sich Zeit fürs Spüren und Erleben zu nehmen. Das (Ver-)Lernen von Sexpraktiken ist oft eng verknüpft mit heteronormativen sexuellen Skripten. Wie kann in der Beratung angeregt werden, im Hier und Jetzt eine Erfahrung zu machen, und sich selbst die Erlaubnis zu gegeben, die einengenden gesellschaftlichen Leitplanken einer normativen Sexualität zu verlassen?

Fragen rund um Solosexualität können in einer Sexualberatung sein:

- Welche Möglichkeiten gibt es, ohne Zuhilfenahme der Hände zu masturbieren?
- Wie können die Nippel nach einer Mastektomie bei der Solosexualität miteinbezogen werden?
- Wird Bougieren als Solosexualität angesehen? Welche Unterschiede gibt es zu Penetration in sexuellen Kontexten?
- Wie fühlt sich das Perineum durch hormonelle Veränderungen, vor allem bei externer Stimulation der Prostata, an?

4.3.1.2 Sexualität mit anderen Personen

Je nachdem, welche Körperteile, Organe, Bedürfnisse und Vorlieben vorhanden sind, ergeben sich alle nur erdenklichen Kombinationen und Möglichkeiten an sexuellen Praktiken. Im Folgenden sind einige Beispiele genannt, die von Klient*innen in der Sexualberatung als mögliche Themen angesprochen werden können:

- Wie genau kann mit einem ursprünglich gewachsenen externen Schwellkörper ein Strap-on mit Harness um die Hüfte verwendet werden?
- Wie sollte die Basis eines Dildos geformt sein, dass er bequem auf einem T-Dick getragen werden kann?
- Kann eine Neo-Vagina gefistet werden?

- Welche Penishüllen oder Sleeves können mit einer Phalloplastik getragen werden?
- Ab wann ist nach der Neo-Vagina-Operation Doppelpenetration (vorne und hinten gleichzeitig) möglich?
- Welcher Stroker kann gut für einen T-Dick verwendet werden? Welche Alternativen gibt es für Unterdrucksauger?
- Welche Möglichkeiten gibt es, die nicht-erigierten außenliegenden Schwellkörper zu liebkosen und wertzuschätzen? Wie kann diese *soft cock celebration* angeregt werden?
- Was ist bei einer lesbischen Orgie anders, wenn sie cis/trans gemischt ist, als wenn nur cis Frauen beteiligt sind?
- Wie kann eine Phalloplastik ohne Schwellkörperprothese lustvoll berührt werden?
- Wie fühlt sich die Stimulation der verborgenen, eingebetteten durch Testosteron vergrößerten Klitoris bei der Verwendung von weichen Harnröhrenstäben (mit sterilem Gleitgel verwendet) nach einer Phalloplastik an?
- Welche geschlechtsidentitätsaffirmierenden Sexpositionen können für trans Männer und nicht-binäre afab Menschen bei der Penetration des Frontholes geeignet sein? (»Ich lasse mich nur aktiv ficken.«)
- Welche Möglichkeiten gibt es, die getuckten Hoden als Labien zu fühlen und die Bigclit zu fingern? Wie können die Leistenkanäle in Form von muffing dabei miteinbezogen werden?
- Wie können bei schwulem Cruising trans Männer und nicht-binäre afab Menschen ihre sensiblen Nippel nach der Mastektomie vor ungewollten, zu festen Berührungen schützen?
- Was ist bei schwulem Gruppensex, der trans/cis gemischt ist, anders, als wenn nur cis Männer beteiligt sind?
- In welcher Position können Menschen mit Neo-Vulva/-Vagina oder Fronthole gut auf eine andere Person pinkeln?
- Wie kann ein Schwanz nach einer Metaplastik gewichst werden?
- Welche Möglichkeiten der internen Prostatastimulation gibt es vor oder nach der Neo-Vagina-Operation?
- Wie kann das Blasen eines Testodicks genau beschrieben werden? Was fühlt sich gut an? Was kann gegen Überstimulation unternommen werden?
- Welche Hygieneaspekte gibt es beim Rimming zu beachten?

- Was verändert sich beim Fisten eines Frontholes, wenn die Person jahrelang Testosteronpräparate nimmt? Wie kann dem Abhilfe geschaffen werden? Welches Gleitgel ist geeignet und welches nicht?
- Wie kann das Lecken einer Bigclit einer*einem Sexpartner*in erklärt werden?
- Welche Alternativen zum Abspritzen gibt es für trans Männer und nicht-binäre afab Menschen, je nach körperverändernden Maßnahmen?
- Wie kann die Empfindsamkeit der Nippel von trans Frauen nach der Einnahme von Östrogenpräparaten gesteigert werden?
- Welche Körperhaltungen und Positionen eignen sich fürs anale Fisten, wenn eine Person ein Fronthole oder eine Neo-Vagina/-Vulva hat?

Jede*r Sexualberater*in ist nicht gleichmäßig zu allen Themen aufgestellt, daher ist ein breites Netzwerk zum Weiterverweisen Teil einer jeden beraterischen Praxis. Das Wissen über trans- und nicht-binärinformierte Kolleg*innen, zu denen mit gutem Gewissen weiterverwiesen werden kann, zeichnet eine affirmierende Beratung aus.

Nach dem Lesen dieser Fragen gibt es möglicherweise mehr Fragen als Antworten. Dies kann als Sondierung der Kenntnisse sexueller Lebenswelten von trans und nicht-binären Menschen angesehen werden. Zu den wenigsten Punkten gibt es Literatur, jedoch viel Community-Wissen. Professionelle Peers aus der Sexuellen Bildung für Erwachsene spielen hier bei der Wissensvermittlung und dem Schaffen von Erlebensräumen eine zentrale Rolle.

4.3.1.3 Beratung zur Vor- und Nachbereitung sexueller Praktiken

Ein weiteres Thema, das in der Sexualberatung relevant sein kann, ist die Vor- und Nachbereitung sexueller Praktiken. Folgende Fragestellungen könnten in der Beratung von trans und nicht-binären Menschen auftauchen:

- Welche Utensilien könnten für Sexdates eingepackt werden bzw. könnten griffbereit für sexuelle Handlungen bereit liegen?
- Wie kann das Pinkeln vor und nach dem sexuellen Handeln eingebettet werden? (Währenddessen ist natürlich auch möglich.)

- Welche Positionen können eingenommen werden, die als genderaffirmierend wahrgenommen werden, z. B. nach der Neo-Vagina-Operation oder auch mit Pinkelhilfen wie STP-Epithesen?
- Wie können sich vorher und nachher die Hände gewaschen werden, oder die Verwendung von Handschuhen besprochen werden, wenn beispielsweise das Händewaschen nicht möglich ist oder die Fingernägel nicht ordentlich sind?
- Wie kann umgesetzt werden, den Genital- und Analbereich zu waschen oder zu spülen bzw. dies mit in die sexuelle Aktivität einzubeziehen? Wie kann der Strap-on zwischendurch gewaschen werden? Welche Unterschiede gibt es, je nachdem ob in der Natur gecruised oder zu Hause Sexualität gelebt wird?
- Wie kann sich anal gespült werden? (Ob und wie genau anal gespült wird, hängt sowohl von Community-Standards als auch individuellen Vorlieben ab. Wenn die Verdauung mit einem regelmäßigen festen Stuhlgang erfolgt, ist der Enddarm in der Regel leer.)
- Wie genau läuft das Spülen der Neo-Vagina ab und kann es ein Teil der Nachbereitung sein (je nachdem, welche Körperflüssigkeiten oder Gleitgele Teil der sexuellen Interaktion waren)?
- Welche Lieblingssnacks müssten eingepackt werden und wie kann zwischendurch an das Pause-Machen erinnert werden?

4.3.2 Selbstbezeichnungen von Genitalien und Oberkörpern

Das Leben von konsensueller Sexualität mit Übernahme von Verantwortung setzt eine Sprachfähigkeit voraus, um sich des eigenen Handelns bewusst zu sein und über Wörter zum Mitteilen zu verfügen. Dazu gehört, die eigenen Bedürfnisse wichtig zu nehmen und sie transparent mitteilen zu können. Es braucht eine Klarheit, was jede Person einzeln mitbringt und erleben möchte, und welchen Part das Gegenüber darin haben könnte. Wenn eine Person z. B. weiß, dass sie bei Sexualität ganz laut und wild ist und schon erlebt hat, dass dies Sexualpartner*innen erschrecken kann, dann kann diese Information dem Gegenüber bereits vorher mitgeteilt werden.

Die Genitalien können ein Teil von Sexualität sein, müssen es aber nicht sein. Eine individuelle Belegung mit einer eigenen Bedeutung, einer Neubelegung, Rückaneignung und individuelle Belegungen von Genitalien oder allen anderen geschlechtsbezogenen Körperteilen ist für viele ein wichtiger Teil ihrer Transition und Teil ihrer Geschlechtsidentität. So können Holo-Dicks, gefühlte Phantom-Genitalien oder erspürte Energie-Genitalien eine zentrale Bedeutung für das sexuelle Körpererleben haben.

Mögliche Herausforderungen, die sich in der Praxis für Sexual- und Paarberater*innen ergeben können, betreffen folgende Themen:

- Unsicherer Umgang mit unbekannten Begriffen. Wenig Kenntnisse über die konkrete Anatomie von trans und nicht-binären Genitalien mit all ihren Veränderungen durch Hormoneinnahmen und chirurgischen Maßnahmen.
  - Wie genau liegen jetzt wo die Schwellkörper?
  - Wie genau wird das Genital feucht und/oder hart?
- Die zentrale Transferleistung: über den Körper auf der Identitätsebene mit der Person zu sprechen. Der*die Berater*in redet nach wie vor mit dem Gesicht der Person und führt im Beratungsgespräch keinen Dialog mit den Genitalien, außer dies ist eine spezifische Methode.
- Der Wunsch, Anatomie konkret mit ordentlichen Begriffen zu benennen (keine Kosenamen oder Verniedlichungen). Dilemma, dass es keine bekannten ordentlichen Begriffe gibt, die sich bisher für trans und nicht-binäre Genitalien und Oberkörper etabliert haben und in der allgemeinen Literatur zu finden sind.
- Verstehen und Verständnis entwickeln für die Neubelegung von Körperteilen, passend zur aktuellen Geschlechtsidentität, und Suchbewegungen dazu zu begleiten. Auch die Mehrteiligkeit von Genitalien berücksichtigen. Zum Beispiel, dass eine trans männliche bzw. nicht-binäre afab Person sowohl einen Schwanz als auch ein Fronthole haben kann.
- Nicht die eigenen bevorzugten Begriffe verwenden, sondern an denen der Klient*innen orientieren. In der professionellen Rolle lernen, verschiedene Begriffe in den Mund nehmen zu können und dadurch die Selbstbeschreibung bedingungslos zu akzeptieren und nutzen zu können.
- Kontexte identifizieren, in denen unterschiedlich über den Körper gesprochen werden kann. Ärztliche Versorgung, Sexpartner*innen und Liebhaber*innen, Freund*innen, Familie, Therapeut*innen.

4.3.3 Nach Begriffen für Genitalien und Oberkörper fragen

Bevor in der Beratung nach bevorzugten Bezeichnungen für Körperteile gefragt wird, ist es wichtig, zu verdeutlichen, welchen Kontext oder Anlass es gibt, warum über Genitalien und Oberkörperbegriffe gesprochen wird. Erfolgt nach der Beratung eine medizinische Untersuchung? Geht es darum, zu proben, über eine STI-Symptomatik zu sprechen? Soll geübt werden, über lustvolle sexuelle Erlebnisse und *gender joy* mit der Partner*inperson zu sprechen? Wird für einen One-Night-Stand eine schnelle Bezeichnung gesucht? Geht es um das konkrete, detailreiche Erzählen über sexuelle Praktiken, Genuss und Risikomanagement? Soll überhaupt erstmal eine Bezeichnung für die intime Anatomie gefunden werden, um sich dem eigenen Körper annähern zu können? Haben hormonelle oder chirurgische Veränderungen stattgefunden, und es gibt den Wunsch, einzelne Körperbereiche wieder zu integrieren? Hat die Person gerade ihr Coming-out gehabt und ist dabei zu entdecken, wie die Genitalien und der Oberkörper anders als bisher bezeichnet werden können, um stimmiger zur eigenen Identität zu passen?

Explizite (Aus-)Sprache kann entlastend wirken und diese Fragen können als Anregungen dienen, um ins Gespräch zu kommen:

- »Was ist dir wichtig bei der Bezeichnung deiner Genitalien und des Oberkörpers?«
- »Wie möchtest du hier in der Beratung über deinen Körper sprechen? Ich übernehme gerne alle Begriffe, die du vorschlägst.«
- »Gibt es Bereiche deines Körpers, über die du nicht sprechen möchtest? Zeige sie mir gerne an deinem Körper oder hier auf der Körperumriss-Abbildung.«
- »Gibt es Begriffe, die dir am wenigsten unangenehm sind?«
- »Gibt es Begriffe, die du dir gerne aneignen möchtest? Die du dich trauen möchtest auszusprechen?«
- »Hast du Begriffe, die nur du für deinen Körper verwendest, aber andere nicht nutzen sollen?«
- »Ich kenne den Begriff [hier Bezeichnung einfügen], welches Körperteil bezeichnet er für dich genau?«

4.3.4 Genitalien und Oberkörper

Um über Genitalien und Oberkörper und weitere sexuelle Körperteile sprechen zu können, braucht es aufseiten der Berater*innen vertiefte Kenntnisse von Veränderungen während einzelner Transitionsmaßnahmen. Mit dieser Grundbildung kann dann im Beratungsgespräch auf die individuelle Erlebensebene des Veränderungsprozesses geschaut werden.

Eine Aufteilung ähnlich wie bei den Materialkarten von Alexander Hahne (2021) in Genitalien und Oberkörper

- ohne/vor körperlichen Veränderungen,
- mit hormonellen Veränderungen,
- mit operativen Veränderungen der Brust bzw. des Brustbereiches,
- mit operativen Veränderungen des Genitalbereiches,
- mit extern angebrachten Körperbereichen
- ... und Kombinationen davon,

kann die Berater*innen beim Lernen zu vielfältigen trans und nicht-binären Körpern unterstützen.

4.3.5 Benennen von Körperteilen

Die Geschlechtsidentität einer Person entspricht nicht unmittelbar einem bestimmten Set an Genitalien. Bei trans und nicht-binären Menschen können die Genitalien eine individuelle, angeeignete Identitätsbedeutung haben. Das Benennen von Körperteilen und insbesondere Genitalien sollte immer individuell besprochen werden. Menschen können in der Beratung beispielsweise wie folgt von ihrem Körper sprechen: »Der Strap-on Dildo wird zu einem Teil meines Körpers« oder »Als ich in sie eingedrungen bin, hat es sich so angefühlt, als würde ich in mich eindringen«.

Wie eingangs bereits erwähnt, gibt es keine allgemeingültigen Bezeichnungen, mit denen sich alle trans und nicht-binären Menschen wohlfühlen und identifizieren können. Was bei der einen Person Vorfreude und Erregung auslöst, lässt die andere Person dysphorisch zusammenzucken.

4.3.5.1 Beispiele für Genitalbezeichnungen[2]

Mangina, Fronthole, Bonushole, Boyhole, Tiny Dick, Klit(pen), Fotze, vorderer Eingang, Magic Wand, Princess Wand, Boypussy, Bio-Strap, T-Dick, Vagina, Pulva, Junk, Transgina, cock pit, natal genitalia, pussy boy/Pussyboy, der Klit, Phallo, Phalloplastik, KovN (Körperteil ohne vernünftigen Namen), Va, Transclit, Klitdick, das Pelva, Vultra, Topclit, Vulvo, Schwanz, vorne-unten, vorne/hinten, »da unten«, Girlcock, Mädchenpenis, Girldick, Penis, (Mini-)Pimmel, Glied, BigClit/BigKlit, Vagina, noch nicht operierte Penispussy, Clit-Pen, Ladystick, Tit-Clit, Neovagina, Transclit, Vultra, Klittop, Stielklit, Neovulnina, Das »V«, Mösenschwanz, Clitdick, Schwanzvotze, vergrößerte Klitoris, Boypussy, Venis, memory lane, vergrößerte Clitspitze, Damm, weiches Gewebe, Packer, Genital, t-Clit, Vulva, Vaginalöffnung, Schaft, Eichel, Klitoriseichel, Frenulum des t-Dick, interne Genitalien, Genital mit kurzer Harnröhre, Genital mit langer Harnröhre, nach innengefaltete Genitalien, außenliegende Genitalien, innenliegende Schwellkörper, außenliegende Schwellkörper, ursprünglich gewachsene Genitalien, private parts, intime Anatomie, Testo-Dick, Penoid, Vulvalippen, Muschi, Hoden, trans cock, mein heuchtes Körperteil (feucht + hart = heucht) …

4.3.5.2 Beispiele für Oberkörperbezeichnungen

Oberteil, Untertop, Unterwäsche, Binder, Top, Croptop, Mini-Shirt, KovN-Shirt/Top, (das) Brust, Tops, Titties, OG (Oberkörpergewebe), Flattop, Titclit, Bops, »da oben«, chest(y), Upper brownie(s), Fettbeutel, (Bären-)Brust, No-Nippel, Busen, Titten …

2 Die genannten Beispiele sind in etwa zehn Jahren Workshop- und Seminararbeit von Alexander Hahne gesammelt worden.

4.3.6 Zusammenfassend für Berater*innen

- Es gibt keine universell gültigen Bezeichnungen von Genitalien, Oberkörpern und Sexpraktiken.
- Einen großen Wortschatz zu haben kann Klient*innen bei der Suche nach individuell passenden Bezeichnungen unterstützen.
- Als Erinnerung: Das private Repertoire an Bezeichnungen kann ein anderes sein als der vergrößerte berufliche Wortschatz.

Literatur und weiterführende Quellen

Cotten, T. (2012). *Hung jury: Testimonies of genital surgery by transsexual men*. Transgress Press.

Ettner, R., Monstrey, S. & Coleman, E. (Hrsg.). (2016). *Principles of transgender medicine and surgery* (2. Aufl.). Routledge.

Ferrando, C. A. (2019). *Comprehensive care of the transgender patient*. Elsevier – Health Sciences Division.

Fielding, L. (2021). *Trans sex: Clinical approaches to trans sexualities and erotic embodiments*. Routledge.

Hahne, A. (Hrsg.). (2021). *Sexuelle Bildung zu trans* und nicht-binären Körpern – Materialkarten für Beratung und Workshops* (2. Aufl.). edition assemblage.

Hahne, A. & Wollmer, K. (2024). *Guide zur Kompetenzerweiterung LSBTIQ+ in der Sexuellen Bildung mit Erwachsenen*. Bundesverband pro familia.

Lins, K. (2020). *Sprechen über Sex*. Carl-Auer Verlag.

Roche, J. (2018). *Queer sex: A TRANS and non-binary guide to intimacy, pleasure and relationships*. Jessica Kingsley Publisher.

Schechter, L. (2016). *Surgical management of the transgender patient*. Elsevier – Health Sciences Division.

Sparks, K. & Levinson, M. (2022). *Trans Sex: A Guide for Adults*. Jessica Kingsley Publishers.

Biografische Notiz

Alexander Hahne (er/ihm), M. A. Medientechnik, ist Referent für Sexuelle Gesundheit mit dem Schwerpunkt trans und nicht-binäre Menschen, Sexualpädagoge (gsp), Sexological Bodyworker (ISB), Systemischer Sexualtherapeut (IGST), Tänzer, trans und pleasure Aktivist. Mit seiner Arbeit leistet er für Erwachsene einen praxisbezogenen Beitrag zum Erleben des eigenen Körpers, zur Auseinandersetzung mit der eigenen Sexualität sowie der Möglichkeit Zugänge zum lustvollen Potenzial freizulegen und auszuprobieren. Die körperpraktische sexuelle Bildung mit Erwachsenen steht dabei im Vordergrund. Ihm ist es eine Herzensangelegenheit, sexuelle Lernprozesse zu begleiten und Räume zum Erleben zu öffnen und halten. Sich Zeit nehmen zum Spüren. Website: https://www.alexanderhahne.com und E-Mail: Kontakt@alexanderhahne.com

4.4 Hilfsmittel und Sextoys

Carlo Wildhaber

Das folgende lustvolle Kapitel dreht sich um die Themen Hilfsobjekte und Sextoys, die entweder alleine oder in dualer Sexualität genutzt werden können. Es werden die verschiedenen Bereiche des vielfältigen und ressourcenreichen Gebietes besprochen und beleuchtet. Zwischen Reflexionsfragen und praktischen Anwendungstipps wird auch Einblick in ausgewählte Studien gegeben, die Sextoys und ihre positiven Aspekte für die sexuelle Gesundheit gendernonkonformer Körper betrachten. Theorien aus der Sexualwissenschaft, die für cis-normierte Realitäten hilfreich sind, wurden für das Anwendungsgebiet und die Realität von trans und nicht-binären Menschen übersetzt. Das mitgebrachte Fallbeispiel bietet Entfaltungsspielräume für eine Beratungspraxis mit mehr Empowerment für die Klient*innen und weniger Hintergedanken bei den Berater*innen. Mit der breiten Aufzählung aller Arten konkreter Sextoys wird das Kapitel abgerundet, um Neugierigen einen Katalog an Sprache und Wissen zur Verfügung zu stellen. Für Menschen, die im Bereich der Sexualität oder sexuellen Gesundheit arbeiten, soll dieses Kapitel eine Einladung sein, über den eigenen Tellerrand zu blicken, tief in die Sextoy-Kiste zu greifen, einzutauchen in neue Lebenswelten und dabei den Transfer auf das eigene Anwendungsgebiet *selbst* vorzunehmen.

4.4.1 Ein kritischer Einstieg

Fachpersonen ist vermutlich bewusst, dass ihr Wissen bezüglich der aktuellen Sexualhilfsmittel, oder umgangssprachlich auch Sextoys, kaum auf dem neuesten Stand ist – oder kennen Sie sich beispielsweise aus mit gedankengesteuerten Vibratoren für Menschen mit eingeschränkter Mobilität – dem Neurodildo (Mariano Gomes & Wu, 2018)? Für eine gelungene sexualberaterische Praxis ist das auch nicht nötig. Was bedeutet in diesem Kontext aber ein sensibler integrativer Ansatz im Praxisalltag und was ist von Fachpersonen im Umgang mit dem Thema Sextoys im Beratungssetting gefordert? Bei der Sprache über Sextoys sind an cis Körpern orientierte und normierte Stereotype und Bilder stark verbreitet. Kein Wunder, denn die phallusförmigen Spielzeuge für die sexuelle Stimulation sind laut archäologischer Funde schon seit 30.000 Jahren im Einsatz (Döring, 2021). Unter dem Begriff Sextoy stellen sich Personen auch heute noch zuerst einen Dildo (Darstellung eines normierten erigierten Penis aus Silikon) oder Vibrator (vibrierender Dildo) vor. Sind wir uns dieser Stereotype bewusst und überbrücken diese durch Neugier, Offenheit und eine reflektierte Sprache über Sextoys, können Fachpersonen der sexuellen Gesundheit zu einem sensibilisierten Praxisalltag für trans und nicht-binäre Personen beitragen.

Anregung zur Selbstreflexion

Um sich mit diesem Kapitel als Fachperson in der Beratung eine Haltung zu Sexualhilfsmitteln oder Sextoys zu erarbeiten sowie Sicherheit in diesem Themenbereich zu gewinnen, wird eine proaktive Selbstreflexion vorausgesetzt. Nehmen Sie sich einen Moment Zeit für die konkrete Beantwortung folgender Aufgabe. Die Reflexionsfragen können Fachpersonen oder Neugierige für eine thematische Auseinandersetzung für sich allein oder mit Kolleg*innen/anderen Interessierten nutzen:

(a) Notieren Sie, welche Sextoys oder Hilfsmittel Sie spontan aufzählen können.
(b) Was wissen Sie allgemein über Sextoys und woher stammt das Wissen?
(c) Welche dieser Sextoys oder Hilfsmittel sind für die duale Sexualität (sexuelle Handlungen mit einer oder mehreren Personen) geeignet und welche eignen sich für Solosex (sexuelle Handlungen mit sich alleine)?
(d) Bei welchen Sextoys oder Hilfsmitteln steht das genitale Vergnügen im Vordergrund und bei welchen gibt es Möglichkeiten für weitere Vergnügungsformen?

(e) Sind unter der Aufzählung auch Sextoys oder Hilfsmittel, die ohne integrale Greifmöglichkeit[1] nutzbar sind?
(f) Welche charakteristischen Merkmale zeichnen die Hilfsmittel oder Sextoys aus?
(g) Aus welchem Material sind die Hilfsmittel oder Sextoys, die Sie notiert haben, und wie fühlen sie sich an?
(h) Können Sie den Klang des Objekts beschreiben?
(i) Können Sie die unterschiedlichen Gerüche oder den Geschmack verbalisieren?
(j) Wie praktisch schätzen Sie die Handhabung des Hilfsmittels oder Sextoys ein, ohne die Augen zu verwenden?
(k) Versuchen Sie eine lustvolle Beschreibung zu geben oder eine Anleitung für den Gebrauch des Sextoys oder Hilfsmittels zu schreiben, ohne die Begriffe Stimulation und Penetration zu verwenden.

4.4.2 Sprache und Stigma

Über Masturbation und Sexualität eine eigene Sprache und Haltung zu finden, ist nicht nur die Aufgabe von Fachpersonen, sondern gehört auch zu den Entwicklungsaufgaben der sexuellen Gesundheit. Bei trans und nicht-binären Individuen oder Körpern liegt hier die zusätzliche Herausforderung bei der Akzeptanz des »Anders-Sein« und Integration von Sprache und Haltung auf die eigene »nicht genderkonforme Identität« (D'Augelli, 1994). Im Entwicklungsprozess von jungen cis- und heterosexuellen Erwachsenen werden nach Kaestle und Allen (2011) folgende Aspekte beschrieben:

(1) Erleben und Erlernen vom Masturbationsakt selbst und dessen Durchführung mit positiven und negativen Facetten.

1 »Integrale Greifmöglichkeit« bedeutet, dass die Handhabung des Designs oder Geräts fest mit dem Rest des Sextoys verbunden ist. Die Funktionalität ist nur dann gegeben, wenn es mit den Händen gehalten und benutzt werden kann. Fokus der integralen Greifmöglichkeit ist primär die genitale Stimulation. Beispiele für Sextoys ohne integrale Greifmöglichkeit sind unter anderem Auflegevibratoren oder Objekte, die sexuelle Reize durch Sinnesübertragung aktivieren und erogene Zonen oder sexuelle Erregung intensivieren. Für Menschen mit eingeschränkter Mobilität sind Objekte mit integraler Greifmöglichkeit teilweise nicht nutzungsfreundlich.

(2) Verstehen und Erlernen und Verinnerlichen des gesellschaftlichen Konflikts von Stigma und Tabuisierung, die den Akt der Masturbation mitführen.
(3) Auseinandersetzung mit Spannung zwischen Stigma und sexuellem Vergnügen.

Im Transfer auf die Lebenswelt von trans und nicht-binären Menschen bedeutet dies:
(1) Die positiven Aspekte der Selbstbefriedigung für eine gesunde sexuelle Entwicklung (wieder)zuerkennen.
(2) Trotz kulturellen und gesellschaftlich existierenden sexuellen Hierarchien, Masturbation als Ressource betrachten lernen.
(3) Außerhalb einer cis- und heterosexuellen Norm die inter- und intrapsychischen Spannungen abbauen dürfen.

Die westliche und zentraleuropäische Gesellschaft ist geprägt durch sexuelle Hierarchien (Storms, 2015). Lassen Sie sich als Fachperson der sexuellen Gesundheit nicht dazu verleiten, während der Beratungspraxis Begierde, Fantasien und sexuelles Verhalten sowie Praktiken in »normale« oder »gesunde und ungesunde« Praktiken einzuteilen (ebd.). Als Beratungsperson ist es wichtig, Hierarchien zu verstehen und zu wissen, wie sie das Denken und die Sprache beeinflussen. Es gibt kein universelles System von sexuellen Vorlieben, das nützlich für *alle* ist. Was für ein Individuum spannend und anregend gilt, kann für eine andere Person Ekel und Ablehnung hervorrufen (ebd.). Eine offene Haltung bezüglich Praktiken und der Handhabung von Sextoys und Hilfsmitteln einzunehmen, fern von einer festgelegten Dichotomie in »normal und abnormal«, zum Beispiel bei Wünschen, Fantasien und Begierde oder in »sexuelle Minderheits- und Mehrheitsorientierung« sowie »funktionale und dysfunktionale Sexualkörper«, kann der Stigmatisierung des Klientels entgegenwirken und unabhängig von ihrer Position auf einer Pyramide der Akzeptanz respektvolle Unterstützung bieten. Bei Vertiefungsbedarf zu diesem Phänomen der Andersmachung kann als Ergänzung aus dem queeren Aktivismus oder den Queer Theorien der Begriff »Othering« weiterhelfen.

Um die Relevanz des Aspekts Sprache und Stigma zu vertiefen, folgt das anonymisierte Fallbeispiel von Sam aus der Praxis. Wieso ist das wichtig? Um die unterbewussten Dynamiken von Othering in der Praxis oder die Anwendung von »sexpositiven und sexnegativen« Stereotypen zu erkennen und zu vermeiden. Nehmen Sie sich dafür erneut Zeit und beantworten Sie anschließend die Reflexionsfragen nach ihren individuellen Ressourcen ausführlich.

> Sam, 28 Jahre, Agender, im Beratungsgespräch über das Thema Solosex und Fantasien: »Ich habe mir einen neuen Dildo gekauft, er ist 40 cm, rosafarben und hat die Form eines Tentakels«, sagt Sam und lacht. »Das Beste an dem Toy ist, dass er Jelly-Eggs implantieren kann. Sozusagen legt das Teil traubengroße Eier in mich. Ich kann die Babys entweder gebären oder die Jelly-Eier können bei Körpertemperatur in mir drin schmelzen. Ich nenne den Tentakel ›The Blorp‹«.

Reflexion:

(a) Welche Gefühle können Sie beim Lesen des Fallbeispiels an sich selbst benennen?
(b) Ist das Erzählte für sie vorstellbar und verstehen Sie, was Ihnen Sam erzählt?
(c) Welche Fantasien zu Sam können Sie als Hypothese verbalisieren?
(d) Welche Fragen finden Sie angebracht, die Sie Sam gerne stellen möchten?
(e) Welche Fragen dienen Ihrer persönlichen Neugier und sind in Ihrem Beratungssetting nicht angebracht?
(f) Wie würden Sie mit Sam arbeiten in Ihrem Berufsalltag?
(g) Was denken Sie, welches Anliegen bringt Sam zu Ihnen mit dem Thema »The Blorp«?

Beim Fallbeispiel von Sam wären weitere Informationen zu Körper, Lebensweise oder z. B. aktuellem Stand der Transition essenziell. Fantasien der Beratungspersonen könnten sich unter anderem in Bezug auf die Geschlechtsmerkmale von Sam zeigen. Spannend wäre hier zu erfahren, welche Körperöffnungen durch den Blorp primär stimuliert werden. Oder war Ihre Hypothese von Anfang an gesetzt, dass Sam eine Variation von Penis hat und der Tentakel anal eingeführt wird? Womöglich ändern sich Ihre Hypothesen rund um Sam, mit der Information, dass bei der Geburt der weibliche Geschlechtsmarker gesetzt wurde. Bei gewissen Anliegen oder Beratungsfragen wäre es relevant zu wissen, an welchem Punkt Sam in der Transition steht. Es könnte aber auch sein, dass die Transition an sich gar keine Relevanz bei der Beratung hat und es sich zugleich um Themen wie beispielsweise eine »vaginale« Bakteriose, Prostatabeschwerden, Schmerzen bei der Circlusion aufgrund von atrophierter Fronthole-Schleimhaut, Durchfall oder Pilzbefall dreht. Wie gehen Sie mit Fragen zu Beckenboden oder Schließmuskel um? Der Hintergrund dieser Geschichte könnte auch die funktionale Sexualität betreffen und die Frage, wie oft sich Sam mit dem Tentakel befriedigt, steht neu im Vordergrund. Möglicherweise möchte Sam von Ihnen einfach wissen, wie mehr als sieben Eier im Körper erfolgreich aufgenommen werden können. Vielleicht geht es bei Sam auch um das Ausleben des Spektrums von Identität und Sam erzählt Ihnen deshalb die Geschichte vom Spiel mit dem Tentakel. Weil das Objekt entweder zahlreiche Geschlechterstereotypen aktiviert oder, im Gegenteil, stark verfremdet und so eine Fokussierung auf das sensorische Erleben möglich ist. Lassen Sie uns einen möglichen Auflösungsansatz besprechen, der im Folgeabschnitt zur Beratungspraxis hilfreich wird.

Auflösungsbeispiel:

Sam mag die Vorstellung des Gebärens und des Lebensschaffens.

Die beratende Person kennt Sam schon durch vorherige Sitzungen und erkennt darin die Grundidee eines matriarchalen Aktes und die Sehnsucht nach Femininität und Weiblichkeit.

Sam gefällt die Penetration durch den Tentakel.

Die beratende Person sieht darin den phallischen Akt des Einführens und Aufnehmens, ähnlich wie beim cis-schwulen Analsex, behält diese Information jedoch für sich. Auch die Machtdynamiken von aktiv nehmend und passiv gebend/rezeptiv werden nicht angesprochen.

Sam ergänzt, dass der Tentakel eine Faszination für Science-Fiction mit sich bringt und die Vorstellung, von einem nicht-humanoiden Alien-Wesen benutzt zu werden, sehr erregend ist.

Für Sam geht es um eine Art Rollenspiel, ausgewählt worden zu sein von einer außerirdischen Spezies.

Sam möchte wissen, wie viele davon im Körper sein dürfen und wie lange die Eier im Körper verbleiben können, ohne die unangenehmen Folgen eines Herauslaufens der sich auflösenden Eier während der Arbeitszeit zu riskieren.

Die beratende Person darf die zuvor entworfenen Fantasien loslassen und sich dem Thema Lust, Genuss und der Suche nach einer maßgeschneiderten Balance widmen.

4.4.3 Vokabular finden

In der Handhabung von Hilfsmitteln und Sextoys beim Solosex geht es in erster Linie um die Beziehung mit sich selbst. Die Nutzung von Sextoys bietet die Möglichkeit, den eigenen Körper, erogene Zonen und sich selbst zu erkunden. Die eigenen Bedürfnisse können frei(er) von Erwartungen exploriert werden. Diese Spielwiese von Möglichkeiten bietet auch eine Vielfalt von Wörtern und Begriffen für die Nutzung und Handhabung des Lust-Auslebens. Eine eigene Sprache zu finden schafft Realität und hilft somit für das eigene Empowerment und Schärfung der individuellen Bedürfnisse (Herbenick et al., 2018). Auch in unserem Fallbeispiel von Sam ist es relevant, Wörter zu finden für das genitale Vergnügen mit dem Tentakel oder anderen Hilfsmitteln. Hier einige Satz-Beispiele, wie die beratende Person das Gespräch über die Handhabung der Hilfsmittel gestalten kann (ebd.; Wildhaber, 2021). Achten Sie auf die *kursiv*-gestellten Wörter und versuchen Sie in ihrem Gesprächsstil eine facettenreiche Palette an Wortwahl zur Verfügung zu stellen, mit dem Beispiel von Auftragsschwerpunkt »Nutzung eines Vibrators«:

> Vielen Dank Sam für die Beschreibung des Blorps, dein Wunsch ist es, dich mehr über *Stimulation und Masturbationstechniken auszutauschen*. Lass uns erst über mögliche *Solo*-Techniken und das genitale Vergnügen sprechen und dann gemeinsam schauen, wo es uns noch hinzieht. Wie erlebst du die *Stimulation* der *Vibration* des Tentakels *direkt* an der *sensiblen Spitze der Schwellkörper*? Kannst du es mir in *eigenen Worten* beschreiben/erklären? ... [Sam antwortet] ... Wenn es nicht dein Ziel ist, einen Orgasmus durch den Tentakel zu erleben, kann es durchaus sein, dass du keine *direkte* Stimulation benötigst und auch *indirekte* Berührungen im *Genitalbereich* ausreichen, probiere es ruhig zu Hause aus. ... [Sam antwortet] ... Achte doch auch darauf, ob sich *Orgasmen* (oder *genitales Vergnügen*) je nach *Berührungsart unterschiedlich intensiv* anfühlen. ... [Sam antwortet] ... Probiere den Tentakel auch mit abwechselnden *Druckstärken* aus. Laut einer Studie bevorzugen Menschen *eine sanfte Berührung oder leichte* bis *mittlere* Druckstärke, die sich über die Genitalhaut *bewegt* oder *streicht*. Etwas seltener bevorzugen Menschen auch *starken Druck*, der *tief* in die Genitalhaut *dringt*. Vielleicht *präferierst* du auch jegliche Druck-

> stärken gleich oder es gibt *andere Arten*, auch das ist möglich. Versuche auch mal die *Form* der Bewegung zu variieren, z. B. *kreisend* über die *erogenen Zonen* oder *von oben nach unten (flicking) pulsierend schnell auf einem Fleck, zirkulär, oval, diagonal, von Seite zu Seite, stoßend, pressend, klopfend, saugend. Ziehende Berührungen sowie drückende* oder *kneifende sind laut Studien weniger beliebt.* Vielleicht findest du auch *andere* oder eigene *Bewegungsformen*, die du *angenehm* findest. … [Sam antwortet] … Übrigens kannst du diese Bewegungsformen auch durch *Finger, Hände, zu zweit* mit *Mund, Zunge* oder *anderen Körperteilen* und *sonstigen Objekten* ausführen. Versuche auch die Erregung durch den *vibrierenden* »Blorp« an der *Brust*, dem *Bauchnabel*, dem *Unterbauch* oder der *Blase* zu spüren. … [Sam antwortet] … Beim Spiel mit *unterschiedlichen* Atmungstechniken kannst du möglicherweise deinen persönlichen *Höhepunkt herauszögern* oder *intensivieren*. … [Sam antwortet] … Du kannst durch diese *Anregungen* mit den *Fingern*, einem *Hilfsmittel* oder dem *Tentakel außerhalb* und auch *innerhalb* deines Körpers eine *eigene Landkarte* deiner *präferierten Zonen* erstellen *(Mapping)*. Achte doch auch *bewusst* bei der Wahrnehmung darauf, wie *fühlt* sich die Berührung *direkt am* oder *im* Körper an und wie lässt sich die Berührung an deiner Hand oder *Fingerkuppe* bei der *Aktivierung* beschreiben. Ich kann mir vorstellen, dass du durch Mapping mit der Zeit gezielt bemerkst, wo und welche *Fremdberührungen* sich für dich *erregend* anfühlen und wo für dich Sperrzonen liegen.

Die beratende Person bietet Sam Zugang zu neuen Techniken und Informationen, ohne bevormundend zu wirken oder durch verdeckte Fantasien ein »Othering« zu betreiben. Ziel der Beratung ist es, Sam zur Selbstermächtigung zu verhelfen, indem Sam sich selbst erkundet und den Körper durch Mapping lustvoll entdeckt oder das Bewusstsein dafür schärft. Bei der Verwendung von Hilfsmitteln oder Sextoys sollte es darum gehen, das Fühlen zu lernen und die Körperwahrnehmung zu fördern.

Durch sensorische und neuronale Verbindungen, die bei der Berührung des eigenen Körpers entstehen, wird ein positiver Zugang geschaffen und die erogenen Zonen sowie die Nervenimpulse von Körperöffnungen sensibilisiert. Dazu gehören auch Aspekte wie Tiefe, Sensoren, Winkel,

Übergänge der Haut, Haare, Ansätze und weitere Parameter, die Teil von Berührungsqualitäten sind. Diese Teilaspekte können eine bewusste Unterscheidung ermöglichen, wie sich Berührungen anfühlen, ob passiv erlebt oder aktiv ausgeübt. Bei der Wortwahl wird zwischen dem Anfassen und dem Angefasst-Werden sowie dem Verbalisieren von Bedürfnissen und Grenzen unterschieden. Spätestens an dieser Stelle im Kapitel »Hilfsmittel und Sextoys« sollte den Beratenden oder Lesenden bewusst werden, dass sich Handarbeit – wenn möglich – lohnt. Sextoys und Hilfsmittel gelten als Verbesserungsmöglichkeit der Sexualität (Anderson et al., 2014). Durch die eigene Handarbeit werden neuronale Verbindungen durch Kontakt von Hand oder weiteren Körperteilen erhöht. Wie beim praktischen Modell des Homunculus[2] können Menschen auch an neuen Körperregionen arbeiten und ihr sensitives Bewusstsein trainieren. Dies ist insbesondere als Integration bei oder nach körperlichen Transitionsschritten absolut notwendig. Der Begriff Handarbeit steht hier für die Rückaneignung des Körpers nach freiwilligen, selbstermächtigten Veränderungen.

4.4.4 Wohlbefinden und Sexuelle Gesundheit

Es braucht nicht unbedingt kostspielige Hilfsmittel, um dem genitalen Vergnügen nachzugehen. Die Technik »Humping«, auch als »reiten« übersetzt, ist schon bei präpubertären Individuen beobachtbar (Lohaus, 2018). Dabei werden die erogenen Zonen oder die primären Geschlechtsmerkmale entweder indirekt durch Kleidung oder direkt an Gegenständen wie Kissen, Kuscheltieren oder Möbelstücken gerieben. Warum? Weil es Spaß macht. Humping ist kostenlos, unabhängig von Körpern, Identität oder Geschlechtsmerkmalen, es ist niederschwellig und als Ressource ein-

2 Das Modell des »Homunculus« ist ein Konzept aus der Neurowissenschaft und stellt die Repräsentation des menschlichen Körpers im Gehirn dar. Die somatosensorische Darstellung zeigt, wie die verschiedenen erogenen Zonen in der Großhirnrinde repräsentiert sind. Körperregionen mit höherer Dichte an sensorischen Rezeptoren wie Hände, Lippen oder Zunge werden bei den Modellillustrationen des Homunculus überproportional dargestellt. Die Modelle veranschaulichen, dass Berührungen und sensorische Erfahrungen gezielt verarbeitet werden und Sinnesreize und Stimulation spezifischer Aktivierung die neurale Vernetzung und das sensitive Bewusstsein fördern können.

fach(er) zu beziehen. Zum Vergleich sind die »Tenta-Queen« oder das Übermodell »G'lorp« mit 120 bis 180 €, was im Fallbeispiel von Sam beschrieben ist, eher kostspielig. Individuen berichten auch über ein besonderes Kontrollerleben durch die Bewegung ohne Hände. Egal ob Humping oder die Verwendung von weiteren Gegenständen, laut der führenden Forschungsarbeit von Herbenick et al. wirkt die Verwendung von Sextoys oder spezifisch vibrierenden Hilfsmittel auf oder an der Genitalhaut mit diversen positiven Effekten und steht in positivem Zusammenhang mit Verlangen, Erregung, Lubrikation, Orgasmus, Reduktion von Schmerzen und allgemeiner positiver sexueller Gesamtfunktion (Herbenick et al., 2009). Auch deutschsprachige Forschungsarbeiten betonen die geförderte sexuelle Erregung, Vergnügen und Zufriedenheit, Hilfe bei sexuellen Funktionsstörungen und allgemeine Förderung der sexuellen Gesundheit (Döring, 2021).

Bei Studienarbeiten wurden auch negative Auswirkungen erforscht, wie das allgemeine Risiko für allergische Reaktionen, Schmerzen, Infektionsrisiken bei unsachgemäßer Reinigung sowie emotionale Belastungen wie Scham oder Abhängigkeit (ebd.). Wie bei jeglichem Handlungsspielraum gilt auch bei Sextoys: kein Gebrauch ohne möglichen Missbrauch. Sexspielzeuge dürfen als Starthilfe oder Schlüssel zu mehr sexuellem Wohlbefinden interpretiert werden, besonders aber zeichnen sie sich als Mittel zur individuellen Befreiung aus (Huff, 2018). Die Förderung und Idee, dass sexuelle Lust eine Form der persönlichen Befreiung und Ermächtigung darstellt, kann für trans oder nicht-binäre Individuen überlebenswichtig sein. Im Beratungssetting sollte Beratenden und Fachpersonen diese Ressource stets bewusst sein.

4.4.5 Sextoys und Hilfsmittel – eine Auswahl

Werden wir erneut konkreter. Um sich ein erweitertes Bild von Sextoys und Hilfsmitteln zu machen, wird an dieser Stelle eine Systematisierung und ansatzweise Kategorisierung der Hilfsmittel aufgelistet. Bei der Aufzählung wird bewusst auf kommerzielle oder binäre Unterteilungsansätze »Toys für Sie«, »Toys für Ihn« sowie heteronormative Einteilungen »für Paare« oder wertende Ansätze »Fetisch«, »BDSM« verzichtet. Für die Darstellung werden die Kategorien »zum Auflegen«, »zum Reinstecken« und »zum Anbringen« genutzt.

Studieren Sie die Aufzählung der Sextoys und Hilfsmittel und beantworten Sie folgende Reflexionsfragen:

(a) Welche möglichen Ordnungsansätze oder Einteilungskategorien kommen Ihnen noch in den Sinn?
(b) Was denken Sie, wieso wurde auf handelsübliche Kategorien verzichtet?
(c) Was fällt Ihnen beim Betrachten der Liste auf? Was sind Ihre Gedanken oder Fantasien?
(d) Welche Hilfsmittel sind für welche Transitionsschritte geeignet und gibt es für spezifische Transitionsschritte ungeeignete Toys? Wie viel finden Sie?
(e) Sammeln Sie Ihre Gedanken zum Kontext von Sextoys und hormonelle oder chirurgische Veränderung in den Stadien vorher, während, nachher sowie mit verschiedenen hormonellen und chirurgisch veränderten Kombinationen.
(f) Finden Sie bei der Aufzählung der unterschiedlichen Hilfsmittel Gemeinsamkeiten und Unterschiede?
(g) Wo sehen Sie Schwierigkeiten bei der Verwendung und Besorgung von Sextoys, wenn sie cis Personen und trans und nicht-binäre Personen gegenüberstellen?
(h) Welches Sextoy fehlt auf der Liste?
(i) Welche Sextoys oder Hilfsmittel würden Sie in eine andere Kategorie einteilen, weil Sie nicht einverstanden sind und wieso?
(j) Wie können Sie diese oder eine angepasste Version der Liste in Ihrer individuellen Tätigkeit praktisch nutzen?
(k) In welche Kategorie passt der zu Beginn erwähnte Neuro-Dildo?

Zum Auflegen

Penistoys (Penisplastik), Vulvatoys (Vulvaplastik), Anustoys (Anusplastik), Dildos, Elektronische- oder Impulshilfsmittel (auch E-Stim), Masturbatoren, Vibratoren oder Druckwellenvibratoren, Oralsimulation, Saugpumpe, Massagegeräte/Massagestäbe, Gleitmittel, Bücher, Magazine, Fotografie, Illustration und Filme, Peitschen, Paddel, Stachelräder, Magnete, Federn …

Zum Reinstecken

Penistoys (Penisplastik), Vaginatoys (Vaginaplastik), Anustoys (Anusplastik), Analduschen, Analkugeln, Anal-Plugs, Harnröhren-Plugs (umgangsprachlich *sounding*), Dildos, Masturbatoren, Vibratoren oder

Druckwellenvibratoren, Oralsimulation, Penispumpe, Saugpumpe, Massagegeräte/Massagestäbe, Penetrationsmaschinen, Prostatastimulation, Gleitmittel, orale Stimulanzien (Kau- und Lutschobjekte), Süßigkeiten oder aphrodisierende Esswaren (z.B. Austern, Avocado, Schokolade, Nüsse, Kürbis, Spargel, Honig, Ingwer, Safran, Chili, Vanille, Zimt, Muskat, Feigen, Pilze, Beeren etc.), Magnete, Handschuhe, Mundstücke oder -knebel, Fixierungen ...

Zum Anbringen

Penistoys (Penisplastik), Vulvatoys (Vulvaplastik), Vaginatoys (Vaginaplastik), Anustoys (Anusplastik), Ringe, Strap-on mit Harness (Hüfte, Kopf, Mund, Hand ...), Elektronische- oder Impulshilfsmittel (auch E-Stim), Masturbatoren, Vibratoren oder Druckwellenvibratoren, Oralsimulation, Penispumpe, Klitorispumpe, Vulvapumpe, Penisvergrößerung (z.B. Extender) oder Schwellkörperaufsätze zum Vergrößern und Verkleinern (z.B. Sleeves, Käfige oder Schlösser), Massagegeräte/Massagestäbe, Prostatastimulation, Sextoyreiniger, Gleitmittel, Pheromone (Parfum), orale Stimulanzien (Kau- und Lutschobjekte), Bondage und Fetischmaterial, Augenbinden, Masken, Beutel oder Halbmasken, Riemen, Gurte, Seile, Ketten, Klebeband, Bänder, Folien, Steigbügel, Quetscher, Klemmen, Magnete, Hand- und Beinschellen, Halsband, Handschuhe zum Fesseln, Mundstücke oder -knebel, Fixierungen, Pranger, Spreizstangen, Bettfesseln, Zwangsjacke, Schaukeln, Kleidung wie: Outfits, Reiz- und Unterwäsche, Windeln, Uniform ...

4.4.6 Über Kauf, Material und Unverträglichkeiten

Um die genitale Gesundheit beim Verwenden von Sextoys und Hilfsmitteln zu sichern, sollten folgende vier Regeln beachtet werden: *Qualität* sowie *Reinigung, Teilen, Lagern* (Anderson et al., 2014). Bei Silikon-, Latex- oder Plastikunverträglichkeiten sollte auf andere Materialien ausgewichen werden. Bei Unsicherheiten sollten medizinische Fachpersonen konsultiert werden.

Qualität: Die Herstellung von Sextoys oder sexuellen Hilfsmitteln ist in der Industrie nicht reguliert, dies bedeutet, dass Unternehmen relevante Produktinformationen beim Verkauf vergessen, unterschlagen oder falsch wiedergeben können. Angaben zu Materialen oder Chemikalien können ungenügend oder inkorrekt sein. Beim Kauf eines Sextoys ist darauf zu achten, Spielzeuge bei seriösen Fachgeschäften zu beziehen oder direkt bei den herstellenden Marken. Besonders abgeraten wird vom Kauf günstigerer Kopien bekannter Marken oder bei fehlenden Herstellungsnachweisen. Neu erworbene Sextoys oder sexuelle Hilfsmittel müssen laut Produktsicherheitsgesetz (ProdSG) und EU-Verordnung über die Sicherheit von Spielzeug (Toy Safety Directive) ausreichende Informationen zur Pflege und Verwendung bereitstellen.

Reinigung: Bei der Reinigung sollten sich Nutzende strikt an die Anleitung oder Empfehlungen halten. Die Kennzeichnungspflicht regelt die Deklaration der Inhaltsstoffe und verpflichtet die Herstellung, Name und Anschrift nachzuweisen. Diese sind besonders relevant für mögliche Allergien oder Unverträglichkeiten. Bei der Reinigung gibt es drei wesentliche Arten: 1) die Säuberung von Schmutz, Haaren, Staub oder Körperflüssigkeiten (z. B. Tränen, Schweiß, Sperma, transzelluläre Flüssigkeit, Fronthole-Flüssigkeit, Speichel, Cervixschleim, Analsekret, Blut, Kot oder Urin). Dies kann durch eine milde Seife und Wasser geschehen. 2) Bei der Desinfektion werden die meisten Keime und Bakterien abgetötet, um die Objekte für eine sichere Verwendung aufzubereiten. 3) Beim Sterilisieren werden alle lebenden Organismen auf den Hilfsmitteln oder Objekten abgetötet. Dies kann zum Beispiel bei hohen Temperaturen oder einer Spülmaschine mit Spezialwaschgang passieren. Die Mehrheit der Hilfsmittel oder Sextoys sollten nicht mit herkömmlichem Spülmittel gereinigt werden, da diese Scheuermittel enthalten und die Struktur beschädigen oder durch Bleichmittel die Struktur angreifen können. Vibratoren oder Elektrogeräte halten den Hitzereinigungszyklus generell nicht aus und gehen durch hohe Temperaturen oder Wasserzufuhr kaputt.

Teilen: Den Nutzenden muss bewusst sein, dass ein Risiko für die Übertragung von Viren und Bakterien auch nach dem Reinigen von Sextoys und Hilfsmitteln besteht. Laut Studienergebnissen aus den USA hat sich bei einem standardisierten Reinigungsprozess eines Sextoys das Risiko einer Übertragung (z. B. Chlamydien oder Humane Papillomaviren) erst nach rund 24 Stunden gelegt (Anderson et al., 2014). Als hilfreiche Information kann auf die Verwendung von Hilfsmitteln oder Sextoys mit *Kondomen* oder Lecktüchern hingewiesen werden, um die Übertragung von STIs zu reduzieren.

Lagern: Jedes Objekt benötig eine geeignete Lagerung, um die Langlebigkeit zu wahren und Wirksamkeit zu gewährleisten. Es lohnt sich daher, sich über ein hygienisches und praktisches Aufbewahrungssystem und die individuelle Lagerung Gedanken zu machen. Wichtig ist es, die Objekte vor Kratzern, Staub, Fusseln, Beschädigung, Milben, Bakterien, Keimen, Pilzen und Viren zu schützen. Sinnvoll ist es, wenn die Objekte hygienisch, trocken und staubfrei gelagert werden. Des Weiteren gilt die Regel, dass gleiches Material sich mit gleichem Material gut verträgt. Materialübergreifende Lagerung kann zu chemischen Reaktionen führen. Besonders »Jelly-Objekte« oder Weichmacher in Plastik vertragen sich nicht mit Silikon oder Hartplastik, da die Plastikmaterie Fette und Paraffine ausschwitzt oder die Struktur schmilzt.

Ob die Objekte im privaten Wohnraum offen zugänglich aufbewahrt werden, oder eine diskrete Lösung bevorzugt wird, ist den Individuen selbst überlassen.

Literatur

Anderson, T. A., Schick, V., Herbenick, D., Dodge, B. & Fortenberry, J. D. (2014). A study of human papillomavirus on vaginally inserted sex toys, before and after cleaning, among women who have sex with women and men: Table 1. *Sexually Transmitted Infections, 90*(7), 529–531. https://doi.org/10.1136/sextrans-2014-051558

D'Augelli, A. R. (1994). Identity development and sexual orientation: Toward a model of lesbian, gay, and bisexual development. In E. J. Trickett, R. J. Watts & D. Birman (Hrsg.), *Human diversity: Perspectives on people in context* (S. 312–333). Jossey-Bass.

Döring, N. (2021). Sex Toys. In A. D. Lykins (Hrsg.), *Encyclopedia of Sexuality and Gender* (S. 1–10). Springer International Publishing. https://doi.org/10.1007/978-3-319-59531-3_62-1

Herbenick, D., Fu, T.-C. (Jane), Arter, J., Sanders, S. A. & Dodge, B. (2018). Women's experiences with genital touching, sexual pleasure, and orgasm: Results from a U. S. probability sample of women ages 18 to 94. *Journal of Sex & Marital Therapy, 44*(2), 201–212. https://doi.org/10.1080/0092623X.2017.1346530

Herbenick, D., Reece, M., Sanders, S., Dodge, B., Ghassemi, A. & Fortenberry, J. D. (2009). Prevalence and Characteristics of Vibrator Use by Women in the United States: Results from a Nationally Representative Study. *The Journal of Sexual Medicine, 6*(7), 1857–1866. https://doi.org/10.1111/j.1743-6109.2009.01318.x

Huff, A. (2018). Liberation and Pleasure: Feminist Sex Shops and the Politics of Consumption. *Women's Studies, 47*(4), 427–446. https://doi.org/10.1080/00497878.2018.1454923

Kaestle, C. E. & Allen, K. R. (2011). The Role of Masturbation in Healthy Sexual Development: Perceptions of Young Adults. *Archives of Sexual Behavior, 40*(5), 983–994. https://doi.org/10.1007/s10508-010-9722-0

Lohaus, A. (Hrsg.). (2018). *Entwicklungspsychologie des Jugendalters* (Springer-Lehrbuch). Springer. https://doi.org/10.1007/978-3-662-55792-1

Mariano Gomes, L. & Wu, R. (2018). User Evaluation of the Neurodildo: A Mind-Controlled Sex Toy for People with Disabilities and an Exploration of Its Applications to Sex Robots. *Robotics, 7*(3), 46. https://doi.org/10.3390/robotics7030046

Storms, G. (2015). Rubin, Gayle (1949–). In A. Bolin & P. Whelehan (Hrsg.), *The International Encyclopedia of Human Sexuality* (S. 1059–1114). Wiley. https://doi.org/10.1002/9781118896877.wbiehs415

Wildhaber, C. (2021). »OMGYes-Schweiz!« Eine Befragungsstudie zum Orgasmuserleben von Menschen mit Vulva. ZHAW Zürcher Hochschule für Angewandte Wissenschaften. Unveröffentlichte Bachelorarbeit.

Biografische Notiz

Carlo Armando Wildhaber (er/alle), Master of Science ZHAW in Angewandter Psychologie, Fachperson für sexuelle Gesundheit und Sexualpädagogik in Beratung und Bildung, eidg. dipl. Grafik-Designer. »Bei einer langen Zugfahrt und einer Tasse Schwarztee lassen sich die besten queeren Luftschlösser bauen.« Carlo Armando Wildhaber ist Psychologe, Sexualpädagoge und Grafiker. Carlos natürliche Neugier hilft in der Beratung und Begleitung sowie in der Vermittlung von Themen wie Lust, Konsens und Aufklärung. Dabei setzt sich Carlo für einen intersektionalen und humanistischen Ansatz der sexuellen Gesundheit ein. Zwischen Klasseneinsätzen, Erwachsenenbildung sowie Einzelberatung bewegt sich Carlo in Zürich und reist regelmäßig für Einsätze durch die ganze Schweiz. Tätigkeit: Fachstelle »Lust und Frust« Stadt Zürich, Fachstelle »SPiZ« Sexualpädagogik in Zürich, Kompetenzzentrum »SEGZ« Sexuelle Gesundheit Zürich, Organisation »du-bist-du« Fachgruppe Coaching, »Varia Suisse« AG Psychologie, untamed.love. Erreichbar unter: Carlo.wildhaber@gmx.ch oder @karlisparkli

4.5 Das vernarbte Herz – Sexualität älterer trans und nicht-binärer Menschen

Ein schriftliches Gespräch mit der Sexualtherapeutin Helena Smolorz

Helena Smolorz & Alexander Hahne

*Helena Smolorz lebt, liebt und arbeitet gerne. Sie hat eine lange Ehe hinter sich, aus der zwei wundervolle, tatkräftige Kinder hervorgegangen sind. In ihren Tätigkeiten als Diplom-Sozialarbeiterin, Supervisorin (DGSv) und heilpraktische Sexual- und Psychotherapeutin (HP) berät sie angestellt und freiberuflich sowohl Fachpersonen als auch Klient*innen aus der Psychiatrie, dem Pflegekinderdienst und anderen sozialen Institutionen, und sie leitet Gruppen für Selbsterfahrung und Mantrasingen.*

AH: Vielen Dank, dass du dich bereiterklärt hast, ein Interview zu geben. Was macht für dich eine ältere trans oder nicht-binäre Person aus?

HS: Wir sind ruhiger geworden – die drängenden Fragen der Identitätsentwicklung und des Zeigens von Identität sind beantwortet. Je nachdem wie die Fähigkeit zur Emotionsregulation sich entwickelt hat, sind die älteren Personen mehr im Frieden mit sich. Die offenen Wunden des Herzens sind vernarbt. Der Körper und sein Älterwerden sind mehr und mehr akzeptiert. Der Performancedruck beziehungsweise die Performance-Leidenschaft bezüglich des Zeigens der eigenen Identität ist selektiver geworden.

Das Recht auf die eigene Identität und der damit verbundene Selbstwert ist stabiler geworden. Wir sind gnädiger gegenüber uns selbst und anderen geworden, gleichzeitig entschiedener und klarer. Die Gestaltung der eigenen Sinnlichkeit und Sexualität ist möglicherweise neben dem Lustempfinden auch mehr auf das Bindungserleben ausgerichtet. Man hat sich eingerichtet in der Welt.

AH: Welche Gemeinsamkeiten und Unterschiede haben jüngere und ältere trans und nicht-binäre Menschen in Bezug auf ihre Körperwahrnehmung?

HS: Im fortgeschrittenen Alter sind Fragen der Körpermodifikation, der Einnahme von Hormonen, das Durchführen von geschlechtsangleichenden Operationen etc. abgeschlossen, da seit Jahren oder Jahrzehnten im selbstgewählten Geschlecht gelebt wird. Insofern ist ein Status quo erreicht. Das Leiden in diesen Fragen ist nicht mehr täglich spürbar, weil es bewältigt ist. Gleichzeitig bleiben diese Punkte wesentlich in der eigenen Biografie. Daneben gibt es Menschen, die im fortgeschrittenen Alter transitionieren und ihre Reise nach außen erst beginnen.

Das Kontinuum der eigenen Körperwahrnehmung ist nicht im Wesentlichen auf das Alter beschränkt. Krankheit, der Gebrauch von Suchtmitteln, Bewegung, Ernährung, das psychische Wohlbefinden und die soziale Einbettung sind wesentliche Faktoren, die die eigene Körperwahrnehmung beeinflussen und konstituieren.

Wenn dir zum Beispiel deine Partner*inperson, von der du geliebt werden möchtest und mit der du gerne Haut an Haut bist, im Spiel der Sinnlichkeit und Sexualität sagt: »Ich liebe dich und deine Schönheit und möchte immer wieder in deiner weichen Haut versinken!«, dann wird deine eigene Körperwahrnehmung durch die Ausschüttung von Oxytocin in eine größere Selbstannahme münden. Das Bedürfnis nach Anerkennung und Wertschätzung ist erfüllt und das angenehme Gefühl der Freude breitet sich aus.

AH: Gibt es Besonderheiten, Erfahrungen oder Ressourcen, auf die ältere trans und nicht-binäre Menschen zugreifen können, die jüngere (noch) nicht haben?

HS: Ja, die Annahme dessen, dass alles entsteht, in der Blüte ist und wieder vergeht, ist eine große Ressource. Die Möglichkeit des Vergehens, die zunehmende Erfahrung, dass andere Menschen sterben, ermöglicht die eigene, tiefere Verbindung mit der Lebendigkeit. Möglicherweise wird eine Leichtigkeit des Lebens erlebt, bei gleichzeitiger Wahrnehmung der Schwere und der Bedeutung des eigenen Tuns und Seins. Entlastend ist auch die Erkenntnis, dass jede Person ihre eigenen Erfahrungen machen muss, dass jede Generation von trans und nicht-binären Menschen auch in diesem Werdungsprozess des Lebens keine Stufe überspringen kann.

Die Annahme des eigenen Entwicklungsprozesses kann immer wieder mit einer guten Distanz wahrgenommen werden, was zu einer größeren Ruhe führt. Auch die Erfahrung, dass es gut ist,

Fragen zu haben und diese zu bewegen und dass es nicht so wichtig ist, Antworten zu finden, ist eine förderliche Ressource. Ich halte es da mit Rainer Maria Rilke: »Lebe jetzt die Fragen, vielleicht lebst du dann allmählich ohne es zu merken, eines fernen Tages, in die Antwort hinein.«[1]

AH: Gibt es etwas, das beim Älterwerden einfacher wird?

HS: Ja, es ist viel leichter, den Konsens mit sich selber herzustellen, die Übereinstimmung mit dem eigenen Denken, Fühlen und Handeln. Die Klarheit der eigenen Bedürfnisse und die Klarheit darüber, dass ich selbst verantwortlich bin für die Erfüllung meiner Bedürfnisse. Eigenverantwortung für die eigenen Gefühle wird deutlicher. Je nach Grad der Selbsterfahrung ist eine trans oder nicht-binäre Person in der Lage, immer wieder recht schnell den Zugang zu den eigenen angenehmen Gefühlen zu finden. Das schützt eine Person noch nicht vor einer Depression oder Angststörung. Die Fähigkeit, mit einer solchen Erkrankung umzugehen, wächst aber.

AH: Welche Möglichkeiten gibt es, um im Alter anders auf die eigene Sexualität und den lustvollen Körper zu schauen?

HS: Zuallererst hatte die Person natürlich mehr Zeit, sich mit ihrer eigenen Sexualität und mit ihrem lustvollen Körper zu beschäftigen und zu verbinden. Wenn eine Person reichhaltige Erfahrungen machen konnte, ist sie besser in der Lage, Sinnlichkeit und Sexualität herzustellen, die auch im Nachklang noch angenehm ist. Das nachfolgende Erleben bestimmt die Wahrnehmung des vorherigen Erlebens.

Es gibt den Spruch: Essen ist der Sex des Alters.
Ich halte dagegen: Sex ist der Sex des Alters.

Jedoch ist das Lusterleben breiter gefächert: Essen, Trinken, Schlafen, Kunstgenuss, Tanzen, Haut an Haut erleben, Begehren, nehmen und genommen werden, Orgasmus etc. wird von älteren Personen tiefer, breiter und nachhaltiger erlebt.

Älteren Personen fällt die Antwort auf folgende Fragen leichter:
Wie möchte ich von wem berührt werden?
Wer soll vor allem Vergnügen in der Berührung haben?
Bin ich im Konsens mit der Person, dass hier Berührung stattfinden soll?

1 Rainer Maria Rilke, *Über die Geduld*, 1903.

Das Nachlassen der körperlichen Kraft hat sowohl für den Anfang, den Mittelteil und das Ende einer sexuellen Begegnung eine große Bedeutung. Die Notwendigkeit zum Ausruhen, zum Innehalten, der Abgleich damit, ob ich gerade körperlich noch kann, ist eine Ressource zur verbesserten Wahrnehmung des Selbst.

AH: Was kann unterstützen, den älter werdenden lustvollen Körper zu genießen? Was ist das Trans- bzw. Nicht-binär-Spezifische daran?

HS: Unterstützend ist die Wahrnehmung davon, wie ich berührt werden möchte. Die Person hat im besten Falle verhältnismäßig mehr Zeit gehabt zu lernen, dass es nichts im Sex auszuhalten gibt, dass sie äußern kann, ob etwas angenehm oder unangenehm ist und ob etwas verändert werden soll. Gleichzeitig ist dieses selbstbewusste Sein und Kommunizieren immer auch etwas, was immer wieder neu hergestellt und verankert werden muss, denn die Versuchung, etwas auszuhalten, um der anderen Person zu gefallen, oder eigenes Erleben zu übergehen, um nicht fühlen zu müssen, ist häufig auch erlebbar – und das gerade auch bei noch nicht verarbeiteten Gewalterfahrungen in der Lebensgeschichte.

Man ist es immer nur selbst. Wenn der Selbstwert und die Selbstannahme stabil sind, wenn ich gelernt habe, wie sich Lust, Sinnlichkeit, Erregung in mir ausbreiten können und was ich dafür tun kann, dann werde ich Wege finden. Diese Wege sind enorm unterschiedlich, vielfältig und von Zeit zu Zeit beschreite ich andere Wege in der Sexualität. Je nachdem, ob ich alleine, mit mir bekannten Menschen oder mit unbekannten Personen Sexualität teilen möchte, stellen sich andere Herausforderungen.

Ich habe den Eindruck, dass es keine grundlegend trans- oder nicht-binärspezifische Arten und Weisen gibt, den älter werdenden Körper sinnlich zu genießen. Meine guten Erfahrungen im tantrischen Lernrahmen bei Wolfgang Schulte am Hülse und Christine Pfalz von Art of Loving Tantra[2] waren hilfreich, obgleich es ein binäres Setting war. Die Arbeit der cis Personen an sich selbst war aufrichtig, tiefgehend und transfreundlich. Die Selbstannahme im Erleben und im Ausdruck findet immer an der Schwelle zwischen Komfort- und Entwicklungszone statt. Und diese Schwellenphänomene langsam zu erleben und zu gestalten und nicht zu über-

2 https://www.art-of-loving-tantra.de

springen, empfehle ich allen Menschen. Aber Achtung: Nicht alle Tantra-Institute arbeiten so langsam und achtsam und sind transfreundlich. Und es gibt auch andere (Einzel-)Settings, zum Beispiel im Bereich der Körperarbeit, Körperpsychotherapie, des Sexological Bodyworks etc., die es älteren trans und nicht-binären Personen erleichtern können, diese Erfahrung zu machen, den eigenen sinnlichen Körper anzunehmen.

Solche trans- und nicht-binär-sensibel gestalteten Erfahrungs- und Lernräume werden vereinzelt angeboten. Im Wesentlichen geht es darum, wie meine Körperstrukturen und Körperfunktionen subjektiv erlebbar und nutzbar sind für mich und wie das Miteinander mit anderen gestaltet werden kann. Die subjektive Wahrnehmung von lusterzeugenden und lustunterstützenden Berührungsqualitäten zu schulen und immer weiter zu lernen ist sinnvoll, um auch beim Älterwerden den Zugang zur Lust beizubehalten.

Die möglicherweise bestehenden Hormoneinnahmen und vergangenen OPs wirken sich ebenfalls unterschiedlich auf das eigene Sein und Tun aus und haben das Erleben verändert. Welche Bedeutung hat dies dann für den aktuellen Prozess der Sinnlichkeit und Sexualität? Lerne deine spezifischen Bedingungen, Eigenarten, Beeinträchtigungen und Vorlieben kennen und lieben!

AH: Wie können einschneidende Erfahrungen und Erlebnisse integriert werden?

HS: Einschneidende Erlebnisse heilen, es bleiben Narben. Die Wunde und auch die Narben müssen gepflegt werden. Immer wenn ich dahin schaue, werde ich mich erinnern. Später stellt sich die Frage, welchen emotionalen Impact dieses Hinschauen hat. Ist die rückblickende Konfrontation mit dem einschneidenden Erlebnis mit Trauer, Ärger, Angst oder Ekel verbunden? Was habe ich darüber gelernt, wie ich mit solchen Emotionen umgehen möchte? Kann ich das Gelernte (zuverlässig) anwenden? Kommen belastende Erinnerungen immer wieder und beeinträchtigen mein Erleben und Handeln? Nicht alle einschneidenden Erlebnisse und Erfahrungen führen zu einer länger andauernden Beeinträchtigung. Und auch wenn die Beeinträchtigung und das anschließende schwierige innere Erleben schon lange zurückliegt, kann das Erleben oder die Bewertung dessen mithilfe von Sexual- und Paarberatung oder Psychotherapie verändert werden.

AH: Gibt es etwas, was an Coming-out oder Transition einfacher wird im höheren Lebensalter?

HS: Nein, ich vermute, dass das Coming-out im höheren Lebensalter nicht einfacher wird. Möglicherweise wird die Unbekümmertheit der Jugend durch eine größere Ängstlichkeit im höheren Lebensalter ausgeglichen. Für wen will ich mich outen? Für mich? Für andere gibt es im Alter viele gewachsene und über Jahrzehnte andauernde Beziehungen und Lebensbezüge. Hier einen Bruch zu riskieren durch ein Coming-out ist eine sehr mutige und vertrauensvolle Handlung. Wenn eine Berufstätigkeit ausgeübt wird, sind auch die Fragen der beruflichen Folgen und die Auswirkungen auf das soziale Miteinander von großer Bedeutung. Die Frage der Identität ist ja auch keine öffentliche Frage. Andere, also cis Menschen sprechen auch nicht über ihre Identität oder werden danach befragt. Sie stellen auch nicht ihre Körperstrukturen und Funktionen in einem Gespräch zur Verfügung. Insofern halte ich es auch für sinnvoll, dass sich die älter werdende trans oder nicht-binäre Person in einem Coming-out-Prozess beruflich um die Aufgaben kümmert, die dort zu erledigen sind. Natürlich wird es Interesse und auch Neugier geben von den Kolleg*innen. Da stellt sich die Frage, wie viel ich mit wem teilen möchte.

Das Coming-out gegenüber den eigenen Eltern (wenn sie noch leben) oder gegenüber den Geschwistern ist möglicherweise ein bisschen leichter als in jungen Jahren, weil die Abhängigkeiten gegenüber diesen nicht mehr so groß sind. Das Coming-out gegenüber den eigenen Kindern jedoch ist stressbelastet und in der Regel von Befürchtungen geprägt. Beispielsweise: Wann will ich es meinen Kindern sagen? Welche Worte wähle ich? Werden meine Kinder mich meiden? Werden die Kinder den Kontakt abbrechen? Wie viel soll bzw. möchte ich den Kindern erzählen? Was möchten sie wissen? Wie will ich die Anrede gestalten? Will ich den Kindern die Anrede als Mama oder Papa nehmen? Wie sollen die Kinder anderen gegenüber von der transitionierenden Person sprechen?

Wie werden meine Kinder meinen Enkelkindern die Transition näherbringen? Welche Infos können dem Enkelkind gegeben werden? Wie soll das Enkelkind von der transitionierenden Person anderen gegenüber sprechen?

AH: Wie wird mit Trauerprozessen umgegangen? Wie wird mit dem wehmütigen Gedanken umgegangen: »Hätte ich doch früher schon …«? Wie ist es im Alter, nochmal eine junge Pubertät zu leben oder leben zu wollen?

HS: Der Weg zum Erlangen der Akzeptanz, dass man eben früher nicht schon hätte diesen Weg gehen können, ist ein Abschiedsprozess von heutigen eigenen Vorstellungen, was man hätte früher besser machen können. Trauer ist ein Weg: Ausgehend vom Nicht-wahrhaben-Wollen, kommt der Mensch zu aufbrechenden Emotionen. Danach entwickeln sich Verhandlungen mit dem Schicksal, hier findet sich häufig Niedergeschlagenheit, und irgendwann entwickelt sich ein neuer Selbst- und Weltbezug. Dies ist nicht notwendigerweise ein linearer Prozess, man kann immer wieder in Phasen zurückfallen und man kann auch in Phasen stecken bleiben. Trauern ist ein guter Weg. Atem, Bewegung und Stimme sind auch hier unterstützend und im Gespräch mit anderen, die ähnliches erlebt haben, oder mit Berater*innen kann dieser Abschied gestaltet werden. Im Gespräch und in der Selbstreflexion kann ich verstehen, dass es früher eben nicht möglich war, mein Coming-out zu gestalten. Ich kann mir selbst gegenüber gnädig sein und im besten Falle auch den anderen gegenüber gnädig sein, die auch möglicherweise ihren Teil daran hatten, dass ich mich nicht früher in meiner Vollständigkeit zeigen konnte.

Das Pubertätserleben während eines Coming-out-Prozesses im höheren Lebensalter ist auch mit der Ausschüttung von Glückshormonen und Bindungshormonen verbunden. Die neu entdeckte Liebe zu sich selbst will anderen mitgeteilt werden. Dabei ist es im Überschwang der Gefühle und des Erlebens der neuen Freiheit auch möglich, dass andere mit ihren Bedürfnissen nicht mehr gut wahrgenommen werden können. Das lässt sich nicht gänzlich vermeiden, wir sind dann zum Beispiel nicht empfänglich für die Trauerprozesse der anderen, die ja auch ihr inneres Bild von der Person verlieren und neu einstellen müssen. Das kann zu Konflikten führen – genau wie in der Pubertät.

Bei einer lange bestehenden Partner*innenbeziehung lernt die transitionierende Person sich neu lieben, ergo ist es eine große Herausforderung für den anderen Teil, diese Person und die Beziehung zu und mit ihr neu lieben zu lernen. Die Veränderung des Selbstkonzepts, des Beziehungskonzepts und des Sexualitätskonzepts ist für beide Teile der Paarbeziehung notwendig. Dieser Wachstumsprozess benötigt einige Jahre und es ist natürlich möglich, dass ein Teil sich aus der Beziehung verabschieden möchte.

Des Weiteren können sich die Liebe und Zuneigung, das Begehren und das Zugehörigkeitsgefühl auf mehrere Personen verteilen. Dann werden in diesem Mehr-Personen-Beziehungsgefüge ebenfalls diese Prozesse in Gang gesetzt.

AH: Hast du weitere Gedanken zu Partner*innenschaft bei Personen, die im höheren Lebensalter transitionieren? Oder die ein hohes Transitionsalter haben?

HS: Bei Personen, die im höheren Lebensalter transitionieren und in einer schon länger dauernden Partnerschaft leben, stellen sich viele Fragen:

- Kann die Partner*innenperson die Identität, die Identitätsäußerungen durch Kleidung, Habitus etc. lieben?
- Welchen Einfluss hat die Transition auf die gelebte Sexualität der Partner*innen?
- Wie hoch ist die Flexibilität in der Umstrukturierung der Wahrnehmung der Partner*innenperson? Kann die transitionierende Person gemäß ihrer Selbstbeschreibung gelesen werden?
- Wie wohl fühlen sich beide im Beisein der anderen Person?

Wenn im höheren Lebensalter eine Partner*innenschaft neu eingegangen wird, spielen natürlich die Vorerfahrungen und die Verarbeitung derselben eine Rolle. Dadurch können Befürchtungen bzw. Hoffnungen entstehen. Es ist nicht vorauszusagen, wie die Lebensgeschichte auf das eigene Erleben und Verhalten wirkt. Mit zunehmendem Lebensalter ist es eher wahrscheinlich, dass die Äußerung und Verwirklichung der eigenen Bedürfnisse selbstbewusster gelingt.

Wenn Personen ein hohes Transitionsalter erreicht haben und eine lange Partner*innenschaft haben, stellen sich andere Fragen. Manchmal wird es angemessen und notwendig sein, die Transidentität gegenüber anderen zu formulieren. Um Diskriminierung zu minimieren und transfreundliches Verhalten anderer zu fördern, sollten die Partner*innen überlegen, wie sie andere miteinbeziehen und/oder aufklären, wenn es z. B. um den Kontakt zu helfenden Diensten und Institutionen geht. In Bezug auf Gesundheit und Wohlbefinden stellt sich die Frage, wie sich die Personen gegenseitig unterstützen, wo es transfreundliche Ärzt*innen gibt, welche Vorsorgeuntersuchungen nötig sind und wie mit chronischen Beschwerden oder altersbedingten Problemen umgegangen wird. Evtl. spielt es schon eine Rolle, welcher Pflegedienst transsensible Mitarbeiter*innen hat. Auch die finanzielle Absicherung und eventuell notwendige Hilfe beim Stellen von Anträgen bei Krankenkasse, Sozialamt, Wohngeldamt sollte in den Blick genommen werden.

Die Erteilung der Vorsorgevollmacht und Patient*innenverfügung und Regelungen bezüglich des Erbes sind wichtige Bausteine. Inwieweit die Wohnung und das Wohnumfeld altersgerecht sind, kann überprüft werden, und auch der eventuelle Umzug in ein transfreundliches Wohnprojekt bzw. Senioren- und Pflegeheim kann überlegt werden. Wenn das Aktivitätsniveau im Alter evtl. nachlässt, stellt sich die Frage, wie die Personen die Beziehung lebendig und erfüllend erhalten und wie man darüber hinaus mit anderen trans Personen und Unterstützer*innen verbunden ist und bleibt.

Auch der Kontakt in Bezug auf Quantität und Qualität mit Kindern und Enkeln ist ein wichtiger Bestandteil der Lebensqualität. Die Beschäftigung mit eigenen und partner*innenbezogenen Zielen, Bedürfnissen und Wünschen kann eine große Rolle spielen vor dem Hintergrund der eigenen Sinnerfüllung. Und in Bezug auf die Digitalisierung kann es wichtig sein, zu lernen, wie mit den onlinebasierten Herausforderungen und Chancen umgegangen wird und wer helfen kann. Darüber hinaus ist zu bedenken, wie ich mich vertraut mache mit technischen Hilfsmitteln wie den Smart-Home-Technologien und assistiven Technologien.

AH: Was ist das Wichtigste für Sexualberater*innen in der Begleitung und Unterstützung von älteren trans und nicht-binären Menschen?

HS: In der Beratung zu Sinnlichkeit und Sexualität kann sich der*die Berater*in ein Herz vorstellen, welches Brüche und Narben erlitten hat und gesundes Gewebe aufweist. In der Beratung fährt er*sie bildlich gesprochen diese Narben mit den Worten und seinen*ihren Interventionen nach, so als ob er*sie mit ihren sensiblen Fingern liebevoll dieses Narbengewebe berührt. Da in der Beratung in der Regel keine körperliche Berührung stattfindet, macht der*die Berater*in dieses Nachzeichnen mit seinen*ihren Worten und seiner*ihrer nonverbalen Kommunikation. Auch die Anleitung zum Körperspüren kann Bestandteil dieser Beratung sein. Der*die Berater*in als Zeug*in des Werdungsprozesses der ratsuchenden Person und entwickelt mit ihr ein Verständnis des Geworden-Seins und die nächsten Schritte im Sein und Tun. Dabei berührt die Beratung auch empfindungslose oder schmerzhafte Stellen, die dort mitunter seit vielen Jahrzehnten sind. Die ratsuchende Person erlebt die Abwesenheit von Gefühlen oder starke Gefühle. Hier verweilt der*die Berater*in mit dem Gegenüber und erforscht diese vernarbte Stelle. Wie alt ist die Verletzung? Was hat die beratene Person für sich selbst unternommen, um an dieser Stelle heil zu werden? Mit wem hat sie sich verbunden gefühlt?

Die Validation der Gefühle und die Hilfe bei deren Regulierung ist ein wesentlicher Teil der Beratung. Tränen sind willkommen und zeigen das Fließen der Gefühle an. Lyrisch: »Jede Träne ist geschmolzenes Seeleneis« (Quelle unbekannt, privat überliefert). Dabei verbindet der*die Berater*in sprachlich das verletzte Gewebe mit dem darum liegenden unverletzten Gewebe. Die Ressourcen liegen oft knapp neben den verletzten Stellen in der Person. So hat der*die Berater*in beides im Blick. Die Erfahrung von Lebensgeschichte verbindet die ratsuchende Person mit dem eigenen Sein und Werden und Tun. Immer mehr entsteht ein angenehmes Kohärenzgefühl.

Das Ziel der Annahme des eigenen Körpers ist nicht unbedingt Körperpositivität. Körperneutralität ist auch ein wundervoller Zustand im Alter. Manche Klient*innen erfahren diese Fragen zum ersten Mal und betreten den Raum der Selbstreflexion mit Vorsicht. Körperselbstwahrnehmung wird eben nicht großflächig gelehrt oder gelernt. Bei älteren trans und nicht-binären Menschen stehen Jahrzehnte einer anderen, mitunter abgelehnten Verkörperung mit im Raum.

Wo persönliche Grenzen als Berater*in sind, ist ebenfalls sehr wichtig und gehört dann in die Supervision bzw. Selbsterfahrung. Lernen kann der*die Berater*in auch in sexualitätsbezogenen Fortbildungen. Dabei hat der*die Klient*in das Recht, zu erwarten, dass Themen in der Beratung gelöst werden können, auch wenn die Lösung nicht den vermuteten Weg nimmt. Lösung kann auch bedeuten: Umstrukturierung der eigenen Ideale, Betrauern des Verlustes, mehr Einsatz für die Erreichung der Ziele, Veränderung des eigenen Einsatzes. Dabei ist der*die Berater*in dafür nicht zuständig, das Erleben von Leiden in der*dem Klient*in zu vermeiden, sondern das Erleben von Leiden nutzbar zu machen und die leidende Person zur Entwicklung anzuregen und diese zu begleiten.

AH: Gibt es etwas, dass du jüngeren oder älteren Berater*innen mit auf den Weg geben möchtest?

HS: Für eine*n junge*n aktivistische*n Berater*in ist es wichtig, in der Beratungsrolle zu bleiben und Neutralität und Freiheit von eigenen Interessen zu leben. Die ratsuchende ältere oder jüngere Person hat ein Recht auf ihre Zweifel, ihre evtl. unglückliche Lebensgeschichte, ihre Ängste und sie hat auch ein Recht auf ihren Optimismus, ihren Mut, ihre Tatkraft, ihre überschäumende Selbstliebe. Die*der junge Berater*in hat keine Verantwortung für den Weg der Person, nur für die Beratung selbst. In der Beratung wirkt gleichzeitig das (unausgesprochene) Vertrauen der*des Berater*in, dass sich alles zum Guten wenden kann. Dabei ist wichtig: Aufmerksam machen, innehalten, Gewahrsein anleiten, Folgen abwägen, Ermutigen, Emotionen mittragen und regulieren helfen, Körpersignale einbeziehen etc.

Für den*die ältere*n erfahrene*n Berater*in ist wichtig, wach für die Person und ihre subjektive Sicht zu bleiben, immer wieder den Bereich des Nicht-Wissens zu betreten und nicht zu behaupten, schon alles erlebt zu haben. In der Beratungsrolle zu bleiben und nicht in ein fürsorgliches oder strenges Eltern-Ich zu rutschen oder sich nicht mit dem angepassten oder freien Kind zu verbünden, sind hier Kernvariablen.

AH: Herzlichen Dank für das Interview.

Biografische Notizen

Helena Smolorz lebt, liebt und arbeitet gerne. Sie hat eine lange Ehe hinter sich, aus der zwei wundervolle, tatkräftige Kinder hervorgegangen sind. In ihren Tätigkeiten als Diplom-Sozialarbeiterin, Supervisorin (DGSv) und heilpraktische Sexual- und Psychotherapeutin (HP) berät sie angestellt und freiberuflich sowohl Fachpersonen als auch Klient*innen aus der Psychiatrie, dem Pflegekinderdienst und anderen sozialen Institutionen und sie leitet Gruppen für Selbsterfahrung und Mantrasingen. Kontakt: https://www.smolorz-supervision.de, https://www.heilsames-singen-paderborn.de und https://www.liebe-to-go.com

Alexander Hahne (er/ihm), M. A. Medientechnik, ist Referent für Sexuelle Gesundheit mit dem Schwerpunkt trans und nicht-binäre Menschen, Sexualpädagoge (gsp), Sexological Bodyworker (ISB), Systemischer Sexualtherapeut (IGST), Tänzer, trans und pleasure Aktivist. Mit seiner Arbeit leistet er für Erwachsene einen praxisbezogenen Beitrag zum Erleben des eigenen Körpers, zur Auseinandersetzung mit der eigenen Sexualität sowie der Möglichkeit Zugänge zum lustvollen Potenzial freizulegen und auszuprobieren. Die körperpraktische sexuelle Bildung mit Erwachsenen steht dabei im Vordergrund. Ihm ist es eine Herzensangelegenheit, sexuelle Lernprozesse zu begleiten und Räume zum Erleben zu öffnen und halten. Sich Zeit nehmen zum Spüren. Website: https://www.alexanderhahne.com und E-Mail: Kontakt@alexanderhahne.com

4.6 BDSM und Kink

Impulse aus der Klient*innenperspektive

Katharina Debus

> »Sie machte mir meine Beweggründe bewusst und half mir, mich mit mir selbst auseinanderzusetzen, auch mit meinen Kink[s]. Sie war eine brillante Therapeutin und nach all diesen Jahren habe ich ihr immer noch sehr viel zu verdanken.«
>
> *(I5 aus der in Kap. 4.6.4.3 beschriebenen Umfrage)*

Spiele mit Bewegungseinschränkung, Macht und Schmerz, Rollenspiele, Fetische etc. können relevante Themen der Selbsterkundung, von Beziehungen, sexuellen Praktiken, Identitäten und sozialen Netzwerken sein. Sie sind daher Gegenstand der Sexual- und Beziehungsberatung. Selten wird in der Aus- und Fortbildung umfassend dazu qualifiziert. Daraus können Probleme für den Vertrauensaufbau, die Arbeitsbeziehung und den beraterischen Erfolg entstehen. Umgekehrt ermöglicht ein professionell reflektierter Umgang die Begleitung von Wachstumsprozessen und gute professionelle Beziehungsarbeit.

Im Folgenden führe ich zunächst in einige zentrale Begriffe rund um BDSM und Kink ein (4.6.1). Danach lege ich einige Pfade, warum das Thema für die Beziehungs- und Sexualberatung mit trans und nicht-binären Menschen relevant sein könnte (4.6.2). Im Anschluss gebe ich Einblicke in BDSM-Lebensweisen, die aus meiner Sicht für die beraterische Arbeit hilfreich sind (4.6.3). Abschließend biete ich anhand einer kleinen explorativen Umfrage mit BDSMer*innen zu ihren Therapie-Erfahrungen Impulse zu einem professionellen Umgang mit BDSM-Themen in Psychotherapie und Beratung (4.6.4). Neben der Umfrage greife ich dabei sowohl auf wissenschaftliche Literatur als auch auf langjähriges Erfahrungswissen aus Szene-Debatten zurück.

4.6.1 BDSM und Kink – was ist das?

BDSM steht im engeren Sinne für:[1]

- *Bondage:* einvernehmliche Spiele[2] mit Bewegungseinschränkung, u. a. mit Handschellen, Ketten, Leder- oder Klettbandfesseln, Seilbondage (u. a. Western Bondage, Shibari bzw. Kinbaku) oder Käfigen. Im Seil-Kontext wird die fesselnde Person oft als Rigger oder Rope Top bezeichnet, die gefesselte Person oft als Rope Bottom, Model oder Bunny. Nicht alle mögen all diese Begriffe.
- *Dominance and Submission (Dominanz und Unterwerfung, auch D/S bzw. D/s)*[3]*:* einvernehmliche Spiele mit Macht, u. a. mit Kontrolle, Unterwerfung, Überwältigung, Hingabe, Service/Dienstfertigkeit, Orgasmuskontrolle, Demütigung, Scham, Erniedrigung, Versagen, Enttäuschung, Distanz, Hypnose etc. Die dominante Person wird oft als Dom bezeichnet, dominante Frauen auch als Domme oder Femdom, wobei manche solche Geschlechterdifferenzierungen gut und andere als unangenehme Verbesonderung weiblicher Dominanz empfinden. Die Person, die Macht abgibt, wird meist als Sub bezeichnet, teils auch als devot.
- *Sadismus und Masochismus (auch SM):* einvernehmliche Spiele mit Lustschmerz, u. a. Spanking, Impact Play, Klammern, Beißen, feste Griffe, Wachsspiele, schmerzhafte Penetration, Nadelspiele, Messerspiele, Stromspiele, emotional SM etc. Die schmerzausübende Person wird meist als Sadist*in und die schmerzempfangende Person als Masochist*in oder maso bezeichnet.

Im älteren Sprachgebrauch ist SM bzw. Sadomasochismus der Überbegriff für alle in den letzten Absätzen genannten Praktiken. Nach und nach hat sich das Akronym BDSM weiter verbreitet in Abgrenzung zu der pathologisierenden Geschichte des Begriffs Sadomasochismus und um die Vielfalt der Spektren und Wahlmöglichkeiten zwischen u. a. Bondage, D/S und SM aufzuzeigen (vgl. Bauer, 2020b, S. 180; Woltersdorff, 2016, S. 114).

Oft werden die Begriffe Top oder oben spielen und Bottom oder unten

---

1 Ich nenne hier z. T. Begriffe, die sich nicht von selbst erschließen, aber Ausgangspunkt für Recherchen sein können. Vgl. für eine ergänzende Einführung in BDSM auch Bauer (2020a, 2020b) sowie Wolf (2023, Kap. 1).

2 Vgl. zum in den Szenen kontrovers diskutierten Begriff des Spiels Woltersdorff (2014).

3 D steht auch für Discipline (Disziplinierung) in der Abkürzung.

spielen als Überbegriffe genutzt. Tops sind dann die Menschen, die z. B. fesseln, dominant sind und/oder Schmerz ausüben, Bottoms die, die sich z. B. fesseln lassen, Macht abgeben und/oder Schmerz empfangen. Als Switches bzw. Switcher*innen bezeichnen sich Menschen, die zwischen oben und unten wechseln, sei es, dass sie verschiedene Rollen mit verschiedenen Menschen praktizieren oder mit der gleichen Person z. B. je Session oder auch während einer Session tauschen.

Wie bei (anderen) Labeln rund um queere Lebensweisen, werden die meisten Begriffe kontrovers diskutiert. So empfiehlt sich auch hier, sensibel vorzugehen und Menschen zu fragen, wie sie am liebsten beschrieben werden wollen.

Alle genannten Praktiken werden in den letzten Jahren zunehmend auch unter dem Begriff Kink (Adjektiv: kinky, Personen: Kinkster[s]) zusammengefasst. Kinky hat dabei auf Englisch eine ähnliche Wortbedeutung wie queer, u. a. kraus, wellig, schrullig, pervers, verdreht, abnorm. Es handelt sich um einen Aneignungsbegriff, also einen ursprünglich abwertenden Begriff, der in den Szenen aufgegriffen und positiv umgewertet wurde.

Teilweise wird zusätzlich auch der Begriff pervers (verdreht) in ähnlicher Weise angeeignet. Da dieser Begriff gesellschaftlich aber oft auch für nichteinvernehmliche Handlungen wie sexualisierte Übergriffe und Gewalt etc. verwendet wird, rate ich dazu, ihn nicht ungefragt zur Beschreibung anderer Menschen zu verwenden.

Im Begriff BDSM meist mitgemeint, fallen unter Kink zusätzlich zu den zuvor genannten Spielarten auch u. a. die folgenden Praktiken:

- *Fetischismus:* Im Szenesprachgebrauch ist mit Fetischen meistens die Erotisierung von Materialien bzw. Kleidungsstücken (z. B. Lack, Leder, Latex, Wolle, Luftballons, Nylon, weiblich konnotierte Dessous, Sneaker etc.) oder Körperteilen (meist Füßen) gemeint.
- *Rollenspiele:* Rollenspiele können, aber müssen nicht Teil von D/s sein, haben also oft, aber nicht immer mit Machtspielen zu tun. Zu nennen sind u. a.:
    - *Pet Play:* mindestens eine Person nimmt die Rolle eines Tiers an (vgl. Wollmer, 2020), u. a. Katze, Hund, Pferd oder Fuchs.
    - *Age Play:* mindestens eine Person nimmt ein anderes Alter an (vgl. Bauer, 2004, S. 360; 2018).
    - *Gender Play:* mindestens eine Person spielt mit Geschlecht, Geschlechterrollen oder der geschlechtlichen Konnotation von Kleidungsstücken (vgl. Bauer, 2020b, S. 187ff.; 2015).

- *einvernehmlicher Voyeurismus und Exhibitionismus:* Lust daran, andere nackt, beim Sex oder beim Spielen zu sehen bzw. gesehen zu werden, z. B. auf Play-Partys, bei Verabredungen oder durch den Austausch von Bildern.
- *Body Modification, Blood Play etc.:* kann als Teil von SM oder D/s praktiziert werden oder als eigenständiger Kink; Veränderungen des Körpers (Body Modification, vgl. z. B. Bauer, 2004), z. B. Cuttings, Brandings, Piercings, Zunge spalten etc.; Spiele mit Blut, z. B. mit Messern, Haken, Menstruationsblut etc. Es gibt auch eigenständige Body Modification Szenen, die sich nur zum Teil mit Kink-Szenen überschneiden und ihre Praktiken nicht als kinky begreifen.

Ich benutze im Folgenden die Begriffe Kink und BDSM austauschbar und meine damit alle genannten einvernehmlich ausgeführten Praktiken, sofern sie von den Praktizierenden selbst entsprechend eingeordnet werden.

Viele BDSMer*innen verstehen Kink-Praktiken als grundsätzlich erotisch oder sexuell. Andere erleben sie nur manchmal als erotisch und wieder andere als etwas grundsätzlich anderes Drittes.

In BDSM-Szenen wird Vanilla (angelehnt an Studien, die in den USA Vanille als beliebteste Speiseeis-Sorte benennen) als Gegenbegriff zu BDSM/Kink verwendet als Versuch eines positiven Begriffs für Menschen, die sich nicht zu BDSM-Praktiken hingezogen fühlen.[4]

4.6.2 Kink und trans

Warum ein Artikel zu Kink in diesem Buch? Zunächst: Trans und nichtbinäre Menschen können ebenso wie cis Menschen kinky sein und dann

4 Die Übergänge zwischen BDSM und Vanilla sind fließend und Grenzen werden unterschiedlich gezogen oder nicht als besonders relevant empfunden. Ich ordne beispielsweise harten Sex/rough sex (vgl. Döring et al., 2024) als kinky ein, wenn dabei konsensuell mit Schmerz, Macht und/oder Bewegungseinschränkung gespielt wird. Allerdings könnte diese Einordnung Fragen aufwerfen, wenn die Beteiligten den Bezug auf BDSM/Kink zurückweisen und/oder keinerlei Bezüge zu z. B. Community-Diskursen um Einvernehmlichkeit und einem informierten Umgang mit Sicherheitsfragen aufweisen.

ist ein entsprechendes Wissen sinnvoll für Berater*innen im Kontext von Sexualität, Begehren und Beziehungen.

Vielleicht etwas weniger offensichtlich: Zumindest in den kinky Communitys, die nicht starre Rollenvorstellungen bezüglich BDSM-Rollen und Geschlechtern zentrieren, finden sich viele trans und nicht-binäre Menschen. Manche erschließen sich diese Szenen erst nach dem Coming-out. Für andere sind sie ein wesentlicher Ort ihres inneren und/oder äußeren Coming-outs.[5] Zudem beschreiben manche trans oder nicht-binäre Menschen, die sich in politischeren queeren Communitys aus unterschiedlichen Gründen eher fremd fühlen oder anfangs von den dortigen Umgangsweisen eingeschüchtert waren, bestimmte BDSM-Communitys als guten Ort für sich. Dafür scheint mir relevant, dass dort Unterschiedlichkeit untereinander ein wichtiger Bezugspunkt ist und diese eher mit Interesse als mit Sanktionen für Nonkonformität beantwortet wird, sowie dass der Umgangston oft grundsätzlich freundlich ist.

Dabei soll nicht beschönigt werden, dass es auch in kinky Communitys zu Transfeindlichkeit und generell zu Ausgrenzung und Verletzungen kommt. All das kann besonders schmerzhaft sein, wenn die Szene gleichzeitig viel Offenheit verspricht oder viel Sehnsucht mit Szene-Zugehörigkeit verbunden wird. Umso mehr, da sie auch ein wichtiger Ort von (Spiel-/Sex-/Beziehungs-)Partner*innensuche sein kann und es dafür ohnehin für viele trans und nicht-binäre Menschen weniger Räume gibt als für cis Menschen.

4.6.3 Einblicke in BDSM-Lebensweisen

Im Folgenden gebe ich einige Einblicke in BDSM-Lebensweisen, die mir für Beratungskontexte sinnvoll erscheinen. Ergänzend empfehle ich bezüglich inhaltlicher Aspekte sowie Studienverweisen Wolf (2023).

5 Robin Bauer (2004, 2015) und Gisela Fux Wolf (2023) arbeiten besondere Potenziale von Kink (Communitys) für manche trans Menschen heraus, u.a. Gender Play als Ort des Experimentierens mit Geschlecht, Potenziale nicht genital fokussierter Intimität bzw. Sexualität, Potenziale der Wiederaneignung von Körper, Psyche oder eigener Geschichte durch verschiedene Spielarten etc.

4.6.3.1 Welchen Stellenwert nimmt BDSM im Leben ein?

Meines Erachtens sind für kink-inklusive Beziehungs- und Sexualberatung vier Personengruppen zu berücksichtigen:[6]

1. Menschen mit Fantasien im BDSM-Spektrum,
2. Menschen, die (gelegentlich oder regelmäßig) BDSM-Praktiken ausüben (möchten),
3. Menschen, für die BDSM integraler Bestandteil ihrer Sexualität ist,
4. Menschen, die BDSM als Teil ihrer Identität begreifen.

Die Gruppen 3 und 4 können als sexuelle Minderheit beschrieben werden, hier wird auch von BDSM als sexueller Neigung gesprochen.[7]

Für viele Menschen der letzteren Gruppen sind BDSM-Communitys on- bzw. offline eine wichtige Bezugsgröße in ihrer Lebensgestaltung. Robin Bauer (2020b) spricht von einer spezifischen Sozialisation in der Szene, in der u.a. Konsens, eine kritische Auseinandersetzung mit Machtmissbrauch, Kompetenzen zur sicheren bzw. risikogeminderten Ausübung von Praktiken sowie eine gewisse soziale Kontrolle gegen Machtmissbrauch und sexuelle Übergriffe eine zentrale Rolle spielen. Daher ist zwischen Menschen mit und ohne Community-Zugang zu unterscheiden.

Manche Konstellationen praktizieren (fast) durchgehend ein Machtgefälle in ihrer Beziehung (24/7 oder Total Power Exchange/TPE). Die meisten Konstellationen, die sich nicht ausschließlich für Sessions treffen, wechseln aber zwischen Alltag auf Augenhöhe und mehr oder minder klar abgegrenzten Sessions.

4.6.3.2 Headspace und Aftercare

Viele BDSMer*innen beschreiben ihr Erleben während Sessions als eine Form veränderten Bewusstseins bzw. als (z.B. Top, Sub, Pony oder Puppy) Headspace, u.a. durch Hormonausschüttungen (vgl. auch Wolf, 2023, Kap. 1). Unter dem Begriff Aftercare gestalten viele den Übergang aus einer Session zurück in den Alltag – den individuellen Übergang aus

6 Vgl. Wolf (2023) für Verweise auf Studien.

7 Vgl. zur (Befragung der) Unterscheidung zwischen Praxis und Identität Bauer, 2020b, S. 179; Bauer, 2022, Kap. 2; Woltersdorff, 2018 [2008], S. 116ff.

einem Headspace-Zustand oder einem in der Session hervorgehobenen Persönlichkeitsanteil ins Alltags-Ich und/oder den gemeinsamen Übergang aus z. B. einem Machtgefälle in die Alltagsbeziehung. U. a. kann dabei geschaut werden, ob Bedürfnisse offen sind bzw. was die Beteiligten brauchen, um z. B. aus einem Machtgefälle, dem Spiel mit intensiven Gefühlen oder einem tieferen Schmerzerleben wieder in den Alltag zurückzufinden und ggf. schwierige Gefühle aufzufangen. Es kann darum gehen, mit einem positiven Gefühl zur Beziehung und zu sich selbst aus der Session zu gehen und ggf. Selbstzweifel oder Sorgen um die andere Person aufzufangen bzw. einen anderen Persönlichkeits- oder Beziehungsanteil wieder in den Vordergrund zu holen. Manchmal wird körperlich nachgesorgt, z. B. Wundversorgung, trinken, essen etc. Aktuelle Debatten bemühen sich zu etablieren, dass Aftercare in alle Richtungen gehen sollte und auch Tops z. B. mit Zweifeln, Erschöpfung oder nicht-alltagskompatiblen Gefühlen aus einer Session gehen können, bzw. dass alle Beteiligten Bedürfnisse nach Nähe, Verbindung oder einem entspannten Nachklingen (auch: Afterglow, wenn Nach-/Ausklingen ohne besondere Fürsorgebedürfnisse betont werden soll) haben oder einen gestalteten Übergang in den Alltag gebrauchen können.

4.6.3.3 Normierung, Stigmatisierung und Coming-out

Für alle in Kapitel 4.6.3.1 genannten Gruppen sind das Risiko direkter Diskriminierung als »krank«, »pervers« etc. sowie die Auseinandersetzung mit Normierung und Stigmatisierung relevant (vgl. Bauer, 2020b, S. 185f.; Schuerwegen et al., 2020). Sie haben mit ähnlichen und teils zusätzlich spezifischen Coming-out-Fragen und -Herausforderungen und entsprechenden Unterstützungsbedarfen zu tun wie viele (andere) queere Menschen. Aus Umfangsgründen verweise ich dazu auf meine Ergebnisse einer kleinen explorativen Studie zu Coming-out-Herausforderungen und hilfreichen Faktoren (Debus, 2021a, S. 103f.; Debus, 2021c, S. 226f.) und auf Erarbeitungen von Wolf (2023) zu therapeutischer Coming-out-Begleitung (mehr dazu in Kapitel 3.2 dieses Buchs).

4.6.3.4 Was kann an BDSM lustvoll sein?

An anderer Stelle beschreibe ich etwas ausführlicher, was an BDSM lustvoll sein kann (vgl. Debus, 2021a; Debus & Laumann, 2018, S. 46f.). Hier nenne ich kurz einige Aspekte, die auch Menschen ohne Kink-Affinität eine Verknüpfung damit ermöglichen können, was für Kinksters an BDSM-Praktiken attraktiv sein kann:

- Experimentier- und Abenteuerfreude, Lust an Intensität und großen Gefühlen bzw. starken körperlichen Reaktionen, an eigene Grenzen gehen und diese ggf. erweitern (u. a. starke Hormonausschüttungen in bestimmten Sportarten, Freizeitaktivitäten etc.)
- Flow, Trance, veränderte Bewusstseinszustände
- Kreativität, Gestaltung, Selbstwirksamkeit, Freude an Reaktionen anderer, Verantwortung, Anvertrauen, Hingabe, sich bespaßen lassen, Kontrolle übernehmen, Kontrolle abgeben, Macht, Care
- Spiele mit Normen, Regeln und Tabus
- Vertrauen, Verbundenheit, Nähe, mit im Alltag oft unterdrückten bzw. unsichtbaren Persönlichkeitsanteilen gesehen und begehrt werden, sich jenseits des Alltags-Ichs emotional berühren können (vgl. vertiefend Debus, 2023, Art. 6)
- ein spielerischer, akzeptierender Raum für Persönlichkeitsanteile, die nicht Teil des Alltags-Ichs oder professionellen Ichs sind bzw. nicht sein sollen, dürfen oder können, ggf. auch Bearbeitung biografischer Erfahrungen (vgl. ebd.)
- Spaß, frotzeln, sich aufziehen, rangeln, kitzeln, Ausgelassenheit, Übermut, Kräftemessen
- Verhandelbarkeit, Grenzachtung, Vielfalt und hohe Akzeptanz von Unterschiedlichkeit
- hohe Wertschätzung von Lust, viel Freiheit im Umgang mit Impulsen, Umfelder, die mit großer Neugier und Experimentierfreude an Sexualität und Begehren herangehen und sich gegenseitig inspirieren

4.6.3.5 Konsens, Kommunikation und Ressourcen

Viele BDSM-Praktiken unterscheiden sich von körperlicher, psychischer oder sexualisierter Gewalt vorrangig oder ausschließlich durch Einvernehmlichkeit aller Beteiligten. Ich bezeichne das als Formähnlichkeit zwischen diesen Praktiken und Gewalt, also dass sie von außen, ohne Wissen um ihre Einvernehmlichkeit, wie Gewalt aussehen und entsprechend auch zu juristischen und sozialen Sanktionen führen können. Dies führte zu einer langjährigen Beschäftigung mit Möglichkeiten und Fallstricken in der Herstellung von Einvernehmlichkeit, die in den Szenen meist unter dem Stichwort consent bzw. Konsens diskutiert wird, und auf die BDSMer*innen als Community-Ressource zurückgreifen können.

Eine solche Beschäftigung in Abgrenzung von Gewalt war und ist einerseits aus legalen Gründen notwendig – sie ist aus rechtlicher Sicht insbesondere im Interesse von Tops und Veranstalter*innen, um sich vor Strafverfolgung zu schützen. Vor allem aber war und ist die Abgrenzung von Gewalt vielen BDSMer*innen aus ethischen Gründen wichtig sowie um die durchgeführten Handlungen mit dem eigenen Selbstbild zu vereinbaren. In Coming-out-Prozessen setzen sich viele damit auseinander, ob ihre Begehren auf Gewaltaffinität oder internalisierte Opferrollen verweisen und selbst- oder fremdschädigend sind (vgl. Debus, 2021a; 2023, Kap. 6). Den meisten BDSMer*innen ist es sehr wichtig, ihre Begehren so auszuleben, dass sie dabei nicht real Täter*innen oder Opfer werden. Das erfordert für viele am Anfang Sortierarbeit und kann spiralförmig immer wieder relevant werden – z. B. bei entsprechenden Vorbelastungen (Selbstwertthemen, Selbstmisstrauen, Traumata, Selbstschädigungs- oder Gewaltgeschichte auf der Täter*innen- oder Betroffenenseite etc.), in herausfordernden Beziehungsdynamiken oder wenn neue, intensivere Praktiken ausprobiert werden.

Debatten rund um die Herstellung von Konsens werden u. a. entlang verschiedener Akronyme geführt. Am bekanntesten sind (vgl. ergänzend Wolf, 2023, Kap. 4):

- SSC: *safe, sane and consensual*, also sicher, bei gesundem Menschenverstand und konsensuell (das meines Wissens älteste Akronym).
- RACK: *risk aware consensual kink*, also risikobewusster konsensueller Kink. Hier wird einerseits ein implizites Versprechen von Sicherheit, die bei einigen Praktiken nicht garantiert werden kann, durch einen Fokus auf risikobewusste informierte Entscheidungen ersetzt. Andererseits wird sich vom Begriff der Gesundheit verabschiedet, der zwar nicht ausgrenzend gegenüber Menschen mit psychischen oder körperlichen Einschränkungen gemeint war, aber so verstanden werden kann.

- PRICK: *personal responsibility informed consensual kink*. Hier wird die persönliche Verantwortung aller Beteiligten betont – dieses Akronym verweist sehr stark auf ein liberales Verständnis von Konsens und ist in meiner Wahrnehmung u. a. in Abgrenzung von herrschafts- und machtkritischeren Konsens-Debatten rund um Machtmissbrauch entstanden.

Für die Beratung (nicht nur von BDSMer*innen) scheint mir besonders relevant, Menschen dabei zu begleiten, ihre eigenen Stärken und Schwächen in der Kommunikation von Grenzen und Wünschen und der Wahrnehmung und dem Umgang mit den Grenzen und Wünschen anderer Menschen zu reflektieren und dazu passende Kommunikationsstrategien zu entwickeln und mit Spielpartner*innen auszuhandeln (vgl. Debus, 2023, Kap. 3 sowie 8). Dies gilt für Menschen in allen Rollen – auch Tops haben Wünsche und Grenzen, die besprechbar sein sollten. Darüber hinaus ist aus meiner Sicht für gelungene Interaktionen im Kontext von Sexualität, Intimität und BDSM wichtig, konstruktive Umgangsweisen mit Fehleinschätzungen und Fehlkommunikation zu entwickeln, auf die dann nach einer Session zurückgegriffen werden kann.

Spezifisch in der Arbeit mit BDSMer*innen kann das erhöhte Risikopotenzial mancher Praktiken Thema sein sowie die Formähnlichkeit zwischen Kink und Gewalt, die es nicht nur von außen, sondern in manchen schwierigen Beziehungsdynamiken auch von innen erschweren kann, die Grenzen zwischen beidem zu finden.[8] Hinzu kommen die spezifischen Machtdynamiken in BDSM-Rollen und -Communitys. Hierzu hat Robin Bauer kritisch liberale Konsensverständnisse, die Machtverhältnisse nicht mitdenken, kritischen Konsensverständnissen gegenübergestellt (Bauer, 2016; vgl. auch Wolf, 2023, Kap. 4).

Umgekehrt entwickeln Menschen in kinky Community-Sozialisationen

8 Ich schlage an anderer Stelle vor (Debus, 2023, Kap. 3.1), ein statisches Gewaltverständnis, das kategorial zwischen gewalttätigen und gewaltfreien Praktiken unterscheidet, durch ein dynamisches Gewaltverständnis zu ersetzen. Letzteres macht Einvernehmlichkeit und das langfristige Wohlergehen (auch bei selbstgewähltem situativem Leiden) aller Beteiligten zum Ausgangspunkt der Abgrenzung von Gewalt oder anderweitig problematischen Praktiken. Diese Kriterien können auch kink-affine Menschen dabei unterstützen, ein Gespür dafür zu entwickeln, an welchen Stellen kinky Diskurse dazu missbraucht werden, fremdschädigende Handlungen zu legitimieren (vgl. hierzu auch Debus, 2023, Kap. 6).

oft besondere Ressourcen bezüglich Kommunikation, Aushandlungsfähigkeit, Selbstreflexion und Netzwerken, die in der Beratung genutzt und auch auf andere Lebensbereiche übertragen werden können.

4.6.3.6 Community

Für manche Menschen ist BDSM etwas sehr Privates, auf ihre fest etablierten Beziehungen Beschränktes. Aber viele BDSMer*innen beschreiben BDSM-Szenen bzw. -Communitys als wichtige Ressource.

Eine erste Annäherung findet oft online statt und für viele Szene-Angehörige sind Online-Foren eine relevante Informationsquelle, z. B. über Veranstaltungen oder Sicherheitsfragen sowie Spiel-Ideen, und ein wichtiger Ort der Pflege von Sozialkontakten sowie des inhaltlichen Austauschs – von technischen über emotionale bis hin zu politischen Fragen. Manche nutzen sie auch zum Dating.

Offline gibt es verschiedene Einstiegspunkte in die Szene:

- An manchen Orten gibt es *Einsteiger*innentreffen*. Hier bieten erfahrene Szene-Angehörige, oft in kleiner Gruppe, Infos, Erfahrungsaustausch und Rat für Menschen, die neu in die Szene kommen oder sich später mehr Infos oder Orientierung wünschen.
- In vielen Städten gibt es *Munches* bzw. *Stammtische*, meist in Kneipen oder Restaurants ohne Szenebezug. Diese sind oft so organisiert, dass sie einen sanften Einstieg ermöglichen. Spielen ist in der Regel nicht erwünscht, sehr eindeutig zuordenbare Kleidung teils auch nicht. Oft können neue Menschen eine Person aus dem Orga-Team etwas früher treffen, um den Einstieg zu erleichtern. Meist finden auf Munches informelle Gespräche statt – vom Lieblingsfilm über Hobbys oder Berufliches, Beziehungsthemen bis hin zu Kink-Praktiken, -Techniken oder -Veranstaltungen.
- An manchen Orten gibt es regelmäßig oder unregelmäßig organisierte *Themen-* bzw. *Diskussionsabende* (in seltenen Fällen ebenfalls als Munches bezeichnet). Hier gibt es für den Abend meist ein Fokusthema mit Moderation für einen strukturierteren Austausch. Anfänger*innen sind auch hier willkommen.
- An vielen Orten gibt es gelegentlich oder häufiger *Workshops*, u. a. zu Spielarten, Technik-Themen, Konsens, Kommunikation etc. Es variiert, wie offen diese für Teilnahmen ohne Spielpartner*innen sind,

tendenziell sind queere Angebote hier integrativer als orientierungsübergreifende Szenen.

- *Öffentliche Partys* sind ebenfalls in einigen queeren Kontexten zugänglicher für Menschen, die noch niemanden kennen. In vielen orientierungsübergreifenden und manchen queeren Szenen, insbesondere auf großen Partys, halten viele sich eher an bereits bekannte Menschen. In stärker heteronormativ geprägten Kontexten erschwert die Grenzüberschreitungsproblematik durch bestimmte heterosexuelle Männer zudem eine offene Atmosphäre für Menschen aller Geschlechter.

Als bundesweite Struktur ist zudem der Verein SMJG e. V. zu nennen, der Onlineangebote und regionale Veranstaltungen von und für junge BDSMer*innen zwischen 14 und 27 Jahren bietet. SMJG wird als wichtiger Sozialisationsort beschrieben und bietet ein Online-Forum, Stammtische, Infos zu BDSM, Jugend und Coming-out (auch für Erziehungsberechtigte), Workshops und Veranstaltungen, ein Sorgentelefon, einen Online-Chat sowie einen Cover-Service bei Dates mit unbekannten bzw. neuen Menschen.

Alle genannten Strukturen haben in meiner Erfahrung den Anspruch, ethisch und grenzachtend zu handeln und sind meist einer regulierenden sozialen Kontrolle durch die jeweiligen Communitys unterworfen. Allerdings gibt es, wie in der Gesamtgesellschaft, auch in BDSM-Communitys immer mal wieder Probleme mit Machtstrukturen – in einem breiten Spektrum von strategisch missbräuchlichem Handeln bis hin zu Menschen, die sich aufgrund ihrer bisherigen Lebenserfahrung nicht als mächtig erleben und dabei übersehen, dass ihre aktuelle Machtposition in der Szene einen achtsameren Umgang mit z. B. Interessenbekundungen, Konflikten oder Beziehungsdynamiken erfordert. Oft fällt das irgendwann auf und führt dann zu bestenfalls schnellen, wirksamen Interventionen. Aber es kommt auch immer wieder zu belastenden, sehr aufgeladenen Debatten und Brüchen und fortbestehenden Problemen, die insbesondere ehrenamtliche oder prekär bezahlte, meist informelle Szenestrukturen schnell überfordern können (vgl. auch Wolf, 2023, Kap. 8, wobei hier aus meiner Sicht intentional machtmissbräuchliche Dynamiken in stärker heteronormativ geprägten Szenen etwas zu wenig berücksichtigt sind).

Insgesamt sollten Berater*innen wissen, dass kinky Szenen einerseits eine große Ressource sein können. Sie bieten Raum für Wissensaneignung,

Reflexion, Austausch und Vernetzung und stellen immerhin in gewissem Maße auch soziale Kontrolle gegen grenzverletzendes und missbräuchliches Verhalten. Hier werden Partner*innen gefunden, Inspirationen gesucht, gegenseitige Fürsorge in Herausforderungen geleistet, langjährige Freund*innenschaften geknüpft, das eigene Begehren erkundet, Beziehungskompetenz gelernt. In diesen Netzwerken finden oft auch Anregungen und Unterstützung weit über Kink hinaus statt, von der Beschäftigung mit anderen Identitätsfragen über politische Meinungsbildung, berufliche Orientierung und Netzwerkbildung, Unterstützung bei der Suche nach Ärzt*innen, Therapeut*innen und Berater*innen bis hin zur Bearbeitung biografischer Themen. Halbwegs gut funktionierenden Kink-Szenen kommt eine wichtige Funktion für die sexuelle und Beziehungsbildung sowie Gewaltprävention zu.

Kinky Szenen sind aber auch eine Quelle von Verletzungen, Außenseiter*innenerfahrungen, Enttäuschungen sowie aufgeladenen und belastenden Debatten. Vieles davon ist nicht spezifisch für kinky Szenen und Communitys. In-Group-Bildung, Erfahrung von Nicht-passend-Sein, Brüche nach Trennungen von Beziehungen oder Freund*innenschaften, nicht gut verarbeitete Konflikte, politische Brüche und Auseinandersetzungen, polarisierende Gruppendynamiken etc. finden sich in kinky Szenen ebenso wie in anderen Szenen oder Communitys. Insbesondere für Menschen, die große Hoffnungen damit verbinden, oder für Menschen, die dort ihren Lebensmittelpunkt privat oder sogar beruflich eingerichtet haben, kann dies besonders schmerzhaft bis hin zu traumatisch sein.

Beratung sollte zwischen Menschen mit und ohne Szene-Zugang unterscheiden. Für Letztere kann es hilfreich sein, herauszufinden, ob sie ihre Füße in die (und über welchen Zugang in welche) Szene strecken wollen. Dabei sollten sie in Frustrationstoleranz unterstützt werden: Aus meiner Sicht sind viele kinky Szenen zwar relativ willkommen heißend. Aber Anschluss an Szenen zu finden, ist für viele Menschen ein mühsamer Prozess, langsam Kontakte und Vernetzungen aufzubauen und damit umzugehen, eine Weile möglicherweise Zaungäst*in zu sein und den (meist fälschlichen) Eindruck zu haben, alle anderen seien beliebter, erfolgreicher in der Partner*innensuche, sozial kompetenter etc. Wenn Menschen mit falschen Erwartungen kommen, sofort (Spiel-)Partner*innen und/oder Zugehörigkeit zu finden, führt das in sehr vielen Fällen zu Enttäuschung. Umgekehrt sollte Beratung im Umgang mit Menschen mit Szenebezug sowohl die Ressourcen als auch die möglichen Belastungen aus ihren Szene-Erfahrungen einbeziehen.

4.6.4 Impulse für die Beziehungs- und Sexualberatung aus Klient*innensicht

Ich schließe diesen Artikel mit Impulsen für die Beziehungs- und Sexualberatung sowie Psychotherapie[9] anhand einer kleinen informellen, explorativen Umfrage bezüglich guter und schlechter Erfahrungen mit dem Umgang mit Kink in der Psychotherapie, die ich im Mai und August 2024 auf dem Online-Portal Fetlife geführt und inhaltsanalytisch ausgewertet habe.[10] Daher liegt mein Fokus auf Impulsen aus Klient*innensicht. Ergänzend empfehle ich das Buch *BDSM und Psychotherapie. Eine Handreichung auf dem Weg zum kinkrespektvollen Arbeiten* von Gisela Fux Wolf (2023).

4.6.4.1 Herausforderungen für ein vertrauensvolles Arbeitsbündnis

Besondere Erfordernisse für den Vertrauensaufbau und Testballons

Da Kink gesellschaftlich in vielen Kontexten stigmatisiert oder zumindest verbesondert wird und sich viele Fachkräfte im Gesundheitssystem nicht damit auskennen, loten viele Klient*innen zunächst aus, ob sie sich mit diesem Teil ihrer Persönlichkeit öffnen wollen. Manche sprechen das Thema gleich am Anfang an, um sich ggf. gegen die Zusammenarbeit entscheiden zu können. Andere sind zögerlich, ob sie sich damit öffnen wollen oder verschweigen es ganz (vgl. Wolf, 2023, S. 60). Wie in anderen Themen rund um Diskriminierung und/oder den Umgang mit traumatischen Erlebnissen, testen auch viele BDSMer*innen die Haltung des Gegenübers mit Testballons bzw. achten bei zufälligen Thematisierungen

9 Aufgrund der Zielgruppe dieses Buches spreche ich im Folgenden von Berater*innen, wobei die Umfrage sich auf Therapeut*innen bezog.

10 Aus Umfangsgründen wurden veranschaulichende Zitate gekürzt. Sie sind in einer Internetbeigabe zum Artikel abrufbar unter: https://katharina-debus.de/wp-content/uploads/Internetbeigabe-Zitate-Kink-BDSM-Beratung.pdf

auf Reaktionen, auch bezüglich verwandter Themen wie Queerness oder Polyamorie. Dieser erste Eindruck kann die weitere Beziehung prägen.

Hilfreich sind daher Signale bzw. Reaktionen, die auch ohne vorheriges Coming-out der Klient*innen Hinweise auf eine offene und akzeptierende Haltung der Berater*innen geben (vgl. Wolf, 2023, Kap. 7.4). Bei Coming-outs sollte auf die eine oder andere Weise Akzeptanz signalisiert werden. Bei im ersten Moment unreflektiert-problematisierenden Reaktionen können Entschuldigungen und ein Bemühen um Selbstbildung hilfreich sein.

Explizite Abwertungen, Angriffe, Pathologisierungen

Viele BDSMer*innen berichten von generalisierten Pathologisierungen wegen Kink, zudem von Misstrauen und Abwertungen bis hin zu persönlichen Angriffen. Es ist offensichtlich, dass dies die Beziehungsarbeit stört. Zudem können entsprechende Vorerfahrungen auch den Vertrauensaufbau in der Arbeit mit eigentlich offenen neuen Berater*innen beeinträchtigen.

Hyperfokus auf Kink, Othering, Voyeurismus und Bildungsarbeit

Wie in vielen Diskriminierungsthemen, können Fachkräfte, die sich zum Thema noch nicht professionalisiert haben, auch rund um Kink einen Hyperfokus auf das Thema entwickeln, alles darauf zurückführen und dabei ihre sonstigen diagnostischen Fähigkeiten aus dem Blick verlieren. Dies gilt sowohl für themenfremde Fachkräfte als auch für Fachkräfte mit Szene-Bezug, den sie noch nicht professionell reflektiert haben.

Insbesondere bei themenfremden Fachkräften kommt es auch vor, dass sie ein voyeuristisches Interesse entwickeln und Fragen stellen, die den Beratungsprozess nicht unterstützen, und/oder dass es zu einer Rollenverkehrung kommt, in der die Klient*innen in die Rolle von Bildungsarbeiter*innen rutschen.

Vermeidung und Übervorsicht

Vermeidung kann von den Klient*innen ausgehen, sei es aus Scham oder Sorge bezüglich der Haltung der Fachkräfte, oder wenn das Vertrauen in Bezug auf dieses Thema gestört ist. Zudem können aber auch Fachkräfte vermeidend handeln, u. a. aus Unsicherheit und Berührungsängsten oder

Vorbehalten gegenüber dem Thema. Dies kann auch aus bester Absicht geschehen, um nichts falsch zu machen.

Schädigende Folgen gescheiterter Arbeitsbündnisse

Wenn eine beraterische bzw. therapeutische Beziehung weitgehend gelingt, aber in Bezug auf Vertrauen im Thema Kink gescheitert ist, ist die mildeste Auswirkung, Ressourcen aus diesem Thema nicht nutzen zu können. Besonders problematisch wird es, wenn es Therapie- bzw. Beratungsbedarfe rund um BDSM gibt, und Menschen damit alleine gelassen werden und es ihnen schlechte Beratungs- bzw. Therapieerfahrungen zusätzlich erschweren, sich woanders Hilfe zu suchen. Dramatisch sind Umgangsweisen, die Probleme wie z. B. Selbstwert- oder Beziehungsschwierigkeiten verschärfen.[11]

4.6.4.2 Aspekte eines akzeptierenden Umgangs

(Heilsame Wirkung von) Akzeptanz

Mehrere Interviewpartner*innen erwähnten, dass sie ihre Therapie gut nutzen können, weil sie den Eindruck haben, dass die Fachkraft akzeptierend und unproblematisch mit diesem Aspekt ihres Lebens umgeht. Für Menschen mit u. a. Selbstzweifeln kann es überdies heilsam sein, auf akzeptierende Fachkräfte zu stoßen. Dies kann ihren Selbstwert und ihr Vertrauen in andere Menschen stärken.

Anerkennung und Nutzung von Ressourcen

Viele Menschen erleben BDSM-Praktiken bzw. in den Szenen erlernte Fähigkeiten als wichtige Ressourcen für ihr Leben – z. B. Kommunikation, Reflexion, Aushandlung, Stress-, Angst- oder Aggressionsbewältigung, ein positiver Umgang mit dem eigenen Körper, Beziehungskompetenzen, Heilung bzw. Empowerment im Umgang mit schmerzhaften Diskriminierungs-, biografischen oder Bindungserfahrungen, ein positives Gegen-

11 Vgl. ergänzend zur Befundlage zu Diskriminierung und gescheiterten Arbeitsbündnissen in der psychotherapeutischen Versorgung Wolf (2023, Kap. 6.4).

gewicht zu belastenden Lebensthemen, Zugehörigkeit, Community-Aushandlungen etc. Beratung und Therapie können die darin liegenden Ressourcen dialogisch herausarbeiten und nutzen.

4.6.4.3 Professioneller Umgang mit Wissen und Nicht-Wissen

In den Interviews tauchten sowohl hilfreiche als auch problematische Umgangsweisen der Fachkräfte mit (nicht) vorhandenem Vorwissen auf.

Problematische Seiten von Wissensmangel

Mangelndes Wissen kann zu einer Rollenverkehrung führen, in der die Klient*innen Bildungsarbeit machen müssen. Insbesondere wenn das mangelnde Wissen Vorbehalte bedingt, kann Aufklärungsarbeit gegen Pathologisierungen belasten und es erschweren, im weiteren Verlauf auch auf möglicherweise kritische Aspekte des eigenen Kink-Lebens zu schauen. Nicht zuletzt kann mangelndes Wissen zu Fehldiagnosen führen und dazu, Schwierigkeiten zu übersehen oder falsch einzuordnen.

Konstruktiver Umgang mit Wissensmangel – Fremdheit als Ressource

Nicht-Wissen muss, abhängig von Anliegen und Situation der Klient*innen, nicht problematisch sein, wenn selbstreflektiert, offen, akzeptierend, dialogisch und explorativ mit den Klient*innen zu ihren Themen gearbeitet wird und die Fachkräfte sich eigenständig um eine Erweiterung ihres Wissens und ihrer professionellen Haltung zum Thema kümmern. Selbstbildungsbemühungen der Fachkräfte werden von vielen Klient*innen sehr geschätzt und können neben einer besseren Fachlichkeit auch zum Beziehungsaufbau beitragen.

Zum Teil wird Fremdheit bzw. Nicht-Wissen auch als Ressource genannt, die es den Klient*innen erlauben kann, mit fremdem Blick auf Erkundungsreise zu gehen. Ich halte produktive Befremdung für eine wichtige Methode (auch für kink-informierte Fachkräfte), mit deren Hilfe z.B. implizite Normen und feldspezifische Selbstverständlichkeiten und Eigendynamiken kritisch angeschaut werden können (vgl. auch Wolf, 2023, S. 76). Dies gilt aber nur, wenn das Nicht-Wissen nicht zu unreflektierten Vorbehalten oder Vermeidung führt.

Nicht-professionalisiertes Vorwissen und Herausforderungen professioneller Distanz in geteilten Räumen

Manche Fachkräfte tendieren dazu, neues Wissen begeistert anzuwenden und zu erklären, und haben Schwierigkeiten, dabei auf die ggf. differenten Themen, Gedanken und Erfahrungen des Gegenübers einzugehen. Aber auch bereits verankertes Wissen aus eigenen Lebensweltbezügen kann zu Projektionen, Überidentifikationen und (Gegen-)Übertragungen führen und dazu, nicht mehr richtig zuzuhören und zum Beispiel auch Differenzen zur eigenen Lebenswelt nicht zu erfassen. Sowohl Fachkräfte mit als auch ohne lebensweltliche Bezüge zum Thema bedürfen also einer Professionalisierung und reflektierten Situierung ihrer Wissensbestände (vgl. ebd., Kap. 7).

Eine gemeinsame Szene-Angehörigkeit kann, wie dies auch für gemeinsame Zugehörigkeiten zu z. B. queeren, transaktivistischen, polyamoren, sexpositiven, linken oder rassismuskritischen Szenen gilt, Fragen der professionellen Distanz und des Umgangs mit geteilten Räumen aufwerfen. Dies kann in Bezug auf sexuelle, erotische oder intime Räume besonders herausfordernd werden und erfordert professionelle Reflexion und einen transparenten Umgang (vgl. ebd., S. 70f.).

Produktive Anwendung professionalisierten Wissens

Professionalisiertes Wissen kann u. a. den Kommunikationsaufwand in Sitzungen reduzieren und einen Fokus auf die für die Klient*innen zentralen Themen ermöglichen. Es kann eine kompetente Begleitung bei inneren und äußeren Coming-out-Prozessen, im Umgang mit Community-Themen und anderen kink-spezifischen Beratungsbedarfen ermöglichen (vgl. ebd., Kap. 8). Und es befähigt Fachkräfte, potenzielle mit Kink-Dynamiken verbundene Probleme besser zu erkennen, einzuordnen und situationsangemessene Umgangsweisen zu entwickeln.

4.6.4.4 Fazit: Differenzierter Umgang mit kinky Themen in Verknüpfung mit anderen Wissensbeständen und Kompetenzen

Vertrauensaufbau

Wie bei allen stigmatisierten Themen sollten Berater*innen in Bezug auf Kink-Themen bewusst an einem vertrauensvollen Arbeitsbündnis arbeiten, u. a. durch akzeptierende Signale wie Nebenbei-Kommentare, ausliegende Materialien, Erwähnungen auf Homepages etc. sowie vertrauensbildende Reaktionen auf Thematisierungen von Kink oder verwandten Themen durch die Klient*innen.

Reflexionskompetenz statt Zuschreibungswissen

Es ist empfehlenswert, sich Wissen um kinky Lebenswelten anzueignen. Dies sollte aber nicht als Zuschreibungswissen angewandt werden (also: »Ich weiß, wie das bei Dir ist«), sondern als Reflexionskompetenz dialogisch in Form von Offenheit, Sensibilität, Fragen und ggf. fragenden Hypothesen eingebracht werden (vgl. u. a. Debus, 2021b, Kap. 4.1). Es sollte stets Raum für Differenz zwischen den Erfahrungen der Klient*innen und den eigenen Wissensbeständen, Sichtweisen und ggf. Erfahrungen geschaffen werden.

Akzeptanz, Ressourcenstärkung und Problematisierung

Der Umgang mit Kink-Themen sollte von der Grundhaltung her akzeptierend sein und die Ressourcen der Klient*innen genutzt werden. Grundsätzliche Problematisierungen, Pathologisierungen sowie Voyeurismus, Exotisierung und Verbesonderung/Othering sollten vermieden und Kink nicht ständig durch die Fachkraft in den Vordergrund gestellt werden, wenn dies nicht der Sichtweise der Klient*innen entspricht. Umgekehrt sollte dem Thema auch nicht ausgewichen werden – ein angemessenes Maß und eine angemessene Form der Thematisierung sind gemeinsam mit den Klient*innen zu entwickeln. Ein einseitiger Blick nur auf die Ressourcen kann allerdings dazu führen, mögliche Probleme und Bedarfe zu übersehen und die Klient*innen damit alleine zu lassen.

Lebenswelten und Erfahrungen differenziert verstehen und besprechbar machen

Die König*innendisziplin einer subjektorientierten Gesundheitsversorgung und der Zielpunkt der (Weiter-)Qualifizierung ist daher meines Erachtens die Fähigkeit, Themen im Kink-Kontext genauso differenziert zu bearbeiten wie Themen in normnäheren Lebensweisen. Das hieße, gleichermaßen auf Ressourcen und Potenziale zu schauen und diese zu stärken sowie mögliche Risiken und Probleme zu erkennen, zu reflektieren und Umgangsweisen damit herauszuarbeiten.

Ausblick

Ein professioneller Umgang mit Kink eröffnet viele Potenziale für die Beziehungs- und Sexualberatung. Darüber hinaus können Reflexionen und Praktiken aus den Communitys auch inspirierend in die Arbeit mit Menschen mit anderen Lebensweisen einfließen (vgl. Debus, 2021a, 2023, Art. 3, 7, 8). Kinksters schätzen auf der Suche nach zumindest offenen, idealerweise auch zu Kink professionalisierten beraterischen, psychotherapeutischen und medizinischen Fachkräften Signale auf Homepages und/oder Eintragungen in Online-Listen von *kink-aware professionals*.

Wie Wolf herausarbeitet (2023, Kap. 7), ist es wünschenswert, Angebote der Qualifikation, des fachlichen Austauschs sowie der Inter- und Supervision zu diesem Thema auszubauen. Auch eine Vernetzung zwischen Fachkräften mit Expertise zu diesem und anderen Themen, z. B. queeren Lebensweisen, Transgeschlechtlichkeit, Nicht-Binarität, Intergeschlechtlichkeit, Neurodivergenz, beraterischen bzw. therapeutischen Umgangsweisen mit Rassismus-, Antisemitismus-, Klassismus- oder Ableismuserfahrungen, Arbeit mit Menschen in (marginalisierten bzw. Empowerment-)Communitys zu Community-Dynamiken, Umgang mit Community-Überschneidungen zwischen Fachkraft und Klient*innen etc. wäre hilfreich. Hier bestünde das Potenzial, von- und miteinander zu lernen, Transfers zu ziehen, Leit- bzw. Orientierungslinien weiterzuentwickeln und intersektionale Aspekte zwischen diesen verschiedenen Themen besser einzubeziehen.

Literatur

Bauer, R. (2004). SM, Gender Play und Body Modification als Techniken zur (Wieder-)Aneignung des eigenen Körpers, der eigenen Sexualitäten und Geschlechtsidentitäten. Anregungen für sexualpädagogische Diskussionen aus queer-feministischer Perspektive. In S. Timmermanns, E. Tuider & U. Sielert (Hrsg.), *Sexualpädagogik weiterdenken. Postmoderne Entgrenzungen und pädagogische Orientierungsversuche* (S. 241–262). Juventa.

Bauer, R. (2015). Trans* Verkörperungen in queeren BDSM Praktiken. *Zeitschrift für Sexualforschung, 28*(1), 1–21. https://doi.org/http://dx.doi.org/10.1055/s-0034-1399128

Bauer, R. (2016). Vom liberalen zum kritischen Konsens. Ein empirischer Blick auf Praxen der Aushandlung von Konsens in queeren BDSM-Kontexten. In A. Borkenhagen & E. Brähler (Hrsg.), *Wer liebt, der straft?* (S. 129–142). Psychosozial-Verlag.

Bauer, R. (2018). Bois and grrrls meet their daddies and mommies on gender playgrounds: Gendered age play in the les-bi-trans-queer BDSM communities. *Sexualities, 21*(1–2), 139–155. https://doi.org/10.1177/1363460716676987

Bauer, R. (2020a). BDSM. In Z. Davy, A. C. Santos, C. Bertone, R. Thoreson & S. Wieringa (Hrsg.), *The Sage Handbook of Global Sexualities* (S. 337–362). Sage.

Bauer, R. (2020b). Interdisziplinäre Perspektiven auf BDSM aus queer-theoretischer Sicht. In S. Timmermanns & M. Böhm (Hrsg.), *Sexuelle und geschlechtliche Vielfalt. Interdisziplinäre Perspektiven aus Wissenschaft und Praxis* (S. 179–193). Beltz Juventa.

Bauer, R. (2022). Individuelle und kollektive Grenzerfahrungen – Dimensionen von BDSM als Spielwiese sexueller Bildungsmöglichkeiten. In M. Böhm, F. Herrath, E. Kopitzke & U. Sielert (Hrsg.), *Handbuch Sexuelle Bildung im Erwachsenenalter. Selbstbestimmt »sexuell werden« – Sexualität und Erwachsenenbildung* (S. 354–367). Beltz Juventa.

Debus, K. (2021a). BDSM und Sexualpädagogik. In V. Laimbauer & P. Scheibelhofer (Hrsg.), *Sexualität und Pädagogik. Teil 1: Konzepte und Debatten* (Vol. 182/2021, S. 98–109). StudienVerlag. https://schulheft.at/hefte/hefte-173-184/heft-182 (02.03.2024).

Debus, K. (2021b). Diskriminierungsreflektierte Sexualpädagogik. In M. Thuswald & E. Sattler (Hrsg.), *Sexualität, Körperlichkeit und Intimität. Pädagogische Herausforderungen und professionelle Handlungsspielräume in der Schule* (S. 69–94). transcript. https://www.transcript-verlag.de/978-3-8376-5840-8/sexualitaet-koerperlichkeit-und-intimitaet/ (15.08.2024).

Debus, K. (2021c). Geschlechtliche, amouröse und sexuelle Vielfalt in der Sexualpädagogik. In M. Thuswald & E. Sattler (Hrsg.), *Sexualität, Körperlichkeit und Intimität. Pädagogische Herausforderungen und professionelle Handlungsspielräume in der Schule* (S. 203–236). transcript. https://www.transcript-verlag.de/978-3-8376-5840-8/sexualitaet-koerperlichkeit-und-intimitaet/ (15.08.2024).

Debus, K. (2023). Artikelserie: Sex, BDSM und Vanilla zwischen Konsens, Lustgewinn und Auseinandersetzung mit Gesellschaft. https://katharina-debus.de/material/texte/konsens-bdsm-vanilla-gesellschaft/ (15.08.2024).

Debus, K. & Laumann, V. (2018). LSB-was? Geschlechtliche, amouröse und sexuelle Vielfalt – Einführung und Spannungsfelder. In dies. (Hrsg.), *Pädagogik geschlechtlicher, amouröser und sexueller Vielfalt. Zwischen Sensibilisierung und Empowerment*

(S. 12–70). Dissens – Institut für Bildung und Forschung. https://interventionen.dissens.de/materialien/handreichung (15.08.2024).

Döring, N., Rohangis Mohseni, M., Pietras, L., Dekker, A. & Briken, P. (2024). Research in brief: How prevalent is rough sex? Results from a national online sample of adults in Germany. *Perspectives on Sexual and Reproductive Health*, 56(2), 90–97. https://onlinelibrary.wiley.com/doi/10.1111/psrh.12267 (29.08.2024).

Schuerwegen, A., Zeeuw, I., Huys, W., Henckens, J., Goethals, K. & Morrens, M. (2020). A Survey Study Investigating Stigma Towards BDSM in the General Population and Self-Stigmatization among BDSM Practitioners. *Sexual Medicine, 4*(7). https://www.jscimedcentral.com/jounal-article-info/JSM-Sexual-Medicine/A-Survey-Study-Investigating—Stigma-towards-BDSM-in-the—General-Population-and-Self-Stigmatization-among-BDSM—Practitioners-3370 (15.08.2024).

Wolf, G.F. (2023). *BDSM und Psychotherapie. Eine Handreichung auf dem Weg zum kink-respektvollen Arbeiten*. edition assemblage.

Wollmer, K. (2020). *Die wollen doch nur spielen! Einblicke in die Subkultur des Petplay*. Psychosozial-Verlag.

Woltersdorff, V. (2014). »Let's Play Master and Servant«. Spielformen des paradoxen Selbst in sadomasochistischen Subkulturen. In R. Strätling (Hrsg.), *Spielformen des Selbst* (S. 289–301). transcript.

Woltersdorff, V. (2016). Zur Dialektik von Lust und Tabu in Zeiten prekärer Geschlechterverhältnisse. In A. Borkenhagen & E. Brähler (Hrsg.), *Wer liebt, der straft?* (S. 113–128). Psychosozial-Verlag.

Woltersdorff, V. (2018 [2008]). Doppelt pervers? Über schwule, lesbische und transqueere SM-Sozialität. In A. Hill, P. Briken & W. Berner (Hrsg.), *Lust-voller Schmerz. Sadomasochistische Perspektiven* (S. 113–126). Psychosozial-Verlag.

Biografische Notiz

Katharina Debus ist Politikwissenschaftlerin, Fachkräftebildnerin (im deutschsprachigen Raum), Autorin und Beraterin. Längere Fort-/Weiterbildungen: Geschlechtsbezogene Pädagogik. Mädchenarbeit, Jungenarbeit und Gender Mainstreaming; Pädagogisches Handeln in der Einwanderungsgesellschaft; Sexualpädagogik (ISP); November 2024–November 2026: Psychodynamische Paarberatung/Paartherapie. Themen: Geschlechterverhältnisse; geschlechtliche, sexuelle und amouröse Vielfalt; geschlechterreflektierte Pädagogik; Sexualpädagogik; Diskriminierung; Intersektionalität; Gestaltung von Lernprozessen sowie Biografiearbeit zu all diesen Themen; Beziehungsgestaltung. Kontakt: kd@katharina-debus.de und https://www.katharina-debus.de

4.7 Sexuelle Gesundheit, STIs und HIV

Alexander Hahne & Christopher Lehnherr

Sexuelle Gesundheit ist mehr als HIV-Prävention, der Zugang zu Testangeboten von sexuell übertragbaren Infektionen (*sexual transmitted infections* [STI]) oder Schwangerschaftsverhütung. Sexuelle Gesundheit umfasst den Zugang zu sexuellen Orten und eine konsequente Inklusion und Berücksichtigung vielfältiger Geschlechtsidentitäten bei Information zu sexueller Gesundheit. In Kombination mit Wissen zum Schutz kann daraus ein individuelles Risikomanagement etabliert werden. Das psychische Wohlbefinden ist dabei als gleichwertig zu körperlicher Integrität anzusehen.

Im folgenden Kapitel wird sexuelle Gesundheit aus einer überwiegend medizinischen Perspektive thematisiert. Dabei werden die Übertragungswege einiger STIs und HIV sowie Präventionsstrategien benannt und Einblicke in Testabläufe und Vorsorgemöglichkeiten vorgestellt (Riggs et al., 2022; Perez-Brumer et al., 2019; Ahmadi et al., 2019). Sexualberater*innen erhalten eine kurze Einführung zu sexueller Gesundheit und Testabläufen, die für Beratungsanliegen potenziell relevant sind.

4.7.1 STIs und HIV

Im Wesentlichen werden STIs unterteilt in die Kategorien: Viren, Bakterien und alle anderen. In Deutschland zählen zu den gängigsten pathologisch relevanten sexuell übertragbaren Infektionen: HIV (Humanes Immundefizienz-Virus), Syphilis/Lues (Treponema Pallidum Bakterium), Chlamydien (Bakterien), Tripper/Gonorrhö (Gonokokken/Neisseria gonorrhoeae Bakterien), HCV (Hepatitis-C-Virus). Viele der Checkpoints, Zentren für sexuelle Gesundheit oder Gesundheitsämter bieten Tests zu diesen STIs an, aber nicht alle bieten alle Tests auf die genannten STIs an. Zudem können Ärzt*innen, mit einem Schwerpunkt auf Infektiologie, wenn notwendig, auf weitere STIs testen, Bestätigungstests durchführen und bei einer aktuellen Infektion behandeln.

Es gibt natürlich noch viel mehr mögliche Infektionen, die das sexuelle Wohlbefinden stören und belasten können. Dazu zählen zum Beispiel Harnwegsinfekte, Herpes Simplex 1 und 2 (HSV), bakterielle Vaginose, Pilzinfektionen, Feigwarzen (HPV), Mykoplasmen und Ureaplasmen, die im Genital-, Anal- oder Mundbereich auftreten können. Auch gibt es neben den genannten noch weitere STIs (z.B. Ektoparasiten wie Filzläuse oder Scabies/Krätze), die einerseits aufgrund der Kürze des Kapitels hier nicht ausführlich erwähnt werden, andererseits wegen ihres seltenen Vorkommens in Deutschland. Im Literaturverzeichnis finden sich Verweise zum Weiterlesen-/informieren (Wierz & Nürnberg, 2022; Deutsche Aidshilfe, 2024).

4.7.1.1 Übertragungswege

Das HI-Virus ist ein schwer zu übertragendes Virus. Eine Infektion kann mittlerweile gut behandelt, aber nicht geheilt werden. Es braucht dazu zwei Aspekte. Einerseits eine Körperflüssigkeit mit einer hohen Viruslast und andererseits eine Eintrittspforte in den Körper. Infektiöse Körperflüssigkeiten sind Blut, Sperma, das Fronthole bzw. Vaginal-Sekret und das Anal-Sekret. Eintrittspforten in den Körper sind Blut zu Blut durch z.B. gemeinsame Nutzung von Spritzen bei intravenösem Substanzen-Gebrauch sowie der Anal- oder Genitalbereich. Durch Oralsex, unabhängig der beteiligten Körperflüssigkeiten, kann HIV praktisch nicht übertragen werden. HIV führt unbehandelt nach vielen Jahren zum Tod.

Syphilis besteht aus drei Stadien, wobei die ersten beiden Stadien infektiös sind. Im Primärstadium bilden sich kreisrunde, schmerzlose Stellen, die etwas nach innen eingedellt sind (Ulkus). Diese sind hochinfektiös und können durch eine Kontakt- oder Schmierinfektion übertragen werden. Zu Beginn des Sekundärstadiums können Kopf-, Gelenk- oder Muskelschmerzen, Fieber oder Müdigkeit auftreten. Fast immer besteht dabei eine harte Schwellung vieler Lymphknoten. Bei einer unbehandelten oder nicht-spontan ausgeheilten Syphilis kann es nach Jahren der Infektion zu Schäden des Nervensystems kommen.

Chlamydien und Gonorrhö sind leicht über Schmierinfektionen übertragbar, das heißt, das Berühren der eigenen, der anderen und wieder der eigenen Genitalien oder des Analbereichs kann ausreichen, um die Bakterien zu übertragen. Die Möglichkeit, eine Infektion bei Oralsex zu übertragen, besteht auch hier (Wierz & Nürnberg, 2024).

4.7.1.2 Symptomatische und asymptomatische Verläufe

STIs können symptomatische oder asymptomatische Verläufe haben. Neben Hautveränderungen, Ausfluss oder Brennen beim Urinieren gibt es viele weitere Symptome, je nach STI. Vorliegende Symptome sind nicht per se ein Indiz für eine Infektion. Zugleich gibt es symptomlose Verläufe, bei der die Person jedoch weiterhin infektiös ist. Einige STIs, beispielsweise eine Chlamydien- oder Gonokokken-Infektion, können spontan von alleine ausheilen.

Gerade bei Symptomen, die sich durch tropfen und brennen zeigen, möchte ich auf die folgende Analogie hinweisen: Die Menge an Flüssigkeit, die aus der Schleimhaut der Nasenlöcher heraustropfen kann, ist geringer als die Menge, die die Schleimhaut des ganzen Mundes produzieren kann. Das heißt, dass die Menge, die aus einer langen Harnröhre tropfen kann, geringer ist, als das, was ein Fronthole generieren kann und womöglich an das Gefühl einer vergangenen Menstruationsblutung erinnert. Dieses schematische Beispiel zeigt, wie unterschiedlich symptomatische Verläufe sein können. Berater*innen, deren Klient*innen überwiegend Männer, die Sex mit Männern haben, sind, sind es möglicherweise gewöhnt, dass es nicht so schlimm ist, wenn aus den Genitalien mehr Flüssigkeit als üblich austritt, da eine STI vorliegt. Ja, das Vorhandensein einer STI ist grundsätzlich undramatisch, jedoch können trans Männer durch die Menge, die aus dem Fronthole ausfließt, z. B. an vorherige Menstruationsblutungen erinnert werden und dies mit einem früheren dysphorischen Erleben verknüpfen. Je nach Ort, an dem später die STI behandelt wird, besteht ein Risiko für stigmatisierende und diskriminierende Erfahrungen. Beispielsweise bei der Behandlung der STI in einer gynäkologischen Praxis ist das Diskriminierungspotenzial hoch.

Darüber hinaus sind die potenziellen Auswirkungen auf die Reduzierung der Fertilität bei Menschen mit Eileitern und Eierstöcken erhöht. So können Chlamydien- oder Gonorrhö-Infektionen zu Pelvic Inflamatory Disease (PID) führen, die u. a. mit einer Verklebung der Eileiter in Verbindung gebracht wird, die ein Grund für eine reduzierte Fertilität sein kann.

Bei unbehandelter HIV-Infektion oder unbehandelter, nicht spontan ausgeheilter Syphilis-Infektion können Spätfolgen auftreten, wenn die Behandlung erst sehr spät nach der Ansteckung beginnt. Daraus begründet sich die Testempfehlung für sexuell aktive Menschen, sich mindestens einmal jährlich auf HIV und Syphilis testen zu lassen. Zugleich treten Infektionen nicht bei allen Personengruppen gleich häufig auf und das praktizierte Risikomanagement ist relevant. Männern, die Sex mit Männern haben (MSM), wird beispielsweise bei mehr als zehn wechselnden Partnern innerhalb von sechs Monaten empfohlen, sich zwei Mal pro Jahr auf HIV und Syphilis testen zu lassen.

Sofern keine Symptome vorliegen, ist die maximale Testempfehlung auf HIV, Syphilis, Gonorrhö und Chlamydien vier Mal pro Jahr, also maximal alle drei Monate.

4.7.1.3 Wie können Symptome angesprochen werden?

In der Sexualberatung kann gegenüber dem*der Berater*in geübt werden, über Symptome zu sprechen. Gemeinsam können Formulierungen geprobt werden, sowohl medizinischem Personal als auch Sexpartner*innen davon zu erzählen. Dadurch können Unsicherheiten in der Formulierung von Symptomen und im Sprechen über den eigenen Körper reduziert werden. Weitere Themen in der Beratung können der Umgang mit antizipierter Stigmatisierung, Diskriminierung und dem Unwissen von medizinischem Personal sein.

Gegenüber Ärzt*innen können trans und nicht-binäre Menschen die folgenden Formulierungen verwenden, wenn sie Symptome haben und auf der Suche nach einem Test und einer Behandlung sind:

- Ich habe die Vermutung, dass ich eine sexuell übertragbare Infektion habe und möchte mich gerne testen lassen. Um mich dabei wohlzufühlen, möchte ich, dass Sie meine Genitalien als [hier Begriff einfügen] benennen. Alternativ können wir von Hinten und Vorne sprechen.
- Ich habe deutlich mehr Ausfluss als sonst und es brennt beim Pinkeln.
- Ich habe in meinem Analbereich eine Stelle entdeckt, die ich gerne abklären lassen möchte.
- Ich habe seit [hier Zahl einfügen] Wochen juckende Stellen auf/neben/an meinen Genitalien und weiß nicht, ob es eine STI sein könnte.

Sexualberater*innen können beispielsweise Rollenspiele anbieten, in denen Klient*innen üben können, mit Sexpartner*innen über STIs zu sprechen. Dabei arbeiten sie heraus und lernen zu benennen, welche Botschaften ihnen wichtig sind, die in einem Gespräch bei Sexpartner*innen ankommen sollen. Dadurch können Sorgen und Ängste exploriert, schambedingte Hemmungen in der Versprachlichung abgebaut, eigene Bedürfnisse herausgearbeitet und Orientierung für die Kommunikation gewonnen werden. Die geübten Formulierungen können sie dann in zukünftigen Kommunikationssituationen parat haben. Gerade wenn neben der Mitteilung der Ansteckung auch eine Beziehungsbotschaft an den*die Sexualpartner*in kommuniziert werden soll, z. B. positiv auf die Wahrnehmung der geteilten Sexualität und dem Wunsch einer Wiederholung dessen Bezug genommen werden kann, kann es bei Bedarf lohnenswert sein, dies in der Beratung vorzubereiten. Für viele trans und nicht-binäre Menschen ist es wichtig, Sexpartner*innen über eine vorliegende STI zu informieren. Eine Verpflichtung, das zu tun, gibt es rechtlich nicht.

Die folgenden Formulierungen können hilfreich sein, um Sexparter*innen vom eigenen STI-Status zu erzählen:

- Ich habe gerade meine Ergebnisse des STI-Tests bekommen. Das [Name der STI einfügen]-Ergebnis ist positiv. Wir hatten uns ja letzte Woche gesehen und es wäre gut, wenn du dich auch testen lassen würdest.
- Mir ist das etwas unangenehm, was ich dir jetzt sagen werde. Aber ein paar Wochen nach unserem letzten Sexdate habe ich eine Stelle bei mir am [Name der Körperregion einfügen] entdeckt. Jetzt war ich beim STI-Test und bin positiv auf [Name der STI einfügen] getestet worden. Lass dich doch auch testen. Wenn du magst, können wir uns wiedersehen, wenn unsere Behandlungen durch sind, ich fand unser Treffen nämlich total heiß!

4.7.2 Prävention

Die zahlreichen sexuellen Subkulturen und Szenen verfügen über informelle Codes, wie Zugehörigkeit geschaffen und Safer Sex ausgehandelt wird. Eine vormals heterosexuelle, als cis gelesene Person braucht Zeit, um z. B. die schwule Szene später als schwuler trans Mann navigieren zu können. FLINTA Sexpartys folgen anderen Regeln als anonymes schwules Cruisen oder heterosexuelle, queer-offene Swingerpartys.

Die Prävention für trans und nicht-binäre Menschen umfasst mehr als die Verhinderung einer Infektion und das Risikomanagement zu HIV, STIs, weiteren Schmierinfektionen und Schwangerschaften. Ebenso ist das emotionale und psychische Wohlbefinden zentral, um eine gute sexuelle Erfahrung machen zu können und Teilhabe an sexuellen Orten aktiv zu praktizieren.

4.7.2.1 Kenntnisse zu sexuellen Orten und Möglichkeiten zum sexuellen Lernen als Erwachsener

Hierbei stellt sich zuerst die Frage, ob die trans oder nicht-binäre Person überhaupt weiß, an welchen Orten andere Menschen für sexuelle Kontakte getroffen werden können. Dazu zählen neben Dating und Sexkontakte-Apps, lokale öffentliche Orte in der Natur, Bars, Clubs für sexpositive Partys, Workshop-Veranstaltungen, sexpositive Festivals, für erweiterte Freundeskreise veranstaltete Sexpartys, somatische Einzelbegleitungen, Sexarbeiter*innen und weitere Möglichkeiten, als erwachsene Person zur eigenen Sexualität zu lernen und sich auszuprobieren.

Bei öffentlich ausgeschriebenen Veranstaltungen und bestehenden Orten stellt sich zuerst die Frage, ob trans und nicht-binäre Menschen dort eingeladen sind. Ist dies explizit in der Veranstaltungsankündigung oder der Webseite genannt? Wenn dies nicht der Fall ist, was bislang überwiegend so ist, was tun die trans und nicht-binären Menschen dann? Überwiegen die Neugierde und der Entdecker*innengeist, etwas erleben zu wollen, oder die Vorsicht und Zurückhaltung, um mögliche Ablehnung oder Diskriminierung zu verhindern? Wie das Personal vor Ort auf Fragen oder stattgefundene Diskriminierungs- und Stigmatisierungssituationen reagiert, ist abhängig von der Sensibilisierung und aktiven Verantwortungsübernahme Einzelner aber auch des gesamten Ortes.

Unterm Strich ist die Empfehlung, alles, was für das eigene Risikomanagement und Wohlbefinden benötigt wird, selbst mitzubringen. Das kleine Cruisingköfferchen ist je nach privatem Sexdate zu Hause oder dem sexuellen Großabenteuer mit vielem unterschiedlichem gepackt. Im nächsten Abschnitt werden dazu Beispiele genannt.

4.7.2.2 Prävention STIs

Bei der Prävention von STIs geht es darum, verschiedene Barrieremethoden in Anwendung zu bringen, um die eigenen Körperflüssigkeiten für sich zu behalten. Zugleich sind die meisten Schmierinfektionen sehr leicht und schnell zu übertragen. Sexualität ist keine sterile Angelegenheit.

Die Anwendung von internen und externen Kondomen reduziert die Möglichkeit, sich mit einer Syphilis zu infizieren. Beispielsweise werden die kreisrunden, schmerzlosen Stellen bei einer Primärinfektion vom Kondom abgedeckt, was die Übertragungsmöglichkeit reduziert. Bei Schmierinfektionen können diese schon während des Überziehens des externen bzw. Einführen des internen Kondoms übertragen werden, sofern der*die andere*n Körper berührt wurden. (Sorry, der Mythos, dass Kondome gegen alle STIs schützen, platzt gerade.)

Zugleich bieten Kondome bei Oralsex eine Möglichkeit, dass kein Sperma in den Mund der anderen Person gelangt. Dies kann auch für das psychische und emotionale Wohlbefinden der Person, die den Oralsex aktiv gibt, relevant sein (Deutsche Aidshilfe, 2024).

Handschuhe, die es z. B. aus Nitril, Latex oder Vinyl gibt, können unterstützen, um die Gleitfähigkeit länger aufrechtzuerhalten, wenn es keine Möglichkeit gibt, sich die Hände zu waschen oder die Fingernägel zu lang oder nicht sauber sind. Für das Wechseln von Berührungen zwischen dem eigenen oder dem anderen Körper können sie nützlich sein. Ebenso, wenn zwischen dem Anus und dem Fronthole oder der Vagina gewechselt werden möchte. Verschiedenfarbige Handschuhe können bei gleichzeitiger Sexualität mit mehr als einer Person nützlich sein, um den Überblick zu behalten (Berset et al., 2023).

Dental Dams bzw. Lecktücher werden für sexuelle Praktiken als Barriere eingesetzt, bei dem der Mund mit dem Genital- oder Analbereich in Kontakt kommt. Neben dem Wunsch, die Körperflüssigkeiten für sich zu behalten, können Dental Dams verwendet werden, wenn zwischen dem Anus und dem Fronthole oder der Vagina gewechselt wird oder es keine Möglichkeit gibt, um sich zu waschen und die Körpergerüche zu direkt sind. Bei der Verwendung von z. B. Frischhaltefolie sollte darauf geachtet werden, eine nicht-mikrowellengeeignete zu benutzen.

Bei der gemeinsamen Verwendung von Sextoys können Kondome oder *probe cover* (unbefeuchtete Kondome ohne Reservoire an der Spitze) verwendet werden, alternativ können die Sextoys zwischen dem Wechsel gereinigt werden.

4.7.2.3 Prävention HIV

Es gibt drei gleichwertige Strategien, um sich vor einer HIV-Infektion zu schützen. Den meisten ist das interne und externe Kondom bekannt, das bei der richtigen Anwendung einen guten Schutz vor HIV bietet.

Daneben gibt es »Schutz als Therapie« (*treatment as prevention* [TasP]), bei der die HIV-positive Person ihre HIV-Medikamente regelmäßig einnimmt und dadurch in der Regel die Viruslast im Körper unterhalb der Nachweisgrenze sinkt. Das Virus kann somit nicht weitergegeben werden. Dann ist auch kondomloser Sex, bei dem alle Körperflüssigkeiten im Spiel sind, Safer Sex (Wierz & Nürnberg, 2022, 2024; Deutsche Aidshilfe, 2024).

Als weitere Schutzstrategie gibt es die HIV-Prä-Expositions-Prophylaxe. Die HIV-PrEP ist eine wirksame Strategie für HIV-negative Menschen, um sich vor einer Infektion zu schützen. Grundsätzlich können alle trans und nicht-binären Menschen unabhängig davon, ob sie Hormone nehmen oder genommen haben oder Operationen durchgeführt haben, die HIV-PrEP verwenden. Wichtig ist, dass die Nieren regulär funktionieren und keine HBV-Infektion vorliegt. Der Wirkstoff ist Emtricitabin/Tenofovirdisoproxil. Bei der Einnahme gibt es zwei verschiedene Schemata, die sich im Lead out unterscheiden: Zum Beginnen, dem Lead in, werden 1 x 2 Tabletten 24–2 Stunden vor dem sexuellen Kontakt eingenommen. Das gilt für alle Menschen! Dann kann so viel Sex stattfinden wie gewünscht, der Schutz vor HIV besteht (iBase, 2024).

Lead-out-Einnahmeschema D x 2 (1 x 2; Sex; 2 x 1)

Zum Beenden wird je eine Tablette für zwei Tage nach dem letzten Sexkontakt eingenommen. Es wird empfohlen, die Tabletten etwa zur gleichen Tageszeit einzunehmen. Das könnte sich auch als »2/2 x 1« Schema gemerkt werden. Dieses Lead-out-Einnahmeschema ist für:

- trans Frauen mit oder ohne HET (Hormonersatztherapie), ohne GA-OP (geschlechtsangleichende oder -verändernde Operation)
- nicht-binäre amab Menschen mit oder ohne HET, ohne GA-OP
- trans Männer mit oder ohne HET, mit GA-OP
- nicht-binäre afab Menschen mit oder ohne HET, mit GA-OP

- und alle Menschen, die nur Analsex haben, unabhängig davon, welche Genitalien vorliegen, ob Hormone eingenommen werden oder Operationen stattgefunden haben
- cis Männer

Lead-out-Einnahmeschema D x 7 (1 x 2; Sex; 7 x 1)

Zum Beenden wird je eine Tablette für sieben Tage nach dem letzten Sexkontakt eingenommen. Es wird empfohlen, die Tabletten etwa zur gleichen Tageszeit einzunehmen. Das könnte sich auch als »2/7 x 1« Schema gemerkt werden (s. Abb. 1). Dieses Einnahmeschema ist für:

- trans Frauen mit oder ohne HET, mit GA-OP
- nicht-binäre amab Menschen mit oder ohne HET, mit GA-OP
- trans Männer mit oder ohne HET, ohne GA-OP
- nicht-binäre afab Menschen mit oder ohne HET, ohne GA-OP
- inter* Menschen
- cis Frauen (Quelle: Adaption von iBase, 2024 durch Alexander Hahne in Zusammenarbeit mit Dr. Martin Viehweger der ViRo Praxis)

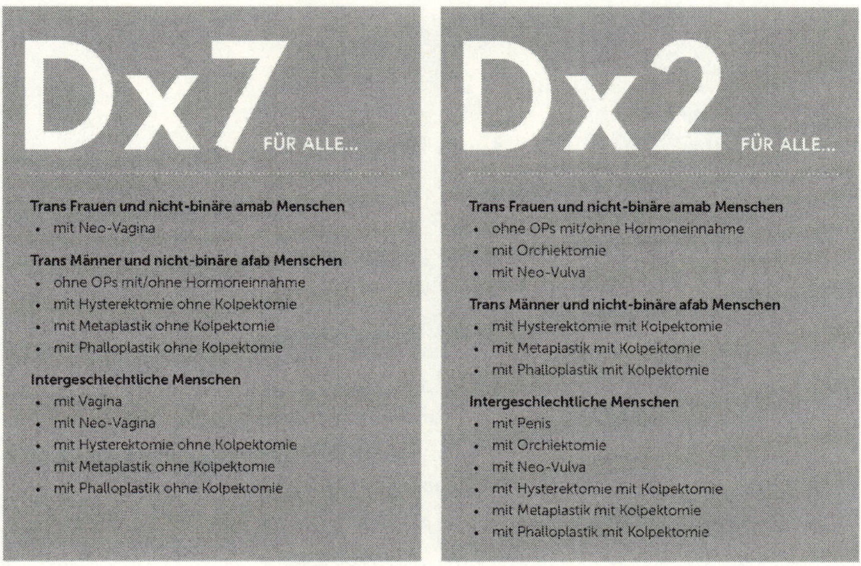

Abbildung 1: Lead-out-Einnahmeschema der HIV-PrEP, dargestellt in der Aufteilung, ob zwei oder sieben Tage lang nach dem letzten Sex eine tägliche Tablette eingenommen werden soll (© Katrin Campillos)

Umgangssprachlich wird unter genitalangleichenden Operationen verschiedenes zusammengefasst. Häufig ist damit die Neo-Vagina- oder die Neo-Penis-Operation gemeint. Da es mehr als diese Operationen gibt, wird das Lead-out-Einnahmeschema in einem nächsten Schritt differenzierter betrachtet werden (s. Abb. 2).

Lead out D x 2 gilt für:

- trans Frauen mit oder ohne HET, mit
  - Orchiektomie
  - Neo-Vulva
- nicht-binäre amab Menschen mit oder ohne HET, mit GA-OP
  - Orchiektomie
  - Neo-Vulva
- trans Männer mit oder ohne HET, mit
  - Hysterektomie mit Kolpektomie
  - Metaplastik mit Kolpektomie
  - Phalloplastik mit Kolpektomie
- nicht-binäre afab Menschen mit oder ohne HET, mit
  - Hysterektomie mit Kolpektomie
  - Metaplastik mit Kolpektomie
  - Phalloplastik mit Kolpektomie

Lead out D x 7 gilt für:

- trans Frauen mit oder ohne HET, mit
  - Neo-Vagina
- nicht-binäre amab Menschen mit oder ohne HET, mit
  - Neo-Vagina
- trans Männer mit oder ohne HET, mit
  - Hysterektomie ohne Kolpektomie
  - Metaplastik ohne Kolpektomie
  - Phalloplastik ohne Kolpektomie
- nicht-binäre afab Menschen mit oder ohne HET, mit
  - Hysterektomie ohne Kolpektomie
  - Metaplastik ohne Kolpektomie
  - Phalloplastik ohne Kolpektomie

Die Zeiten zum Beginnen (Lead in) und Beenden (Lead out) sind wichtig zu erläutern, sodass die Menschen die Rampen des Ansteigens und Abfallens des Wirkstoffspiegels kennen. Bei der PrEP-Einnahme ist es wich-

***Lead out**: Mein Körper mein Einnahmeschema*

TRANS FRAUEN UND NICHT-BINÄRE AMAB MENSCHEN

ohne OPs mit/ohne Hormoneinnahme	**Dx2**
mit Orchiektomie	**Dx2**
mit Neo-Vagina	**Dx7**
mit Neo-Vulva	**Dx2**

TRANS MÄNNER UND NICHT-BINÄRE AFAB MENSCHEN

ohne OPs mit/ohne Hormoneinnahme	**Dx7**
mit Hysterektomie ohne Kolpektomie	**Dx7**
mit Hysterektomie mit Kolpektomie	**Dx2**
mit Metaplastik ohne Kolpektomie	**Dx7**
mit Metaplastik mit Kolpektomie	**Dx2**
mit Phalloplastik ohne Kolpektomie	**Dx7**
mit Phalloplastik mit Kolpektomie	**Dx2**

Abbildung 2: Lead-out-Einnahmeschema der HIV-PrEP, dargestellt in der Aufteilung für trans Frauen und nicht-binäre amab Menschen sowie trans Männer und nicht-binäre afab Menschen (© Katrin Campillos)

tig, sich regelmäßig auf HIV testen zu lassen, um eine Infektion und eine mögliche Resistenzbildung zu verhindern. Gerade, wenn vor der nächsten geplanten Einnahme der PrEP in der eine HIV-Infektion nicht ausgeschlossen werden kann. Eine HBV-Infektion sollte ausgeschlossen sein. Erneut zur Erinnerung, die HIV-PrEP ist keine Schwangerschaftsverhütung.

Die HIV-negative Person kann den Schutz selbst in die Hand nehmen und sich, bevor eine sexuelle Situation beginnt, um den HIV-Schutz kümmern. Die Medikamente und Laboruntersuchungen zur HIV-PrEP werden von der deutschen gesetzlichen Krankenversicherung übernommen. Sexualberater*innen, die selbst nicht im Bereich der sexuellen Gesundheit arbeiten, werden Klient*innen z. B. für die PrEP-Beratung an geeignete Stellen weiterverweisen.

4.7.3 HIV- und STI-Tests

Neben communitynahen Checkpoints und Aidshilfen ist es möglich, sich beim Gesundheitsamt, Infektionsschwerpunktpraxen und grundsätzlich bei allen Ärzt*innen testen zu lassen. Ob die ratsuchende Person eine ausführliche Präventionsberatung, nur einen Test oder die Möglichkeit nach anschließender Behandlung sucht, sowie der Wunsch nach Anonymität und einem kostenlosen Test, beeinflussen die Suche des Ortes.

In den Checkpoints und Gesundheitsämtern gibt es i. d. R. ein Testangebot auf HIV, Syphilis, Chlamydien, Gonorrhö und HCV. Dabei bieten nicht alle alles an. Die Tests sind immer anonym, aber nicht immer kostenlos. Ärztliche Praxen können auf mehr testen und auch behandeln. Da die ärztlichen Leistungen von der Krankenversicherung bezahlt werden, ist es nicht anonym.

Grundsätzlich kann bei einem Verdacht auf sexuell übertragbare Infektion ein Test von ärztlicher Seite angeordnet werden. Es gibt Ausnahmeziffern zum Abrechnen, sodass es nicht auf das eigene Laborbudget der verordnenden Praxis fällt. Wenn der Labortest als IGeL-Leistung angesetzt wird, dann eher aus einer Perspektive, dass aus ärztlicher Sicht kein Übertragungsrisiko eingeschätzt werden kann. Das ist eine Grauzone, die möglicherweise dazu führt, dass sich Menschen nicht in der ärztlichen Versorgung testen lassen.

In einigen wenigen Orten gibt es Testangebote, die sich an trans und nicht-binäre Menschen richten, von professionellen Peers durchgeführt werden und an separaten Tagen stattfinden. Dies ist leider noch kein flächendeckendes Angebot. Manche communitynahen Testangebote sind zu trans- und nicht-binärinklusivem Testen weitergebildet. Für Berater*innen aus Checkpoints und Aidshilfen gibt es spezifische Weiterbildungsangebote für die trans- und nicht-binärinklusive Testberatung.

4.7.3.1 Was erwartet Klient*innen beim Testen?

In den Testzentren gibt es oft einen Empfang, einen Wartebereich, das Beratungszimmer und ein Testzimmer. Je nach Größe des Ortes ist es nicht immer getrennt. Manchmal gibt es einen Fragebogen zum Ausfüllen als Grundlage des Beratungsgesprächs. Diese Fragebögen sind in den seltensten Fällen angemessen inklusiv und anonym!

In der Klärung, ob eine HIV-Risikosituation stattgefunden hat, wird auf direkte Art über das stattgefundene sexuelle Ereignis, die beteiligten Personen und den Zeitpunkt, wann es stattgefunden hat, gesprochen. Die potenziell infektiösen Körperflüssigkeiten (Blut, Sperma, Analsekret, Fronthole-Flüssigkeit) und Eintrittspforten (Anal-, Genitalbereich oder Blut zu Blut durch z. B. gemeinsam verwendete Spritzen) werden dabei geklärt.

Um sich auf das Gespräch vorzubereiten, kann überlegt werden, wie über den eigenen Körper gesprochen wird und welche Begriffe der beratenden Person zur Körperteilbenennung vorgeschlagen werden. In der Annahme, dass die beratende Person diese dann konsequent, unhinterfragt verwendet.

Bei trans Männern und nicht-binären afab Menschen mit Fronthole sowie trans Frauen und nicht-binären amab Menschen nach Vaginoplastie wird sich bei Abstrichen auf Chlamydien und Gonorrhö die Frage gestellt, ob neben zwei Wattestäbchen für Anal- und Oralabstriche, ein drittes Wattestäbchen für den Fronthole- oder Vaginalabstrich benötigt wird.

Ein für viele trans und nicht-binäre Menschen gewöhntes *oversharing*, das Teilen unnötig vieler privater Details in medizinischen Situationen, ist für die Pretestberatung nicht nötig.

4.7.3.2 Ablauf von STI-Tests

Chlamydien- und Gonorrhö-Tests können über eine Urinprobe oder über einen Abstrich des Frontholes, der Vagina, des Analbereichs und/oder des Rachens erfolgen, seltener werden Abstriche aus der Harnröhre genommen.

In Checkpoints oder ärztlichen Praxen wird die Urinprobe selbstständig auf der Toilette abgegeben. Dabei wird der Erststrahlurin[1] benötigt und für

1 Ca. drei Stunden vor dem Test nicht zur Toilette gehen.

ca. fünf Sekunden in einen Becher uriniert. Dieser wird anschließend auf der Toilette in eine Klappe, die ins Labor führt, gestellt, oder die Person entnimmt selbstständig mit einer Pipette den Urin aus dem Becher und füllt es in ein Probenröhrchen ab.

Wenn der Test über Abstriche erfolgt, wird der Rachenabstrich oft vom medizinischen Personal durchgeführt. Die Abstriche des Frontholes, der Vagina oder des Analbereiches werden in der Regel selbstständig auf der Toilette entnommen.

Wie bereits angesprochen, ist aufseiten des medizinischen oder ärztlichen Personals bei trans Männern oder nicht-binären afab Menschen oft unklar, ob neben dem Rachen- und Analabstrich ein drittes Wattestäbchen für den Fronthole-Abstrich benötigt wird. Da die trans und nicht-binären Menschen wissen, ob sie ein Fronthole haben, kann dies unter Wahrung der Privatsphäre offen angesprochen werden: »Benötigen Sie ein weiteres Wattestäbchen für einen Abstrich im Inneren des Frontholes?«

Sollten Harnröhrenabstriche gemacht werden, erfolgen diese vom medizinischen oder ärztlichen Personal vor Ort. Dies betrifft vor allem Menschen mit langer Harnröhre. Während des Abstrichs sitzt oder liegt die Person auf einer Untersuchungsliege. Es reicht, wenn die Kleidung heruntergeschoben wird.

Die diagnostische Lücke[2] für einen Chlamydien- und Gonorrhö-Test beträgt zwei Wochen. Die Ergebnisse liegen nach spätestens ein paar Tagen vor.

4.7.3.3 Ablauf HIV-, Syphilis- und HCV-Tests

Für einen HIV-Test wird eine Blutprobe benötigt. Bei einem Labortest wird venöses Blut abgenommen und nach spätestens ein paar Tagen liegt das Ergebnis vor. Die diagnostische Lücke für Syphilis und HIV liegt dabei bei sechs Wochen, für HCV kann diese Lücke bis zu sechs Monate betragen.

Bei Antikörper-Schnelltests werden aus der Fingerkuppe wenige Blutstropfen abgenommen. Das Ergebnis liegt nach bis zu 15 Minuten vor. Die diagnostische Lücke dabei beträgt in Deutschland 12 Wochen, in der Schweiz und in Österreich sind es sechs Wochen. Bei reaktiven Testergeb-

2 Die diagnostische Lücke beschreibt die Zeitdauer, die zwischen einer Infektion und dem Zeitpunkt liegt, ab dem ein Erreger im Körper sicher nachgewiesen werden kann.

nissen von Antikörper-Schnelltests wird ein Bestätigungstest mit venösem Blut in der ärztlichen Versorgung empfohlen.

Viele STIs können gut behandelt werden und wenn Symptome im Urogenitaltrakt vorhanden sind, bessern die sich in der Regel nach wenigen Tagen. Eine Hormoneinnahme hat keinen Einfluss auf die Behandlung von STIs (Ettner et al., 2016, S. 90).

4.7.4 Körperspezifische Vorsorgeuntersuchungen

Wenn das Körperteil noch vorhanden ist, gib es die Empfehlung, dieses in regelmäßigen Abständen in Vorsorgeuntersuchungen checken zu lassen, beispielsweise Prostata oder Zervix (Kermode, 2019; Ettner et al., 2016; Whelan, 2023).

4.7.4.1 Krebsvorsorge

Prostata-Check
Bei dem Prostata-Check sollen Vergrößerungen und damit Krebsvorstufen der Prostata erkannt werden. Im Rahmen einer Tastuntersuchung wird mit einem Finger die Prostata auf Vergrößerungen und Verhärtungen geprüft. Es wird empfohlen, die Prostata einmal jährlich ab einem Alter von 45 Jahren untersuchen zu lassen. Hausärztliche und urologische Praxen können dies abrechnen, gynäkologische Praxen aktuell nicht.

PAP-Abstrich
Bei einem PAP-Abstrich sollen veränderte Zellen und Krebsvorstufen der Zervix erkannt werden. Im Rahmen einer gynäkologischen Untersuchung wird mit einer kleinen Bürste ein Abstrich an der Zervix durchgeführt. Wenn der Uterus vorhanden ist, wird dieser von außen über den Bauch mit den Händen abgetastet. Es wird empfohlen, dies jährlich durchführen zu lassen.

Mammografie-Screening
Bei einem Mammografie-Screening sollen veränderte Zellen und Krebsvorstufen des Brustdrüsengewebes erkannt werden. Im Rahmen einer gynäkologischen Untersuchung wird sowohl eine Tastuntersuchung durch das ärztliche Personal als auch ein bildgebendes Verfahren (Sonografie oder

eine Röntgenaufnahme) des Brustgewebes durch medizinische Fachangestellte durchgeführt. Die Brüste werden nacheinander untersucht. Es wird empfohlen, dies alle zwei Jahre ab einem Alter von 50 Jahren durchführen zu lassen. Zu trans- und nicht-binärinklulsiver Selbstuntersuchung existieren wenige Ressourcen.[3]

4.7.4.2 Impfungen

Zu einigen der in diesem Beitrag beschriebenen Infektionen gibt es Impfungen: HAV, HBV, Mpox und HPV. Für MSM gibt es auch Impfungen gegen Meningokokken A und C. Nicht alle Kosten werden über die gesetzliche Krankenversicherung abgedeckt.[4]

4.7.5 Trans- und nicht-binärspezifische Sexuelle Gesundheit

4.7.5.1 Hormoneinnahme und beispielhafte Wechselwirkungen

Der Hormonspiegel (Tal- oder Spitzenspiegel) wird in der Regel alle sechs Monate durch eine Blutuntersuchung bestimmt. In der Annahme, dass trans und nicht-binäre Menschen die Hormontherapie mit ärztlicher Begleitung durchführen.

Hormoneinnahme und HIV-Therapie
Östrogenpräparate können Wechselwirkungen mit den Medikamenten der HIV-Therapie haben. Die Wirksamkeit aller Präparate bleibt grundsätzlich erhalten, ein Monitoring (Blutuntersuchung) wird empfohlen. In der Regel wird bei der HIV-Therapie alle drei Monate die Viruslast im Blut bestimmt. Dies könnte mit der Überprüfung des Hormonspiegels verknüpft

3 Siehe beispielsweise https://coppafeel.org/breast-cancer-info-and-advice/what-is-breast-cancer/resources-for-trans-and-non-binary-people/ (02.09.2024) oder https://www.weareaptn.org/resource/dr-rads-queer-health-show-self-exams-and-checkups/ (02.09.2024).

4 Für weitere Informationen siehe https://www.rki.de/DE/Content/Kommissionen/STIKO/Empfehlungen/Impfempfehlungen_node.html (02.09.2024). Diese Informationen sind nicht trans- und nicht-binärinklusiv.

werden. Wechselwirkungen von HIV-Medikamenten mit Testosteronpräparaten sind nicht bekannt.

Hormoneinnahme und HIV-PrEP
Die HIV-PrEP kann mit allen Hormonpräparaten eingenommen werden. Eine Kombination des »PrEP-Checks« und der Hormonlevel-Bestimmung ist möglich (Grant et al., 2021).

Hormoneinnahme und Fronthole-Atrophie
Die Fronthole-Atrophie hängt mit der Testosteroneinnahme zusammen und kann sich beispielsweise durch Trockenheit, leichterem Einreißen der Fronthole-Schleimhaut oder einer reduzierten Lubrikationsbildung bei Erregung zeigen. Eine Ableitung wäre, dass das STI-Infektionsrisiko dadurch erhöht ist. Einige trans Männer oder nicht-binäre afab Menschen berichten von vermehrten Harnwegsinfekten (*urinary tract infections* [UTIs]) und einem vermehrten Auftreten von Pilzinfektionen, seitdem Testosteron genommen wird.

Die Anwendung von lokaler Östrogencreme oder -tabletten kann die Fronthole-Atrophie reduzieren. Diese werden in der ärztlichen Versorgung verschrieben und nach Bedarf (ca. einmal wöchentlich oder ein- bis zweimal monatlich) angewendet. Nach der Anwendung kann beispielsweise am Tag danach eine größere Menge schwallartiger Ausfluss entstehen, der sich rasch wieder reduziert. Dies kann unerwartet sein und an das Einsetzen der (bereits ausgesetzten bzw. vergangenen) Menstruationsblutung erinnern (van Trotsenburg et al., 2022, S. 244). Die Verwendung von Gleitgel kann das sexuelle Vergnügen geschmeidiger werden lassen.

Hormoneinnahme und reduzierte Erektionsfähigkeit/Hoden-Penis-Atrophie
Die reduzierte Erektionsfähigkeit ergibt sich nicht aus der Einnahme von Östrogenpräparaten, sondern aus dem reduzierten Testosteronspiegel im Körper durch die Einnahme von Testosteronblockern. Um die Größe und das Volumen des ursprünglich gewachsenen Genitals zu erhalten, wenn es beispielsweise für trans Frauen oder nicht-binäre amab Menschen bei penetrativer Sexualität eine Rolle spielt, sind regelmäßige Erektionen notwendig. Darüber hinaus gibt es Medikamente, die bei reduzierter Erektionsfähigkeit helfen. Tadalafil ist ein Wirkstoff, der bei täglicher Einnahme die Funktionsfähigkeit und eine spontane Erektion als Reaktion auf Stimuli wiederherstellt. Es ahmt am ehesten die ursprüngliche

Erektionsfunktion nach und es wird berichtet, dass es auch nächtliche Erektionen hervorrufen kann. Sildenafil ist ein Wirkstoff, der nach Bedarf eingenommen wird und eine Erektion hervorruft. Die lokale Anwendung von Testosterongel könnte ebenfalls die Erektionsfähigkeit unterstützten[5] (Sehgal, 2023).

4.7.5.2 Bougieren und Spülen der Neo-Vagina

Die empfohlenen Bougier-Routinen sind unterschiedlich. Eine ist, dass wöchentlich bis ans Ende des Lebens bougiert werden soll, unabhängig von aufnehmender penetrativer Sexualität. Der pH-Wert der Neo-Vagina ist im Vergleich zur cis Vagina oder zum Fronthole erhöht. Darüber hinaus ist die Neo-Vagina kein selbstreinigendes Körperteil, sodass die regelmäßige (1–2-mal wöchentlich) Anwendung von Vaginalspülungen empfohlen wird (Schechter, 2016, S. 30). Die Lubrikation der Neo-Vagina erfolgt über das Prostatasekret. Die Verwendung von beispielsweise wasserbasiertem Gleitgel kann das sexuelle Vergnügen geschmeidiger werden lassen, silikonbasiertes Gleitgel hinterlässt häufig einen samtigen Film auf der Haut.

4.7.5.3 Schwangerschaftsverhütung

Hormoneinnahme ist kein ausreichender Schutz vor einer Schwangerschaft. Das gilt auch, wenn die Blutung aussetzt oder sich die Spermamenge deutlich reduziert hat. Trans und nicht-binären Menschen können alle Verhütungsmittel, ob hormonell oder nicht-hormonell, verwendent werden. Es gibt keine Gegenindikation bei der Einnahme von Testosteron. Ob Menschen hormonelle Verhütungsmittel zusätzlich zu Testosteron einnehmen wollen, ist eine andere Fragestellung (van Trotsenburg et al., 2022). Im Rahmen von Sexualberatung kann mit Klient*innen ein passendes Risikomanagement erarbeitet werden. Hierbei spielt u. a. die Verhinderung einer Schwangerschaft eine Rolle.

Die thermische Verhütung[6] ist für Menschen mit Hoden möglich.

5 https://transcare.ucsf.edu/guidelines/feminizing-hormone-therapy (02.09.2024).

6 Für mehr Informationen siehe https://thermische-verhuetung.info/ (16.08.2024).

Die Hoden müssen dabei 15 Stunden des Tages einer erhöhten Temperatur ausgesetzt sein, z. B. im Leistenkanal. Nach ca. drei Monaten sind die meisten unfruchtbar. Dies wird mit einem Spermiogramm vor Beginn und nach drei Monaten überprüft (vgl. Abdelhamid et al., 2019).[7]

4.7.5.4 Notfallverhütung und Schwangerschaftsabbruch

Die »Pille danach« wirkt als Notfallverhütung auch, wenn die trans oder nicht-binäre Person Testosteron erhält. Die Einnahme sollte so schnell wie möglich erfolgen und ist je nach Präparat zwischen 72 bis zu 120 Stunden nach der Situation möglich. Sie darf in Deutschland von allen Apotheken rezeptfrei an alle Geschlechter unabhängig des Alters abgegeben werden. Es ist möglich, dass die »Pille danach« in der ärztlichen Versorgung verschrieben wird (Noll, 2022). Bei einer Person, die während der Testosteroneinnahme schwanger geworden ist, ist bei einer eingetretenen unerwünschten Schwangerschaft davon auszugehen, dass sich ein*e Ärzt*in finden lässt, der*die auch nach Ablauf der Beratungsfrist[8] eine medizinische Indikation für einen Schwangerschaftsabbruch stellt, da die Testosteroneinnahme als Kontraindikation für eine Schwangerschaft gilt. Die beiden gängigen Methoden zum Schwangerschaftsabbruch, medikamentös oder Absaugung (Vakuumaspiration, in Vollnarkose), sind auch möglich, wenn trans oder nicht-binäre Menschen Testosteron nehmen (Maeffert & Tennhardt, 2021).

4.7.6 Zusammenfassung für Berater*innen

- Das Vorhandensein von Organen und anderen körperlichen Merkmalen von trans und nicht-binären Menschen und ihre Sexpraktiken unterscheiden sich von Person zu Person. Fehlende Informationen, wie z. B. zur genitalen Ausstattung einer Person, die für die Beratung relevant erscheinen, können sensibel erfragt werden.

7 Der »Lusttropfen« reicht an Spermienmenge aus, um zu einer Schwangerschaft zu führen, jedoch nicht für eine HIV-Infektion. Andere STIs können als Schmierinfektion durch den »Lusttropfen« übertragen werden.

8 Hier auf die in Deutschland geltenden ersten 12 Wochen der Schwangerschaft bezogen.

- Der Personenstand, z. B. auf der Kranversicherungskarte, kann von der Selbstbeschreibung der Geschlechtsidentität und des Erscheinungsbilds abweichen.
- Geschlechtsbezogene (Vorsorge-)Untersuchungen können unabhängig des Personenstandes auf der Krankenversicherungskarte in Anspruch genommen werden.
- Schwangerschaftsverhütung, Notfallverhütung und Schwangerschaftsabbrüche können von trans und nicht-binären Menschen genutzt werden. Eine identitätsangemessene Erklärung wird empfohlen.
- Um die psychosozialen Herausforderungen der medizinischen Versorgung und damit verbundene praktische Situationen aufzeigen und erleichtern zu können, benötigen Berater*innen spezifisches Wissen. Beispielsweise können in der ärztlichen Versorgung bei einer Blutabnahme für HIV-/STI-Tests die Hormonwerte mitkontrolliert werden.

Literatur

Abdelhamid, M. H. M., Esquerre-Lamare, C., Walschaerts, M., Ahmad, G., Mieusset, R., Hamdi, S. & Bujan, L. (2019). Experimental mild increase in testicular temperature has drastic, but reversible, effect on sperm aneuploidy in men: A pilot study. *Reproductive Biology, 19*(2), 189–194. https://doi.org/10.1016/j.repbio.2019.06.001

Ahmadi, L., Nocerino, A. & Puneky, D. (2019). HIV Infection in Transgender Persons. In L. Poretsky & W. C. Hembree (Hrsg.), *Transgender medicine: A multidisciplinary approach* (S. 239–281). Springer International Publishing.

Berset, C., Béziane, C., Trafelet, S., Waeger, M. & Widmer, A. (2023). *Lipsync informiert Lesben, Bisexuelle und Queers mit einer Vulva über ihre sexuelle Gesundheit und Vorsorge*. Lesbenorganisation Schweiz (LOS), Les Klamydia's, SEXUELLE GESUNDHEIT SCHWEIZ (SGCH).

Deutsche Aidshilfe (2024). Infomappe für die Beratung in Aidshilfen (14. Aufl.). https://www.aidshilfe.de/medien/md/infomappe-beratung/

Engelmann, H. & Hewelt, D. (2020). *Vorsorge & Trans*Gesundheit. Infos und Tipps für trans* Menschen zu gynäkologischer und urologischer Krebsfrüherkennung und darüber hinaus*. Köln: Landeskoordination Trans* NRW.

Ettner, R., Monstrey, S. & Coleman, E. (Hrsg.). (2016). *Principles of transgender medicine and surgery* (2. Aufl.). Routledge.

Grant, R. M., Pellegrini, M., Defechereux, P. A., Anderson, P. L., Yu, M., Glidden, D. V., O'Neal, J., Yager, J., Bhasin, S., Sevelius, J. & Deutsch, M. B. (2021). Sex Hormone Therapy and Tenofovir Diphosphate Concentration in Dried Blood Spots: Primary Results of

the Interactions Between Antiretrovirals And Transgender Hormones Study. *Clinical Infectious Diseases, 73*(7), e2117–e2123. https://doi.org/10.1093/cid/ciaa1160
iBase (2024). UK Guide to PrEP (10. Aufl.). https://i-base.info/guides/wp-content/uploads/2024/02/PrEP-guide-UK-Feb-2024-FIN.pdf
Kermode, J. (2019). *Supporting transgender and non-binary people with disabilities or illnesses: A good practice guide for health and care provision*. Jessica Kingsley Publisher.
Maeffert, J. & Tennhardt, C. (2021). *Schwangerschaftsabbruch und gestörte Frühschwangerschaft: Praxishandbuch mit Fallbeispielen*. Springer.
Nikolavsky, D. & Blakely, S. A. (Hrsg.). (2022). *Urological care for the transgender patient: A comprehensive guide* (S. 234). Springer Nature.
Noll, T. (2022). Pille danach: Was ist bei der Abgabe zu beachten? *DAZ.online*. https://www.deutsche-apotheker-zeitung.de/news/artikel/2022/10/17/pille-danach
Perez-Brumer, A. G., Parker, R. & Aggleton, P. (Hrsg.). (2019). *Rethinking MSM, Trans* and other Categories in HIV Prevention*. Routledge.
Riggs, D. W., Ussher, J. M., Robinson, K. H. & Rosenberg, S. (Hrsg.). (2022). *Trans reproductive and sexual health: Justice, embodiment and agency*. Routledge.
Schechter, L. (2016). *Surgical management of the transgender patient*. Elsevier – Health Sciences Division.
Sehgal, I. (2023). Review of adult gender transition medications: mechanisms, efficacy measures, and pharmacogenomic considerations. *Frontiers in Endocrinology, 14*, 1184024. https://doi.org/10.3389/fendo.2023.1184024
Sparks, K. (2022). *Trans Sex: A guide for adults*. Jessica Kingsley Publisher.
van Trotsenburg, M., Luikenaar, R. A. C. & Meriggiola, M. C. (Hrsg.). (2022). *Context, principles and practice of TransGynecology: Managing transgender patients in ObGyn practice*. Cambridge University Press.
Whelan, E. (2023). *Gender confirmation surgery: A guide for trans and non-binary people*. Jessica Kingsley Publisher.
Wierz, V. & Nürnberg, M. (Hrsg.). (2022). *HIV-Infektion in der Pflege – Wegweiser für die Versorgung von Menschen mit HIV*. Thieme.
Wierz, V. & Nürnberg, M. (Hrsg.). (2024). *LSBTI* in Pflege und Medizin – Grundlagen und Handlungsempfehlungen zur Versorgung queerer Menschen*. Thieme.

Biografische Notizen

Alexander Hahne (er/ihm), M. A. Medientechnik, ist Referent für Sexuelle Gesundheit mit dem Schwerpunkt trans und nicht-binäre Menschen, Sexualpädagoge (gsp), Sexological Bodyworker (ISB), Systemischer Sexualtherapeut (IGST), Tänzer, trans und pleasure Aktivist. Mit seiner Arbeit leistet er für Erwachsene einen praxisbezogenen Beitrag zum Erleben des eigenen Körpers, zur Auseinandersetzung mit der eigenen Sexualität sowie der Möglichkeit Zugänge zum lustvollen Potenzial freizulegen und auszuprobieren. Die körperpraktische sexuelle Bildung mit Erwachsenen steht dabei im Vordergrund. Ihm ist es eine Herzensangelegenheit, sexuelle Lernprozesse zu begleiten und Räume zum Erleben zu öffnen und halten. Sich Zeit nehmen zum Spüren. Website: https://www.alexanderhahne.com und E-Mail: Kontakt@alexanderhahne.com

Christopher Lehnherr ist eine transmaskuline Person mit umfangreicher Expertise im Bereich der sexuellen Gesundheit von queeren Menschen, insbesondere von trans Personen. Über viele Jahre hinweg hat Christopher sich in der Beratung und Unterstützung von trans Menschen engagiert und dabei wertvolle Erfahrungen in der psychosozialen Begleitung von Menschen in herausfordernden Lebenssituationen gesammelt. Sein tiefes Verständnis für die spezifischen Bedürfnisse und Herausforderungen ist eine wichtige Ressource im Bereich der trans- und queersensiblen Gesundheitsversorgung und Betreuung in der Schweiz.

4.8 Asexualität

Katharina Kroschel & Annika Baumgart

Das breite Spektrum der Sexualitäten schließt auch Asexualität mit ein. Das bedeutet, Asexualität ist eine sexuelle Orientierung, genauso wie etwa Hetero- oder Pansexualität. Die sexuelle Orientierung einer Person kann sich von ihrer romantischen Orientierung unterscheiden, es ist also möglich, beispielsweise asexuell und homoromantisch zu sein. Es gibt keine einheitliche Definition von Asexualität, daher werden oft mehrere Ansätze angeboten, diese Sexualität zu erklären. Asexualität beschreibt unter anderem:

- sexuelle Anziehung kaum, selten, nur unter bestimmten Bedingungen oder nie zu empfinden
- (von sich aus) keine sexuellen Interaktionen zu wünschen
- nichts mit Sex(ualität) anfangen zu können
- ein queeres Verhältnis zu Allosexualität

Asexualität ist also sowohl ein Sammelbegriff für das asexuelle (kurz: ace) Spektrum als auch eine (mehr oder weniger) konkrete Verortung darin, nämlich keine sexuelle Anziehung zu verspüren (vgl. Baumgart & Kroschel, 2023, S. 15ff.).

Allosexualität beschreibt sexuelle Orientierungen, die auf der kontinuierlichen und expliziten Empfindung von sexueller Anziehung beruhen – also Orientierungen, die nicht Asexualität sind. Allosexuell zu sein ist gesellschaftlich als »normal« und »natürlich« konstruiert; dies wird als Allonormativität bezeichnet.

4.8.1 Grundbegriffe

Zum Verständnis von Asexualität ist es hilfreich, zwischen verschiedenen Empfindungen zu differenzieren, die oft als eins gedacht und konzipiert werden: sexuelle Erregung, sexuelles Verlangen und sexuelle Anziehung (vgl. Witton, 2021, o. S.). Sexuelle Erregung bezeichnet die Reaktion eines Körpers auf sexuelle Stimulierung. Wenn Personen in einem bestimmten Moment Sex – mit sich oder anderen – haben wollen, dann ist dies sexuelles Verlangen. Sexuelle Anziehung bezeichnet wiederum die Anziehung, die Menschen zu bestimmten Personen empfinden, aufgrund derer sie grundsätzlich sexuelle Interaktionen mit diesen Personen durchführen möchten. Obwohl diese drei Empfindungen von vielen als mehr oder weniger zusammenhängend empfunden werden, sind sie unterschiedlich und voneinander unabhängig. Es ist zum Beispiel möglich, sexuelles Verlangen zu empfinden (also Lust auf Sex zu haben), ohne dass sich sexuelle Erregung einstellt (also keine oder wenig körperliche Reaktion auf sexuelle Stimulierung zu haben, sodass sexuelle Handlungen u. U. nicht entlang normierter gesellschaftlicher Vorstellungen durchgeführt werden können). Es gibt asexuelle Personen, die ein, zwei oder alle drei dieser Empfindungen erleben, die dadurch nicht weniger asexuell sind. Asexuelles Erleben dieser Empfindungen kann beispielsweise in Intensität, Dauer oder Häufigkeit von allosexuellem Erleben abweichen (vgl. Baumgart & Kroschel, 2023, S. 28ff.). Es gibt asexuelle Personen, die nichts davon erleben.

Wie für alle Menschen ist auch für ace Personen ihre sexuelle Orientierung individuell und geht mit verschiedenen Wünschen und Bedürfnissen einher. Um diese konkreter beschreiben zu können, gibt es Microlabel.

Asexualität ist nicht mit Abstinenz gleichzusetzen: Einerseits ist Asexualität als sexuelle Orientierung nicht die Entscheidung zur Enthaltung, andererseits schließen sich Asexualität und sexuelle Aktivitäten (solo oder mit anderen) nicht gegenseitig aus. Asexuelle Personen können sexuelle Interaktionen auch aktiv wünschen, etwa für sexuelle Befriedigung, Kinderwunsch oder um sich Partner*innen nahe zu fühlen. Andere ace Personen möchten nichts mit Sex zu tun haben und fühlen sich davon abgestoßen. Einige ace Personen finden Sex schlicht uninteressant.

Es gibt verschiedene Begriffe, um persönliche Einstellungen zur Teilnahme an sexuellen Handlungen bezeichnen zu können: *sex-favourable* (dt. sex-zugeneigt), *sex-indifferent* (dt. sex-gleichgültig), *sex-averse* (dt. sex-abgeneigt), *sex-repulsed* (dt. sex-abgestoßen) und sex-ambivalent. Diese Begriffe können zwar u. U. nicht die Komplexität individueller Gefühle einer Person zu sexuellen Handlungen abbilden, machen sie aber zugleich sprachfähig und ermöglichen die Auseinandersetzung mit eigenen Empfindungen und Wünschen. Sie funktionieren unabhängig von der sexuellen

Orientierung, so kann etwa eine bisexuelle Person *sex-indifferent* und eine asexuelle Person *sex-favourable* sein.

Darüber hinaus darf der Begriff *sex-favourable* nicht mit dem Begriff sex-positiv verwechselt werden. Sex-positiv bezeichnet die Wertschätzung und Anerkennung von sexueller Freiheit, Vielfalt und Selbstbestimmung, also eine gesellschaftlich-politische Einstellung. Eine Person kann also gleichzeitig sex-positiv und *sex-averse* sein.

4.8.2 Asexualität und Geschlecht

Gerade im Kontext von Beratung und auch Psychotherapie ist relevant, dass in der ace Community mehr Personen vertreten sind, die nicht cisgeschlechtlich[1] sind, als in der Gesamtbevölkerung (vgl. Rachlin, 2020, S. 136). Darunter fallen beispielsweise binäre wie nicht-binäre trans Personen, agender Personen und Menschen, die wenig oder keinen Bezug zu (ihrem) Geschlecht haben und sich daher nicht notwendigerweise mit dem Begriff trans beschreiben.[2] Die Wahrscheinlichkeit, eine Person zu beraten, die ace und nicht cis ist, ist also erhöht. Erhöht sind durch die Mehrfachmarginalisierung in diesem Fall ggf. auch die Verletzlichkeit und der Beratungsbedarf dieser Person. Zudem bedeutet dies, dass nicht nur Fachwissen aus dem Themengebiet (Trans-)Geschlechtlichkeit erforderlich ist, sondern auch mehr Wissen zu Asexualität und möglichen Intersektionen der beiden Bereiche.

Eine Selbsterkenntnis als nicht cis kann zeitlich vor oder nach einer Selbsterkenntnis als ace passieren. Diese Prozesse können sich aber auch bedingen und miteinander einhergehen.

> »Da Sexualität üblicherweise nicht nur über die Geschlechter der Personen definiert wird, zu denen mensch Anziehung empfindet, sondern auch über das eigene Geschlecht, scheint es möglich, dass sich asexuelle Individuen

1 Unter cisgeschlechtlich wird hier verstanden, sich affirmativ und aktiv mit dem Geschlecht zu identifizieren, das einer Person bei der Geburt zugewiesen wurde.

2 Im Weiteren wird der Einfachheit halber v.a. von Personen gesprochen, die nicht cis sind. Das soll nicht verAndern oder den Begriff trans negieren; diese Formulierung ist in diesem Kapitel schlicht sinnvoller, da eben nicht alle Personen, die hier gemeint sind, explizit transgeschlechtlich sind.

> (deren sexuelle Identität auf dem Fehlen [bzw. einer Abwesenheit, Anm. d. A.] von Anziehung basiert, statt über Anziehung zu bestimmten Geschlechtern definiert zu werden) weniger dazu veranlasst fühlen, Geschlecht auf eine Art zu performen, die für andere lesbar ist« (Winer, 2023, S. 21; Übers. d. A.).

Vor allem wenn sexuelle Orientierung und Geschlecht als sich gegenseitig bestätigend erlebt und verstanden werden, kann die Erkenntnis, ace zu sein, dazu führen das eigene Geschlecht zu hinterfragen und andersherum (vgl. Rachlin, 2020, S. 142).

Eine US-amerikanische Studie unter 77 Befragten aus dem Jahr 2023 geht auf die Intersektion von Asexualität und Ageschlechtlichkeit bzw. einer empfundenen Abgetrenntheit von Geschlecht ein. Die Studie kommt zu der Erkenntnis, dass mehr als ein Drittel der befragten asexuellen Personen eine vollständige oder partielle Abgetrenntheit von Geschlecht als Konzept empfinden, dass Geschlecht für sie unwichtig, nutzlos und/oder kein persönlich relevantes Thema ist. Es geht den Personen nicht darum, neue Begriffe für ihr geschlechtliches Empfinden zu entwickeln, sondern vielmehr darum, dass sie Geschlecht als Kategorie gleichgültig gegenüberstehen oder dieses ablehnen (vgl. Winer, 2023, S. 19).

Das trifft jedoch nicht auf alle asexuellen Personen zu, die nicht cis sind. Der Ace Community Survey 2021 ergibt, dass 18,7 % der Teilnehmenden transgeschlechtlich und 26,6 % nicht-binär sind, wobei Doppelnennungen möglich waren (vgl. Ace Community Survey Team, 2023, S. 23f.). Mit der Intersektion von Asexualität und Transgeschlechtlichkeit können spezifische Sorgen einhergehen. So können Personen etwa fürchten, dass Menschen ihre sexuelle Orientierung nicht ernst nehmen oder auf ihr Transsein zurückführen.[3] Eine weitere Sorge ist, dass Personen verunsichert darüber sein können, ob eine Transition (ungewollte) Auswirkungen auf ihre Asexualität hat, z. B. wenn es um die Einnahme von Testosteron geht. Intergeschlechtliche Personen (ob cis oder trans) können ähnliche Befürchtungen haben.

3 Tatsächlich gibt es in trans- und acefeindlichen Kreisen das Narrativ, Transgeschlechtlichkeit bzw. Transition mache Personen asexuell. Das »Argument«: In der Adoleszenz verschriebene Hormonblocker oder (v. a. physische) Transition würden zu sexuellen Dysfunktionen führen und um dies zu vertuschen, sei Asexualität als sexuelle Orientierung erfunden worden.

Viele ace Personen erleben also mehrfachen Minoritätenstress, d.h. eine ständige Mehrbelastung, die u.a. zu Depression, Drogenmissbrauch und sozialer Isolation führen kann (Rachlin, 2020, S. 138f.). Neben Transfeindlichkeit, Exorsexismus[4] und der Zuschreibung von Geschlecht in Bezug auf Personen, die ace und nicht cis sind, können ace Personen je nach individueller Situierung, etwa über Faktoren wie *race*, Neurodivergenz und Behinderung, auch anderen Diskriminierungsformen ausgesetzt sein. Diese Intersektionen von Diskriminierung führen zu spezifischen, neuen Formen von Gewalt und Diskriminierung.

4.8.3 Diskriminierungsformen

Asexuelle Personen sind von vielen Formen von Diskriminierung betroffen. Schon eine Selbsterkenntnis als asexuell wird erschwert, da Asexualität als valide sexuelle Orientierung gesellschaftlich noch nicht bekannt (genug) ist. Dass asexuelle Menschen überhaupt auf Worte und Konzepte stoßen, die ihr Erleben beschreiben, liegt oft an einem offenen Umfeld sowie Zufall und Zugang zu Ressourcen wie Zeit und Englischkenntnissen, da viele Ressourcen im Internet ausschließlich englischsprachig sind. Zu wissen, dass das eigene Erleben nicht dem entspricht, was normativ erwartet wird, es aber auch nicht benennen und damit sich selbst und anderen erklären zu können, kann sich negativ auf die Psyche auswirken, beispielsweise weil Personen sich selbst nicht akzeptieren und/oder erschwert Anschluss an ihre Mitmenschen finden bzw. halten können (vgl. Ace Community Survey Team, 2023).

Das wird besonders dadurch erschwert, dass sexuell aktiv zu sein (oder sich das wenigstens zu wünschen), gesellschaftlich sowohl mit Erwachsensein als auch mit Menschsein an sich verknüpft ist, was zu Infantilisierung, Dehumanisierung und Pathologisierung führt (vgl. MacInnis & Hodson, 2012) – Diskriminierungsformen, die ace Personen, die nicht cis sind, auch aufgrund von Transfeindlichkeit erleben.

Die Pathologisierung von Asexualität ist für ace Personen ein weiteres Problem. Gesellschaftlich herrscht überwiegend die Annahme, Sex sei für ein gutes und gesundes Leben unabdingbar; Sex wird oft auf eine Stufe mit Grundbedürfnissen wie Nahrung und Schlaf gestellt. Darin zeigt sich

4 Exorsexismus bezeichnet die Diskriminierung von nicht-binären Menschen.

auch die Vermischung und Gleichsetzung von Körperkontakt, Berührung und (emotionaler) Nähe mit Sexualität. Allein deswegen wird Asexualität häufig als krankhaft angesehen, weil Asexualität mitunter als ein Abwenden von jeglichem sozialen Kontakt missverstanden wird. Darüber hinaus wird Asexualität auch in medizinischen Kontexten pathologisiert. Im DSM-5 gibt es zwei binär vergeschlechtlichte Diagnosen, die »fehlendes« Verlangen pathologisieren (vgl. American Psychiatric Association, 2018, S. 591ff. und S. 603ff.). Tatsächlich werden bei beiden Diagnosen Personen, die asexuell sind, seit 2013 (!) explizit ausgenommen. Für diese Ausnahme ist es aber zwingend notwendig, dass eine Person sich selbst als asexuell erkennt und dies auch über sich preisgibt – was, wie bereits erwähnt, nur unter erschwerten Bedingungen möglich ist. Im ICD-11 werden asexuelle Menschen nicht von der Diagnose »Hypoactive Sexual Desire Dysfunction« (World Health Organization, 2022, Code HA00) ausgenommen.

Zur Stellung dieser Diagnosen ist jeweils notwendig, dass Leiden in klinisch signifikantem Maße vorliegt. Asexuelle Personen können großes Leid erfahren, das jedoch nicht aus ihrer Identität heraus entsteht, sondern aus der Diskriminierung, die sie erleben. Die Erkenntnis und wortwörtliche Ent-Täuschung, dass sie allo- und amatonormativen[5] Normen nicht entsprechen (können), kann ebenfalls dazu beitragen. In der Sexualberatung zu unterscheiden, wo die Ursache des erlebten Leidens tatsächlich liegt, ist eine Herausforderung und kann bei Unwissenheit über Asexualität schwerwiegende Folgen haben. So kann es sein, dass ace Personen sich in medizinische oder psychotherapeutische Behandlung begeben, weil sie ihr Sein als falsch, kaputt oder krank ansehen und auf der Suche nach »Heilung« sind. In Bezug auf ace Personen, die nicht cis sind, kann dieser Eindruck auch verknüpft mit der eigenen Geschlechtsidentität sein. Dieses Heilungsverlangen kommt nicht von ungefähr – gesellschaftlicher und zwischenmenschlicher Druck kann sich so stark auf asexuelle Personen auswirken, dass sie davon überzeugt werden, ihre sexuelle Orientierung ändern zu müssen. Eine britische Studie kam 2022 zu dem Ergebnis, dass 35 % aller asexuellen und

5 Amatonormativität beschreibt, wie romantische Beziehungen gesellschaftlich auszusehen haben: Sie sollen der zentrale Lebensinhalt einer jeden Person sein, hinter dem jede andere Beziehung zurücksteht. Daneben soll eine solche Beziehung monogam, langfristig und vor allem romantisch-sexuell sein (vgl. Brake, 2012, S. 88f.).

aromantischen[6] Personen Konversionstherapien unterzogen wurden (Galop, 2022, S. 23).

In der asexuellen Community herrscht ein Bewusstsein über diese Realitäten, basierend auf eigener Erfahrung oder aus geteilten Berichten. Beraterische, medizinische und therapeutische Kontexte können für asexuelle Personen unter anderem deshalb große Stressfaktoren darstellen – vor allem wenn eine Person auf mehreren Ebenen marginalisiert wird, beispielsweise weil sie trans und/oder nicht-binär ist. Die (antizipierte) Acefeindlichkeit in beraterischen, medizinischen und therapeutischen Situationen ist eine große Hürde, sich überhaupt in diese zu begeben (vgl. Government Equalities Office, 2018, S. 165ff.). Selbst wenn ace Personen keine Sorge vor aktiver Diskriminierung und Invalidierung begleitet, stellen gewisse Konventionen Hindernisse dar, zum Beispiel das Abfragen der sexuellen Aktivität bzw. Zufriedenheit im Kontext der Anamnese. Diese gehen u. U. direkt mit einem ungewollten Outing einher, selbst wenn die sexuelle Orientierung für den Grund der Inanspruchnahme von Therapie und Behandlung gänzlich irrelevant ist. Aufgabe in der Sexualberatung könnte hier sein, eine Person in ihrer Selbstbestimmung zu stärken, Fragen nicht zu beantworten. Für Beratung suchende ace Personen, die nicht cis sind, können ungewollte Outings beispielsweise bedeuten, dass ihre Geschlechtsidentität und ihre sexuelle Orientierung gegeneinander ausgespielt werden. Das kann etwa so aussehen, dass ihre Asexualität als durch Geschlechtsdysphorie ausgelöst und entsprechend als durch geschlechtsangleichende Maßnahmen »heilbar« (miss)verstanden wird.

Neben der Pathologisierung von Asexualität ist ein weiterer Faktor, dass Sex und Romantik gesellschaftlich gleichgesetzt werden. Von Personen, die in romantischen Beziehungen sind, wird erwartet, Sex zu haben, da hierin vermeintlich die »größte Intimität« zwischen Menschen liegt. Wenn romantische Partner*innen keinen oder kaum Sex haben, wird dies häufig als Problem verstanden, etwa als Zeichen für grundlegende Unstimmigkeit oder Unzufriedenheit in der Beziehung (Hornscheidt, 2021, S. 102f.). Daraus entstehen eine Menge zwischenmenschlicher Herausforderungen, vor allem in romantischen Beziehungen zwischen allo- und asexuellen Menschen, die im Folgenden beleuchtet werden und die häufig ein Anlass sind, sich Beratung zu suchen.

6 Die Studie hat diese Orientierungen zusammen betrachtet.

4.8.4 Herausforderungen in ace-allo romantischen Beziehungen

Viele Hindernisse in ace-allo romantischen Beziehungen (solche, die bereits aufgetreten sind, und solche, die von den Teilnehmenden in der Beziehung befürchtet werden) lassen sich auf mangelnde Kommunikation generell und fehlendes (Ein-)Verständnis von allosexuellen Personen zurückführen. Die Kommunikation wird durch mehrere Aspekte erschwert: Zum einen ist Sexualität und sexuelle »Kompatibilität« ein ohnehin aufgeladenes Thema, da es »als ungewöhnlich wahrgenommen wird, über sexuellen körperlichen Kontakt miteinander zu reden [...] als wäre der Wunsch, miteinander über körperliche Nah-Interaktionen zu reden, ein Eingeständnis, nicht wirklich zusammen zu passen« (Hornscheidt, 2021, S. 108).

Zum anderen ist Asexualität eine marginalisierte Orientierung – es kommt also eine Ebene der möglichen Diskriminierung hinzu, die die Kommunikation noch sensibler macht. Zwischen allo- und asexuellen Personen besteht in dieser Hinsicht ein Machtgefälle: Die allosexuelle Position ist gesellschaftlich gestärkt und wird als normal angesehen. Die asexuelle Position hingegen wird eventuell als unnatürlich, falsch oder »prüde« wahrgenommen und gesellschaftlich geahndet. Dieses Machtgefälle ist in therapeutischen und beratenden Kontexten unbedingt anzuerkennen und mitzudenken.

Aus dieser Machtstellung, die Allosexualität innehat, resultiert auch, dass allo Personen manchmal denken, sie hätten ein Anrecht auf sexuelle Interaktionen. Das ist absolut nicht der Fall, ganz unabhängig von den sexuellen Orientierungen aller Teilnehmenden in einer Beziehung (oder außerhalb). Zudem kann es sein, dass sich allosexuelle Personen in romantischen Beziehungen mit ace Personen nicht begehrt (genug) fühlen. Schon ein Mitteilen der eigenen Asexualität kann sich für allosexuelle Menschen wie Ablehnung anfühlen. Allosexuelle Personen, die romantische Liebe mit Sex gleichsetzen und in Sex den »ultimative[n] Ausdruck ›wirklichen‹ Liebens« (ebd., S. 106) sehen, zweifeln eventuell an der Liebe, die ihnen von ace Personen vermeintlich nicht (genug, auf die richtige Weise) gezeigt wird.

Falls es in der Beziehung zu sexuellen Interaktionen kommt, könnten sich allosexuelle Personen verunsichert fühlen, wenn sie immer/oft diejenigen sind, die diese initiieren. Außerdem könnten sie sich daran stören, wenn asexuelle Partner*innen nicht (genug) im Sex »aufgehen« und er für sie nicht den gleichen Stellenwert einnimmt wie für allosexuelle Menschen. Vielleicht empfinden allosexuelle Personen es auch als unverständlich, wenn asexuelle Personen sexuell konnotierte Dinge (z.B. Küssen) mögen oder Solosex haben, aber keinen Sex mit ihren Partner*innen haben möchten – oder aber, wenn asexuelle Personen ihren Partner*innen durchaus sexuelle Lust bereiten wollen, aber selbst nicht angefasst werden möchten.

Bei all diesen Sorgen und Eindrücken ist es wichtig, eigene allo- und amatonormative Annahmen wahrzunehmen und daran zu arbeiten, diese abzulegen, da das Problem hier *nicht* automatisch bei asexuellen Personen liegt.

Asexuelle Personen plagen derweil oft andere Sorgen: Zum Beispiel haben asexuelle Menschen eventuell Angst davor, nie romantische Partner*innen zu finden (sofern sie solche wünschen) oder immer wieder verlassen zu werden. Das ist verknüpft mit der Sorge, grundsätzlich unzulänglich zu sein oder Partner*innen im Weg zu stehen. Zudem können asexuelle Personen den Eindruck haben, ihren Partner*innen etwas zu verwehren, das für diese wertvoll und wichtig ist. Daraus entsteht schnell der Druck, einer Beziehungsform zuzustimmen, in der allosexuelle Personen ihre sexuellen Wünsche mit anderen ausleben können (was durchaus eine Lösung sein kann, aber eben bei Weitem nicht für alle). Diese Sorgen können asexuelle Personen ebenfalls in grenzüberschreitende Situationen bringen, in denen sie Dingen zustimmen, die sie eigentlich gar nicht möchten. Es kann auch dafür sorgen, dass ace Personen vermeiden, romantische Beziehungen einzugehen, obwohl sie sich diese wünschen.

4.8.5 Praxisorientierte Hinweise für Berater*innen

Es ist sehr wertvoll, Personen im Beratungskontext zu signalisieren, dass ihre Gesprächspartner*innen von Asexualität wissen und diese als das anerkennen, was sie ist: eine sexuelle Orientierung, die es nicht zu heilen gilt und die nicht hinter anderen Orientierungen zurückstecken muss. Das sollte über verschiedene Wege vermittelt werden, allen voran in Sprache und Denkweise. Allonormative Formulierungen etwa sollten vermieden werden.

Darüber hinaus ist es sinnvoll, die Unterstützung von Asexualität auch visuell zu vermitteln, etwa durch sichtbar ausgestellte Bücher oder Broschüren zum Thema, durch kleine Prideflags in Räumlichkeiten oder ganz explizit angesprochen auf Websites. Schon kleine Aufmerksamkeiten können asexuellen Personen das Leben sehr erleichtern, da sie durch sprachliche und/oder visuelle Zeichen ein Gefühl der Sicherheit im Beratungskontext erlangen können.

Sowohl persönliche als auch beratende Gespräche laufen Gefahr, die Neugierde, verletzten Gefühle oder unerfüllten Bedürfnisse von allosexuellen Personen zu zentrieren oder sogar als schwerwiegender zu werten als die Gefühle und Bedürfnisse von asexuellen Personen. Sich als beratende Person der schwierigen Position von asexuellen Personen bewusst zu sein und damit aktiv zu arbeiten ist wichtig. Dafür ist es notwendig, die eigenen internalisierten Normen zu hinterfragen und sich aktiv mit asexuellen Lebensrealitäten zu beschäftigen.

Literatur

Ace Community Survey Team (2023). 2021 Ace Community Survey Summary Report. https://acecommunitysurvey.org/2023/10/23/2021-ace-community-survey-summary-report/ (25.06.2024).

American Psychiatric Association (2018). *Diagnostisches und Statistisches Manual Psychischer Störungen DSM-5* (dt. Hrsg.: P. Falkai & U. Wittchen, engl. Ersterscheinung 2013; 2., korr. Aufl.). Hogrefe.

Baumgart, A. & Kroschel, K. (2023). *(un)sichtbar gemacht. Perspektiven auf Aromantik und Asexualität* (2. Aufl.). edition assemblage.

Brake, E. (2012). *Minimizing Marriage. Marriage, Morality, and the Law*. Oxford University Press.

Galop (2022). ›There was nothing to fix‹. LGBT+ survivors' experiences of conversion practices. https://galop.org.uk/wp-content/uploads/2023/01/Galop-Conversion-Practices-Report-Jan-2023.pdf (25.06.2024).

Government Equalities Office (2018). National LGBT Survey. Research Report. https://assets.publishing.service.gov.uk/media/5b3b2d1eed915d33e245fbe3/LGBT-survey-research-report.pdf

Hornscheidt, L. (2021). *Zu Lieben. Lieben als politisches Handeln. Kapitalismus entlieben* (3. Aufl.). w_orten und meer.

MacInnis, C. & Hodson, G. (2012). Intergroup bias toward ›Group X‹. Evidence of prejudice, dehumanization, avoidance, and discrimination against asexuals. *Group Processes Intergroup Relations, 15*(6), 725–743.

Rachlin, K. (2020). The Intersection of Gender Diversity and Asexuality: Psychotherapy with TGNC Individuals Who Identify as Ace. In G. Jacobson, J.C. Niemera & K. Violeta (Hrsg.), *Sex, Sexuality, and Trans Identities: Clinical Guidance for Counselors and Psychotherapists* (S. 133–154). Jessica Kingsley Publishers.

Winer, C. (2023). *›My Gender Is Like an Empty Lot:‹ Gender Detachment and Ungendering Among Asexual Individuals.* OSF. https://doi.org/10.17605/OSF.IO/CAG7U

Witton, H. (2021). What's the Difference Between Sexual Arousal, Desire and Attraction? https://youtu.be/E9VG82JA1NQ (01.09.2024).

World Health Organization (2022). ICD-11, International classification of diseases (11. Aufl.). https://icd.who.int/browse/2024-01/mms/en#1189253773 (25.06.2024).

Biografische Notizen

Katharina Kroschel (keine Pronomen) ist als Bildungsreferent*in und Autor*in tätig. Mit einem Bachelor in Literaturwissenschaft und einem Master in Gender & Queer Studies konzentriert Katha sich bei Lohn- und Aktivismusarbeit auf kritische Auseinandersetzungen mit gesellschaftlichen Narrativen und Normen in Bezug auf Sexualität, Romantik und Beziehungen. Katha arbeitet in den Projekten ace_arovolution (gemeinsam mit Co-Autor*in Annika Baumgart) und AroAceBildung (gemeinsam mit Lin Göbel), um queere Bildung rund um Aromantik und Asexualität mehr Menschen im deutschsprachigen Raum zugänglich zu machen. Katha ist über die E-Mail-Adresse ace_arovolution@web.de erreichbar, aktuelle Projekte sind auf der Homepage https://www.acearovolution.webnode.page und Instagram @ace_arovolution zu finden.

Annika Baumgart (sie/ihr) ist als Autor*in und Bildungsreferent*in tätig. Sie hat einen Masterabschluss in Theaterwissenschaft und interessiert sich v.a. für visuelle und dramaturgische Möglichkeiten der Darstellung und Repräsentation von Aromantik und Asexualität in Theater und Literatur. Gemeinsam mit Katharina Kroschel hat sie das Projekt ace_arovolution gegründet, um queere Bildung rund um Aromantik und Asexualität mehr Menschen im deutschsprachigen Raum zugänglich zu machen. Sie ist über die E-Mail-Adresse ace_arovolution@web.de erreichbar; aktuelle Projekte – darunter Sachtexte, Kurzgeschichten, Vorträge oder Lesungen – sind auf der Homepage https://www.acearovolution.webnode.page und Instagram @ace_arovolution zu finden.

4.9 Autismus und Neuronormativität in der Beratung

Ein Interview mit Lovis Diedering

Jana Haskamp

*Lovis Diedering ist in der Online-Beratung für Jugendliche tätig und bildet Multiplikator*innen zu der Schnittstelle Autismus und Queerness fort. In diesem Interview stellt Lovis Diedering das eigens entwickelte Konzept der Neuronormativitätsanforderungen im Kontext von Neurodiversität vor, das akademische und aktivistische Perspektiven auf Autismus und queere Communitys verbindet. Lovis Diedering hebt die Bedeutung einer neuronormativitätskritischen Beratung von trans und nicht-binären Menschen hervor und zeigt Entwicklungsmöglichkeiten für eine veränderte Beratungspraxis auf.*

JH: Hallo Lovis, magst du dich vorstellen?

LD: Ich bin Lovis Diedering, ich arbeite im Moment als Sozialarbeiter*in in der Online-Beratung für Jugendliche und junge Erwachsene in Krisen oder in suizidalen Krisen. Davor habe ich lange ehrenamtlich Online-Beratung für queere Jugendliche und junge Erwachsene gemacht. Ich beschäftige mich seit mehreren Jahren wissenschaftlich und politisch mit der Schnittstelle Autismus und Queerness, gerade mit dem Fokus auf sensiblere pädagogische Räume, und gebe auch Workshops dazu. Ich nutze keine Pronomen, bin autistisch und queer, trans und nicht-binär.

JH: Könntest du etwas dazu sagen, wie sensibel über Autismus als Identitätsmerkmal gesprochen werden kann?

LD: In der Autismus-Community wird überwiegend die Haltung vertreten, dass *identity first*-Sprache verwendet werden soll, das bedeutet, dass von einem »autistischen Menschen« statt von einem »Menschen mit Autismus« gesprochen wird, weil Autismus als ein Teil der Identität verstanden wird, der nicht extra ist, sondern verwoben ist mit allem anderen. Und dass »autistisch« dementsprechend ein Adjektiv wie andere auch ist, was Menschen beschreibt. Es gibt aber wie immer bei allen Begrifflichkeiten auch Menschen, die das anders für sich nutzen. Wichtig wäre außerdem, keine pathologisierende Sprache zu verwenden, also nicht z. B. von »Autismus als Krankheit« zu sprechen oder so etwas wie »Die Person leidet unter Autismus« zu verwenden.

JH: Wie definierst du Autismus?

LD: Autismus wird in Forschung, Medizin und Pädagogik meist verstanden als eine Ansammlung von Verhaltensweisen, die mit einer angenommenen und als erstrebenswert verstandenen Norm verglichen werden und von dieser abweichen (vgl. Jackson-Perry, 2020, S. 22). Die »Abweichungen« beziehen sich dabei auf die Art der Wahrnehmung und Reizverarbeitung, auf Formen der Kommunikation, des sozialen Lebens und weiterer Aktivitäten und Verhaltensmuster. Eine sich in den letzten Jahren stärker selbst organisierende autistische Community lehnt diese stark pathologisierende Sichtweise ab und versteht Autismus als einen Ausdruck menschlicher Vielfalt und als eine Form von Neurodivergenz. Dazu später mehr.

JH: Ich habe den Eindruck, dass die Intersektion von Autismus und Queerness bzw. trans Sein seit ein paar Jahren in trans und queeren communityinternen Diskursen mehr und mehr präsent ist und viele Menschen beschäftigt. Woher kommt das?

LD: Es klingt oft erstmal nach einem Nischenthema. Warum jetzt genau diese sehr spezifische Schnittstelle? Tatsächlich ist es aber gar kein Nischenthema. Die Überschneidung von trans und autistisch wird immer sichtbarer und fällt sowohl in queeren als auch in autistischen Kontexten immer mehr auf. Es gibt auch viele quantitative Studien, die belegen, dass es eine sehr hohe Überschneidung gibt. Eine der größten bisherigen Studien aus dem Jahr 2020 aus den USA (vgl. Dattaro, 2020) hat herausgefunden, dass trans Personen drei bis sechs Mal häufiger autistisch sind als cis Personen. Eine andere Studie aus dem Jahr 2018 aus Schweden zeigt, dass autistische Erwachsene überdurchschnittlich oft nicht heterosexuell sind (vgl. Rudolph et al., 2018). Ich wäre dennoch vorsichtig, was die Zahlen angeht, weil immer die Frage ist, wie die Teilnehmenden ausgewählt wurden. Bei den meisten Studien nehmen trans Personen teil, die sich für körperverändernde Maßnahmen entscheiden, und dadurch einen spezifischen Teil von trans Personen darstellen. Unter autistischen Menschen werden in der Regel Menschen mit offizieller Diagnose befragt. Das wird aus der autistischen Community kritisiert.

Aus der autistischen Community gibt es außerdem eine positive Identifikation mit der Schnittstelle autistisch und trans sein. Dort wird die Schnittstelle so verstanden, dass die Intersektion eine eigene Erfahrung hervorbringt, in der autistisch und queer oder trans nicht zufällig zusammentreffen, sondern sich so gegenseitig beeinflussen, dass es ein ganz eigenes Erleben hervorbringt, sich dort zu verorten. Es gibt Begriffe, die entwickelt wurden, um diese Überschneidung zu benennen, wie »Neuroqueerness« oder »Autigender«.[1]

JH: Viele Menschen interessieren sich dafür, wie es zu dieser häufigen Überschneidung kommt. Was denkst du über diese Suche nach Ursachen und Erklärungen?

LD: Was sichtbar ist, ist dass es viele antifeministische Narrative zu der Schnittstelle und genau dieser Ursachen-Suche gibt. Besonders die Verschränkung von Queer- und Transfeindlichkeit und Ableismus zeigt sich daran sehr, weil Menschen die Überschneidung sehr stark pathologisieren und diese medial instrumentalisieren für antifeministische Narrative. Zusätzlich dazu fokussiert sich auch die sozialwissenschaftliche Forschung viel darauf, Ursachen zu finden. Das Ziel dieser Ursachen-Suche ist oft, autistischen Menschen ihre trans Identität absprechen zu können. Zu sagen: Das ist ein Symptom von Autismus und die sind eigentlich gar nicht wirklich trans.[2] Es gibt Community-Perspektiven, die diesen Bestrebungen etwas entgegensetzen und positiv besetzte Begründungen für die Überschneidung liefern, z. B. dass Geschlechter soziale Konstruktionen sind und autistische Menschen soziale Konstruktionen als weniger natürlich verstehen, so folgen sie viel häufiger ihrem eigenen Gefühl zu sich als allistische, also nicht-autistische Menschen. Ich persönlich habe mittlerweile die Haltung, dass wir, wenn wir diesen ganzen Feindlichkeiten positiv besetzte Argumentationen entgegenbringen, auf diesen Zug aufspringen. Wir fahren in die gleiche Richtung damit, weil wir nicht die Suche nach Ursachen an sich problematisieren. Denn diese Suche nach Ursachen zeigt, dass Menschen mindestens eines dieser beiden Identitätsmerkmale, meistens beide,

1 Die Studie hat diese Orientierungen zusammen betrachtet.

2 Siehe hier z. B. Jackson-Perry (2020); Milne (2021); Moore (2022).

wenigstens als irritierend, weitgehend aber abwertend wahrnehmen und als Problem verstehen.

Der Begründer der Konversionstherapie für queere Menschen aus den USA, Ole Ivar Løvaas, ist auch der Begründer von ABA[3], der ersten Therapie für autistische Menschen, die auch heute noch, auch in Deutschland, breit angewendet wird. Diese Therapie wird aus der autistischen Community als Konversionstherapie für autistische Menschen verstanden, weil sie so gewaltvoll ist und versucht, Menschen autistische Züge abzutrainieren. Das zeigt, dass Ursachenforschung und (zwangs)therapeutische Behandlung für trans und queere, autistische Menschen nicht voneinander losgelöst gesehen werden können.

Ich schlage stattdessen vor, zurückzufragen: Warum glaubst du, ist es wichtig, mögliche Ursachen zu kennen? So können zum Beispiel Berater*innen verinnerlichte Transfeindlichkeit und verinnerlichten Ableismus benennen und daran arbeiten, beides auch außerhalb der Beratungsarbeit zu adressieren und abzubauen.

JH: Welche Ansätze und Perspektiven nutzt du in deiner aktivistischen Betrachtung von der Schnittstelle Autismus und Queerness bzw. trans Sein?

LD: Das erste ist, Autismus als einen Aspekt von Neurodivergenzen zu sehen. Das Konzept der Neurodivergenzen entstammt den Neurodiversity Studies.[4] Die Neurodiversity Studies entstanden aus der Behindertenbewegung und der psychiatriekritischen Bewegung aus den 1990er Jahren. Darin werden verschiedene neurologische Konditionen, zum Beispiel Autismus, ADHS, Schizophrenie, aber auch Dyslexie und Dyspraxie, als Neurodivergenzen benannt, die also abweichend von der neurologischen Norm sind. Neurotypisch dagegen bedeutet, dass Menschen der neurologischen Norm entsprechen oder überwiegend entsprechen. Eine einzelne Person kann also neurodivergent oder neurotypisch sein, aber nicht neurodivers, da Neurodiversität die Unterschiedlichkeit aller Menschen in Bezug darauf, wie Wahrnehmung, Denken, Kommunikation, Gefühlsverarbeitung und soziales Leben stattfinden, bezeichnet. Neurodivergenzen werden in den Neurodiversity Studies als Teil

3 Applied Behaviour Analysis

4 Siehe hier z. B.: Bertilsdotter Rosqvist et al. (2020).

dieser menschlichen Vielfalt verstanden und nicht als defizitär, und vor allem nicht als Störung. Es wird dabei begrüßt, dass es Kategorisierungen gibt, also z. B. dass etwas als Autismus oder ADHS gelabelt wird. Kategorisierungen ermöglichen, Erfahrungen besprechbar zu machen. Das bedeutet aber nicht, sie als Störung zu verstehen. Ein wichtiger Punkt aus den Neurodiversity Studies ist dieser Satz aus der Behindertenbewegung: »Nothing about us without us.« Forschung, Perspektiven und Anpassung von Räumen sollen immer mit oder durch Menschen aus der Community stattfinden.

Neurodivergenz wird oft als *umbrella term* für diese Konditionen verwendet. Das hat viele Vorteile, birgt aber auch die Gefahr, dass sehr unterschiedliche Erfahrungen vereinheitlicht werden. Das passiert aktuell meiner Meinung nach auch viel in queeren Räumen. Allein unter dem autistischen Spektrum existieren sehr unterschiedliche Lebenserfahrungen. Daher ist es wichtig zu überlegen, was ich mit dem Begriff genau meine, wenn ich ihn verwende.

Ein Schlüsselkonzept für die Neurodiversity Studies ist das Soziale Modell von Behinderung. Ich finde da als Ergänzung auch noch das politisch-relationale Modell von Behinderung hilfreich. Es stammt von Alison Kafer aus *Feminist, Queer, Crip* (2013) und fügt Behinderung eine stärkere politische Dimension hinzu. Das heißt, dass, wie beim sozialen Modell von Behinderung, Menschen nicht mit ihren physischen und/oder psychischen Konditionen defizitär sind, sondern durch soziale, strukturelle und gesellschaftliche Barrieren behindert *werden*. Neurodivergenzen sind Behinderungen. Dass sie keine Störungen sind, heißt nicht, dass sie keine Behinderungen sind. Behinderungen werden in dem politisch-relationalen Modell nicht durch eine individuelle medizinische Heilung aufgelöst, sondern durch politischen und sozialen Wandel. Hier werden sowohl Behinderung als auch Beeinträchtigung als sozial hergestellt verstanden. Im sozialen Modell wird oft noch unterschieden zwischen körperlichen, vermeintlich tatsächlichen Gegebenheiten, also Beeinträchtigungen, und den sozialen Barrieren. Im politisch-relationalen Modell dagegen wird diese Unterscheidung aufgelöst und sowohl Beeinträchtigung als auch Behinderung als sozial hergestellt verstanden. Ähnlich wie bei *sex* und *gender*, da auch *sex* sozial konstruiert ist. Und dann sind eben auch vermeintliche körperliche Limitationen nicht natürlich, sondern auch abhängig von sozio-kulturellen

Vorstellungen von Norm und Abweichung. Was nicht heißt, dass diese nicht trotzdem sehr real sind. Es gibt zum Beispiel Menschen, die ein chronisches Erschöpfungssyndrom haben, die sagen: Es ist egal, wie die Gesellschaft ist, ich bleibe behindert. Das ist auch Teil des Modells, körperliche Einschränkungen sind trotzdem genauso real. Aber wie wir darauf sehen, ist konstruiert. Der Fokus in dem politisch-relationalen Modell ist, zu schauen, wie Behinderung in Relation zu anderen Dimensionen hergestellt wird und wie dann kollektive aktivistische Neuorientierung stattfinden kann. Das sind so die beiden größeren theoretischen Perspektiven, aus denen ich gucke, die sich verschiedener anderer Theorien bedienen, vor allem queerfeministischer Theorien und Theorien der Disability Studies.

Autismus und Queerness verstehe ich demnach beide als nicht-essenzialistisch und diskursiv hergestellt. Da würden mir einige Leute aus der Autismus-Community mit Sicherheit widersprechen. Nicht »born this way«, sondern hergestellt, und trotzdem sehr real, mit sehr realen Konsequenzen. Queerness oder Autismus werden erst dadurch hergestellt, dass es eine Norm gibt, von der sie abweichen. Gleichzeitig reproduziert diese Betrachtungsweise die Annahme, dass Heteronormativität und Neuronormativität die unveränderliche Norm sind.

JH: Du hast selbst den Begriff der Neuronormativitätsanforderungen geprägt. Kannst du erklären, was damit gemeint ist?

LD: Das Konzept der Neuronormativitätsanforderungen beruht auf dem Konzept von Männlichkeits-, Weiblichkeits- und tin*-Anforderungen, das von Menschen von Dissens – Institut für Bildung und Forschung e.V. entwickelt wurde und verschiedene Theorien der Geschlechterforschung als Bezugsrahmen verwendet.[5] In diesem Konzept wird Geschlecht als Anforderung verstanden, mit denen wir alle konfrontiert sind.[6] Das habe ich als Grundlage genommen und auf Neuronormativität übertragen. Neuro- kommt von neurologisch, also wie Gehirne funktionieren. Unter Neuronormativität verstehe ich kulturell konstruierte Anforderungen, wie menschliche Wahrnehmung, menschliches Denken, Gefühlsverarbeitung

5 Z.B. von Pierre Bourdieu, Raewyn Connell, Judith Butler, Michel Foucault.

6 Vgl. Dissens e.V. mit Debus et al. (2012). Erweiterung des Konzepts von Männlichkeits- und Weiblichkeitsanforderungen um tin* Anforderungen durch Finn Lorenz.

und sozialer Umgang natürlicherweise stattfinden sollten, damit ein Mensch als Teil einer Gruppe gelten darf, um zum Beispiel als Klient*in eine Beratungsstelle zu nutzen, oder Teil queerer Community zu sein. Dabei ist die Grundannahme, dass, wie wir kommunizieren, wie wir miteinander umgehen, wie wir auf die Umwelt reagieren und wie wir mit ihr interagieren, alles sozial hergestellt ist. Und gleichzeitig als absolut natürlich und essenzialistisch verstanden wird. Gerade um die Schnittstelle Autismus und trans und/oder nicht-binär zu betrachten, versucht dieses Konzept Geschlecht und Neuronormativität als Anforderungen zu verknüpfen. Der Fokus liegt dabei auf der Untersuchung der Norm und kann so pathologisierenden Sichtweisen auf die Schnittstelle etwas entgegensetzen. Wichtig ist, dass das nicht statisch ist und intersektional funktioniert. Was also als normales Verhalten gilt, ist abhängig von Alter, Geschlecht, kulturellem Kontext, Milieu und so weiter. Es ist außerdem historisch unterschiedlich: Wenn heute ein kleiner Junge Briefmarken sammelt, ist das etwas komisch, aber wenn er es vor 50 Jahren gemacht hat, galt das als ganz normal.

Ich habe die Neuronormativitätsanforderungen in verschiedene Kategorien unterteilt. Dabei ist bedeutsam, dass diese Anforderungen weiße, christlich dominierte Anforderungen sind, die ich aktuell in den Kontexten wahrnehme, in denen ich mich befinde. Zu anderen Zeiten und/oder an anderen Orten könnten vermutlich ganz andere Anforderungen benannt werden:

Zunächst einmal *Wahrnehmung*[7]: Die Anforderung ist, dass wir ein stringentes Zeitlichkeitsempfinden haben, also Zeitlichkeit für uns linear funktioniert. Gedankenströme sind für uns linear und springen nicht hin und her. Reize, z. B. Licht, Geräusche, Texturen, werden weder besonders intensiv noch besonders schwach wahrgenommen. Äußere und innere Reize können problemlos gefiltert werden. Die Aufnahme von Informationen erfolgt ausgeglichen mit allen Sinnen, also auditiv, visuell, haptisch und so weiter, und kein Sinn überwiegt.

Soziales Leben: Hier gibt es die Anforderung, dass wir unsere Freizeit mit Freund*innen, Partner*innen und Familie verbringen.

7 Verweis auf das Konzept der *crip time*, das maßgeblich von Alison Kafer in *Feminist, Crip, Queer* (2013) geprägt wurde.

Dass wir alters-, geschlechter- und kulturgerechte soziale Kontakte führen. Familie wird eine hohe Bedeutung beigemessen. Die Herkunftsfamilie gilt als Referenzpunkt des Lebens. Außerdem besteht eine Anforderung darin, dass wir langfristige Beziehungen führen, freund*innenschaftlich und romantisch, die überwiegend stabil sind. Also keine Biografie mit vielen Kontaktabbrüchen, mit dramatischen Freundschafts-break-ups, mit vielen verschiedenen Beziehungen, die von kurzer Dauer sind. Hier wird auch die Überschneidung mit mono-heteronormativen Vorstellungen deutlich.

Kommunikation: Es wird immer verbal kommuniziert, Lautsprache ist die Norm, es werden keine Sprachgeräte verwendet. Gleichzeitig läuft ein wesentlicher Teil der Kommunikation nonverbal ab, mit sehr spezifischen Regeln zu Gestik und Mimik, und die soll eine Person intuitiv beherrschen und anwenden können. Kommunikation erfolgt nach den Regeln, die in den jeweiligen spezifischen Kontexten gelten, z. B. zur richtigen Zeit die richtigen Fragen stellen, Gespräche verlaufen thematisch linear, nicht zu viel reden, aber auch nicht zu wenig reden. Die nonverbale Kommunikation matcht mit dem, was ich spreche. Es wird erwartet, sensibel und empathisch zu kommunizieren, aber je nach geschlechtlicher Zuweisung unterschiedlich stark. Soziale Codes zu verstehen und intuitiv anzuwenden: Ich habe immer die richtige Menge Blickkontakt, ich bin Gesprächspartner*innen zugewandt, ich sitze oder stehe ruhig, aber auch nicht zu ruhig. Ich habe eine vielfältige Gestik und Mimik, aber auch nicht zu vielfältig. Ich lächle, aber auch nicht zu viel, und je nachdem, wie es von mir geschlechtlich erwartet wird. Ich weiß, wann ich sprechen kann, wie viel ich sprechen kann, was angebracht ist zu erzählen. Ich sollte niemals unterbrechen, außer manchmal, dann unbedingt. Und Smalltalk kann ich total intuitiv durchführen. Also insgesamt immer intuitiv wissen, was in spezifischen Kontexten die Norm ist, was da angebracht ist und mich dementsprechend auch verhalten. Deutlich wird hier auch die Widersprüchlichkeit und auch ein Stück weit Absurdität der Normen, wie Kommunikation auszusehen hat.

Interessen: Ich habe Hobbys, die angemessen in ihrer Intensität sind, also weder zu wenig noch zu intensiv vorhanden. Sie entsprechen den geschlechtlichen Anforderungen, die an mich gestellt werden.

Die nächste Kategorie ist *Emotionsregulation*: Gefühle werden weitestgehend alleine verarbeitet, ohne viel nach außen zu dringen. Außer in manchen Situationen, dann unbedingt Gefühle zeigen. Gefühle befinden sich überwiegend im Toleranzfenster[8] und schlagen nicht zu viel nach oben und unten aus.

Dann: Der Körper kann kontrolliert werden. Ich mache keine unpassenden und unkontrollierten Bewegungen und Laute, kein Zucken und Zappeln. Ich habe eine gute Grob- und Feinmotorik und eine gute Hand-Augen-Koordination. Ich spüre meinen Körper und kann die Signale meines Körpers deuten.

Eine hohe *Leistungsfähigkeit und Fähigkeit zur eigenständigen Lebensführung*: Ich habe einen durchschnittlichen IQ, nicht zu hoch und nicht zu tief, aber wenn schon, dann eher zu hoch als zu tief. Ich kann Lebensaufgaben im passenden Zeitpunkt der Biografie erfolgreich absolvieren. Ich kann alleine leben, ohne die Hilfe von anderen Menschen. Ich kann meinen Haushalt und Körperhygiene problemlos alleine erledigen. Ich kann mich selbst alleine ausgewogen ernähren und bewegen. Ich habe eine hohe Konzentrationsfähigkeit auf eine einzelne Sache. Ich kann einer Lohnarbeit nachgehen und dort ohne Hilfe zurechtkommen und idealerweise auch eine 40-Stunden-Woche schaffen. All das sind auch kapitalistische Normsetzungen, die viele Menschen aus diversen Gründen nicht erfüllen.

Mit dem Scheitern an diesen Neuronormativitätsanforderungen bekommen Geschlechteranforderungen nochmal eine höhere Bedeutung und umgekehrt. Wer also eh schon als komisch gilt vom Verhalten her, ist beim Scheitern an Geschlechternormen noch komischer. Was auch deutlich wird, ist, dass Neuronormativitätsanforderungen stark verknüpft sind mit kapitalistischen, neoliberalen Anforderungen an Leistungsfähigkeit und Individualität. Aus den Neuronormativitätsanforderungen ergeben sich Risiken für alle Menschen. Niemand kann diese Anforderungen alle erfüllen, aber es ist die Norm für uns alle, ständig danach zu streben. Aus dem Versuch, all diese Regeln zu erfüllen, ergibt sich eine große Anstrengung. Und ein Gefühl von Scheitern, wenn dann vermeint-

8 Das Modell »Window of Tolerance« von Dan Siegel (1999) beschreibt die Regulationsfähigkeit des Nervensystems. Befinden wir uns innerhalb unseres Toleranzfensters, können wir Reize, Gefühle und Informationen gut regulieren.

lich »Normales« und »Natürliches« nicht ausreichend geschafft wird. Risiko für Neurominoritäten ist dann ein permanentes Scheitern daran, als Mensch sozial akzeptiert zu werden, und das Gefühl und oft die Rückmeldung von außen, von Grund auf etwas falsch zu machen. Das ist eine typische ableistische Grundannahme. Die Folge ist dann oft ein Ausschluss aus Gemeinschaft, Abwertung, Entmündigung bis hin zu Gewalt.

JH: Was gibt es für Neuronormativitätsanforderungen in trans und queeren Communitys?

LD: Queere Räume sind oft sehr sozial codierte Räume, mit unterschiedlichen Codes je nach Raum. Schwule Communitys haben z. B. oft andere Anforderungen als queerfeministische Communitys. Queerfeministische Communitys in Großstädten sind oft Räume, die den Anspruch haben, z. B. mit heteronormativen Normen zu brechen, was sie in vielen Punkten auch tun. Gleichzeitig schaffen sie neue Normen, wie z. B. queernormatives Aussehen, Verhalten und Lebensgestaltung und/oder machen diese und andere Normen unsichtbar. Das betrifft nicht nur Neuronormativität, sondern auch andere Intersektionen. Und das macht Normen manchmal weniger besprechbar, weil das Vorhandensein eigentlich schon gegen das Selbstbild geht. Ein Beispiel für eine Neuronormativitätsanforderung in queerfeministischen Räumen wäre, davon auszugehen, dass alle Menschen dort ein absolut fundiertes, diskriminierungskritisches, theoretisches und praktisches Wissen haben, und ganz genau wissen, wie sie sich verhalten sollen, wenn sie auf diskriminierendes Verhalten hingewiesen werden. Dann gibt es klare Codes, wie sie sich verhalten müssen und wie sie mit ihren Emotionen dazu umgehen sollen. Und genauso wie Menschen selbst Diskriminierung ansprechen sollen. Das ist total codiert und darauf beruht ganz viel Selbstbild innerhalb der Community von »Wir versuchen hier achtsame Räume zu schaffen« – die Frage ist aber, für wen sie achtsam sind. Da gibt es dann oft auch eine Intersektion aus Klassismus und Ableismus.

JH: Was sind Neuronormativitätsanforderungen aus queeren, trans und nicht-binären Communitys, die in Partner*innenschaften und Sexualität wirken, die Sexual- und Paarberater*innen kennen sollten?

LD: In queeren, trans und nicht-binären Kontexten ist eine Neuronormativitätsanforderung, in Bezug auf Sexualität, im richtigen Maße sexuell interessiert, aktiv und informiert zu sein, was auch sehr allonormativ[9] ist. Sehr gut zu verstehen und zu wissen, wie Sex und Sexualität funktionieren, welche sexuellen Möglichkeiten es gibt, welche Risiken es gibt, ein Eigeninteresse daran zu haben und dies aktiv ausleben. Wenn Menschen sexuell aktiv sind, müssen sie zudem intuitiv handeln können. Intuitiv ein Gefühl dafür haben, wann sie wie was machen. Und auch das ist sozial codiert. Eine Anforderung ist, keine starken sensorischen Sensibilitäten zu haben, was bedeuten würde, dass z. B. bestimmte Konsistenzen von Stoffen oder Flüssigkeiten als (un)angenehm empfunden werden. Dass nicht große Pausen notwendig sind, also dass es keine Unterbrechungen geben muss. Dass keine sehr klaren Absprachen gebraucht werden. Eine Anforderung ist auch, zu wissen, ab wann welche Berührung als sexuell verstanden wird und was als erogene Zone gilt und was nicht. Genau wie Sexualität ohne Assistenz und Unterstützung leben zu können. Das heißt zum Beispiel im Vorfeld, alleine herausfinden zu können, wo eigene Bedürfnisse, Grenzen, Herausforderungen und Bedarfe liegen. Dafür ist oft ein Gefühl für den eigenen Körper notwendig und sich selbst gut spüren zu können. Und das ist für viele autistische Menschen nicht so einfach möglich oder nur mit Unterstützung. Wie Konsens abgefragt wird, ist in trans und queeren Communitys auch sehr codiert. Diese Regeln muss man beherrschen und die müssen für mich dann auch passen. Es kann aber sein, dass für Menschen gar nicht passt, wie danach gefragt wird. Ein Beispiel wäre, dass eine Person auf die Frage »Möchtest du hier angefasst werden?« mit Ratlosigkeit reagiert, aber wenn die Frage lautet »Möchtest du hier nicht angefasst werden?«, mehr Gewissheit im Sinne von »Nee doch, das möchte ich« da ist.

Es ist auch eine Anforderung, nach Sex oder Sexualität im Beziehungssetting alleine oder gleichberechtigt mit Sexualpartner*innen eine Nachsorge betreiben zu können und darin gleiche Bedürfnisse zu haben. Zum Beispiel Emotionsregulation zu schaffen, den Übergang von einer sexuellen in eine nicht-sexuelle Situation zu schaffen – Übergänge von Zuständen sind oft schwierig für autistische Menschen. Außerdem ist eine Anforderung, dass

9 »Allosexuell ist eine Person, wenn sie grundsätzlich sexuelle Anziehung gegenüber anderen Menschen verspürt, also z. B. heterosexuell oder bisexuell ist. Damit ist allosexuell das Gegenteil zu a_sexuell« (QueerLexikon, 2023).

in der Sexualität der Fokus außerhalb von Casual Dating und One-Night-Stands auf der Beziehungsebene liegt. Und nicht zum Beispiel aus Interesse an der Sache Sexualität gelebt wird. Die Anforderung ist, dass Sexualität weder überdurchschnittlich herausfordernd ist, noch als (zu) wichtiger Teil der Identität verstanden wird. Zum Beispiel finden sich in BDSM-Kontexten viele autistische Menschen, was in einigen Räumen auch wieder ein Brechen mit Normen bedeutet.[10]

In vielen großstädtischen trans, nicht-binären und queeren Communitys gibt es die Anforderung, polyamor zu sein oder mindestens eine offene Beziehung zu führen. Gleichzeitig sollen aber Langlebigkeit von Beziehungen und Nesting-Partner*innenschaften angestrebt werden. Eine Anforderung ist, dass es sehr viele explizite Gespräche über die Beziehungsebene und über Gefühle gibt. Dass das eigentlich das gemeinsame Hobby von Partner*innen ist. Und dass eine Kommunikation über die Beziehungsebene immer indirekt mitläuft, und wir diese Kommunikationsart beherrschen. Das gilt auch schon in Dating-Kontexten. Eine Anforderung ist auch, Gefühle bei sich selbst und bei anderen immer erkennen und formulieren zu können. Und bestimmte Gefühlspaletten nicht zu zeigen. Zum Beispiel sowas wie Wut und Aggression sind Gefühlspaletten, die gerade in queerfeministischen Räumen nicht gewünscht sind, und eben auch nicht in Partner*innenschaften und Dating. Es ist klar, dass es etwas anderes ist, wenn es um Gewalt geht. Aber eine Wut oder Aggression, die sich nicht gegen Menschen richtet, zu zeigen, ist in der Community nicht angebracht. Und es werden bestimmte Gefühlspaletten höher bewertet als andere. Eine Anforderung ist in manchen queeren Communitys auch, dass Partner*innen Priorität im Leben haben und dass es eine Konstanz in den Gefühlen für die Beziehungsperson gibt, keine großen Schwankungen darin. Außerdem ist eine Anforderung, viel Zeit zusammen zu verbringen, und nicht zu viel Zeit alleine und zur Regeneration zu brauchen. Gleichzeitig sollte es aber auch nicht zu viel Zeit mit Partner*innen geben, also auch hier wieder das vermeintlich angebrachte Maß an Nähe auszuleben.

10 Kommt hier in Gedanken bei Leser*innen auch die Frage auf, wieso die Überschneidung aus BDSM und Autismus so hoch ist? Ich würde hier wieder zurückfragen: Warum ist es wichtig, einen Grund zu kennen?

Bei Dating in trans und queeren Communitys ist eine Anforderung an erste Dates, dass sie, z. B. aus Sicherheitsgründen, an öffentlichen Orten stattfinden, zum Beispiel in Bars, Cafés und bei Spaziergängen. Gleichzeitig sind diese Orte für viele autistische Menschen nicht ausreichend zugänglich. Eine Anforderung ist, Beziehungsgeflechte, soziale Dynamiken und Hierarchien zu verstehen und sich dementsprechend zu verhalten. Zum Beispiel, welche Person aus welcher Konstellation für mich tabu ist zu daten. Oder wem ich besonders Respekt entgegenbringen muss, weil es eine »besonders wichtige Person« in der trans, nicht-binären oder queeren Szene ist, beispielsweise Aktivist*innen, Szene-Persönlichkeiten, Content Creator, langjährige Mitarbeiter*innen von Beratungsstellen oder Vorstände von communitybekannten Organisationen.

JH: Wie ist es in der Sexual- und Paarberatung? Gibt es spezifische Anforderungen, die durch Berater*innen gestellt werden?

LD: Die meisten Neuronormativitätsanforderungen gelten auch in Beratung. Beratungskontexte sind auch sehr sozial codierte Räume, weil sie besonders klare Regeln haben. Das kann ein totaler Vorteil sein, weil gerade für autistische Menschen Vorhersehbarkeit und klare Regeln oft eine gute Sache sind. Struktur und Vorhersehbarkeit sind für einige neurodivergente Menschen hilfreich, für einige wiederum auch gar nicht. Es kann aber auch ein Nachteil sein, wenn die Struktur und die Regeln nicht passen. Es ist dann für viele neurodivergente Menschen so, dass Beratungsräume an vielen Stellen nicht passend und damit nicht so gut zugänglich sind. Ich will nicht sagen, dass wir jedes Mal einen komplett offenen Raum gestalten sollten, das wäre genauso unzugänglich für viele Menschen. Sondern es geht darum, die Art und Weise, wie ein Setting gestaltet wird, zu hinterfragen. Eine Anforderung in Beratungskontexten ist die Vorabkommunikation. Die Informationen auf Webseiten, z. B. zu Raumsituation und Berater*innen, sind häufig eher knappgehalten und sollen ausreichen, um sich drauf einstellen zu können. Es ist eine Anforderung, dass ich intuitiv verstehe, wie Beratung abläuft. Da gehört zum Beispiel dazu, dass ich weiß, dass Beratung meistens nicht Ratschlag heißt. Was ist eigentlich Beratung? Das wird gar nicht so richtig erklärt. Vor Ort ist eine Anforderung, dass es kein Problem ist, dass ich z. B. im Wartebereich, ohne es vorher zu wissen, noch anderen Menschen begegne. Eine Anforderung in der

Vorort-Beratung ist immer, dass Kommunikation größtenteils verbal stattfindet. Es ist nicht vorgesehen, zwischendurch auf schriftliche Kommunikation, ein Sprachgerät oder Chat zu wechseln. Die Codes für Begrüßung und Verabschiedung sollen mir als Klient*in geläufig sein. Und dass durch Smalltalk Beziehungsaufbau stattfindet, z.B. indem ich gefragt werde, ob ich gut hergefunden habe. Augenkontakt ist kein Problem, wir sitzen uns in der Beratung gegenüber und schauen uns viel in die Augen, aber auch nicht zu viel. Und Beziehungsaufbau mit einer fremden Beratungsperson passt für mich in eine 50-Minuten-Session. Und zwar so, dass wir noch schnell genug zum Beratungsanliegen kommen können. Offene Fragen sind für mich gesprächseinladend und nicht überfordernd. Und ich kann meine eigenen Gefühle wahrnehmen und formulieren.

Wovon wir mehr bräuchten, wäre, dass wir den Raum Beratung und wie wir den verstehen, einmal komplett aufbrechen und in Einzelteile zerlegen. Und dann zu gucken, welche Bausteine haben wir eigentlich? Und auf welchen sozialen Codes und Annahmen zu Kommunikation und Wahrnehmung, wie Sexualität und Partner*innenschaft funktioniert, beruhen diese Bausteine? Und uns dann zu fragen: Sind die hilfreich? Und wenn ja, für wen und wann? Oder brauchen wir vielleicht Alternativen und wie können die aussehen? Und dann diese vielen Bausteine, wie Beratung aussehen soll, wieder zusammenzusetzen. Und zwar nicht zu *einem* Bild, sondern zu vielen Bildern, wie Beratung aussehen kann. Die dann auf die verschiedenen Bedarfe von sehr unterschiedlichen Menschen passen könnten.

JH: Welche Bausteine sind das?

LD: Die großen Bausteine sind Beziehungsaufbau, Beratungsmethoden, Raumsituation, Sitzsituation, Vorab- und Nachkommunikation. Die zu nehmen und zu überlegen: Was ist das Ziel dieser Methode? Was wollen wir damit erreichen? Was daran passt vielleicht nicht und wie können wir anders da hinkommen? Es sind sehr unterschiedliche Erfahrungen und wir werden keinen Raum finden, der für alle passt. Es geht eher darum zu schauen, wie wir die Bausteine immer wieder neu zusammensetzen können.

JH: Wie können Berater*innen Neuronormativität verlernen?

LD: Ähnlich, wie wir das von vielen anderen Diskriminierungsdimensionen schon kennen. Erstmal überhaupt anerkennen, dass ich diese Sachen verinnerlicht habe. Und anerkennen, dass alles, was wir unter Wahrnehmung, Kommunikation und sozialem Leben verstehen, sozial konstruiert ist und nicht in irgendeiner Form natürlich. Berater*innen haben die Aufgabe, sich proaktiv zu informieren und z. B. Aktivist*innen als Referent*innen für Fortbildungen zu engagieren. Social Media kann ein guter Ort sein, um auf Menschen aufmerksam zu werden und sich über Inhalte zu informieren, weil es viele Menschen aus autistischen Communitys gibt, die dort aktiv sind. Dabei ist wichtig zu beachten, dass bestimmte Perspektiven aktuell die Auseinandersetzung dominieren. Das sind die Perspektiven von *weißen* Menschen, die keine weiteren Behinderungen und einen geringen Unterstützungsbedarf haben und die von außen nicht immer als klar autistisch eingeordnet werden. Auch ich spreche aus einer sehr privilegierten Perspektive. Und Menschen, die das nicht erfüllen, z. B. Schwarze autistische Menschen mit hohem Unterstützungsbedarf, werden unsichtbar gemacht. Das heißt, wenn ich Neuronormativität verlernen will, dann sollte ich mich auch mit den Lebensrealitäten auseinandersetzen, die im Diskurs wenig sichtbar sind.[11]

Und dann geht es darum, sich immer wieder selbst zu reflektieren. Zum Beispiel wenn ich als Berater*in Verhalten von Klient*innen in der Beratung interpretiere und bewerte, und merke, ich finde es irritierend oder nicht gut, wie sich die Person verhalten hat, zum Beispiel in der Paarberatung. Wenn Berater*innen nicht kennen, wie anders Beziehungskommunikation in Beziehungen, in denen (mindestens) eine Person neurodivergent ist, aussehen kann, verstehen sie diese vielleicht als ein manipulatives oder ablehnendes Verhalten. Wenn ich merke, dass ich mehr Sympathien für eine Person habe, wäre es wichtig zu reflektieren, wieso das so ist. Auf welchen Annahmen beruht das? Ist es wirklich so, dass eine Person sich unangemessen verhält, oder ist es so, dass es zwischen dem Paar einen Konflikt gibt, in dem Bedürfnisse nicht zusammenpassen, aber es sind nicht einzelne Bedürfnisse mehr wert als andere. Berater*innen haben nach meiner Erfahrung oft das Selbstbild, dass sie nicht bewerten. Ich bin der Meinung, wir bewerten alle, ständig. Es geht eher darum, sich das bewusst zu machen und zu reflektieren. Vielfalt

11 Beispiele für autistische Content Creator*innen auf Instagram sind z. B. @fidgets.and.fries, @nonspeakers.r.us, @luisalaudace, @witandstars.

wirklich anerkennen bedeutet Unterschiedlichkeit anzuerkennen. Und auch anzuerkennen, dass sich Bedürfnisse von Partner*innen gegenseitig ausschließen. Die*der Berater*in kann dann den Auftrag haben, das Paar darin zu unterstützen, gemeinsame Umgangsstrategien zu finden.

JH: Was wünschst du dir für die Beratungslandschaft perspektivisch?

LD: Die Schnittstelle von Autismus und Queerness bzw. trans Sein wird gerade in der queeren Beratungslandschaft immer sichtbarer, trotzdem gibt es nach wie vor einen hohen Bedarf für Wissensvermittlung, Sensibilisierung und Sichtbarkeit aus Community-Perspektive – auch gerade für eine Sichtbarkeit von sehr unterschiedlichen Bedarfen, nicht nur die, die gerade besonders dominant und leichter in die vorhandene Norm zu integrieren sind. Ich wünsche mir, dass die Beratungslandschaft anerkennt, dass diese spezifische Intersektion aus trans und nicht-binär und autistisch für die Menschen auf der Schnittstelle oft eine besondere Überschneidung ist, die ihr Erleben der Welt beeinflusst. Außerdem braucht es in der (queeren) Beratungslandschaft ein Loslösen von der Intersektion als vermeintliches Problem, und gleichzeitig eine Anerkennung der Herausforderungen, die das Leben auf dieser Schnittstelle auch bedeutet. Diese Gleichzeitigkeit auf dem Schirm zu haben ist wichtig. Neurodiverse Beziehungen (also Beziehungen mit verschiedenen neurodivergenten und/oder neurotypischen Personen) haben oft eine Expertise darin, Unterschiedlichkeit in Kommunikations- und Beziehungsverhalten auszuhandeln und Beziehung an vielen Stellen neu zu denken. Das kann eine große Stärke sowohl für Beziehung als auch für Beratung bedeuten. Ich wünsche mir, dass Berater*innen die Expertisen der Menschen, die sich ihr Leben lang an Neuronormativitäts- und Geschlechteranforderungen abarbeiten und Wege finden, sich darin selbst zu entdecken, erkennen, wertschätzen und in der Beratung bestärkend aufgreifen.

Es braucht, dass Beratungsstellen sich Barrierearmut wirklich auf die Fahne schreiben, und das nicht halbherzig umsetzen. Es braucht eine sichere und ausreichende Finanzierung von Beratungsprojekten für autistische TIN-Personen, die niedrigschwellig sind, also die einfach zugänglich und kostenlos sind. Das können auch Online-Angebote sein, da diese helfen können, wenn Menschen sonst in Präsenz-Angeboten zu viele Barrieren erleben.

Was wir noch gar nicht besprochen haben, ist, dass es ja auch neurodivergente Berater*innen gibt. Was sich auch verändern müsste, ist eine Zugänglichkeit, in dem Feld zu arbeiten. Bei einer Festanstellung in einer Beratungsstelle gibt es z. B. oft die Norm, wie viele Beratungen hintereinander und mit welcher Länge einer Pause dazwischen man machen können muss. Auch die Norm, Augenkontakt zu halten, die ganze Zeit zu nicken, zu lächeln und »hmmh« zu machen. Vielleicht ist das für eine Person sehr anstrengend. Gibt es nicht auch Möglichkeiten, Beziehung und aktives Zuhören zu schaffen, ohne dass das so anstrengend ist? Und eine Anerkennung dafür zu schaffen, dass neurodivergente Menschen gute Berater*innen sein können. Gerade das wird vor allem bei Autismus oft infrage gestellt, wenn Autismus als »soziale Interaktionsstörung« verstanden wird. Oft wird dann hinterfragt, dass eine autistische Person einem sozialen Beruf nachgehen kann. Wenn die Schnittstelle aus Autismus und trans und nicht-binär so häufig vorkommt, brauchen wir mehr autistische trans und/oder nicht-binäre Berater*innen. Gerade zusammen können wir dann daran arbeiten, Beratungsangebote passender zu gestalten und die Potenziale auszuschöpfen, die leben und beraten auf der Schnittstelle mit sich bringt.

JH: Vielen Dank für das spannende Interview!

Literatur

Bertilsdotter Rosqvist, H., Chown, N. & Stenning, A. (Hrsg.). (2020). *Neurodiversity Studies. A New Critical Paradigm*. Routledge.

Charlton, J. I. (1998). *»Nothing about us without us«. Disability Oppression and Empowerment*. University of California Press.

Dattaro, L. (2020). Largest study to date confirms overlap between autism and gender diversity. *Spectrum*. https://doi.org/10.53053/WNHC6713

Dissens e.V., Debus, K., Könnecke, B., Schwerma, K. & Stuve, O. (Hrsg.). (2012). *Geschlechterreflektierte Arbeit mit Jungen an der Schule. Texte zu Pädagogik und Fortbildung rund um Jungen, Geschlecht und Bildung*. o.V. https://www.dissens.de/fileadmin/dissens_home/Materialien/1%20Geschlechterverh%C3%A4ltnisse/1%20B%C3%BCcher%20%26%20Brosch%C3%BCren/dissens_e._v._geschlechterreflektierte_arbeit_mit_jungen_an_der_schule.pdf

Egner, J. E. (2019). »The Disability Rights Community was Never Mine«: Neuroqueer Disidentification. *Gender & Society, 33*(1), 123–147. https://doi.org/10.1177/0891243218803284

Jackson-Perry, D. (2020). The Autistic Art of Failure? Unknowing Imperfect Systems of Sexuality and Gender. *Scandinavian Journal of Disability Research, 22*(1), 221–229. https://doi.org/10.16993/sjdr.634

Kafer, A. (2013). *Feminist, Queer, Crip.* Indiana University Press.

Milne, C. (2021). *The Experiences of Autistic Transgender and Gender-Diverse Young People.* University of East London. https://repository.uel.ac.uk/download/e348ca54fa7e9256d436afe7e17119b85b4165a5c8c3a7ccee949a0d8b3488f1/3174786/2021_DEdChPsy_Milne.pdf

Moore, F. (2022). Autism and Trans Identity. *Murmurations: Journal of Transformative Systemic Practice, 4*(2), 1–9. https://doi.rg/10.28963/4.2.2

Rudolph, C.E.S., Lundin, A., Åhs, J.W., Dalman, C. & Kosidou, K. (2018). Brief Report: Sexual Orientation in Individuals with Autistic Traits: Population Based Study of 47,000 Adults in Stockholm County. *Journal of autism and developmental disorders, 48*(2), 619–624. https://doi.org/10.1007/s10803-017-3369-9

Siegel, D.J. (1999). *The Developing Mind. Toward a Neurobiology of Interpersonal Experience.* GB Gardners Books.

Yergeau, M.R. (2018). *Authoring Autism.* Duke University Press.

Biografische Notizen

Lovis Diedering, B.A. Theaterwissenschaft und Sozial- und Kulturanthropologie sowie B.A. Soziale Arbeit, arbeitet aktuell als Sozialarbeiter*in in der Online-Krisenberatung für Menschen unter 25. Lovis Diedering beschäftigt sich zudem seit mehreren Jahren wissenschaftlich und politisch mit der Schnittstelle Autismus & Queerness sowie mit queerfeministischen Diskursen, queeren Normkonstruktionen und Ableismus. Zuvor hat Lovis Diedering u.a. in theaterpädagogischen Empowermentformaten und in queerer Online-Beratung gearbeitet. Lovis Diedering hat Weiterbildungen z.B. als Diversity-Trainer*in, Trainer*in für geschlechterreflektierte Pädagogik und zu traumasensibler Pädagogik absolviert. Kontakt: lovis.diedering@posteo.de

Jana Haskamp (sie/ihr), M.A. Angewandte Sexualwissenschaft, arbeitet als systemische Therapeutin (SG) und Beraterin mit queeren, trans und nicht-binären Einzelpersonen und Paaren in Berlin-Neukölln. In der therapeutischen und beraterischen Arbeit verbindet sie systemische, psychodynamische und emotionsfokussierte Ansätze. Als Bildungsreferentin und Sexualpädagogin arbeitet sie mit Multiplikator*innen zu Verschränkungen von lsbtiq+ Lebensweisen, Verbündetenschaft, Queerfeindlichkeit, Antifeminismus, Sexualität, sexualisierter Gewalt und zu queersensibler Beratung und Therapie. Als Bildungsreferentin ist sie auch für Dissens – Institut für Bildung und Forschung e.V. tätig. Beruflich und privat interessiert sie sich für lesbische und queere Bewegungsgeschichte, queere Elternschaft, Beziehungssexualität und -gestaltung, Bindungs- und Traumatheorien, Therapie-Verfahren und Biografien von anderen Klassenübergänger*innen. Website: https://www.janahaskamp.de und E-Mail: janahaskamp@posteo.de

4.10 Endokrinologische Perspektiven auf sexualitätsbezogene Anliegen von jungen trans Personen

Ein Interview mit Kay Winner

Jana Haskamp

*Kay Winner arbeitet als Arzt im Universitätsklinikum Ulm in der Abteilung für pädiatrische Endokrinologie und Diabetologie. Zu seinen Patient*innen gehören inter* und trans Kinder, Jugendliche und junge Erwachsene. In diesem Interview erzählt er von seiner Arbeit.*

JH: Hallo Kay, vielen Dank, dass du dich bereit erklärt hast, uns ein Interview zu geben und von deiner Arbeit als Endokrinologe zu erzählen. Stell dich gerne einmal vor.

KW: Ich bin Kay, bin 38 Jahre alt und fast fertiger pädiatrischer Endokrinologe, das heißt, mein Schwerpunkt ist das Thema Hormone bei Kindern, Jugendlichen und jungen Erwachsenen. Innerhalb dieses Spezialgebiets widme ich mich den Schwerpunkten Varianten der Geschlechtsentwicklung, Intergeschlechtlichkeit und Transgeschlechtlichkeit.

Ich bin selbst trans. Dadurch habe ich meine eigenen Erfahrungen in dem Bereich gesammelt und kenne die Patient*innenperspektive von innen. Außerdem bin ich selbst geboren mit einem etwas anderen Geschlechtsorgan-System, diesen Teil kenne ich also auch ein wenig.

JH: Mit welchen Anliegen kommen Patient*innen zu euch?

KW: Die ganz Kleinen haben noch keine eigenen Anliegen. Das sind dann eher die Anliegen der Eltern. Da geht's von »Oh Gott, mein Kind sieht anders aus« bis hin zu Diskussionen um Operationen, die manche Eltern möchten, auch wenn wir in vielen Fällen eher davon abraten.

Wir haben Kinder und Jugendliche, die eine Hormonbehandlung bekommen, weil z. B. keine eigenen Hormone gebildet werden, um eine Pubertät zu erleben.

Wir haben einen Haufen Jugendlichen mit der großen Frage: Wer bin ich und wie finde ich mich selbst in einer Welt aus zwei Geschlechtern zurecht, in die ich körperlich nicht reinpasse? Wir haben im Rahmen dessen auch Fragestellungen zum Thema Sexualität, wie z. B. Anliegen zu veränderten Genitalien oder Libido. Es gibt bei uns aber auch Jugendliche und junge Erwachsene, die für sich einen ganz guten Weg gehen und relativ firm sind und nur etwas Begleitung brauchen, wenn sie z. B. Hormontherapien haben. Im Bereich trans kommen ganz Viele mit dem Wunsch einer Hormontherapie oder einer Pubertätssupression[1]. Manche kommen auch mit der Fragestellung: Warum ist das so? Sie wollen wissen, ob organisch etwas verändert ist, also ob sie intergeschlechtlich sind. Das klären wir grundsätzlich eh immer ab.

JH: Bei welchen Anliegen ist es wichtig, als erwachsene Person vor einer Sexualberatung eine Thematik endokrinologisch abklären zu lassen?

KW: Wenn es um körperlich funktionelle Beschwerden geht, besonders bei intergeschlechtlichen Menschen, da diese oft nicht in vernünftiger medizinischer Betreuung sind. Es laufen einige junge intergeschlechtliche Erwachsene mit schlechter ärztlicher Betreuung herum, was unterschiedliche Gründe hat, aber auch an einem Mangel an Angebot liegt. Wir haben z. B. zwei junge Erwachsene in der Betreuung, die auf eigene Faust Ärzt*innen aus verschiedenen Disziplinen aufgesucht haben, um endlich eine Diagnose und eine Antwort zu erhalten. Erst über Umwege sind sie zu uns gekommen, wo man ihnen endlich erklären konnte, was bei ihnen genau vorliegt. Unabhängig davon, ob man intergeschlechtlich ist oder nicht, sollte man solche Anliegen wie Libidoverlust, Probleme einen Orgasmus zu erreichen, Trockenheit, empfindliche Haut in Ergänzung zu einer Sexualberatung ärztlich vorbringen.

Grundsätzlich würde ich allen Menschen raten, Selbsthilfeorganisationen zu kontaktieren, wenn sie nicht wissen, an welche Ärzt*in sie sich wenden sollen, weil die in der Regel einen guten Filter haben und wissen, welche Ärzt*innen gar nicht zu empfehlen

---

1 Bei sogenannten Pubertätsblockern handelt es sich um Hormongaben an junge Menschen, die vor der Pubertät stehen. Die Einnahme dient der Unterdrückung der Entwicklungen innerhalb der Adoleszenz durch die körpereigenen Hormone.

sind. Dann spart man sich den Besuch bei z. B. einem Urologen der alten Schule.

Wenn man mitbekommt, dass sich im Zusammenhang mit einer hormonellen Therapie die Sexualität ändert, möglicherweise auch so, dass es für die Person selber problematisch ist, kann es wichtig sein, von ärztlicher Seite bestätigt zu bekommen, dass es körperliche Dinge gibt, die sich durch den Einfluss oder Mangel bestimmter Hormone ändern, die sich auf verschiedenste Aspekte der Sexualität auswirken können. In solchen Fällen ist es hilfreich, die Thematik anschließend in einer psychologischen Beratung zu bearbeiten.

Dazu können auch Veränderungen des inneren Wohlbefindens, also diffuse Beschwerden wie z. B. Lustlosigkeit gehören, oder dass Menschen beschreiben, dass sie sich beim Sex nicht mehr so frei fühlen. Auch das kann mit veränderten Hormonen zusammenhängen.

JH: Inwiefern thematisierst du von dir aus mögliche Auswirkungen einer hormonellen Therapie auf die Sexualität bei deinen jungen Patient*innen?

KW: Wenn es um das Thema Hormone geht, spreche ich an, welche Wirkungen die Hormone auf Sexualität haben können, weil häufige Nebenwirkungen der feminisierenden Behandlungen, also wenn man Östrogene und Anti-Androgene[2] einsetzt, sein können, dass die Libido herunterfährt, Erektionen erschwert sind oder auch die Orgasmusfähigkeit eingeschränkt ist. Die sind relativ häufig, darüber müssen die Patient*innen schon Bescheid wissen. Da merkt man dann, wie unterschiedlich weit Jugendliche in dem Punkt sind. Es gibt viele, für die ist das höchste der Gefühle zu masturbieren, das ist alles an praktischer Sexualität. Dann gibt es Jugendliche des gleichen Alters, die ganz offen erzählen, dass sie in einer Beziehung sind, in der sie regelmäßig Sex haben und genau wissen wollen, was es denn jetzt für Auswirkungen hat. Und dann gibt es Jugendliche, die wollen über das Thema absolut nicht sprechen, denen ist das sehr unangenehm. Insbesondere bei trans männlichen Jugendlichen denke ich mir dann: Aber genau deshalb ist es wichtig, möglichst umfassend über Auswirkungen von Hormonen auf der körperlichen bzw. sexuellen Ebene zu sprechen. Weil wenn du Sexualität im

2 Testosteronblocker

Moment eher als ein »Ich will gar nichts damit zu tun haben«-Ding ansiehst, dann macht das vielleicht Probleme, wenn du plötzlich eine Libidosteigerung hast, die ja erstmal auf rein körperlicher Ebene stattfinden kann. Das muss ja nicht bedeuten, dass man deswegen auf partner*innenschaftlicher Ebene sexuell aktiv wird. Aber dass es sein kann, dass das psychisch ein Problem werden kann für diesen Menschen, wenn er plötzlich Gefühle und Empfindungen hat, die vorher nicht da waren.

Oder dass Trockenheit auftreten kann bei denjenigen, die penetrativen Geschlechtsverkehr haben möchten. Auch das Thema Schwangerschaftsverhütung ist wichtig, gerade bei einer Hormoneinnahme. Dass die nicht glauben, dass Testosteron, Blocker oder Östrogene ein Verhütungsmittel sind. Testosteron kann zwar den Eisprung blockieren, das muss aber nicht immer zuverlässig so funktionieren. Das kann von Mensch zu Mensch auch mal anders sein. Das sind z.B. Themen, die müssen angesprochen werden, und bei denen ich auch möchte, dass die Eltern von Minderjährigen über diese Punkte Bescheid wissen. Das ist mir wichtig, dass die Eltern verstehen, dass es gewisse Themen gibt, die jetzt nicht mehr ausgeblendet werden können. Dennoch wird das Gespräch ganz klar zwischen den Jugendlichen und mir geführt.

JH: Wie ist eure Herangehensweise, was affirmative Behandlungen und Operationen im Jugendalter angeht?

KW: Wir haben ganz viele Jugendliche, bei denen es wichtig ist, dass sie ihre Adoleszenz erleben, ohne dass wir hingehen und da irgendwie Druck machen. Ich denke da an einen 17-jährigen intergeschlechtlichen Jugendlichen, der im weiblichen Geschlecht aufgezogen worden ist. Bei ihm zeigte sich in der Pubertät eher eine männliche Entwicklung und es gab dann nach einer nicht-binären Phase die Entscheidung, lieber als binär männlich zu leben, was sich für ihn kongruenter anfühlt. Das war dann gleich gefolgt von dem Wunsch: Dann will ich auch einen funktionierenden Penis haben, mit dem man penetrieren kann. Und das ist bis zu einem gewissen Punkt in dem Fall operativ möglich. Aber wir haben auch ganz klar gemacht: Einfach ist das nicht und es ist ein Prozess mit z.B. mehreren Operationen, Zwischenstadien und Monaten an Heilungsphase. Wir müssen noch ein paar Untersuchungen vorher machen. Und als die ersten Untersuchungen da waren und wir die Anatomie von dem Jugendlichen besser kannten und wussten, welche Herausforderungen da auf uns zukommen, desto zurückhaltender wurde dieser Jugendliche und sagte »Naja vielleicht brauche ich doch noch etwas mehr Zeit, um mich selber kennenzulernen«. Ich sehe es in solchen Fällen als wichtig an, dass eine gewisse Exploration stattfindet, die dann bei uns häufig mit den Kolleg*innen der Kinder- und Jugendpsychiatrie besprochen wird. Noch besser wäre natürlich ein multidisziplinäres Team mit Menschen aus der sexuellen Bildung.

Was bei Jugendlichen noch mit als Erstes passiert, sind die Mastektomien bei den trans Jungen, die aber eben auch eine andere Bedeutung haben. Da geht es viel um Lebensqualität, um allgemeines Wohlbefinden mit dem Körper. In der Regel sind die sexualitätsfördernd, weil die Jugendlichen anfangen können, sich wieder vollständiger zu fühlen, gerade die mit großer Brust. Bei trans Mädchen beraten wir häufig aktiv dazu, was es alles bedeuten kann, eine Genital-OP zu machen. Uns ist es wichtig, auch wenn die noch so jung sind, dass sie sich Gedanken machen zum Thema Fertilität, bevor sie einen Schritt gehen, der dieses Thema für sie irreversibel erledigt. Auch sind die Konsequenzen einer Genital-OP nicht immer harmlos, denn diese Art von OPs sind riskant aufgrund der Möglichkeit von Blutungen, Infektionen und Wundheilungsstörungen.

JH: Würdest du sagen, dass ihr aus einer sexpositiven Perspektive auf eure Patient*innen und ihre Anliegen blickt?

KW: Absolut. Das mussten wir im Team nie diskutieren, weil wir uns da grundsätzlich einig sind, dass uns wichtig ist, dass dieser Teil der menschlichen Erfahrung von den Patient*innen so erlebt werden kann, wie es zu ihnen passt, und nach Möglichkeit nicht eingeschränkt sein sollte durch die Tatsache, dass sie sich bezüglich ihres Geschlechts von der sogenannten Norm unterscheiden. Wir sind immer happy, wenn wir erfahren, dass jemand ein erfülltes Sexualleben hat mit Mitte 20. Das bestätigt auch irgendwo, etwas richtig gemacht zu haben in der Begleitung von diesen Menschen. Wir wollen nicht, dass die Jugendlichen das Thema Sexualität mit »da lachen sie bloß über meinen kleinen Penis« verbinden oder »penetrieren ging nicht, also ist Sexualität für mich gestorben«. Wir wollen auf keinen Fall, dass die Kids mit solchen Erfahrungen da rausgehen.

Sexualität ist deutlich mehr, als nur der Norm zu genügen. Ich denke gerade an eine junge trans Frau, die ich begleitet habe. Sie war sehr offen, über auftretende Probleme zu sprechen. Da ging es dann um das Thema Libidoverlust und Veränderung der Erektionen. Trotz ihres Selbstverständnisses als Frau und als weiblich hatte sie sehr flexible[3] Vorstellungen bezüglich ihrer Sexualität.

Es ist jedes Mal wieder schön zu hören, welche tollen Einstellungen manche junge Erwachsene haben. Da kann ich nur sagen: Hut ab, weil leicht ist es nicht zu wissen, dass ich unter meiner Kleidung nicht aussehe, wie man es vielleicht auf den ersten Blick erwarten würde. Das führt bei mir persönlich auf jeden Fall zu Hemmungen. Und ich habe höchsten Respekt für alle, die darüber hinweggehen und dazu stehen und sagen ja, ich gehe trotzdem sexuelle Kontakte ein oder ich habe trotzdem meinen Spaß und ich habe ein Grindr-Profil und lerne darüber Menschen kennen.

Bei der Thematik ist eine Vertrauensebene wichtig, weil wir schon oft diejenigen sind, denen sie das als Erstes erzählen. Je nachdem wie das Elternhaus ist, wird mit den Eltern nicht über Sexualität geredet und vielleicht noch nicht einmal mit den Freund*innen, weil man sich denkt, die verstehen das nicht. Dann sind wir manchmal schon diejenigen, bei denen solche Fragen landen, weil die Jugendlichen oft keinen Zugang zu Sexualberatung haben. Ich muss da teilweise mehr mit meinem menschlichen als mit meinem fachlichen Wissen ran. Da hilft es immer ganz gut, sich zu überlegen, wie möchte man, dass mit einem selbst geredet wird. Und es hilft auch, dass ich in meiner eigenen Biografie ein bisschen was mitbringe als jemand, der da manche Sachen besser nachvollziehen kann.

JH: Verstehst du deine Arbeit als sexualmedizinisch?

KW: Ich würde sagen, es ist ein Aspekt davon, aber ich habe ihn nie speziell gelernt. Es gehört mit da rein und ich wünschte, ich wüsste mehr darüber, muss ich ehrlich sagen. Ich habe oft gedacht, wenn es so etwas gäbe wie Sexualmedizin für Jugendliche mit besonderen Anatomien, dann würde ich diesen Kurs sofort belegen. Aber ich weiß, den bietet niemand an. In dem Punkt ist die Zusammenarbeit mit unseren chirurgischen Kolleg*innen ganz wichtig. Zum Beispiel kann eine Vaginalplastik für einige Menschen sehr wichtig sein, für andere nicht. Ein Kollege von mir betreut eine Patientin,

3 nicht-normative

die, nachdem sie lange Zeit dachte, sie muss das machen aufgrund von Normen, sich jetzt bewusst dagegen entschieden hat und gesagt hat, nee, eigentlich fehlt ihr das nicht in ihrem Leben, und sie kann sich als Frau sehen ohne jedes normativ zugehörige Bauteil zu haben. So nach dem Motto eine Vagina macht nicht eine Frau. Eine wichtige Erkenntnis. Es ist erschreckend, wie häufig solche Vorstellungen noch sind, vor allem bei ärztlichen Kolleg*innen.

Im Team wünschen wir uns, wir hätten ein gutes Sexualberater*innen-Team, mit dem wir zusammenarbeiten können, und die diese Menschen auf dem Schirm haben. Ich denke, das übersteigt schon manchmal unsere Kompetenzen. Ideal wäre es, wenn man sowas in die Routineversorgung mit einbauen könnte. Eine Fertilitätsberatung ist immer leicht zu kriegen, aber eine kompetente Sexualberatung nicht unbedingt, wenn ich z. B. ein Genital habe, das im Kindesalter mehrfach operiert wurde, vernarbt ist, von der Größe her nicht der Norm entspricht und das nicht so arbeitet, wie ich es gerne hätte. Da findet man leider nicht so leicht die richtige Beratung. Wenn dann noch weitere Grade des Queer-Seins dazu kommen, wie z. B., dass dieser Mensch schwul ist, ich glaub', dann steigen die meisten schon ganz aus.

JH: Ich kann mir vorstellen, dass dann auch normative Vorstellungen aus queeren Bereichen dazu kommen. Gerade in schwulen Communitys sind Körpervorstellungen ja oft besonders normativ und idealistisch.

KW: Ja. Und ich hätte gesagt, da sind viele Sachen, die eigentlich normativ sind, schon nicht mehr ausreichend. Das ist echt tough. Da muss man schon gucken, wo man sich wie in der Community bewegt, um nicht eine ganze Reihe sehr negative Erfahrungen zu sammeln.

JH: Bist du bei deinen Patient*innen geoutet?

KW: Ich lege es nicht offen, weil ich denke, das ist vor allem für mich wichtig. Ich mache meine Arbeit in dem Bereich besser, weil ich manche Erfahrungen persönlich kenne. Aber ich möchte auch klarstellen, dass das für meine Patient*innen nicht unbedingt im Vordergrund sein soll.

Mir ist es schon passiert, dass Patient*innen und Ex-Patient*innen in meinem privaten Bekanntenkreis aufgetaucht sind, weil wir gemeinsame Freund*innen haben. Das ist ein bisschen komisch. Für die anderen ist es vielleicht weniger komisch als für mich. Ich habe das Gefühl, ich bin in zwei Rollen und weiß gerade nicht, welche ich haben soll. Für mich gibt es eine gewisse kognitive Dissonanz in diesen Situationen. Bei Ex-Patient*innen ist es etwas einfacher, weil ich mir da denke, die Rolle, in der ich bin, darf jetzt wechseln. Aber ich lebe in einer kleinen Stadt, was soll man machen. Ich werde auch manchmal Berufliches gefragt, die wissen das ja schließlich alle, was ich mache im Freundeskreis, in der Community. Umgekehrt will ich mir aber auch nicht die Community verbieten, die brauche ich schließlich auch für mein eigenes Wohlbefinden. Das führt vielleicht manchmal zu innerpsychischen Konflikten, aber ich denke, daran werden wir nur wachsen. Ich sehe das nicht als Problem.

JH: Gibt es etwas, was Sexual- und Paarberater*innen aus deiner Sicht noch über dein Arbeitsfeld wissen sollten?

KW: Ich würde mich freuen, wenn mehr Sexual- und Paarberater*innen Offenheit gegenüber Menschen und Wissen über Menschen haben, die intergeschlechtlich sind oder in den Bereich Varianten der Geschlechtsentwicklung fallen, sich aber nicht als intergeschlechtlich bezeichnen würden. Zu wissen, dass einer von 2.000 Menschen medizinisch gesehen nicht in männlich-weiblich-Schemata reinpasst. Wenn wir weitergehen und noch andere Varianten mit reinnehmen, kommen wir auf die berühmten 1,7 Prozent. Es gibt sehr viel mehr Vielfalt in diesem Punkt. Es gibt manchmal Situationen, in denen das eine Rolle spielt oder in der Wahrnehmung Einzelner eine Rolle spielen kann. Es kann sein, dass Partner*innen in einer Beziehung ihre Sexualität sehr unterschiedlich wahrnehmen und eine*r von Scham überlagert ist, weil die Person mit einer Abweichung von der Norm geboren ist und für den*die Partner*in ist das vollkommen egal. Dass solche Themen präsenter sind, weil die Hauptreaktion, die wir dazu kriegen, nach wie vor ist: Ich wusste gar nicht, dass es sowas gibt. Und das ist schade. Es fehlt in der Mainstream-Bildung, es fehlt in den Ausbildungsgängen, es fehlt im Psychologiestudium und es fehlt zu großen Teilen im Medizinstudium. Im Normalfall wird es kurz erwähnt und es ist sowas wie »Ah ja, hat man mal von gehört, das ist irgendsowas exotisches«, mehr bleibt nicht hängen. Diese Menschen wollen sich nicht exotisch fühlen.

JH: Vielen Dank für das spannende Interview, Kay!

Biografische Notizen

Kay Winner ist Facharzt für Kinder- und Jugendmedizin und arbeitet seit vier Jahren im Schwerpunkt Pädiatrische Endokrinologie. Zurzeit ist er tätig in der Universitätsklinik Ulm und arbeitet vorwiegend in der Hochschulambulanz, wo er sowohl »klassische« Hormonerkrankungen (Krankheiten von Schilddrüse, Nebenniere, Hirnanhangdrüse und anderen hormonbildenden Organen, Variationen von Wachstum und Pubertät) behandelt, als auch drei Spezialsprechstunden je für Kinder, Jugendliche und junge Erwachsene mit extremen und genetisch bedingten Formen von Adipositas/extremer Gewichtserhöhung, Intergeschlechtlichkeit/Varianten der Geschlechtsentwicklung und Geschlechtsdysphorie/Transidentität betreut. Kay Winner ist erreichbar unter kay.winner@uniklinik-ulm.de

Jana Haskamp (sie/ihr), M. A. Angewandte Sexualwissenschaft, arbeitet als systemische Therapeutin (SG) und Beraterin mit queeren, trans und nicht-binären Einzelpersonen und Paaren in Berlin-Neukölln. In der therapeutischen und beraterischen Arbeit verbindet sie systemische, psychodynamische und emotionsfokussierte Ansätze. Als Bildungsreferentin und Sexualpädagogin arbeitet sie mit Multiplikator*innen zu Verschränkungen von lsbtiq+ Lebensweisen, Verbündetenschaft, Queerfeindlichkeit, Antifeminismus, Sexualität, sexualisierter Gewalt und zu queersensibler Beratung und Therapie. Als Bildungsreferentin ist sie auch für Dissens – Institut für Bildung und Forschung e.V. tätig. Beruflich und privat interessiert sie sich für lesbische und queere Bewegungsgeschichte, queere Elternschaft, Beziehungssexualität und -gestaltung, Bindungs- und Traumatheorien, Therapie-Verfahren und Biografien von anderen Klassenübergänger*innen. Website: https://www.janahaskamp.de und E-Mail: janahaskamp@posteo.de

4.11 Einblicke in die somatische Sexualberatung und sexualitätsbezogene Körperarbeit

Alexander Hahne[1]

4.11.1 Einführung

In der Zusammenarbeit mit Klient*innen kann der Eindruck entstehen, dass der Wirkungsbereich eines gesprächsbasierten Beratungssettings mit einem kognitiv-verbalen Ansatz an einem gewissen Punkt endet. Dann kann zum anschließenden, folgenden Vertiefen des Beratungsanliegens an eine somatisch tätige Fachkraft verwiesen werden, z. B. einen professionellen Bodyworker, der in der Lücke zwischen Beratungsgespräch und privatem Ausprobieren arbeitet. Somatisch wird hier im Sinne von körperlich/verkörpert verwendet, nicht im Sinne von chirurgisch. Im Kontext von trans und nicht-binären Menschen sind mit somatischen Maßnahmen oft hormonelle und vor allem chirurgische Veränderungen des Körpers gemeint.

Mögliche Anliegen für eine somatisch basierte Beratung sind z. B. die sexuelle Bedürfniskommunikation oder die Formulierung von Berührungswünschen, die in diesem Setting kommunikativ geübt und praktisch umgesetzt werden können. Dabei können Klient*innen die Erfahrung machen, dass ihre Bedürfnisse erfüllt und die eigenen Grenzen gleichzeitig eingehalten werden. Eine andere Möglichkeit wäre z. B., die eigene Geschlechtsidentität auszuprobieren und darin affirmativ gespiegelt zu werden.

Übergeordnet lässt sich sagen, dass die Aufgabe von somatischer, verkörperter Arbeit ist, den Prozess der Bewusstwerdung von »Ich habe einen Körper« hin zu »Ich bin mein Körper« zu begleiten. Ziel ist es, die Erfahrung der eigenen Körperlichkeit im Hier und Jetzt präsent zu er-

---

1 Das folgende Kapitel ist aus der Perspektive eines Bodyworkers mit vertieftem Tanz- und Bewegungshintergrund, der einen Hands-on-Ansatz praktiziert, geschrieben.

leben und handlungsfähig in Bezug auf eigene körperliche, sexuelle und partner*innenschaftliche Bedürfnisse zu werden. Für trans und nicht-binäre Personen kann es aufgrund von Marginalisierungserfahrungen von besonderer Bedeutung sein, eine Präsenz und aktive Bezugnahme auf die eigene Verkörperung zu entwickeln, um sich selbst nicht als Objekt zu erleben, das durch erlebte Diskriminierung oder Gewalt definiert wird, sondern das ein gestaltungsfähiges Subjekt ist. Dazu schreibt Hil Malatino treffend:

> »As trans subjects in this transphobic world, we are encouraged and forced into a position of not being present. We are dissociated from our bodies, our loved ones, and our general environment. This dissociation throws us into a far future in which we are safe after we have passed and found a bodily and social home. However, this future is imagined and unreachable, resulting in us being out of time«[2] (Malatino, 2022, S. 35).

In dem Zitat wird deutlich, welche Bedeutung die Gegenwart für dieses Vorhaben hat, fern von einer Zukunft, in der ein Zustand von Präsenz und Sicherheit für trans Menschen erst durch den eigenen Tod erreicht werden kann.

In der somatischen Sexual- und Paarberatung liegt der Schwerpunkt auf dem begleiteten Erleben mit anschließender verbaler Reflexion. Im Sinne der doppelten Einbettung wird einerseits das konkrete Erleben einer Person fokussiert und zugleich die (binär cis heteronormative) Umwelt, in welche die Person eingebettet ist, mitberücksichtigt, beispielsweise in Form der Nervensystembelastung durch Minderheitenstress. Dadurch ist im somatischen Beratungssetting ein Lernen rund um die eigene Regulationsfähigkeit des Nervensystems und ein Kennenlernen eigener Reiz-Reaktion- und Selbstbewertungsmuster in einem gehaltenen Rahmen mit geklärter Beziehungsebene möglich. Mit einer geklärten Beziehungsebene ist z. B. gemeint, dass Berührungen nur in eine Richtung, ausgehend von der prak-

---

2 »Als Trans-Subjekte in dieser transfeindlichen Welt werden wir ermutigt und in eine Position der Nicht-Präsenz gezwungen. Wir sind von unserem Körper, unseren Lieben und unserer allgemeinen Umgebung distanziert. Diese Dissoziation wirft uns in eine ferne Zukunft, in der wir sicher sind, nachdem wir gestorben sind und ein körperliches und soziales Zuhause gefunden haben. Diese Zukunft ist jedoch eingebildet und unerreichbar, was dazu führt, dass wir keine Zeit mehr haben« (Übers. A. H.).

tizierenden Person, ausgeführt werden. Inhaltlich steht in dem Setting z. B. nicht ein vergangenes traumatisches Ereignis im Vordergrund der Bearbeitung und Begleitung, sondern dessen Auswirkungen auf das neurophysiologische System und die Effekte auf sexuelle Interaktionen mit anderen Menschen.

4.11.1.1 Kontexte Körperwahrnehmung und Bodywork

Bodywork ist als Teil von Sexualberatung und sexueller Bildung für Erwachsene zu verstehen, bei der auch Übungsräume mit Berührungen und sexuellem Probehandeln angeboten werden. Zu beschreiben, was Bodywork genau bedeutet, stellt bereits die erste Herausforderung dar, da darunterfallende Begriffe vielfältig verstanden werden und es diverse Traditionslinien gibt. Die Verständnisse von Bodywork bzw. Körperarbeit reichen von berührungslosen Methoden als sinnliche Körperexploration im ansonsten kognitiv-verbalen Setting bis hin zu gerahmten Angeboten, in denen Teilnehmer*innen sexuelle Handlungen erproben und lernen können. In manchen Ansätzen werden Klient*innen in der Einzelarbeit verbal angeleitet oder der*die Sexualberater*in berührt den*die Klient*in. In anderen gibt es Methoden, in denen beispielsweise Gruppenteilnehmer*innen angeleitet werden, sich untereinander zu berühren, und die anleitende Person lediglich mit einer assistierenden Person demonstriert.

Laut Schmidt (2016) geht es bei Bodywork darum,

> »Aufmerksamkeit auf sensorische und motorische Vorgänge zu richten und die damit verbundenen Gefühle, Bilder und Worte wahrzunehmen. […] Es geht dabei nicht um das Erreichen eines bestimmen Zieles, Entspannung oder Aktivierung, sondern um die Wahrnehmung der eigenen Situation als Erfahrung des eigenen leiblichen Selbst in diesem Moment« (S. 92).

Johnson et al. (2022) beschreiben, dass Körperwahrnehmung geprägt von der »sinnlichen Wahrnehmung und [einem] Erfahren« (bspw. Bewegungsarbeit nach E. Gindler & M. Rosen: »Rosen-Methode«, E. Middendorf: »Erfahrbarer Atem nach Middendorf«) das Ziel hat, »auf persönlicher Ebene bedeutsame Feinheiten körperlicher Struktur und Funktion zu verstehen« (bspw. M. Feldenkrais: »Feldenkreis-Technik«,

I. Rolf: »Rolfing«, B. Bainbridge Cohen: »Body Mind Centering«) oder das »Wiedererlangen der Vielfalt an Bewegungsmöglichkeiten« (bspw. I. Bartenieff & M. Whitehouse: »Tanz- und Bewegungstherapie«, G. Alexander: »Alexander-Technik«) zu fördern (Johnson et al., 2022, S. 26).

Walsh (2019) versucht eine Differenzierung von Training, Achtsamkeit und Embodiment, eine von vielen Versuchen, die verschiedenen Konzepte von Körperwahrnehmung greifbarer zu beschreiben. Dabei steht im Training z. B. die Ausführung einer Bewegung, wie strecken und beugen des Unterarmes, im Fokus. Mit Achtsamkeit kommt die Ebene, mitzubekommen, wie ich gerade diese Armbewegung ausführe, hinzu. Die Erkenntnis »Ich habe einen Körper« steht dahinter. In der Ebene des Embodiments folgt die Idee, Handlungsspielraum, Gestaltungsmöglichkeiten und Veränderungspotenzial für das »Wie bin ich gerade?« zu haben. Die Erkenntnis »Ich bin mein Körper« ist die Folge dessen (vgl. ebd.). Darüber hinaus beschreibt Chyle (2017), dass »Embodiment-Ansätze von einer engen Verbindung zwischen körperlichen, inneren und sozialen Prozessen ausgehen« und eine »Bi- bzw. Multidirektionalität zwischen Motorik und Affekt bzw. Kognition« vorliegt, bei der gleichzeitig der »Geist/Gehirn und Körper wiederum in die restliche Umwelt eingebettet sind« (ebd., S. 29f.).

Die Spannbreite dieser Verständnisse und methodischen Herangehensweisen zeigt die Schwierigkeit der Definition einzelner Ansätze auf. Zudem gibt es noch weitere Möglichkeiten und aktuelle Methoden, um Körpergedächtnisspuren greifbar und besprechbar an die Oberfläche zu bringen. Aufgrund der Kürze des Kapitels wird außerdem nicht auf historische Entwicklungen und die dabei stattgefundenen kulturellen Aneignungen eingegangen.

Das grundlegende Ziel, Nervensystemregulation zu lernen und zu üben, ist die größte Gemeinsamkeit in allen Verständnissen und Schulen. Viele Ansätze von Körperarbeit, die auch in therapeutischen Kontexten verwendet werden, arbeiten berührungslos. Sexocorporel als sexualtherapeutischer Ansatz fokussiert sich beispielsweise u. a. auf das sexuelle Erleben (vgl. Voß & Stumpe, 2024; Sztenc, 2020). Eine der Grundlagen der sexualitätsbezogenen Bodywork-Ansätze ist Sexological Bodywork. Hierbei handelt es sich um eine Mischung vieler Traditionen und Methoden, die sexuelle Lernprozesse, die durch Berührung unterstützt werden, in den Vordergrund stellen (vgl. Moore et al., 2017).

4.11.1.2 Anwendungsfelder

Klient*innen können durch somatische Begleitung lernen, ihre körperlichen Reaktionen besser zu verstehen und Emotionen und Verhaltensweisen einzuordnen. So können Berater*innen beispielsweise aufzeigen und gemeinsam mit den Klient*innen identifizieren, wie sich Erfahrungen mit Minderheitenstress und anderen Belastungsfaktoren in der Verkörperung zeigen und welche Umgangsstrategien möglich sind.

Die Selbst- und Fremdwahrnehmung kann mit einem auf der Beziehungsebene neutralem Gegenüber, zu dem keine private Verbindung besteht, erkundet werden. Dabei erhält der*die Klient*in eine Rückmeldung von einem neutralen, ausgebildeten Außen zu z. B. der Wahrnehmung von Mimik, Gestik und Körpersprache, wie Bedürfnisse und Grenzen nonverbal aufgezeigt werden.

Auf Handlungsebene können Klient*innen Selbstwirksamkeit erleben und z. B. eigene Bedürfnisse und Grenzen aussprechen und erfüllt und respektiert bekommen. Sie üben auf der Handlungsebene umgesetzte Selbstverantwortung. Durch das aussprechen von: »Ich möchte auf genau die folgende Art von dir berührt werden: [Berührung beschreiben]«, kann die Erfahrung gemacht und gefühlt werden, wie es ist, die eigenen Bedürfnisse erfüllt zu bekommen, nachdem geübt wurde, sie präzise auszusprechen. Dabei werden stets die Grenzen der Klient*innen gewahrt, da der*die Praktiker*in in einer ausführenden Rolle ist.

Zugleich haben trans und nicht-binäre Menschen als Klient*innen die Gelegenheit, ihre Körper mit all seinen transitionsbezogenen Veränderungen sexuell neu zu entdecken. Die positiven Veränderungen werden explizit willkommen geheißen und mitgefeiert. Veränderungen von z. B. Erregungsmustern und Masturbations-Routinen, aber auch sensorisch-sinnliche Neuverknüpfungen nach operativen Veränderungen mithilfe von Berührung können Themen der somatischen Begleitung sein.

Oft beschreiben Klient*innen es als entlastend, sich in den Sessions ganz aktiv auf das Empfangen einlassen und konzentrieren zu können, mit dem Wissen, dass sie selbst keine Berührung zurückgeben müssen bzw. dürfen. Zudem besteht die Sicherheit, dass das professionelle Gegenüber die eigenen Grenzen einhält und auch auf die Grenzen des*der Klient*in achtet (vgl. Hülsmann, 2023; Yearsley & Thom, 2022).

4.11.1.3 Making sense of sensing: das »Wie« steht im Vordergrund, nicht das »Was«

Die vergangenen Erfahrungen eines Menschen zeigen sich im aktuellen Verhalten und den Empfindungen des Körpers. Das Gestern wird sozusagen im Heute der verkörperten Biografie sichtbar. Mit diesen Erfahrungen und Erlebnissen als Grundlage beginnt das körperliche Lernen einer Person und basierend darauf werden Entscheidungen für die Zukunft getroffen, z. B. was im Gruppenangebot eines somatischen Settings ausprobiert werden möchte.

Der wesentliche Unterschied in der Körperwahrnehmungsarbeit mit trans und nicht-binären Menschen im Vergleich zur Arbeit mit binären cis Menschen ist nicht das, *was* angeleitet wird, sondern *wie* angeleitet wird. In Bezug auf Körperwahrnehmung gibt es universelle Themen, die unabhängig von der Geschlechtsidentität sind. Unterschiede für die Arbeit ergeben sich darin, wessen Körper selbstverständlich sichtbar im Raum sind und wie biografische Bezüge und vergangene Erfahrungen von Transitionsschritten eingebettet und mitgedacht werden. Das Anleiten von körperlichen Übungen erfolgt in einem trans- und nicht-binärinklusiven Angebot unter der Berücksichtigung von freiwillig und unfreiwillig veränderten Körperbereichen. Körperliche Vielfalt ist selbstverständlich und der Standard. In der Art der Anleitung werden spezifische Anatomie, der Zeitpunkt der Transition (wenn vorhanden) und die Effekte von Minderheitenstress miteinbezogen. Die Gestaltung der Rahmenbedingungen und Zusammensetzungen der Teilnehmer*innen mit spezifischen, damit einhergehenden Dynamiken sind bei Gruppenangeboten ebenfalls zu berücksichtigen. Anderenfalls kann es z. B. zu Vereinzelungs- und Verbesonderungs-Dynamiken in der Gruppe kommen.

Hier wird deutlich, dass eine sprachliche Diversität nicht ausreicht (vgl. Weidinger & Kostenwein, 2024), sondern die konsequente inhaltliche Einbettung von geschlechtlicher Vielfalt mit ihren transitionsbezogenen, spezifischen Themen und Bedarfen in der somatischen Arbeit zentral ist. Dafür ist methodisch-didaktisches Handwerkszeug erforderlich, um die Adressat*innen traumasensibel zu begleiten. Fragestellungen sind hier z. B.: Wie können freiwillige körperliche Veränderungen bei gleichzeitiger Erfahrung von medizinischer Traumatisierung und empfundener Neugierde auf das veränderte Genital in einem Gruppenkontext Platz finden? Wie sind die Veränderungen des eigenen Genitals aufgrund von Hormontherapie erlebt und integriert, und wie kann dies gelingend einem sexuellen Gegenüber kommuniziert und gezeigt werden? Wie hat sich der Bezug zur Lust durch die erlebten Transitionsschritte verändert? Wie sieht es mit dem Masturbationsverhalten aus, welche konkreten Veränderungen zeigen sich da? Yearsley und Thom (2022) nennen dies die »Bewertung von Gewinnen und Verlusten von Transitionsschritten«, die im Gruppenkontext, auch im Vergleich mit anderen trans und nicht-binären Menschen, deutlich werden können (Czyzselska, 2022, S. 130).

In trans- und nicht-binär-sensiblen Einzel- und Gruppensettings können die Klient*innen eher einengende Hilfsmittel wie Binder und Tuckingunterwäsche weglassen oder bewusst ausziehen und dem Körper Raum zum Atmen geben. Die Einschränkung durch externe Hilfsmittel, die den eigenen Körper einengen, wird im Alltag hingenommen, um ein vergrößertes Wohlgefühl durch die Dysphoriereduktion zu erreichen. Oft wird die beengende Belastung erst wahrgenommen, wenn es eine vergleichbare Erfahrung der Situation ohne die selbstauferlegte (und z. T. überlebensnotwendige) Einschränkung, bei gleichzeitiger Anerkennung der Geschlechtsidentität, gibt.

Im somatisch orientierten Gruppenangebot wird dies durch das Wissen möglich gemacht, dass trans und nicht-binäre Menschen von der Gruppe unabhängig ihres äußeren Erscheinungsbildes unhinterfragt in ihrer aktuellen Geschlechtsidentität angenommen und respektiert werden. Vorhandene Dysphorie wird anerkannt, ohne dass sie im Fokus steht oder aufgelöst werden soll. Dahinterliegende oder zusätzlich vorhandene Themen und Herausforderungen des Körpers oder der Psyche, z. B. in Verbindung mit anderen zu gehen, können sich zeigen, da die Geschlechtsidentität als selbstverständlich verstanden wird. Zugleich darf eine trans und nichtbinär exklusive Gruppe nicht per se als Wohlfühlort oder Schutzraum verstanden werden. Beispielsweise können Kommentare und versehentliches misgendern auch hier erfolgen, oder Transitionsschritte zueinander in Konkurrenz stehen. Durch die Möglichkeit, sich in solchen Gruppen vulnerabel zeigen zu können, treffen Kommentare oder kritisierendes Verhalten besonders ungefiltert.

Aus der Sicht der anleitenden Person braucht es in einem solchen Setting stets eine Reflexion, welche neuen vermeintlichen Normen (unbewusst) in der Zusammenarbeit angeboten werden. Dazu gehören normative trans Narrative, wie z. B. die Norm, dass trans männliche Menschen einen Binder tragen und sich mit ihrem Oberkörper unwohl fühlen, oder die Erwartung, dass medizinischen bzw. körperverändernden Transitionsschritten überkritisch bis negativ gegenübergestanden werden sollte, da Geschlecht als sozial konstruiert angesehen wird.

Auch communityinterne Codes und Anforderungen, wie als nichtbinäre Person eine bunte, asymmetrische Frisur zu tragen, oder gesamtgesellschaftliche Normen, schlank und jung sein mit Androgynität oder Gendernonkonformität gleichzusetzen, sind hier wirksam. Diesbezüglich ist eine Ambiguitätskompetenz der Sexualberater*innen erforderlich, um mit unterschiedlichen Gleichzeitigkeiten, die gruppendynamisch in einem Spannungsverhältnis zueinanderstehen, in der Gruppe umzugehen.

In der somatischen Sexualberatung mit trans und nicht-binären Personen kann es thematisch z. B. um eine Evaluation von bisherigen sexuellen Erfahrungen gehen. Dafür kann es notwendig sein, die individuellen sexuellen und/oder romantischen Erfahrungen in einen Zusammenhang mit geschlechtlichen Machtverhältnissen auf der interpersonellen und strukturellen Ebene zusammenzubringen, mögliche Belastungsfaktoren in sexuellen Interaktionen oder in Partner*innenschaften zu identifizieren und Umgangsstrategien zu erarbeiten.

Sexualberater*innen können dabei die Funktion übernehmen, Erlaubnis zu geben, etwas auszuprobieren und anders zu machen, bzw. die Klient*innen darin zu bestärken, sich selbst die Erlaubnis dafür zu geben. Der Rahmen einer Beratung bietet die Möglichkeit, sich selbst als sexuell handlungsfähig kennenzulernen und zu erleben. Je nach Ansatz erfolgt dies durch verbale Angebote oder somatisch praktisch, mit oder ohne Berührung. So kann die genitale Interozeption[3] und Propriozeption[4] im Einzel- und Gruppenkontext geübt werden. Methoden mit Berührung und Show-und-Tell-Formate eigenen sich hierfür gut. Ein Zeigen und Achtsames-bezeugt-Werden von vulnerablen Körperstellen im professionell begleiteten Setting ermöglicht es, neutrale und/oder wertschätzende Perspektiven auf den eigenen Körper zu erhalten, anstelle eines potenziell *othernden* Blicks von außen, z. B. in verunsichernden Umkleidesituationen.

3 Mit Interozeption werden die Prozesse beschrieben, mit denen das Nervensystem Signale vom Körperinneren wahrnimmt, verarbeitet und integriert. Beispielsweise die Temperatur des Körpers der der Harndrang.

4 Mit Propriozeption werden die Prozesse beschrieben, mit denen das Nervensystem die Lage des Körpers in Bezug zum Raum wahrnimmt, verarbeitet und integriert. Beispielsweise die Lage der Arme und Beine zueinander oder die Beckenkippung in Bezug zum Raum.

Angeleitete Übungen, in denen entschieden und erlebt werden kann, wie der Blick von außen auf das eigene Genital erfolgen soll, können den sonst fremdbestimmten Blick von außen entmächtigen.

4.11.2 Nervensystemregulation

Zu den Aufgaben von Sexual- und Paarberatung können u. a. Psychoedukation über Funktionsweisen des Körpers, wie Sympathikus und Parasympathikus des Nervensystems, und die Unterstützung des Einordnens von körperlichen Reaktionen gehören. Je nach Setting und Angebot kann auch ein körperliches Nachlernen stattfinden. Dabei können Klient*innen die eigene Handlungsfähigkeit nutzen/auszuschöpfen lernen und sich dem Genuss des eigenen Körpers annähern, wenn das ein Ziel der Beratung darstellt.

Das zentrale somatische Lernen findet auf der Ebene der Nervensystemregulation statt. Mithilfe des Anti-Blockier-Systems (ABS-System), das mit der Atmung, dem Bewegen und der Stimme reguliert wird, wird das Lernen unterstützt. Dies kann sowohl in der Einzelbegleitung als auch im Gruppenkontext genutzt werden. In der Eins-zu-eins-Begleitung bildet sich durch das Mittel der Resonanz ein gemeinsames Nervensystem zwischen Klient*in und Berater*in aus, das wesentlich den Rahmen setzt. Beschreiben lässt sich das weiter mit einer feinen körperlichen Aufmerksamkeit vonseiten der*des Praktiker*in auf die somatischen Marker der*des Klient*in und z. B. ein Annähern hin zu einem gemeinsamen Atemrhythmus und Aufnehmen des Bewegungstimings, geführt vonseiten der*des Klient*in. In der Arbeit mit Gruppen entsteht ein größeres Netzwerk. Eine Gruppe teilt den physischen Raum und die gemeinsame Zeit und somit bildet sich ein kollektives Nervensystem. Das kann im Lernen sowohl stabilisierend als auch destabilisierend wirken. Jede Person hat eine andere Wahrnehmung, wie sie sich fühlt und spürt. Die erleb- und benennbaren somatischen Marker sind individuell (vgl. Hülsmann, 2023; Moore et al., 2017).

Die*der Praktiker*in hat die Aufgabe, einen gemeinsamen Flow herzustellen, indem das kollektive Nervensystem gesetzt und gelenkt wird. Im Rahmen von Co-Regulation hat die anleitende Person hier eine Mehrverantwortung. Daher: »Setze zuerst deine eigene Sauerstoffmaske auf und hilf dann erst den anderen.« Das bedeutet, sich sowohl selbst zu spüren und zu regulieren als auch die Klient*innen bzw. die Gruppe, mit der gearbeitet wird. Im Zuge der Professionalisierung im Rahmen einer Aus- oder Weiterbildung ist gelernt worden, zu unterscheiden, ob es das eigene Körpererleben und -fühlen, das eigene Empfinden oder eine Übertragung des Gegenübers ist. Darüber hinaus gibt es Skills, um als Facilitator nach Beendigung der Arbeit wieder zum eigenen privaten Körper zurückzukehren. »Spüre ich gerade meine eigenen Gefühle/Empfindungen oder die meines Gegenübers?« ist eine konstante Reflexion der anleitenden Person während Sessions.

4.11.3 Trauma, Effekte und Verkörperung

Bis heute gibt es verschiedene Definitionen dessen, was ein Trauma ist. Hüther et al. unterscheiden in Monotraumatisierung, multiple und sequenzielle Traumatisierungen und frühkindliche sequenzielle Traumatisierung, auch Entwicklungstrauma genannt (Hüther et al., 2010). Hans Keilson hat bereits 1991 sein Konzept von sequenzieller Traumatisierung entwickelt: »Nicht das eine, einmalige Gewaltereignis beschreibt das Trauma, sondern die längerfristige Abfolge von Ereigniszusammenhängen mit einem komplexen Ineinandergreifen unterschiedlicher traumatischer Sequenzen« (zit. n. Langer et al., 2020, S. 19). Hier schließt sich die Arbeitsthese an, ob Minderheitenstress als chronischer Stress ursächlich für PTBS-Symptomatiken (Posttraumatische Belastungsstörung) sein kann. Zugleich wird

> »heute […] vielfach eine inflationäre Verwendung des Begriffes Trauma problematisiert, die es umso wichtiger mache, über Erfahrungen von ›Leid, Erschütterung, Schmerz, Verlust und Trauer zu sprechen‹ (Brunner, 2014, S. 16), ohne alles unter PTBS (Posttraumatische Belastungsstörung) und Trauma zu subsumieren« (Langer et al., 2020, S. 7).

Langer sagt außerdem:

> »[D]enn unabhängig davon, ob nun in jedem Fall der Begriff ›Trauma‹ der passende Terminus ist, geht es doch darum, darüber hinaus gemeinsam daran zu arbeiten, mit einer um Verständnis bemühten Haltung Umgangsweisen mit menschlichem Leid, Konflikten und (extremen) Gewalterfahrungen finden zu können. […] Rekurse auf Konzepte kollektiven Traumas

> schwanken zwischen Metapher, Diagnose und sozialpsychologischem Anspruch. Sie ermöglichen jedoch einen Blick auf die gesellschaftlichen Folgen massiven Unrechts« (ebd., S. 42f.).

Es gibt unterschiedlichste traumatische Ereignisse (Unfall, Gewalt, körperliche oder emotionale Vernachlässigung, Naturkatastrophen, sexualisierte Gewalt mit oder ohne Körperkontakt …), die ganz verschiedene Effekte auf die körperliche und psychische Gesundheit eines Menschen haben können. Unterschiedliche Traumatisierungserfahrungen sollten nicht miteinander aufgewogen werden.

Die Unverarbeitbarkeit von traumatischen Erlebnissen, unabhängig der Ursache, bilden ein Trauma. »Ihm [Abraham Kardiner] zufolge führte das traumatische Erlebnis zu einer Überreizung des Menschen, der überfordert sei, auf die Umwelt zu reagieren, und dies als einen Kontrollverlust erlebte« (ebd., S. 5). Nicht jede Erfahrung von Gewalt löst bei Menschen eine Traumafolge aus. Wie ein oder mehrere Ereignisse von der Person bewertet werden, und ob sich daraus eine Traumafolge entwickelt, wie z. B. PTBS oder K-PTBS, hängt von verschiedenen Faktoren ab. Zum Beispiel welche soziale Unterstützung in der Verarbeitung vorliegt oder ob eine Therapie zugänglich oder hilfreich gestaltet war, beeinflusst den Umgang mit den Erlebnissen. Menschen, die ein oder mehrere traumatische Erfahrungen gemacht haben, können tiefgreifende Veränderungen zu sich selbst und der sozialen Umwelt, in der sie sind, als Folge erleben.

Sich im Nachgang einer potenziell traumatisierenden Erfahrung taub oder abgestumpft fühlen, nicht in der Lage zu sein, emotional auf Reize zu reagieren, Scham- oder Schuldgefühle zu fühlen, eine erhöhte Wachsamkeit und Kontrollbedürfnis an sich selbst wahrzunehmen, problematische Konflikte zu erleben: Diese und weitere Symptome halten mindestens mehrere Wochen an und führen in der Regel zu erheblichen Beeinträchtigungen in persönlichen, familiären, sozialen, schulischen, beruflichen oder anderen wichtigen Funktionsbereichen (Büttner, 2018).

Ein Effekt von traumatischen Erlebnissen kann sein, bei aktivierenden oder sogar triggernden Verhaltensweisen, Reizen oder Impulsen zu dissoziieren. Dissoziation bedeutet, nicht präsent im eigenen Körper und im Hier und Jetzt zu sein. Traumatherapeutische Angebote unterstützen bei der Bewältigung und dem Einsortieren triggernder Erlebnisse. In somatischen Lernkontexten finden sich in der Regel ausreichend stabilisierte Betroffene und stellen sich ihrer Angst, z. B. vor bestimmten Thematiken, oder gehen ihrer Neugierde nach. Lernen und Veränderungen finden an den Grenzen und Übergängen des menschlichen Erlebens statt. Zum Lernen braucht es Impulse, um aus der Komfortzone rauszugehen. Dort, wo es *juicy*, also interessant und bereichernd wird, da kann es aufregend, aber auch aufwühlend werden. Sich verletzlich zu zeigen und z. B. an körperbasierten Methoden teilzunehmen, hat immer das Risiko, eigene Grenzen zu überschreiten oder Grenzüberschreitungen zu erfahren. Die Aufgabe von Sexualberater*innen ist hier die Titration[5] der Erfahrung und Unterstützung des kollektiven Nervensystems bei der Integration von provozierten, bewusst herbeigeführten Erfahrungen.

Für einen tragfähigen Kontakt mit anderen Teilnehmer*innen braucht es aufseiten der Klient*innen ein Präsent-sein-Können. In vielen Lernkontexten wird angestrebt, sich sicher zu fühlen. In sexualitätsbezogener Körperarbeit liegt der Fokus auf dem Präsent-sein-Können und dem Zurückkehren-zur-Präsenz. Den Körper durch Regulationsstrategien mitzubekommen und handlungsfähig zu sein. Zu üben, Entscheidungen zu bewerten und ggf. verändern zu können. Der Fokus der Aufmerksamkeit wird aktiv gelenkt, um sich und das Gegenüber mit den jeweiligen Körperreaktionen wahrnehmen zu können. In gerahmten Erfahrungsräumen beinhaltet dies auch, bei sich und den eigenen Wünschen und Bedürfnissen sein zu können und nicht für die andere(n) Person(en) mitzudenken. Dadurch werden Eigenständigkeit und somit Differenzierung zum Gegenüber möglich und die sexuelle Handlungsfähigkeit wird sichtbar. Oft wird im Kontext von Traumafolgestörungen und Sexualität von »sich (wieder) sicher fühlen können« gesprochen. Um präsent sein zu können, muss sich eine Person in sich, mit anderen und in der Umgebung, in der sie ist, sicher fühlen. Um sich sicher zu fühlen, muss eine Person nicht präsent sein. Eine Arbeitsthese ist, dass ein Präsent-sein-Können eher mit der körperlichen Ebene und ein Sich-sicher-Fühlen eher auf der emotionalen Ebene verhandelt wird.

Nach den zuvor genannten ressourcenstärkenden Aspekten von Körperarbeit werden im folgenden negative Aspekte von Bodywork aufgezeigt:

➢ Oft fokussiert sich die somatische Arbeit *nur* auf die Person und die intrapersonelle Lebenssituation, so wie sie gerade ist. Dabei werden

5 Mit Titration ist das schrittweise Anpassen von Methoden gemeint, je nach Effekt, den diese bei Einzelklient*innen oder Gruppen auslösen und verarbeit- und integrierbar sind.

externe Stressoren und weitere äußere Gründe für Minderheitenstress der strukturellen Ebene ausgeblendet und das Coping und die Verantwortung dafür auf die individuelle Regulation und Regeneration verlagert. Auch, wenn dies oft die einzige Handlungsmöglichkeit der Klient*innen ist, fehlt dabei eine fehlende Einbettung in die Wirkmechanismen struktureller Machtverhältnisse.

- Somatische Arbeit, insbesondere die Hands-on-Arbeit, bei der Bodyworker Berührungen unidirektional ausführen, ersetzt nicht das Bedürfnis, freiwillig von einer anderen Person privat berührt zu werden. Im Rahmen des Professionalitätsverständnis und des jeweiligen Ansatzes besteht die Limitierung, dass nicht zurück berührt werden darf.
- Bodywork ist in der Regel eine Selbstzahlungsleistung und auch mit gestaffelten Preisen nicht für alle Menschen zugänglich.
- Die Erhöhung der Körperwahrnehmung erhöht auch immer die Wahrnehmung vorhandener Dysphorie oder (chronischer) Schmerzen, sodass die Bewältigung dieser Effekte begleitet werden muss.

4.11.3.1 Berührung, Intimität und Sexualität als Übungsfelder

Trans und nicht-binäre Menschen, deren Alltag aus sich regelmäßig wiederholenden Bedrohungssituationen besteht, haben manchmal kein Konzept davon, wie sich nicht-bedrohliche, sichere, liebevolle Situationen anfühlen. Situationen, in denen Menschen ihre Bedürfnisse respektieren und aktiv danach fragen, und sie in den Mittelpunkt stellen. Sich in eine solche Situation hinein entspannen zu können und nicht hinter jeder Ecke die nächste Bedrohungssituation zu wittern, ist für viele Menschen herausfordernd. Nicht-bedrohliche Situationen können auch als langweilig empfunden werden, da das Nervensystem auf hohen Stress kalibriert ist.

Die somatische Begleitung, mit all ihren unterschiedlichen Schulen und Ansätzen, bietet Klient*innen die Möglichkeit, in einem gehaltenen Rahmen, unterschiedliche Berührungsqualitäten praktisch zu erleben. Dabei kann ein Thema die Differenzierung zwischen Berührt-Werden, dem Gefühl von Intimität und erlebtem Genuss und Erregung sein. Dem Berühren vor- und parallelgelagert sind der Blick und das Visuell-angeschaut-Werden und Sich-Zeigen.

So kann ein*e Praktiker*in dafür genutzt werden, sich z.B. mit den

Übergängen von berührt werden als entspannende und erregende Qualität zu beschäftigen. Der applizierte Stimulus kann der gleiche wie in einer privaten Situation sein, jedoch gibt es eine Bedeutungsverschiebung aufseiten der Klient*innen.

Andererseits kann geübt werden, die subjektiven Unterschiede von z. B. entspannenden oder erregenden Berührungen kennenzulernen. Erfahrungen von sexualisierten Blicken auf den Körper aus Sicht der Klient*innen können mit einer Bedeutungsverschiebung nacherlebt, reframed und erprobt werden.

Nicht jede Berührung ist per se sexuell, zugleich hat jede Berührung das Potenzial, sexuell zu sein. Eine Umarmung kann sexueller sein als Penetration. Das gemeinsame Halten der Hände kann intimer sein, als sich gegenseitig die Genitalien zu zeigen. Zu lernen, sich in diesem Feld souverän zu bewegen, kann Teil einer somatischen Begleitung sein. Hier wird auch deutlich, dass es notwendig ist, cis-heterosexuelle Skripte, wie Sexualität gelebt werden soll, beiseitezuschieben und zu beginnen, eigene Skripte zu schreiben.

4.11.3.2 Einblicke in die Praxis des Sexological Bodywork

Fallbeispiel von Phinix, Abschied und Willkommen-Heißen nach freiwilliger Mastektomie: »Phinix«, nicht-binärer Mann, weiß, 29 Jahre, Testosterontherapie seit mehreren Jahren, lebt zufrieden im Zielgeschlecht, wird im Alltag von außen als Mann wahrgenommen und beschreibt sein Passing als zufriedenstellend. Die verpflichtende psychotherapeutische Begleittherapie, damit die Krankenkasse die Kosten der Mastektomie übernimmt, ist abgeschlossen. Phinix ist Single, während der Begleitung erfolgte die Mastektomie. Begleitung mit drei Sessions über fünf Monate.

Thema: Mastektomie vorbereiten, Abschied von der Brust in der aktuellen Form und den damit verbundenen von außen zugeschriebenen Weiblichkeitsaspekten und den Belastungen des Abbindens nehmen, den neuen, veränderten Körperbereich willkommen heißen.

Ausgangslage: Nach langer emotionaler und organisatorischer Vorbereitung ist die Mastektomie geplant. Die Situation, die vorhandene Brust abzubinden, wird als körperlich belastend empfunden. Phinix beschreibt seinen gesamten Oberkörperbereich als abgestumpft und beengt. Gleichzeitig gibt es Momente, in denen Phinix Nacktheit und auch lustvolle Selbst- und Fremdberührung erleben kann. Phinix benennt die Brustwarzen als sehr erregendes Körperteil, und hat Angst vor den sensorischen Verlusten, die durch die gewollte Operation entstehen können. Phinix erzählt von Schmerzen im Brustkorb, in der Brustwirbelsäule, in den Schultern und im Nacken. Im Alltag fühlt Phinix eine deutlich erhöhte Grundanspannung und beschreibt sich als reizbar.

Anliegen: Eine letzte Bestandsaufnahme des Brustbereiches und Abschiedsritual der Brüste. Integration des freigelegten neuen Oberkörpers in das Erleben des ganzen Körpers.

Sitzung 1 (Dauer: 2,5 Stunden)

Im Vorgespräch erzählt Phinix von der in der nächsten Woche geplanten Operation. Phinix fühlt sich erleichtert, dass die OP bald kommt, und dieses Gefühl überwiegt im Vergleich zu den vorhandenen Zweifeln und Sorgen. Beim Sprechen darüber fragt der*die Praktiker*in immer wieder, was gerade in einzelnen Körperbereichen gespürt wird, weist auf die stockende Atmung hin und regt zum tiefen Durchatmen, zu bequemen Körperhaltungen und dem Nachgehen von kleinen Bewegungsimpulsen an. Dieses verkörperte Sprechen, bei dem Phinix mehrmals die Position im Raum wechselt, ist das Aufwärmen für den Körperarbeitsteil. Die Übergänge vom Vorgespräch sind hier fließend. Phinix benennt, dass er ein Abschiedsritual für seine Brüste machen möchte, bei dem eine letzte Spür- und Berührungsbestandsaufnahme gemacht werden soll. Dazu sollen die Brüste durch den*die Praktiker*in mithilfe von Öl und Berührungen gemappt werden, sodass eine verkörperte Erinnerungslandkarte des Oberkörpers von Phinix erstellt werden kann. Phinix ist dabei sowohl im Stehen als auch im Liegen und leitet den*die Praktiker*in an, wo die Hände auf welche Art die Brüste berühren. In diesen 45 Minuten fragt der*die Praktiker*in immer wieder nach den Empfindungen im Hier und Jetzt und nach Präzisierungen der Berührungen. Phinix möchte keine Ruhephase im Anschluss und nach einer kurzen Pause findet das Nachgespräch statt.

Kernaussage der*des Klient*in nach der Session: »Ich bin sehr dankbar über die letzte liebevolle Aufmerksamkeit, die meinen Brüsten gegeben wurde. Ich mag sie und habe viele gute Erinnerungen mit ihnen, aber sie gehören nicht mehr zu mir und es ist Zeit, dass sie gehen. [...] Vor allem habe ich die Berührungen genossen, weil meine Brüste weder als weiblich noch sexualisiert berührt wurden.«

Sitzung 2 (Dauer: 2 Stunden)

Die Mastektomie liegt jetzt drei Monaten zurück und wird als überwiegend akzeptable Erfahrung beschrieben. Phinix beschreibt seine große Unsicherheit und Vorsicht dem neuen Oberkörper gegenüber. In den letzten drei Monaten ist der Oberkörper von anderen Menschen nur zur Wundversorgung und Lymphdrainage sowie später zur Narbenbehandlung berührt worden. Neben diesen medizinisch-funktionalen Berührungen des neuen Oberkörpers hat Phinix seinen Oberkörper nur zum An- und Ausziehen selbst privat berührt. Phinix benennt als Intention in dieser Session die liebevolle private Annäherung an seinen Oberkörper. Der*die Praktiker*in soll ihn verbal anleiten, wie Phinix den Oberkörper privat berühren kann. Der*die Praktiker*in sitzt in einer Ecke des Raumes und Phinix befindet sich sowohl im Sitzen, Stehen und Liegen auf dem Boden. Der*die Praktiker*in gibt verbal Berührungsimpulse für Phinix, wie sich mit den eigenen Händen am Oberkörper berührt werden kann. Die angeleiteten Selbstberührungen führt Phinix ober- und unterhalb der Kleidung durch. Phinix geht langsam und vorsichtig vor und spricht selbstständig seine Empfindungen dabei aus. Beim Sprechen bricht Phinix immer wieder in Tränen aus und sagt, dass Phinix sich noch nie so glücklich im eigenen Körper gefühlt hat. Die Ruhephase führt Phinix zugedeckt im Liegen durch. Während des Nachgesprächs bleibt Phinix auf der Liege sitzen.

Kernaussage der*des Klient*in nach der Session: »Heute habe ich langsam sprichwörtlich begriffen, dass es mein freigelegter Körper ist. Er gehört mir. Ich habe mich empowert gefühlt, dass ich meine Grenze ausgesprochen habe, heute nicht von dir berührt werden zu wollen. Ich fühle mich jetzt viel entspannter in meinem Körper und bin nicht mehr so vorsichtig.«

Übungsaufgabe für zu Hause: Die Aufgabe ist, sich ergänzend zur funktionalen Narbenbehandlung einmal am Tag ein paar Minuten Zeit zu nehmen, den Oberkörper liebevoll zu streicheln.

Sitzung 3 (Dauer: 2 Stunden)

Die Mastektomie liegt jetzt viereinhalb Monate zurück. Im Vorgespräch erzählt Phinix von der »Aufgabe« und dass die Selbstberührung mehrmals die Woche durchführt werden konnte. Phinix beschreibt die Veränderung des Oberkörpers als zutiefst befriedigend. Daran anknüpfend soll das Lernen der heutigen Session auf der genussvollen und lustvollen Berührung des Oberkörpers liegen. Als Warm-up fragt Phinix den*die Praktiker*in nach Übungen, um die verspannte Wirbelsäule und Schultern aufzuwärmen und das Gefühl der freien Atmung zu unterstützen. Gemeinsam führen sie im Stehen und Liegen Übungen durch, die der*die Praktiker*in verbal anleitet und zeigt. Nach einer kurzen Pause legt sich Phinix auf die Liege und es beginnen 45 Minuten, in denen der*die Praktiker*in, der*die neben der Liege steht, nach Aufforderung von Phinix langsam näherkommt. Phinix benennt, wie die Berührungen ausgeführt werden sollen. Beim Berühren fragt der*die Praktiker*in immer wieder nach Präzisierung und auch nach den aufkommenden körperlichen Empfindungen, Gefühlen und Erinnerungen. Phinix hat dabei einen Spiegel in der Hand und folgt mit den Blicken den Berührungen. Der*die Praktiker*in regt immer wieder aktiv zum Atmen an, da sich zeigt, wie die Atmung oft flacher wird. Dies wird unterstützt durch das synchrone Atmen, bei dem der*die Praktiker*in dem Atemrhythmus von Phinix folgt. Ergänzend zum verbalen Aussprechen regt der*die Praktiker*in nonverbal durch ein sanftes Vertiefen der eigenen Atmung Phinix an, selbst tiefer zu atmen. In der Ruhephase legt Phinix selbst die Hände auf den Oberkörper und spürt die Genusslandkarte nach. Für das Nachgespräch sitzen beide auf dem Boden.

Kernaussage der*des Klient*in nach der Session: »Ich habe noch viele taube Stellen auf und in meinem Oberkörper, die habe ich deutlich gespürt. Die Narben sind noch neu und ich gewöhne mich nur langsam an den Übergang. Meine Nippel fühlen sich noch ganz unempfindlich an und ab und zu mal lustvoll. Dass ich meinen Herzschlag ohne Puffer der Brüste durch deine Hand spüren kann, ist der Hammer und erregt mich ein bisschen.«

4.11.4 Die Sicht der Paarebene

Auf Paarebene kann die somatische Arbeit viele unterbewusste oder nichttransparente Verhaltensweisen besprechbar machen. Der*die Berater*in hat im begleitenden Ausprobieren die Aufgabe einer Pausentaste, um nachzufragen, was alle Beteiligten gerade erleben und ob die andere Seite dies auch so versteht. Ein weiterer Teil dieser Transparenzetablierung in der somatischen Begleitung ist das Finden eines gemeinsamen Wortschatzes, wie z. B. über Berührung gesprochen wird, oder auch die gemeinsame Kalibrierung von Berührungen. »Was ist eine feste Berührung für dich?«, »Was ist zu fest? Was nicht fest genug?«, »Wie fühlt sich die Berührung für dich an? Was genießt du an ihr?«.

Ein mögliches Anliegen ist, eine gemeinsame Fühlfähigkeit in der Beziehung zu erarbeiten und diese nicht als selbstverständlich vorauszusetzen. Im Rahmen einer Transition können Veränderungsschritten Raum gegeben, gefeiert und betrauert werden. Verändernde Zugänge zu Körperteilen können benannt und erlebt werden. Vorherige gut eingespielte Berührungs- oder Erregungsroutinen und -skripte können mit einer neutralen Begleitung revidiert werden.

4.11.5 Hintergründe für Sexualberater*innen

Körperarbeit ist mehr als mal eben einen kleinen Bodyscan durchzuführen und in einem Seminar oder einer Beratungssitzung zwischendurch aufzustehen. Insbesondere das Hands-on-Bodywork ist eine Brücke zwischen verbal-kognitiver Therapie und dem privaten Ausprobieren der Klient*innen. Somatische Praktiker*innen haben eine klare Haltung und sind sprachfähig zu ihrer Geschlechtsidentität und sexuellen Orientierung, sodass ein reflektierter, geklärter Spiegel zur Verfügung gestellt werden kann, der nicht privat ist, wohl aber als Identifikationsfigur oder Rollenmodell aufgefasst werden kann. Sie sind proaktiv und bewusst als Peer oder Ally positioniert und verdeutlichen in ihrer Arbeitsweise transparent, dass z. B. Minderheitenstressdynamiken selbstverständlich mit in die Arbeit einbezogen werden. Ergänzend dazu haben sie fundierte anwendbare Kenntnisse zu Selbstregulation und eine realistische Einschätzung der Themenfelder, in denen sie Klient*innen begleiten können. Der eigene Körper wird als Resonanzraum den Klient*innen zur Verfügung gestellt. Praktiker*innen verfügen über Strategien der Psychohygiene, um immer wieder zum eigenen privaten Körper zurückkehren zu können. Neben den benannten strukturellen Herausforderungen, die auf der somatischen Arbeit lasten und das Nervensystem der Klient*innen strapazieren, ist neben Psychoedukation eine der Aufgaben der Praktiker*innen, die Neugierde auf das Fühlen und Spüren des eigenen Körpers zu wecken. Die eigene Verkörperung ist sowohl eine Haltung als auch ein Werkzeug. Es besteht die Möglichkeit, dass das, was sonst im Unbewussten bleibt, in den fühl- und benennbaren Vordergrund zur Bearbeitung geholt wird. Die geschulte Sprachfähigkeit zum Erleben des eigenen und anderen Körpers ist Teil des Werkzeugkastens.

Der*die Praktiker*in ist mit der Verkörperung, also dem Embodiment, von eigenen Erfahrungen stets präsent. Im Rahmen der durch die Ausbildung erlangten Professionalisierung können diese Erfahrungen zur Verfügung gestellt werden, auch für die aktive Co-Regulation der beratenen Person. Die eigene private Verkörperung ist immer mit dabei und wird reflexiv für die berufliche, professionelle Verkörperung zur Verfügung gestellt. Mit dieser Verkörperung treten Praktiker*innen in Beziehung zu Klient*innen oder Gruppen. Die Beziehungsgestaltung ist nicht das gleiche wie die Beziehungsklärung. Diese bedeutet, das Verhältnis zu den Klient*innen und zum eigenen Körper geklärt zu haben, um dann damit geklärt in Beziehung zu treten. Die Klärung der Beziehung zur eigenen Verkörperung ist ein Teil des beruflichen Arbeitens und kann dann für die Beziehungsgestaltung mit Klient*innen und Gruppen zur Verfügung gestellt werden (vgl. Chyle, 2017; Geißler, 2023).

Darüber hinaus sind vertiefte Kenntnisse zu trans und nicht-binären Lebenswelten, Transitionsschritten und körperlichen Veränderungen für die Arbeit mit der Zielgruppe notwendig. Je nach Setting, beispielsweise Einzel- oder Gruppenangebote, zeigen sich die Effekte von Minderheitenstress unterschiedlich und es braucht proaktive Umgangsstrategien dazu. Dies ist wiederum gesteigert, wenn in geschlechtlich gemischten Gruppen gearbeitet wird. Die Grenzen der eigenen Professionalität und eine aktive Weiterverweisungskompetenz sind Aufgaben der professionellen Praktiker*innen.

Die somatischen Ausbildungen sind ein jahrelanger Prozess und die aktuell im deutschsprachigen Raum angebotenen Ausbildungen richten sich weder inhaltlich explizit an trans und nicht-binäre Themen noch an Menschen, die selbst trans oder nicht-binär sind. Daraus folgt, dass die Querverbindungen ergänzend zu den regulären Ausbildungen selbst hergestellt werden müssen und ein Umgang mit Minoritätenstress als Teil der Gruppendynamik zu Lasten der trans, nicht-binären und queeren Ausbildungsteilnehmer*innen fällt. Selten gibt es Ausbildungen, die explizit eine queere Zielgruppe ansprechen (vgl. Hülsmann, 2023; Yearsley & Thom, 2022; Briggs et al., 2018; siehe auch Kapitel 6.8).

4.11.6 Weiterführende Fragen

Berater*innen, die bisher eher kognitiv-verbalsprachlich gearbeitet haben und jetzt Interesse haben, somatisch mit trans und nicht-binären Menschen zu arbeiten, können die folgenden Fragen zur biografischen Reflexion und persönlichen Einordnung beantworten:

- Warum möchtest du Körperarbeit und somatische Begleitungen professionell anbieten?
- Welche Themen innerhalb von Körperwahrnehmung und Bodywork fallen dir leicht?
- Zu welchen Themen arbeitest du besonders gerne?
- Auf welche Verkörperungen von trans und nicht-binären Menschen beziehst du dich?
- Von welchen sexuellen Skripten bei trans und nicht-binären Menschen gehst du aus?
- Welche Themen bereiten dir Mühe?
- Welche Themen vermeidest du?
- Welche eigenen Positionierungen und Erfahrungen möchtest du Klient*innen zur Verfügung stellen? Wo ziehst du deine Grenze?
- Mit welcher Zielgruppe ist es für dich einfach zu arbeiten?
- Welchen Unterschied macht es für dich mit Peers zu arbeiten?

4.11.7 Zusammenfassend für Sexualberater*innen

- Praktiker*innen bringen immer auch ihren eigenen Körper als Resonanzfläche mit. Du bist als Praktiker*in auch immer dein Körper, den du zur Verfügung stellst.
- Die somatische Arbeit hat oft Anteile von Psychoedukation und *making sense of sensing*. Als Werkzeug dient das eigene emotionale und Spür-Erleben, welches durch Verkörperung zur Verfügung gestellt wird.
- Aufgabe ist, beim Kennenlernen der körperlichen Reaktionen zu unterstützen, dies vorzustrukturieren und das Erleben zu begleiten.
- Das Kennenlernen von körperlichen, emotionalen und sexuellen Bedürfnissen und Grenzen steht oft im Vordergrund.
- Die Arbeit der Praktiker*innen sitzt in der Lücke, zwischen kognitiven, verbal-sprachlichen Angeboten und dem privaten Ausprobieren.
- Die Arbeit ist anliegenzentriert und es findet keine Heilung statt.

Literatur

Briggs, P.C., Hayes, S. & Changaris, M. (2018). Somatic experiencing® informed therapeutic group for the care and treatment of biopsychosocial effects upon a gender diverse identity. *Frontiers in psychiatry, 9.* https://doi.org/10.3389/fpsyt.2018.00053

Brunner, M. (2014). Trauma und Gesellschaftlicher Kontext. In Zentralwohlfahrtsstelle der Juden in Deutschland (Hrsg.), *Betreuung und Belastung. Herausforderung bei der psychosozialen Versorgung von Überlebenden der Shoah* (S. 8–17). ZWST.

Büttner, M. (2018). *Sexualität und Trauma.* Schattauer.

Chyle, F. (2017). *Bewegung im Vollzug – Körper- und bewegungsbasierte Interventionen in der Begleitung männlicher Straftäter.* GRIN Verlag.

Czyzselska, J.C. (Hrsg.). (2022). *Queering Psychotherapy.* Karnac Books.

Debus, K. & Saadi, I. (2023). Verletzlichkeit und Lernen zu Diskriminierung. Anregungen und Gedanken zu Safer und Braver Spaces in der Bildungsarbeit. https://katharina-debus.de/wp-content/uploads/Debus-Saadi-Verletzlichkeit-Bildung-Safer-Braver.pdf

Eberle, D.J. & Maercker, A. (2024). Belastungsbezogene Störungen in der ICD-11. *Die Psychotherapie, 3.* https://www.springermedizin.de/posttraumatische-belastungsstoerung/anpassungsstoerung/belastungsbezogene-stoerungen-in-der-icd-11/26605950 (16.08.2024).

Geißler, P. (2023). *Körperarbeit in der Psychotherapie. Erste Schritte zur Öffnung des Settings.* Psychosozial-Verlag.

Hahne, A. (2019). Sexualität von Trans*menschen – Lebenswelten und Perspektiven. Bedarfe in der Beratung und Impulse zur Haltungsentwicklung. *pro familia medizin – der familienplanungsrundbrief, 3,* 17–25.

Hahne, A. (2021). *Sexuelle Bildung zu trans* und nicht-binären Körpern – Materialkarten für Beratung und Workshops.* edition assemblage.

Hülsmann, A. (2023). *Die Reise zur eigenen Körperweisheit – Basiswissen und Methoden der sexologischen Körperarbeit.* Selbstverlag Bodywork Center Zürich.

Hüther, G., Korittko, A., Wolfrum, G. & Besser, L. (2010). Neurobiologische Grundlagen der Herausbildung Psychotrauma-bedingter Symptomatiken. Göttingen. https://www.adelante-beratungsstelle.de/bilder/huether.pdf (17.08.2024).

Jacobson, G.J., Niemira, J.C. & Violeta, K.J. (2019). *Sex, Sexuality, and Trans Identities – Clinical Guidance for Psychotherapists and Counselors.* Jessica Kingsley Publisher.

Johnson, D.H., Rytz, T. & Mauch, C. (Hrsg.). (2022). *Klassiker der Körperwahrnehmung: Erfahrungen und Methoden des Embodiment.* Hogrefe AG.

Langer, P.C., Dymczyk, A., Brehm, A. & Ronel, J. (Hrsg.). (2020). *Traumakonzepte in Forschung und Praxis.* Springer.

Malatino, H. (2022). *Side affects: On being trans and feeling bad.* University of Minessota Press.

Moore, C., Caffyn, J. & Yahya, M.D. (2017). *Healers on the Edge: Somatic Sex Education.* Erospirit.

Nagoski, E. (2021). *Come as You Are: Revised and Updated The Surprising New Science That Will Transform Your Sex Life.* Simon & Schuster.

Rauchfleisch, U. (2023) Trans* und Körper. *Z Psychodrama Soziom, 22*(Suppl 1), 43–54. https://doi.org/10.1007/s11620-023-00719-7

Schmidt, E. (Hrsg.). (2016). *Konzentrative Bewegungstherapie: Grundlagen und störungsspezifische Anwendung* (2. Aufl.). Schattauer.

Sztenc, M. (2020). *Embodimentorientierte Sexualtherapie – Grundlagen und Anwendungen des Sexocorporel*. Schattauer.

Voß, H.-J. & Stumpe, H. (Hrsg.). (2024). *Grundlagen des Sexocorporel. Ein Modell für die körperorientierte Sexualberatung und Sexuelle Bildung*. Psychosozial-Verlag.

Walsh, M. (2019). *Embodiment – Moving beyond mindfulness*. Unicorn Slayer Press.

Weidinger, B. & Kostenwein, W. (2024). Transidentität aus der Sicht des Sexocorporel-Gesundheitsmodells. In H.-J. Voß & H. Stumpe (2024), *Grundlagen des Sexocorporel. Ein Modell für die körperorientierte Sexualberatung und Sexuelle Bildung* (S. 277–292). Psychosozial-Verlag.

Yearsley, J. & Thom, B. (2022). Trans desire and embodiment. In J.C. Czyzselska (Hrsg.), *Queering Psychotherapy* (S. 127–143). Karnac Books.

Biografische Notiz

Alexander Hahne (er/ihm), M.A. Medientechnik, ist Referent für Sexuelle Gesundheit mit dem Schwerpunkt trans und nicht-binäre Menschen, Sexualpädagoge (gsp), Sexological Bodyworker (ISB), Systemischer Sexualtherapeut (IGST), Tänzer, trans und pleasure Aktivist. Mit seiner Arbeit leistet er für Erwachsene einen praxisbezogenen Beitrag zum Erleben des eigenen Körpers, zur Auseinandersetzung mit der eigenen Sexualität sowie der Möglichkeit Zugänge zum lustvollen Potenzial freizulegen und auszuprobieren. Die körperpraktische sexuelle Bildung mit Erwachsenen steht dabei im Vordergrund. Ihm ist es eine Herzensangelegenheit, sexuelle Lernprozesse zu begleiten und Räume zum Erleben zu öffnen und halten. Sich Zeit nehmen zum Spüren. Website: https://www.alexanderhahne.com und E-Mail: Kontakt@alexanderhahne.com

4.12 Sexualität, Kink und Behinderung

Ein Interview mit Chris Lily Kiermeier

Jana Haskamp

Chris Lily Kiermeier (sie/ihr) ist Model, Bloggerin, Aktivistin, freie Autorin und Workshopleiterin. Auf ihrem Blog und ihrem gleichnamigen Instagram-Account @sexabled schreibt sie über Queerness, Behinderung, Sexualität, Polyamorie und BDSM. In dem Interview erzählt sie Jana Haskamp von ihren Erfahrungen, räumt mit Vorurteilen auf und verdeutlicht die Relevanz einer kink- und ableismussensiblen sexual- und paarberaterischen Praxis.

JH: Hallo Chris, vielen Dank, dass du dich bereit erklärst hast, uns ein Interview zu geben! Was sollten Sexual- und Paarberater*innen unbedingt wissen, die mit queeren Menschen arbeiten wollen, die eine Behinderung haben und kinky und/oder poly leben?

CLK: Ich denke der wichtigste Punkt ist, dass sowohl Behinderung als auch Kink und Polyamorie sehr individuelle Themen sind. Nicht zu denken, dass ich bereits alles über eine Person weiß, die polyamore Beziehungen führt, wenn ich mich mit Polyamorie auskenne. Ich glaube, das ist der größte Fehler, den man machen kann: Zu denken, dass das alles homogene Gruppen sind. Um eine gute Sexual- und Paarberatung anbieten zu können, muss man zuerst verstehen, wie die individuelle Situation aussieht. Nur dann kann man zusammen eine passende Lösung für die jeweilige Thematik suchen.

JH: Gibt es etwas, das Sexual- und Paarberater*innen über Menschen mit Behinderung in ihrer Ausbildung lernen sollten?

CLK: Ableismus sollte auf jeden Fall erwähnt werden, und der überlebt vor allem durch die Theorie. Wenn ich eine Ausbildung mache und vorher noch nie einen Menschen mit Behinderung gesehen habe, dann habe ich bestenfalls theoretisches Wissen über die Situation von Menschen mit Behinderung, meistens aber nicht mal das. Daher würde ich mir wünschen, dass das Thema an sich in der Ausbildung eine Rolle spielen würde. Und auch, dass mehr Praxiskontakt besteht. Ich könnte ja, wenn ich so eine Ausbildung mache, zumindest mal eine Einrichtung besuchen oder mich an die vielen, vielen Menschen mit Behinderung wenden, die online aktiv sind, und sie dafür bezahlen, ihnen Fragen stellen zu dürfen: »Können wir mal sprechen? Hast du Lust? Ich würde gerne etwas lernen.« Oder sich bei einer Person in einen Workshop setzen oder sie für einen Workshop einladen.

JH: Du gibst auch Workshops, oder?

CLK: Ich gebe auch selbst Workshops, ich habe es aber nicht nur deswegen gesagt.

JH: Nicht nur um Werbung für dich zu machen (lacht).

CLK: Richtig. Was ich mir wünschen würde – ich merke das auch bei meinen Studis an der Hochschule in Bochum: Die studieren Gesundheit und Diversity und haben teilweise bis zum Masterstudium noch nie Menschen mit Behinderung gesehen. Das ist schon heftig. Daher würde ich mir wünschen, dass eine Praxis vermittelt wird, die Betroffene von der Ausbildung an mit an Bord nimmt.

JH: Es gibt ja sichtbare Barrieren, zum Beispiel bei den Räumen im Beratungssetting, wie keinen Fahrstuhl, keine Rampe – aber auch unsichtbare Barrieren. Welche Schwierigkeiten für Klient*innen mit Behinderung gibt es, die viele Berater*innen nicht mitdenken?

CLK: Also die erste Schwierigkeit ist natürlich immer Zugang, und Zugang meint nicht nur, ob ein Raum rollstuhlgerecht ist, sondern auch, ob der Zugang möglich ist, zum Beispiel für sehbehinderte Menschen, für gehörlose Menschen, für Menschen, die neurodivers sind. Wenn wir Barrierefreiheit hören, denken wir an Rollstühle, denken wir an Aufzüge und vergessen die anderen Bereiche. Vielleicht auch Online-Angebote zu schaffen, eine Person mit reinzunehmen, die Gebärden dolmetscht, oder einfach Untertitel und Videobeschreibungen einbauen, falls man in der Richtung arbeitet.

Und unsichtbar, also wirklich unsichtbar, sind immer die Vorurteile, die im Kopf der Menschen sind, die Beratung und Coaching machen. Da kommen viele verschiedene Sachen zusammen. Wenn man einfach kein Bild davon hat, wie Sexualität bei Menschen mit Behinderung funktionieren kann, im normspezifischen Sinne. Da sollte man als Sexualberater*in von den Normvorstellungen weggekommen sein, das ist das Mindeste.

Es gibt beispielsweise Körper von behinderten Menschen, die haben ganz eigene erogene Zonen, die sind nicht Standard. Also zum Beispiel bei vielen Patient*innen mit SMA (Spinale Muskelatrophie), Muskeldystrophie oder MS (Multiple Sklerose) hat sich herausgestellt, dass Hände und Füße oft sehr sensible Stellen sind, mit denen man sexuell viel erreichen kann, wenn man damit umzugehen weiß. Das wissen die meisten Menschen nicht. Da wäre es wichtig nachzufragen: Wo ist die erogene Zone? Sie ist nicht immer da, wo man sie vermuten würde. Es gibt in den USA auch einen Blog mit dem Namen *sexabled*. Der Blog ist von Robin Wilson-Beattie, einer Schwarzen Sexualpädagogin und Autorin, und die hat mal in einem Interview gesagt, dass ihr Körper sich dahingehend entwickelt hat, dass sie eine erogene Zone auf ihren Schulterblättern hat. Das ist ein Punkt, den ich sehr früh gelernt habe in meinem Job: Körper passen sich einer Behinderung gegebenenfalls an. Und auch Sexualität kann sich dem gegebenenfalls anpassen.

Übrigens: Bei trans Menschen gibt es Anpassungen von Körper und Sexualität ebenfalls. Obwohl diese Veränderung natürlich gewollt ist, kann sie zunächst auch zu Schwierigkeiten führen, beispielsweise wenn sich die Wege und die Art eines Orgasmus durch eine Hormontherapie oder eine geschlechtsangleichende Operation verändern. Dann ist es wichtig, mit den Betroffenen Wege zu erarbeiten, damit sie den Zugang zu ihrer Sexualität wiederfinden können, wenn sie das möchten.

JH: In dem Interview, das ich mit Kay Winner geführt habe (siehe Kapitel 4.10), beschreibt Kay, dass er vermutet, dass heteronormativ lebende Menschen queere Mehrfachzugehörigkeiten ihrer Klient*innen nicht verstehen. Also, dass sie zum Beispiel in der Arbeit auf eine inter* Person treffen, die außerdem queer ist, und nicht mehr hinterherkommen. Kennst du das auch?

CLK: Ja, natürlich. Menschen haben eine ganzheitliche Identität, da kann ich mir nicht einen Aspekt raussuchen und sagen, ich bearbeite jetzt nur den einen Teil, weil dann fällt mir ganz viel hinten runter. Ich kenne Menschen persönlich, die sind inter* und trans. Und dann schauen die Leute die an und sagen, na wie geht denn das. Das Erste ist, du fragst die Person am besten selbst, wie das funktioniert, ich erkläre es dir nicht, und zweitens, wieso sollte das nicht gehen? Gerade ältere inter* Menschen wurden ja früher zwangsnormiert und wir können sehr zufrieden sein, dass das heute nicht unmöglich, aber sehr viel schwieriger geworden ist. Natürlich kann eine Person, die eine Zwangsnormierung erfahren musste, eine Transition starten, ganz klar.

JH: Siehst du in den Kämpfen um körperliche Selbstbestimmung von Menschen mit Behinderung und trans Menschen Parallelen?

CLK: Grundsätzlich sind das natürlich verwandte Themen. Sie sind nicht identisch, aber sie sind verwandt. Beide Communitys haben eine starke Gemeinsamkeit, sie sind nämlich mit die diversesten Communitys, die es gibt. Sowohl queer sein als auch behindert sein schließt keine andere Intersektionalität aus. Und das wäre meiner Ansicht nach eine Stärke, die beide Communitys teilen, wenn sie sie achten und verstehen würden, was leider nicht immer der Fall ist. Gerade die Menschen mit Behinderung sind untereinander sehr aufgeteilt, und das ist wirklich problematisch, weil jede*r so ein bisschen für sich kämpft. Und die wenigsten schauen auf das Gesamtbild.

JH: Hat BDSM dir persönlich geholfen, deinen gefühlten Möglichkeitsraum als Person mit Behinderung zu erweitern?

CLK: Ich würde sagen, nicht unbedingt erweitert, aber BDSM hat sehr viel für mein Leben getan. Ich habe durch BDSM eine Form von Konsens gefunden, die ich vorher nicht kannte, und für mich war sehr viel emotionale Heilung dabei. Ich habe gelernt, mit meinen körperlichen Grenzen, die jede*r von uns hat und die bei mir einfach noch ein bisschen stärker gegeben sind, besser umzugehen. Ich habe auch gelernt, wie ich diese Grenzen ausreizen kann. Also: Wie komme ich an mein Ziel, wenn ich irgendetwas tun möchte? Und da habe ich eben gelernt, dass es für mich nicht immer der gerade Weg auf dieses Ziel zu ist, sondern dass ich mal einen Umweg machen oder kreativ werden muss mit meinen Beziehungsmenschen, aber es funktioniert. Meine Körperwahrnehmung hat sich extrem gebessert, mein Selbstbild hat sich gestärkt, ich verdanke BDSM schon wahnsinnig viel.

JH: Das hört sich toll an. Wodurch hat sich deine Körperwahrnehmung verbessert?

CLK: Während einer Session muss ich als Sub natürlich sehr auf mich und meine Grenzen achten. Dafür muss ich meine Grenzen aber erstmal kennen und in der Lage sein, in mich hinein und auf meinen Körper zu hören. Ich erkenne Warnsignale meines Körpers und Schmerzquellen heute deutlich besser als früher und dabei hat mir die Erfahrung durch die Sessions geholfen.

JH: Gibt es Vernetzung unter Menschen mit Behinderung, die kinky sind bzw. BDSM leben?

CLK: Mir schreiben natürlich sehr oft Menschen, die über ihre Neigungen sprechen möchten und eine Behinderung haben. Ich habe das Gefühl, sie möchten sich irgendwo eine Bestätigung holen, dass das okay ist. Natürlich ist das okay – alles, was im Konsens mit einer anderen Person stattfindet, ist okay. Wenn du Spaß daran hast, dann tu es. Es muss ja nicht eine Baustelle sein. Wenn es von beiden Seiten Konsens gibt, dann ändert eine Behinderung nichts daran.

JH: Gibt es bestimmte Beziehungsdynamiken in Partner*innenschaften, bei denen eine Person eine Behinderung hat, über die Paarberater*innen Bescheid wissen sollten?

CLK: Ja, man sollte zum Beispiel als Paarberater*in nicht davon ausgehen, dass die Beziehungsperson die Pflegekraft ist. Das ist eine ganz schlimme Annahme finde ich, weil man dann gleich einen Stempel auf die Beziehung drückt, und ich kenne viele behinderte Menschen, die versuchen, ihre Partner*innenpersonen aus dieser Pflegerolle möglichst herauszuhalten, weil es natürlich schon eine Belastung für die Beziehung sein kann. Ich bin froh, wenn meine Beziehungsmenschen gewisse Dinge mal gesehen haben, wenn sie die auch gelernt haben, dass sie sie theoretisch wissen, mehr aber nicht. Ich möchte sie aus der Pflegesituation im Alltag raushaben und unsere Beziehung rein als Liebesbeziehung sehen und nicht sagen, das gehört halt dazu. Menschen mit Behinderung können einen Pflegedienst in Anspruch nehmen und gegebenenfalls auch eine Eingliederungshilfe. Sie bekommen Unterstützung, wenn sie die haben möchten. Natürlich gibt es Beziehungen, in denen das anders ist, in denen der*die Partner*in seine*ihre Beziehungsperson pflegt. Aber ich würde mir wünschen, dass man eben nicht davon ausgeht, dass es so sein muss oder sein soll.

Und bei trans Menschen wäre es zum Beispiel so, dass Berater*innen nicht davon ausgehen sollten, dass eine trans Person dieses oder jenes in der Sexualität sowieso nicht macht. Einfachstes Beispiel: Die Annahme, eine trans Frau penetriert nicht. Dass solche Annahmen nicht getroffen werden, weil es durchaus trans Menschen gibt, die nicht in dieses Muster passen. Trans Frauen, die penetrieren, oder trans Männer, die sich penetrieren lassen. Solche Vorurteile weglassen und sich von den Klient*innen erklären lassen, wie es bei ihnen läuft.

JH: Gibt es noch etwas, was gut wäre zu wissen über die Überschneidung von Behinderung und Kink?

CLK: Es gibt die KEMS (Kink Education Minimum Standards) aus den USA und den dazugehörigen *code of conduct*[1]. Diesen Verhaltenskodex zu kennen, sollte für Menschen, die Beratung oder Coaching anbieten, das Minimum sein von dem, was sie an eigener Haltung zum Thema Konsens im Kontext von BDSM mitbringen. Wenn ein*e Berater*in auf der Website stehen hätte, dass er*sie nach diesem Motto handelt, das zu sehen wäre für mich als Klientin ein sehr gutes Gefühl, ich würde denken, die Person hat es verstanden.

Es gibt zwei große Leitphilosophien im BDSM. Als ich mit BDSM angefangen hab, hat man mir *safe, sane, consensual* nahegelegt. Ich fand das ziemlich schnell ziemlich scheiße. Weil von *safe* im BDSM können wir uns verabschieden, das existiert nicht. *Sane* ist ableistisch, und Konsens gehört zu jeder sexuellen Handlung einfach dazu, sonst haben wir hier eine Straftat. Wir haben hier also drei Punkte auf einem Haufen, die für mich zusammengefasst einfach Käse sind.

BDSM hat ein Risiko, dessen muss ich mir bewusst sein, ich brauche einen Konsens und damit bin ich bei RACK: Risk-Aware Consensual Kink. Das R steht für »Risk«, also für das Risiko, das jede BDSM-Aktivität beinhaltet. Das A steht für »Awareness«, das heißt, dass alle Teilnehmenden gut über die potenziellen Risiken informiert und sich darüber bewusst sind. C bedeutet Consensual, also »einvernehmlich« und meint, dass alle Beteiligten vor der Teilnahme an einer Aktivität ihre vorherige Zustimmung gegeben haben. Diese Zustimmung muss bei klarem Verstand erteilt werden und sie kann zu jedem Zeitpunkt zurückgezogen werden. Das K steht einfach für »Kink«, was so ziemlich alles beschreibt, was vom Denken, Fühlen, Handeln und den Gewohnheiten der Normsexualität abweicht.

JH: Toll! Hast du noch ein Schlusswort für uns?

1 Siehe auch Kapitel 4.6 zu BDSM und Kink (Anm. J. H.).

CLK: Ich habe es am Anfang schon einmal gesagt: Immer schön auf Intersektionalitäten achten, immer schön auf Konsens achten. Das sind die zwei Punkte, die man immer mitdenken muss, wenn man mit Menschen zu diesen Themen arbeitet. Ich weiß aus eigener Erfahrung, dass es nicht immer einfach ist, die eigenen Vorurteile auszublenden, aber das sollte der Anspruch von Berater*innen sein. Lieber einmal zu viel gefragt, aber eben vorsichtig. Im beruflichen Kontext würde ich vielleicht fragen: »Ich habe das noch nicht ganz verstanden, kannst du dir vorstellen, mir das noch etwas detaillierter zu erklären?« Und im privaten Kontext: »Darf ich etwas fragen? Du musst die Frage aber nicht beantworten, wenn du nicht möchtest.« Die Freiwilligkeit in der Beantwortung der Frage zu betonen, ist immer ein wichtiger Zusatz. Ich will es gerne wissen, aber ich schieb dich nicht in die Ecke und wirke so lange auf dich ein, bis du mir das beantwortest. Persönliche Grenzen der Klient*innen beachten. Sich selbst informieren. Als weiße Personen werden wir beispielsweise die Perspektive von BIPoC nie persönlich erfahren. Wir haben aber in unserem Job die Aufgabe, uns entsprechend weiterzubilden.

JH: Yes. Vielen Dank für das spannende Interview, Chris!

Biografische Notiz

Chris Lily Kiermeier (sie/ihr) ist eine Münchner Bloggerin und Aktivistin. 2018 gründete sie ihren Blog Sexabled. Außerdem ist sie als Model, freie Autorin, Workshop- und Seminarleiterin tätig. Ihre Arbeit dreht sich hauptsächlich um Themen wie Behinderung und Sexualität sowie Queersein mit einer Behinderung. Neben ihrem Blog arbeitet sie ehrenamtlich für die Trans*Inter*Beratungsstelle der Münchner Aidshilfe. Als trans Frau mit einer Behinderung legt sie großen Wert darauf, dass Intersektionalitäten stärker beachtet werden.

Jana Haskamp (sie/ihr), M. A. Angewandte Sexualwissenschaft, arbeitet als systemische Therapeutin (SG) und Beraterin mit queeren, trans und nicht-binären Einzelpersonen und Paaren in Berlin-Neukölln. In der therapeutischen und beraterischen Arbeit verbindet sie systemische, psychodynamische und emotionsfokussierte Ansätze. Als Bildungsreferentin und Sexualpädagogin arbeitet sie mit Multiplikator*innen zu Verschränkungen von lsbtiq+ Lebensweisen, Verbündetenschaft, Queerfeindlichkeit, Antifeminismus, Sexualität, sexualisierter Gewalt und zu queersensibler Beratung und Therapie. Als Bildungsreferentin ist sie auch für Dissens – Institut für Bildung und Forschung e.V. tätig. Beruflich und privat interessiert sie sich für lesbische und queere Bewegungsgeschichte, queere Elternschaft, Beziehungssexualität und -gestaltung, Bindungs- und Traumatheorien, Therapie-Verfahren und Biografien von anderen Klassenübergänger*innen. Website: https://www.janahaskamp.de und E-Mail: janahaskamp@posteo.de

Kapitel 5: Beratung im Kontext von Partner*innenschaft

In den Beiträgen dieses Kapitels dreht sich alles um paar- und beziehungsbezogene Anliegen in der Beratung von trans und nicht-binären Menschen. Trans und nicht-binäre Menschen können erfüllende Beziehungen führen oder tun dies bereits, und navigieren dabei ähnliche herausfordernde Situationen und Unwägbarkeiten wie cis und endo-binär lebende Menschen. Ihre sich darin von cis-normativen Lebensweisen unterscheidenden Erfahrungen werden in diesem Kapitel zentriert. Neben weiterführenden Anliegen aus der Beziehungsberatung mit trans und nicht-binären Menschen werden einzelne Themen aus vorangegangenen Kapiteln aufgegriffen und nun vor dem Hintergrund romantischer Partner*innenschaften betrachtet. Schwellensituationen und Entwicklungsfelder in Beziehungen und ihre Implikationen für Beziehungsdynamiken, wie eine Transition, die Öffnung einer Beziehung, Familienplanung oder eine Schwangerschaft stehen dabei im Mittelpunkt. Andere schwierige und bisweilen schmerzhafte Erfahrungen für Paarbeziehungen wie psychische Erkrankungen von Partner*innen, Veränderungen im Lustempfinden, Affären und Außenbeziehungen schließen sich in der Betrachtung an. Es findet sich in allen Texten der Versuch, unterschiedliche Beziehungs-, Bindungs- und Familienformen jenseits vorherrschender normativer Vorstellungen in die Darstellung miteinzubeziehen, so wird beispielsweise dem Thema Aromantik ein eigener Beitrag gewidmet. Mit dem abschließenden Beitrag zu Beziehungsgewalt wird ein Thema behandelt, das in Fachkreisen wie Community-Zusammenhängen als Anliegen in der Paarberatung wenig sichtbar ist. Der Beitrag lädt dazu ein, abzuwägen, inwiefern der Umgang mit partner*innenschaftlicher Gewalt Teil der eigenen paarberaterischen Praxis sein kann oder sollte.

5.1 Dating, Partner*innensuche und Diskriminierungserfahrungen

Tobias Herrmann-Schwarz

Unter »Dating« wird in der Regel ein Kennenlernprozess von Menschen mit romantischen und/oder sexuellen Absichten verstanden. Zu den häufigsten Bereichen des Kennenlernens zählen Freizeit (z. B. auf Reisen, beim Sport, in Clubs und Bars, bei Hobbys oder im Verein), auf der Arbeit, in Schule, Ausbildung und Universität. Seit der Einführung des Internets und mit zunehmender Smartphonenutzung erobern gleichwohl Online-Vermittlungsbörsen und Apps den Dating-Markt. Aufgrund der schnellen Informationstechnologie und breiten Verfügbarkeit lösen sie Zeitungs- oder Teletextanzeigen immer mehr ab. Zu den Vorteilen der Nutzung von Apps gegenüber schriftbasierten Annoncen gehören: hohe Interaktivität, Echtzeitkommunikation, Möglichkeit zum Senden und Empfangen von Fotos und Videos, detaillierte Profilerstellung, Nutzung von Filtermöglichkeiten. Insbesondere für die Generation Z und Millennials in städtischen Gebieten ist die Verwendung von Dating-Apps mittlerweile zum Standard geworden (Bandinelli, 2022). Menschen, die sich LSBTIAQ+ zuordnen, gelten in diesem Segment als Early Adopters, das bedeutet, dass sie zu den Ersten gehörten, die die Apps nutzten (Rosenfeld et al., 2019).

Dating bietet trans und nicht-binären Menschen während oder nach einer Transition die Möglichkeit, Menschen mit ihrem neuen Namen und verändertem Geschlechtsausdruck kennenzulernen und herauszufinden, wie es sich anfühlt, mit diesen Veränderungen zu daten. Egal, ob sie sexuelle Bestätigung in Form von unverbindlichen Kontakten oder z. B. eine romantische Beziehung suchen, sie sind je nach Zeitpunkt in ihrer Biografie und Transition zum Teil vor neue Herausforderungen gestellt: Starten sie nach einer Transition im späteren Lebensalter (erneut) ins Dating, z. B. weil sie zuvor in einer langjährigen Partner*innenschaft waren, empfinden sie sich vielleicht als unwissend, »wie Dating funktioniert«, was z. B. informelle Regeln und Abläufe von Dating-Phasen angeht. Haben sie selbst aus diversen Gründen, z. B. einer längeren Phase des inneren Coming-out, bisher keine Dating-Erfahrungen sammeln können, erleben sie es vielleicht als verunsichernd, die Dating-Welt zu navigieren und über ein Ausprobieren und Scheitern neue Erfahrungen zu sammeln, aber dies zu einem späteren Zeitpunkt im Leben zu erleben als es ein normativer Lebensweg vorgibt. So machen sie z. B. die Erfahrung, dass sich die Kommunikationsanforderungen an sie unterscheiden, je nachdem, ob sie Sex oder eine romantische Beziehung oder etwas anderes suchen.

Daten trans Frauen das erste Mal als Frau, sind sie ggf. überrascht von den Sexismus-Erfahrungen, die sie machen. Das erste Mal mit heterosexuellen cis Männern umgehen zu müssen, kann zu Ernüchterung führen. Wenn sie das erste Mal in lesbischen und bisexuellen Communitys daten, kommen sie dort eventuell mit transfeindlicher Skepsis oder Ablehnung in Kontakt oder sind nicht vertraut mit den sozialen Codes bei queerem Dating. Gerade die Kommunikations- und Konsenskultur beim Dating in FLINTA-Kontexten kann für unerfahrene Personen verunsichernd wirken. Andere erleben es wiederum als bestärkend und befreiend, aus heteronormativen Dating-Normen ausbrechen zu können. Trans Männer sind möglicherweise entlastet, nicht mehr oder nur noch wenig mit Sexismus konfrontiert zu sein, aber z. B. überfordert davon, welche geschlechternormativen Zuschreibungen an sie in Bezug auf Aktivität und Initiation in sexuellen Interaktionen getroffen werden.

Es ist möglich, dass Ablehnungserfahrungen beim Dating aufgrund von Unsicherheiten und verinnerlichter Transnegativität in jedem Fall auf das eigene trans Sein bezogen werden. Wenn nur andere trans oder nicht-binäre Personen gedatet werden, um sich mit ihnen sicherer zu fühlen und möglichst nur gute Erfahrungen zu machen, kann die Enttäuschung besonders groß sein, wenn dort Verletzungen entstehen oder Zurückweisungserfahrungen gemacht werden.

Paar- und Sexualberater*innen werden damit nicht nur vor die Aufgabe gestellt, Klient*innen bei persönlichen Themen wie Selbstwert, Wunschprofilen von Partner*innen oder Umgang mit Abweisung zu unterstützen, sondern müssen neben den Tücken von Algorithmen und moderner Online-Kommunikation auch die spezifischen Herausforderungen von trans und nicht-binären Menschen beim Dating kennen, um diese Zielgruppe umfassend beraten zu können.

5.1.1 LSBTIAQ+-sensible Dating-Apps

Während vor allem für die Zielgruppe Männer, die Sex mit Männern haben, bereits einige Dating-Apps existieren, ist die Auswahl online für andere Gruppen abseits vom heteronormativen Mainstream vergleichsweise klein. Apps wie Grindr, Romeo, Hornet, Buddy oder Scruff fokussieren sich auf schwule und bisexuelle Männer und verlagern Cruising in die digitale Sphäre (Ahlm, 2017). Lange fehlten hier gänzlich die Möglichkeiten, sich selbst als trans oder nicht-binär zu labeln und gezielt nach diesen Labels zu suchen. Auch Apps, die vordergründig eine heterosexuelle und cisgeschlechtliche Klientel bedienen, wie Tinder, Lovoo, Hinge oder Bumble, öffnen sich erst seit wenigen Jahren sichtbar für vielfältige, queere Optionen. Tinder schreibt dazu in den FAQ: »Wir möchten eine inklusivere Community fördern, in der alle Identitäten willkommen sind und repräsentiert sowie respektiert werden.«[1] Ein schmales Angebot potenzieller Partner*innen sowie gesellschaftliche Stigmatisierung machen es trans und nicht-binären Personen schwer, offline bzw. innerhalb von Community-Treffpunkten vor Ort romantische oder sexuelle Beziehungen zu finden (Iantaffi & Bockting, 2011; White Hughto et al., 2015). Sie greifen online auf die Apps Taimi, Lex, OkCupid, Feeld und HER zurück.

Die eigene Darstellung durch das Dating-Profil spielt im persönlichen Leben und damit auch für Beratungsthemen eine große Rolle. Über Online-Profile können trans und nicht-binäre Personen ihre Identität ausdrücken sowie soziale Unterstützung und Bestätigung erhalten, auch wenn sie noch kein äußeres Coming-out vollzogen haben (Selkie et al., 2020). Trans und nicht-binäre Menschen machen mit der offenen Kommunikation ihrer Identität sowohl affirmative als auch ablehnende bis hin zu diskriminierende und andere gewaltvolle Erfahrungen auf Dating-Plattformen (Fernandez & Birnholtz, 2019). Dazu gehören einerseits selbstwertdienliche Bestätigung durch andere und ein Gesehenwerden, andererseits Ausgrenzung aus den eigenen Communitys, Fetischisierung oder sexuelle Objektivierung. Hierbei ist es hilfreich, Klient*innen entsprechend über mögliche Risiken aufzuklären und zugleich Vorteile abzuwägen – beispielsweise ein schnelleres Erkennen von »Mismatches«, also Personen, die nicht für ein weiteres Kennenlernen passen, oder die Möglichkeit, un-

1 https://www.help.tinder.com/hc/de/articles/15668360470669-Gender-Sexuelle-Orientierung

verbindliche sexuelle Kontakte auf unkompliziertem Wege für sich auszuprobieren. Studien zu Online-Dating zeigen, dass unverbindlicher Sex und das Ausprobieren von sexuellen Wünschen, die aus Fantasien abgeleitet wurden, ein wichtiger Faktor für die Nutzung von Dating-Apps ist (Šutić et al., 2022). Gleichzeitig spielt die Verbindung zu queeren Communitys für trans und nicht-binäre Menschen über Dating-Apps eine große Rolle (Griffiths & Armstrong, 2024). Neben dem Kennenlernen von romantischen und/oder sexuellen Partner*innen entwickeln sich aber häufig auch platonische Verbindungen zu anderen Personen.

5.1.2 Die Schattenseiten von Online-Dating

Forschungsteams untersuchen regelmäßig problematische Dating-App-Nutzung und finden Zusammenhänge mit depressiven Symptomen, niedrigem Selbstwertgefühl oder geringem psychologischem Wohlbefinden (Altan, 2019; Aretz, 2024; Bonilla-Zorita et al., 2021; Castro & Barrada, 2020; Rochat et al., 2019)[2]. Bei einer zwanghaften Nutzung von Online-Dating kann Einsamkeit als entscheidender Faktor eine Rolle spielen (Coduto et al., 2020). Eine Erhebung des Center for Humane Technology (2018) zeigte, dass Grindr auf Platz 1 der am unglücklichsten machenden Apps landete. 77 % der Befragten antworteten, dass Grindr sie nach der Nutzung mit einem Gefühl von Bedauern zurückließe. Auch Tinder ist in dieser Liste vertreten und landete mit 56 % auf Rang 9. Interessant sind in dieser Studie auch die Nutzungszeiten der Apps: Grindr wurde im Durchschnitt 61 Minuten und Tinder 22 Minuten täglich genutzt. Das Team um Thomas (2023) kam jedoch zu dem Schluss, dass nicht die reine Nutzungsdauer von Apps als alleiniger Indikator für einen problematischen Umgang anzusehen ist, sondern vielmehr die Implementation von nicht kommunikativen Plattformelementen wie z. B. Swiping dazu verleitet.

Während die offene Darstellung von Labels wie »trans«, »nicht-binär« oder »queer« im eigenen Dating-Profil als empowernd empfunden werden kann, gibt es eine Vielzahl von Personen, die mit der Offenbarung ihrer Identität zögernd umgeht oder sie gar gänzlich verheimlicht. Gründe für Letzteres können sein: Erfahrungen mit Diskriminierung und

2 Bei den verwendeten Studien handelt es sich überwiegend um englischsprachige Untersuchungen. Die deutsche Studienlage ist rar. Mehr dazu in Aretz et al. (2017).

Abwertung, eigenes Empfinden als nicht ausreichend attraktiv, Rassismus, vorherrschende (toxische) Maskulinität, Sexualisierung oder Missrepräsentation von trans Personen, z. B. durch Assoziationen mit Crossdressing oder Dragqueens (Gordon & Cooper, 2020). Das Team um Blair und Hoskin (2019) kam in seiner Untersuchung auf 87,5 % der Befragten, die angaben, dass sie ein Date mit einer trans Person per se nicht in Betracht ziehen würden. Strukturelle Transfeindlichkeit findet sich hier darin wieder, wer als wie begehrens- oder liebenswert wahrgenommen wird. Auch Themen wie Polyamorie, Elternschaft oder der Wunsch danach, werden mitunter bewusst von Nutzenden der Dating-Apps aufgrund von erwarteter Ablehnung verborgen (Ferris & Duguay, 2020). Dabei sind es nicht nur vordergründig cisgeschlechtliche und heterosexuelle, sondern auch andere queere Menschen, die nicht-binäre und trans Personen als Beziehungs- und/oder Sexualpartner*innen nicht in Betracht ziehen. So können Filteroptionen auf den Dating-Apps auch dafür sorgen, dass entsprechend gelabelte Profile direkt durchs Raster fallen und der Druck auf diese erhöht wird. Trans Personen berichten häufig davon, auch eher andere trans oder nicht-binäre Menschen für sexuelle oder romantische Treffen zu suchen, um Diskriminierung zu vermeiden und ähnliche Lebenserfahrungen zu teilen. In Dating-Apps wird dies deutlich gemacht durch Tags wie »trans4trans« oder kurz »t4t«. Mitunter wird es auch als belastend und ermüdend empfunden, cis Personen über geschlechtliche Vielfalt oder die eigene Transition aufklären zu müssen, weswegen der Dating-Radius entsprechend bewusst eingeengt wird. Im Gegensatz zum Offline-Geschehen, bei dem Begegnungen immer mehrdimensional vonstattengehen, werden online Informationen komprimiert und Entscheidungen anders getroffen und beeinflusst (Finkel et al., 2012). Allerdings spiegelt heutzutage – vor allem in den Bereichen, in denen Personen der Mehrheitsgesellschaft und minorisierte Personen aufeinandertreffen (bspw. Tinder) – die Online-Welt ihr Offline-Pendant wider und kann Phänomene im gegenseitigen Umgang oder Diskriminierung sogar verstärken (Smith, 2022). Grundlegende (verzerrte) Annahmen, wie Nutzende der Dating-Apps seien standardmäßig cisgeschlechtlich, sowie gelebte *Homonormativität*[3] (der Begriff geht auf

3 Homonormativität bezieht sich auf die Annäherung von Lesben und Schwulen an die Normen und Ideale der Heteronormativität ohne Hinterfragung der gängigen sozialen Normen und Institutionen (bspw. Streben nach Monogamie, Ehe, rigide weibliche und männliche Geschlechterrollen).

Duggan [2002] zurück) erschweren die Inklusion der verschiedenen Gruppen und schließen zumeist vor allem trans und nicht-binäre Menschen aus (Albury et al., 2021; Stern et al., 2023, S. 94).

5.1.3 Objektifizierung, Exotisierung, Fetischisierung und Körperbilder im Dating-Kontext

In der Beratung stellen sich Klient*innen hin und wieder auch die Frage »Bin ich *queer genug*?« und äußern Überforderung oder Irritation damit, wie Menschen auf den Dating-Apps sich entsprechend ihrer Labels zu verhalten haben. Sichtbare Labels in Dating-Profilen gehen außerdem häufig mit negativen Erfahrungen von nicht-binären und trans Personen mit Objektifizierung und Fetischisierung einher (Anzani et al., 2021). Dazu gehört beispielsweise die sexualisierte Fokussierung auf die Identität oder körperliche Anatomie von trans und nicht-binären Personen, überwiegend ausgehend von cisgeschlechtlichen Dating-Kandidat*innen. Hierbei erkundigen sich cis Personen über die Maßen neugierig, unangemessen und respektlos über die Geschlechtsteile sowie bereits erfolgte oder mögliche geplante Operationen von trans und nicht-binären Personen (Flores et al., 2018). Als sogenanntes *chasing* wird das Verhalten von Menschen bezeichnet, die gezielt nach trans Personen suchen – oft aus fetischisierenden oder objektifizierenden Gründen. Dabei steht kein ernst gemeintes Interesse an der Persönlichkeit oder einer tatsächlichen Beziehung im Vordergrund, sondern der Fokus auf dem trans Sein und der Vorstellung, trans Personen seien exotische Objekte oder Kinks. Zum Beispiel werden Chatnachrichten gesendet wie »*So etwas* wollte ich im Bett schon immer mal ausprobieren«. Während ein Großteil der Teilnehmenden in Untersuchungen dieser Prozesse und Verhaltensweisen Gefühle wie Ekel oder Abscheu schildert, geben einige trans Personen auch an, dass die Fetischisierung zu einer Bestätigung der eigenen Identität oder sexuellem Begehren führen kann.

Vor allem trans BIPoC sind von intersektionalen Diskriminierungserfahrungen betroffen, die sich in Objektifizierung, Fetischisierung und Exotisierung äußern (Flores et al., 2018). In der Interviewreihe, die Anzani et al. (2021) geführt haben, sprechen trans Menschen of color davon, dass sie sich in Dating-Kontexten oftmals wie ein »Sexspielzeug« gefühlt haben und dass häufig ganz spezifische Vorstellungen darüber bestünden, wie eine trans Person auszusehen hat. Diese Annahmen über Körper von trans Menschen beinhalten beispielsweise *hyperfeminines* Aussehen von trans Frauen und stellen zugleich Anforderungen an ein möglichst einwandfreies Passing (Robinson, 2023). Letzteres liegt vor allem in den gesellschaftlichen Schönheitsstandards begründet, wonach männlich gelesene Personen möglichst maskulinen und weiblich gelesene Personen möglichst femininen Rollen-, Kleidungs- und Körpernormen zu entsprechen hätten. Durch die Vorherrschaft von weißen cis-normativen Schönheitsstandards werden auch trans Personen entsprechend bewertet und sind Diskriminierungen ausgesetzt (Monteiro & Poulakis, 2019). Nicht-binäre Personen sehen sich darüber hinaus verstärkt damit konfrontiert, dass ihnen ihre Identität abgesprochen wird, wenn sie nicht den geltenden Schönheitsnormen, Stereotypen und dem konventionellen Verständnis von Androgynität entsprechen (Klein, 2022). Diese Aspekte können Konformitätsdruck erzeugen und werden sowohl offline als auch auf Dating-Plattformen nach wie vor repliziert.

5.1.4 Gewalterfahrungen und Sicherheitsaspekte

Die persönliche Sicherheit von Nutzenden von Online-Dating wird in Befragungen immer wieder als zentraler Aspekt genannt. Erwachsene aus geschlechtlichen Minderheiten erleben im Vergleich zu cisgeschlechtlichen Männern und Frauen deutlich mehr Online-Belästigungen (Powell et al., 2020). Dazu gehören das Androhen von körperlicher Gewalt, sexuelle Belästigung sowie unerwünschte sexuelle Anfragen. Manche »Chaser« äußern sich abwertend oder beleidigend, wenn sie abgewiesen werden oder nicht die Reaktion erhalten, die sie erwarten, z. B. wenn erkannt wurde, dass sie nur das trans Sein an sich begehren, aber nicht am Dating der Person selbst interessiert sind. Verbale Drohungen und Einschüchterungsversuche, die dann von »Chasern« artikuliert werden, sind ein ernst zu nehmendes Problem. Ortsbasierte Apps, die den Standort von anderen Nutzenden teilweise auf unter 100 Meter genau angeben, stellen somit ein zweischneidiges Schwert dar und werden von vielen trans und nicht-binären Personen als bedrohlich empfunden. Darüber hinaus tummeln sich »Fakes« und gefälschte Profile auf Online-Plattformen, die z. B. keine oder gestohlene Fotos verwenden, erst im späteren Chatverlauf die wahre Identität lüften oder in den Profilangaben lügen. Vor allem cis Männer sind statistisch gesehen häufiger der Grund für ungewollten Kontakt, ungewollte Konversationen oder eine verfälschte eigene Repräsentation, um genau diese ungewollten Kontakte zu vermeiden (Smith, 2022). So geben sich beispielsweise bi- oder pansexuelle Menschen als lesbisch aus, um nicht von cis Männern angeschrieben und belästigt zu werden. Apps, die nicht auf Matching-Systemen basieren, sondern alle Profile in einem bestimmten Umkreis anzeigen, bieten zudem keine Barriere, um mit anderen in Kontakt zu kommen. Hierbei können Personen direkt ohne vorherige »Freigabe« angeschrieben werden.

Je nachdem, ob und wann die trans Identität beim Online-Dating offenbart wird, kann die Sicherheit für die betroffenen Menschen variieren. Plattformen, die generell strenge Richtlinien gegen Belästigung und Diskriminierung aufstellen und schnelle Maßnahmen ergreifen, wenn Probleme gemeldet werden, bieten einen sichereren Raum. Nicht alle trans Personen nutzen Dating-Apps gleichermaßen. So können die Art und Weise, wie mit anderen interagiert wird, wann und wie welche Details über sich selbst mitgeteilt werden und wie Warnsignale gelesen und erkannt werden, ebenfalls einen großen Einfluss auf die Sicherheit haben. Die meisten Apps bieten eine Blockieren- oder Melden-Funktionalität an, um ungewünschte Kontakte per Knopfdruck zu entfernen und bestehende Chatverläufe zu löschen.

5.1.5 Queere Offlinetreffpunkte

Mit all den Hürden und Herausforderungen, die mit Online-Dating einhergehen, liegt die Annahme nahe, auf Begegnungsstätten vor Ort wie Cafés, Kneipen oder Clubs auszuweichen. Die Treffpunkte für queere Menschen mussten in den letzten Jahren jedoch zunehmend schließen (Gieseking, 2017; Hader, 2019; Strobel, 2012). Grund dafür sind meist steigende Mietpreise. Die Einrichtungen, die standhalten, sind allerdings selten explizit für trans und nicht-binäre Menschen ein geeigneter Ort zum Kennenlernen, da sie von cis Männern dominiert werden. Deutsche Großstädte wie Berlin oder Köln bieten eine vielfältige Szene und damit auch Veranstaltungen, Kulturereignisse oder Workshops für ein diverses Publikum an. In ländlichen Regionen sieht das aber anders aus: Hier haben queere Menschen oft nur ein gemeinsames queeres Zentrum oder so gut wie gar keinen Zugang zu Treffpunkten mit Gleichgesinnten und sind auf Online-Plattformen für einen Austausch angewiesen.

5.1.6 Spezifische Herausforderungen im Dating von trans und nicht-binären Menschen mit Behinderung oder chronischer Krankheit[4]

Viele trans und nicht-binäre Menschen mit körperlicher Behinderung erleben, dass sie von nicht-behinderten Menschen entgeschlechtlicht und entsexualisiert werden. Das bedeutet, dass ihnen als Mensch keine Geschlechtsidentität oder sexuelle Orientierung zugesprochen wird oder sie nicht als potenzielle Partner*in wahrgenommen werden. Diese behindertenfeindlichen Zuschreibungen können die Internalisierung einer Geschlechtsneutralität zur Folge haben, wodurch es für trans Menschen mit Behinderung im Beratungssetting beim Thema Dating erstmal darum gehen kann, zu einer selbstbestimmten und bewussten Geschlechtsidentität zu finden, bevor sie sich auf Partner*innensuche begeben. Auch die Entwicklung eines positiven Körpergefühls und Attraktivitätsempfindens kann hier ein wesentliches Anliegen sein (Ulbricht, 2003).

Im Dating-Leben besteht neben der Möglichkeit von affirmativen, lustvollen Begegnungen auch das Risiko, mit Vorurteilen, Zuschreibungen und Berührungsängsten konfrontiert zu sein und Barrieren navigieren zu müssen (Rosenberger, 2016). Viele trans und nicht-binäre Menschen mit Behinderung, insbesondere diejenigen mit Lernschwierigkeiten, verfügen über eingeschränkte finanzielle Mittel, u. a. da sie keinen Zugang zum ersten Arbeitsmarkt haben, geringe Einnahmen haben, wenn sie in Einrichtungen wie Werkstätten arbeiten, und ihnen oft zusätzliche Gesundheitskosten anfallen, z. B. für Hilfsmittel, die sie für ihren Alltag benötigen, deren Kosten aber nicht von den Krankenkassen übernommen werden. Dies wirkt sich zum Beispiel darauf aus, wie viel Geld sie für klassisches Dating zur Verfügung haben. Wenn trans Menschen mit Behinderung gerne eine Sexualassistenz in Anspruch nehmen würden, um sexuelle Wünsche abseits von der Partner*innen-Suche oder gemeinsam mit Partner*innen umzusetzen, ist dies für sie oft finanziell nur schwer möglich, oder es finden sich keine Dienstleister*innen, die trans- und nicht-binär-sensibel arbeiten. Die eigenständige Gestaltung der Geschlechtsidentität, Sexuali-

4 Im Folgenden werden einige Erfahrungen von trans und nicht-binären Menschen mit Behinderung dargelegt. Da Behinderung ein weites Spektrum an Lebenserfahrungen und Befähigungen umfasst, können nicht alle unterschiedlichen Aspekte umfänglich abgebildet werden.

tät und/oder Partner*innenschaft von trans Menschen mit Behinderung hängt zudem besonders im betreuten Wohnen von den Strukturen und der Unterstützungsbereitschaft durch Betreuer*innen und persönliche Assistent*innen ab.

Das Selbstbild und das Gefühl von Attraktivität können bei trans Menschen mit chronischer Krankheit beeinträchtigt sein. Manche trans Menschen mit chronischen Krankheiten haben im Vergleich mit ableistischen Normvorstellungen von Leistungsfähigkeit weniger Energie, benötigen häufige Ruhephasen oder sind zu unterschiedlichen Zeiten unterschiedlich belastbar, ohne es im Vorfeld immer abschätzen zu können. Das Management der Krankheit(en) kann zusätzlich Energie binden. Ist der Körper durch Krankheit(en) oder deren Behandlung verändert, kann dies das Selbstvertrauen und das Bild der eigenen sexuellen Identität beeinflussen. Dies kann eine zusätzliche Belastung für trans Menschen darstellen, die aufgrund von Diskriminierungserfahrungen ohnehin Unsicherheiten in Bezug auf ihren Körper haben. Viele trans Menschen mit chronischen Krankheiten haben verstärkt Angst vor Zurückweisung im Kennenlernen potenzieller Partner*innen. Die Kombination aus trans Sein und einer chronischen Krankheit kann das Gefühl verstärken, als »zu kompliziert« oder »unattraktiv« wahrgenommen zu werden, was zu einem verminderten Selbstwertgefühl und einem Rückzug aus intimen Begegnungen führen kann. Nichtsdestotrotz können Dating und/oder eine Partner*innenschaft eine gute Ressource für Bestätigung, Lebendigkeit, Lebensfreude und Genuss darstellen und als Quelle von (queerem) Empowerment dienen.

Soll es in der Beratung um die Gestaltung der eigenen Sexualität als trans Person mit Behinderung oder chronischer Krankheit gehen, kann z. B. inklusive sexuelle Bildung Teil der Beratung werden oder es können positive Beispiele von sexuell aktiven Menschen mit Behinderung oder chronischer Krankheit besprochen werden, die z. B. auf Social Media aktiv sind und mit Vorurteilen und verinnerlichten ableistischen Vorstellungen brechen. Im Kontext der Partner*innensuche könnten Beziehungsvorstellungen erarbeitet und Beziehungsvorbilder, wie z. B. *interabled*[5] Paare, die eine Person kennt, erfragt werden. Außerdem könnten Ressourcen, Stärken und Persönlichkeitsanteile exploriert werden, die eine Person mitbringt und die

5 Der Begriff *interabled* bezeichnet hier Paare, bei denen eine Person eine Behinderung hat und die andere(n) Person(en) nicht.

sie an sich selbst schätzt oder andere an ihr schätzen, um an einer Stärkung des Selbstwerts zu arbeiten. Vielleicht soll eine Beratung aber auch dafür genutzt werden, um erfüllende oder schwierige Dating-Erfahrungen zu reflektieren und weitere Schritte dahingehend zu planen und vorzubereiten.

5.1.7 Weitere Implikationen für die Beratungspraxis

Die Möglichkeiten und Herausforderungen beim Dating sind mannigfaltig. Um die Klient*innen angemessen zu unterstützen, kann es hilfreich sein, in der Beratung zunächst die Kanäle zu besprechen, die zum Dating verwendet werden, sowie Ziele, Ängste und Wünsche beim Kennenlernprozess zu erfragen. Falls gewünscht kann in der Beratung über die verschiedenen Plattformen und Apps aufgeklärt werden. Dabei sollten technische Aspekte nicht außer Acht lassen gelassen werden (z. B. Filtereinstellungen, der Einfluss von Algorithmen oder Matching-Systemen). Wenn Sicherheitsbedenken für Klient*innen eine Rolle spielen, sollte zu entsprechenden (on- und offline) Schutzmöglichkeiten beraten werden. Die Haltung ist dabei affirmativ und wertschätzend gegenüber den Klient*innen und deren Gesuche. Das bedeutet im Detail, dass vonseiten der Berater*innen nicht zu verurteilen ist, ob eine Person schnellen Sex sucht, ihrer Neugier auf bestimmte Kinks nachgeht oder eine langfristige Beziehung, vielleicht auch mit mehr als einem Menschen, sucht.

Die Erfahrungen und vor allem auch negative Auswirkungen auf das Selbstbild, die Identität oder das Wohlbefinden der Nutzenden von Dating-Apps sollten stets ernst genommen werden. Enttäuschte Erwartungen und Ablehnung sind unvermeidbar und können langfristig zu problematischem Dating-Verhalten, Einsamkeit und psychischen Störungen führen. Je nach Ziel der suchenden Person sollte über eine passende Profilgestaltung und Kommunikation über die Online-Plattformen gesprochen werden. Hierbei erweisen sich Interventionen zu Wertevorstellungen, Glaubenssätzen, Selbstakzeptanz und Idealbildern als hilfreich.

Betroffene von Ghosting[6] können eingeladen werden, direkte Kommunikation mit dem Gegenüber zu nutzen, um eigene Ambiguitätsgefühle auszudrücken und aktiv nachzufragen, ob ein weiterer Kontakt gewünscht

6 Als »Ghosting« wird ein abrupter Kontaktabbruch bezeichnet. Dabei wird von einer Seite die laufende Konversation, in der Regel ohne nachvollziehbare Gründe, beendet.

ist. Wenn ein*e Klient*in selbst regelmäßiges Ghosting betreibt und dies ändern möchte, bietet sich an, darüber zu reflektieren, wie man sich in der Situation auf der anderen Seite fühlen würde. Empathie und Perspektivwechsel können hier die Schlüssel für ein besseres Verständnis sein.

Unterstützung aus dem Umfeld kann für trans und nicht-binäre Menschen, die aktiv online daten, eine große Ressource sein. Zum einen können sich Freund*innen oder Bekannte als Sparringpartner*innen zur Verfügung stellen und einen Blick auf die Dating-Profile werfen, um Feedback zu geben. Zum anderen können Fragen besprochen, Erfahrungen ausgetauscht und bei Misserfolgen Ablenkung angeboten werden. Da viele Menschen mitunter äußerst intime Informationen und Fotos über Dating-Profile und in Chats teilen, sollten Berater*innen stets ihre Schweigepflicht betonen, auf das Abstinenzgebot achten und ihre Klient*innen darauf hinweisen, falls sie um direkten Rat zur Gestaltung eines Profils oder den stattfindenden Gesprächen gefragt werden. Die Analyse einzelner Chatverläufe sorgt erfahrungsgemäß für weniger Verbesserung als die Untersuchung der generellen Kommunikation und des Verhaltens auf den Plattformen. Die Auseinandersetzung mit dem persönlichen Bindungsstil und eine Herausarbeitung von eigenen Bedürfnissen und Mustern, nach denen Entscheidungen getroffen werden, können für zusätzliche Aufklärung sorgen. Mitunter ist es hilfreich, vorab detailliert zu klären, wonach die potenziellen Dating-Partner*innen auf der Suche sind, welche Einstellung sie gegenüber Trans oder Nicht-Binärität haben und ob sie ein persönliches Sicherheitsrisiko darstellen.

Literatur

Ahlm, J. (2017). Respectable promiscuity: Digital cruising in an era of queer liberalism. *Sexualities, 20*(3), 364–379. https://doi.org/10.1177/1363460716665783

Albury, K., Dietzel, C., Pym, T., Vivienne, S. & Cook, T. (2021). Not your unicorn: trans dating app users' negotiations of personal safety and sexual health. *Health Sociology Review, 30*(1), 72–86. https://doi.org/10.1080/14461242.2020.1851610

Altan, K.B. (2019). Problematic versus non-problematic location-based dating app use: Exploring the psychosocial impact of grindr use patterns among gay and bisexual men. https://doi.org/10.18745/th.22527

Anzani, A., Lindley, L., Tognasso, G., Galupo, M.P. & Prunas, A. (2021). »Being Talked to Like I Was a Sex Toy, Like Being Transgender Was Simply for the Enjoyment of Someone Else«: Fetishization and Sexualization of Transgender and Nonbinary Individuals. *Archives of Sexual Behavior, 50*(3), 897–911. https://doi.org/10.1007/s10508-021-01935-8

Aretz, W. (2024). Hate to date? Eine explorative Studie zum Burnout-Syndrom im Dating-Kontext. *Journal of Business and Media Psychology, 13*(1), 13–38.

Aretz, W., Gansen-Ammann, D.-N., Mierke, K. Musiol, A. (2017). Date me if you can: Ein systematischer Überblick über den aktuellen Forschungsstand von Online-Dating. *Zeitschrift für Sexualforschung, 30*(1), 7–34. https://doi.org/10.1055/s-0043-101465

Bandinelli, C. (2022). Dating apps: towards post-romantic love in digital societies. *International Journal of Cultural Policy, 28*(7), 905–919. https://doi.org/10.1080/10286632.2022.2137157

Blair, K. L. & Hoskin, R. A. (2019). Transgender exclusion from the world of dating: Patterns of acceptance and rejection of hypothetical trans dating partners as a function of sexual and gender identity. *Journal of Social and Personal Relationships, 36*(7), 2074–2095. https://doi.org/10.1177/0265407518779139

Blair, O. (2017). Too much Tinder: Why some single people are experiencing a dating burnout. https://www.independent.co.uk/life-style/love-sex/tinder-too-much-single-people-dating-burnout-lifestyle-love-relationship-messaging-apps-a7670656.html

Bonilla-Zorita, G., Griffiths, M. D. & Kuss, D. J. (2021). Online Dating and Problematic Use: A Systematic Review. *International Journal of Mental Health and Addiction, 19*(6), 2245–2278. https://doi.org/10.1007/s11469-020-00318-9

Castro, Á. & Barrada, J. R. (2020). Dating Apps and Their Sociodemographic and Psychosocial Correlates: A Systematic Review. *Int. J. Environ. Res. Public Health, 17*, 6500. https://doi.org/10.3390/ijerph17186500

Center for Humane Technology (2018). App Ratings. https://www.humanetech.com/insights/app-ratings

Coduto, K. D., Lee-Won, R. J. & Baek, Y. M. (2020). Swiping for trouble: Problematic dating application use among psychosocially distraught individuals and the paths to negative outcomes. *Journal of Social and Personal Relationships, 37*(1), 212–232. https://doi.org/10.1177/0265407519861153

Duggan, L. (2002). The New Homonormativity: The Sexual Politics of Neoliberalism. In R. Castronovo & D. D. Nelson (Hrsg.), *Materializing Democracy: Toward a Revitalized Cultural Politics* (S. 175–194). Duke University Press. https://doi.org/10.1515/9780822383901-008

Epstein, R. (2007). The Truth about Online Dating. *Scientific American Mind, 18*(1), 28–35. Retrieved from https://www.jstor.org/stable/24939564

Fernandez, J. R. & Birnholtz, J. (2019). »I Don't Want Them to Not Know«: Investigating Decisions to Disclose Transgender Identity on Dating Platforms. *Proc. ACM Hum.-Comput. Interact., 3*(CSCW), Article 226. https://doi.org/10.1145/3359328

Ferris, L. & Duguay, S. (2020). Tinder's lesbian digital imaginary: Investigating (im)permeable boundaries of sexual identity on a popular dating app. *New Media & Society, 22*(3), 489–506. https://doi.org/10.1177/1461444819864903

Finkel, E. J., Eastwick, P. W., Karney, B. R., Reis, H. T. & Sprecher, S. (2012). Online Dating: A Critical Analysis From the Perspective of Psychological Science. *Psychological Science in the Public Interest, 13*(1), 3–66. https://doi.org/10.1177/1529100612436522

Flores, M. J., Watson, L. B., Allen, L. R., Ford, M., Serpe, C. R., Choo, P. Y. & Farrell, M. (2018). Transgender people of color's experiences of sexual objectification: Locating sexual objectification within a matrix of domination. *Journal of counseling psychology, 65*(3), 308–323.

Gieseking, J. J. (2017). Messing with the attractiveness algorithm: a response to queering code/space. *Gender, Place & Culture, 24*(11), 1659–1665. https://doi.org/10.1080/0966369X.2017.1379955

Gordon, J. & Cooper, M. (2020). Transgender and gender non-conforming (TGNC) online dating experience. https://doi.org/10.5281/zenodo.3929195

Griffiths, D. A. & Armstrong, H. L. (2024). »They Were Talking to an Idea They Had About Me«: A Qualitative Analysis of Transgender Individuals' Experiences Using Dating Apps. *The Journal of Sex Research, 61*(1), 119–132. https://doi.org/10.1080/00224499.2023.2176422

Hader, R. (2019). Sterben die Schwulenviertel? https://www.jetzt.de/gender/gentrifizierung-das-aussterben-von-schwulenvierteln

Iantaffi, A. & Bockting, W. O. (2011). Views from both sides of the bridge? Gender, sexual legitimacy and transgender people's experiences of relationships. *Culture, Health & Sexuality, 13*(3), 355–370. https://doi.org/10.1080/13691058.2010.537770

Klein, J. (2022). The invisible obstacles of non-binary dating. https://www.bbc.com/worklife/article/20220601-the-invisible-obstacles-of-non-binary-dating

LeFebvre, L. (2017). Phantom Lovers: Ghosting as a relationship dissolution strategy in the technological age. In N. Punyanunt-Carter & J. Wrench (Hrsg.), *Swipe right for love: The impact of social media in modern romantic relationships* (S. 219–235). Rowman & Littlefield.

Monteiro, D. & Poulakis, M. (2019). Effects of Cisnormative Beauty Standards on Transgender Women's Perceptions and Expressions of Beauty. *Midwest Social Sciences Journal , 22*(1), Art. 10, 101–116.

Pancani, L., Aureli, N. & Riva, P. (2022). Relationship dissolution strategies: Comparing the psychological consequences of ghosting, orbiting, and rejection. *Cyberpsychology: Journal of Psychosocial Research on Cyberspace, 16*(2), Article 9. https://doi.org/10.5817/CP2022-2-9

Powell, A., Scott, A. J. & Henry, N. (2020). Digital harassment and abuse: Experiences of sexuality and gender minority adults. *European journal of criminology, 17*(2), 199–223.

Pronk, T. M. & Denissen, J. J. A. (2020). A Rejection Mind-Set: Choice Overload in Online Dating. *Social Psychological and Personality Science, 11*(3), 388–396. https://doi.org/10.1177/1948550619866189

Robinson, B. A. (2023). Transamorous Misogyny: Masculinity, Heterosexuality, and Cis Men's Sexist Desires for Trans Women. *Men and Masculinities, 26*(3), 356–375. https://doi.org/10.1177/1097184x221148208

Rochat, L., Bianchi-Demicheli, F., Aboujaoude, E. & Khazaal, Y. (2019). The psychology of »swiping«: A cluster analysis of the mobile dating app Tinder. *Journal of Behavioral Addictions, 8*(4), 804–813. https://doi.org/10.1556/2006.8.2019.58

Rosenberger, K. (2016). Inklusion im queerformat. Entwicklungen eines Maßnahmenkatalogs zur Inklusion und Unterstützung von LSBTTIQ*-Menschen mit Behinderungen anhand des Konzepts der Lebensqualität. Masterthesis. Otto-von-Guericke-Universität Magdeburg.

Rosenfeld, M. J., Thomas, R. J. & Hausen, S. (2019). Disintermediating your friends: How online dating in the United States displaces other ways of meeting. *Proceedings of the National Academy of Sciences, 116*(36), 17753–17758.

Selkie, E., Adkins, V., Masters, E., Bajpai, A. & Shumer, D. (2020). Transgender Adolescents'

Uses of Social Media for Social Support. *Journal of Adolescent Health, 66*(3), 275–280. https://doi.org/10.1016/j.jadohealth.2019.08.011
Sharabi, L. (2023). The Enduring Effect of Internet Dating: Meeting Online and the Road To Marriage. Communication Research. https://doi.org/10.1177/00936502221127498
Smith, M.G. (2022). Queer enough to swipe right? Dating app experiences of sexual minority women: A cross-disciplinary review. *Computers in Human Behavior Reports, 8*, 100238. https://doi.org/10.1016/j.chbr.2022.100238
Stern, K., Auge, U., Eder, J. & Manduano, V. (2023). Queering Psychotherapie und Beratung – Orientierungswissen, Reflexionen und Impulse für fachgerechtes Arbeiten. In G.F. Wolf & S. Bos (Hrsg.), *Geschlechter und Sexualitäten in Psychotherapie und Beratung* (S. 36–219). edition assemblage.
Strobel, S. (2012). Gentrifizierung im Glockenbachviertel – Am Ende des Regenbogens. https://www.sueddeutsche.de/muenchen/gentrifizierung-im-glockenbachviertel-am-ende-des-regenbogens-1.1412006
Šutić, L., Jelić, M. & Krnić, A. (2022). Is Dating Dead? Modern Dating Among Emerging Adults in Croatia. *Revija za sociologiju, 52*(3), 359–386.
Thomas, M.F., Binder, A., Stevic, A. & Matthes, J. (2023). 99 + matches but a spark ain't one: Adverse psychological effects of excessive swiping on dating apps. *Telematics and Informatics, 78*. https://doi.org/10.1016/j.tele.2023.101949
Ulbricht, K. (2003). Minderheit in einer Minderheit?! Zu den Möglichkeiten einer erfüllenden Lebensgestaltung von Lesben und Schwulen mit Behinderungen. Diplomarbeit. Fachhochschule Würzburg – Schweinfurt.
White Hughto, J.M., Reisner, S.L. & Pachankis, J.E. (2015). Transgender stigma and health: A critical review of stigma determinants, mechanisms, and interventions. *Social Science & Medicine, 147*, 222–231. https://doi.org/10.1016/j.socscimed.2015.11.010
Zytko, D., Grandhi, S. & Jones, Q. (2016). The Coaches Said…What? Analysis of Online Dating Strategies Recommended by Dating Coaches. Paper presented at the Proceedings of the 2016 ACM International Conference on Supporting Group Work, Sanibel Island, Florida, USA. https://doi.org/10.1145/2957276.2957287

Biografische Notiz

Tobias Herrmann-Schwarz (er/ihn), M.Sc., studierte Klinische und Gesundheitspsychologie an der Freien Universität Berlin und schloss mit dem Master ab. Er absolvierte die Weiterbildung zum systemischen Paartherapeuten am iska-berlin sowie die Weiterbildungen »Paar- und Sexualberatung« an der Praxis für Sexualität in Duisburg und »Queere Psychologie« an der EH Ludwigsburg in Kooperation mit dem VLSP*. Seine eigene Praxis für Paartherapie und Sexualberatung führt er in Berlin mit dem Schwerpunkt LSBTIAQ+ und berät dort Einzelpersonen und Menschen in unterschiedlichsten Beziehungsformen. Erreichbar ist Tobias über https://www.paartherapie-herrmann-schwarz.de bzw. info@paartherapie-herrmann-schwarz.de

5.2 Transition und Partner*innenschaft

Jana Haskamp & Alexander Hahne

*Im folgenden Beitrag geht es um Erfahrungen, Dynamiken und Herausforderungen in Partner*innenschaften, in denen eine oder mehrere Personen transitionieren oder transitioniert haben. Diese basieren zu großen Teilen auf unseren Beratungs- und Seminarerfahrungen in diesem Feld. Paare und Polyküle, die mit einem Anliegen zum Thema Transition in die Paarberatung kommen, ringen auf die ein oder andere Weise damit. Nicht alle Beziehungskonstellationen, in denen eine Person transitioniert, erleben Schwierigkeiten und suchen eine Beratung auf. Die Menschen, die in die Beratung kommen, tun dies zu sehr unterschiedlichen Zeitpunkten ihrer Partner*innenschaft, wie zum Beispiel nach dem äußeren Coming-out eines*einer Partner*in, vor, während oder lange nach Transitionsschritten.*

Steht die Transition eines*einer Partner*in bevor oder hat gerade begonnen, entstehen in manchen Beziehungen Fragen wie: Wie wird sich unser Leben durch die Transition verändern? Wird uns das weiter auseinander- oder näher zusammenbringen? Was wird bleiben, was wird kommen, was wird gehen? Wie können wir mit den Veränderungen umgehen und in Verbindung bleiben? Was wünschen wir uns voneinander in dieser Phase unserer Beziehung? Wie können die Bedürfnisse von uns beiden_allen Raum bekommen?

In der Paarberatung kann es darum gehen, die gemachten Erfahrungen aller Partner*innen zu teilen, Ängste oder Sorgen zu äußern, Wünsche zu formulieren, einen Umgang mit herausfordernden Situationen oder Gefühlen zu erarbeiten oder erstmalig eine gemeinsame Sprache für das, was das Paar bewegt, zu finden.

Bei Transitionen handelt es sich um Schwellensituationen, in denen ein Paar mit einem Dritten konfrontiert ist und sich dazu positionieren muss. Darin werden bestehende Paarthemen neu verhandelt. Paarthemen sind auf sexueller und/oder Beziehungsebene zum Beispiel Aktivität und

Rezeptivität, Macht und Ohnmacht, Vertrauen, Verantwortung oder Anerkennung. In einer Transition, vor allem wenn das erste äußere Coming-out im Laufe der Partner*innenschaft stattgefunden hat, zeigt sich besonders stark, wie ein Paar mit Unterschieden, Unvorhersehbarkeiten und Veränderungen umgeht.

5.2.1 Erfahrungen von Partner*innen

Menschen transitionieren für sich selbst, für ihr psychisches Wohlbefinden, ihre Gesundheit und ihre Lebensfreude. Sie machen das in vielen Fällen aus den Gründen, auf die Arten und Weisen, wie es zugänglich für sie ist, und in dem Tempo, das sie selbst brauchen und leisten können (Cooper, 2017). Ressourcen, die eine Transition begünstigen bzw. erst ermöglichen können, sind z. B. Zugang zu Informationen, sozialer Rückhalt und finanzielle Mittel. Beziehungen basieren in der Regel auf Kompromissen, gemeinsamen Wünschen und Zielen. In manchen Beziehungen werden Partner*innen zu allen Lebensentscheidungen um Rat gefragt. Diese gemeinsame Perspektive auf das Leben endet bei der körperlichen Selbstbestimmung jedes*jeder einzelnen. Bei manchen transitionierenden Personen sind Partner*innen ein zentraler Teil von Transitionsentscheidungen. Bei anderen werden Partner*innen anders als bisher nicht (mehr so stark) in Entscheidungen im Rahmen einer Transition miteinbezogen. Sind Partner*innen unterstützend, wird vielleicht nach ihrer Meinung zu z. B. Styling-Fragen in Bezug auf Frisuren und Kleidungsstil gefragt. Ob transitioniert wird oder nicht, welcher Name oder welche Namen ab jetzt verwendet werden sollen, ob Hormone genommen werden oder eine bestimmte körperverändernde Operation stattfinden soll oder nicht, obliegt allein der Person in Transition. Damit hadern manche Partner*innen. Der Fokus während einer Transition liegt zumeist stark auf der transitionierenden Person. Partner*innen fühlen sich möglicherweise mit den eigenen Themen und Bedürfnissen weniger sichtbar oder weniger gehört (Affinity, 2022).

Für Partner*innen kann es als herausfordernd empfunden werden, neue Pronomen für den*die transitionierende*n Partner*in zu verwenden. Wenn in unterschiedlichen Kontexten unterschiedliche Pronomen verwendet werden sollen, weil eine trans oder nicht-binäre Person nicht in allen Lebensbereichen geoutet ist oder aus diversen Gründen auf eine Namens- oder Pronomensänderung verzichtet, kann das zusätzlich eine Herausforderung darstellen.

Im Rahmen einer hormonellen Transition verändern sich neben der Körperform und -behaarung die Stimmlage, der Geruch und die Haptik der Haut eines Menschen. Die möglichen Veränderungen im Kontext einer Transition anzunehmen und mitzutragen (z. B. durch emotionale, soziale oder finanzielle Unterstützung) kann für manche Partner*innen schwierig sein. Einigen Partner*innen ist das Tempo, mit dem Transitionsschritte aufeinander folgen, zu schnell und sie fühlen sich abgehängt. Dies kann z. B. der Fall sein, wenn sie Teile von (inneren) Prozessen der transitionierenden Person nicht mitbekommen haben. Andere beschreiben die Veränderungen als ein Gefühl des Beflügelt-Seins und Sich-mittragen-lassen-Könnens (Günther et al., 2021, S. 128–157).

Die Auseinandersetzung mit der Transition wird von manchen Beziehungspersonen als nicht freiwillig benannt. Der Umgang mit körperlichen Veränderungen, veränderten Bedürfnissen nach Nähe und Distanz auf partner*innenschaftlicher Ebene, und Sexualität und Begehren auf sexueller Ebene kann überfordernd wirken oder unzufrieden machen. Falls eine Hormoneinnahme stattfindet, können Libidoveränderungen (mehr oder weniger) die sexuelle Beziehung der Partner*innen beeinflussen (ebd.). Dies ist vergleichbar mit dem Effekt einer Menopause bei cis Frauen und trans und nicht-binären Menschen mit Eierstöcken, die kein Testosteron nehmen, oder der Andropause bei cis Männern.

Wichtig ist: Bei einer Transition besteht keine Schuldfrage, es bedarf daher keiner Rechtfertigung oder Erklärung, trans zu sein und/oder zu transitionieren. Besteht aufseiten einer Person ein anhaltender Groll angesichts der Entscheidung zur Transition des*der Partner*in, sollte bei einer bestehenden Paarberatung zusätzlich ein Einzelsetting für eine tiefergehende Auseinandersetzung damit in Betracht gezogen werden.

Es ist möglich, dass in einer Beziehung während der Transition zeitweise mehr Distanz spürbar ist, aber auch, dass Partner*innen sich in manchen Aspekten verbundener als vorher fühlen. Sich mit den eigenen Bedürfnissen und komplexen Gefühlen zu zeigen, die mit einer Transition einhergehen können, zeugt von Vertrauen, Ehrlichkeit und Respekt (love is respect, 2024).

5.2.2 Trans und cis Partner*innenschaften

In jedem Fall ist es sinnvoll für cis Partner*innen, sich selbstständig über Transgeschlechtlichkeit oder Nicht-Binarität zu informieren, sich mit

Freund*innen auszutauschen, andere Partner*innen von trans oder nicht-binären Personen kennenzulernen und bei Bedarf eine Angehörigenberatung oder den Besuch einer Selbsthilfegruppe in Anspruch zu nehmen. In der Einzelberatung lässt sich die Frage bearbeiten, welche Gedanken und Gefühle bisher mit dem*der Partner*in geteilt werden konnten, über welche mit anderen und über welche bis zum jetzigen Zeitpunkt mit keiner anderen Person gesprochen werden konnten (Maynard, 2019, S. 29). Hier gilt, dass alle Gefühle und Gedanken erlaubt und willkommen sind, aber um unnötige Verletzungen zu vermeiden, nicht in jeder Konstellation, z. B. in Anwesenheit des*der Partner*in oder anderen trans und nicht-binären Menschen, ungefiltert mitgeteilt werden sollten. Ist es allerdings Teil des Selbstverständnisses eines Paares, zu jedem Zeitpunkt absolut ehrlich miteinander zu kommunizieren und sich auch mit verletzenden Gedanken oder Empfindungen einander zuzumuten, kann das auch im gemeinsamen Paarberatungssetting so umgesetzt werden.

In einer Transition innerhalb einer Partner*innenschaft werden unterschiedliche Anforderungen an die jeweiligen Partner*innen gestellt, und sie machen häufig sich unterscheidende Erfahrungen. Nicht alle Dynamiken sind ihnen selbst bewusst oder bereits zu Beginn der Beratung artikulierbar. Geht es in der Paarberatung inhaltlich viel um Trennendes zwischen den Partner*innen, kann es hilfreich sein, den Fokus einmal auf verbindende Aspekte zwischen ihnen zu legen: Je nach Zeitpunkt der Beratung können das gemeinsame Hoffnungen, Wünsche, Ängste oder Sorgen sein, oder auch bereichernde Erfahrungen im Rahmen der Transition, die das Paar gestärkt haben. Wird das Mitteilen von Unsicherheiten und damit das Angenommen-Werden in der Beratung gefördert, kann das zur Folge haben, dass Nähe und Verbindung entstehen.

5.2.3 Trans und trans Partner*innenschaften – *t4t*[1]

Beziehungskonstellationen zwischen zwei oder mehr trans und/oder nicht-binären Personen können ganz unterschiedlich aussehen: Zwei nicht-binäre Personen sind in einer Beziehung, oder eine genderfluide und eine transweibliche Person. Es gibt Beziehungen bestehend aus zwei

1 *t4t* steht im Englischen wortwörtlich für *trans für trans*, also Beziehungen zwischen zwei oder mehr trans Personen.

transweiblichen oder zwei transmännlichen Personen, Partner*innenschaften zwischen einer transweiblichen und einer transmännlichen Person, und viele mehr. Auch diverse Poly-Konstellationen existieren, wie z. B. ein Polykül, das aus einer cis Person, einer genderfluiden Person und einer transmaskulinen Person besteht. Der Zeitpunkt zwischen den Coming-outs und/oder Transitionen der Partner*innen kann dabei Monate oder Jahre auseinanderliegen und die Beziehung unterschiedlich beeinflussen. Möglicherweise gibt es ein großes Erfahrungsgefälle und Entscheidungen des*der Partner*in können nicht nachvollzogen werden. Zum Beispiel, was den Umgang mit nicht-unterstützenden Familienmitgliedern angeht.

In Beziehungen zwischen zwei trans und/oder nicht-binären Personen können Vergleiche und Konkurrenzgefühle entstehen, die sich zum Beispiel auf das Erleben, die Entwicklung oder das Ergebnis von Transitionsschritten beziehen. Finn Lorenz spricht im Interview zu Coming-out-Prozessen in Kapitel 3.2 von einem Transitionsneid. Damit ist gemeint, dass unter trans oder nicht-binären Partner*innen Neid angesichts des Fortschreitens der Transition, z. B. aufgrund der unterschiedlich ausfallenden Wirkungen einer Hormontherapie, durch eine schnellere oder reibungslosere Kostenübernahme durch die Krankenversicherung einer Person oder durch verschiedene Ergebnisse der gleichen körperverändernden Maßnahme entstehen kann.

Gibt es einen unterschiedlichen Umgang mit dem trans oder nicht-binär Sein in den jeweiligen Herkunftsfamilien der Partner*innen, kann das Gefühle von Eifersucht, Neid, Verlust oder Trauer auslösen. Die*der trans oder nicht-binäre Partner*in kann aber auch eine Ressource darstellen und Unterstützung und Tipps, wie z. B. für den Umgang mit Diskriminierungserfahrungen oder die Transition bieten. Es können Erfahrungswissen, Ressourcen und Materialien, wie z. B. Tucking-Unterwäsche oder Binder, geteilt werden und es ist naheliegend, dass trans oder nicht-binäre Partner*innen die komplexen Gefühle und (belastenden) Erfahrungen ihrer transitionierenden Partner*innen mit mehr Nachsicht und Verständnis nachvollziehen können. Nach dem äußeren Coming-out zügig in der veränderten geschlechtlichen Identität anerkannt zu sein, erfolgt möglicherweise mit weniger Reibungspunkten als in anderen Partner*innenschaften. Auch gibt es die geteilte Erfahrung zwischen den Partner*innen, mit cisnormativen Vorstellungen von Körperlichkeit zu brechen, was innerhalb der Beziehung positiv erlebt werden und dadurch bestärkend wirken kann.

Andererseits ist es möglich, dass durch eine transfeindliche Diskriminierungs- oder Gewalterfahrung aufseiten einer Person eine Sekundärtraumatisierung bei dem*der anderen Partner*in entsteht, oder eine infolgedessen zunehmende antizipierte Stigmatisierung sich auch auf Partner*innen ausweitet. Vorstellbar ist auch, dass die*der trans oder nicht-binäre Partner*in durch die Beziehungsperson an eigenes dysphorisches Erleben erinnert wird oder andere anstrengende oder belastende Erfahrungen während der eigenen Transition aufgerufen werden, und die Person sich daher schwer damit tut, die Partner*inperson gut zu begleiten. Darüber hinaus ist es möglich, dass es trans oder nicht-binären Partner*innen schwerfällt, das bisherige Selbstverständnis und/oder die Außenwirkung als heterosexuelles Paar loszulassen, wenn der*die Partner*in transitioniert, und damit weniger Privilegien und normative Ruhe zu erleben.

Fühlt sich die neu transitionierende Person von dem*der Partner*in in der Entscheidung zur Transition nicht unterstützt, ist die Enttäuschung und Verletzung besonders groß, wenn es die Annahme gab, dass von Verständnis und Rücksichtnahme aufgrund der geteilten Positionierung ausgegangen werden kann. Auch eine Trennung im Rahmen einer Transition kann besonders schwerwiegen: Der bisher bestehende oder erhoffte Schutzraum einer trans-trans/t4t-Beziehung, der eine Auszeit von der cis-normativen Außenwelt geboten hat, ist nicht eingetreten, fällt weg oder belastet zusätzlich. Auch die Befürchtung, nach einer Trennung von cis Personen als potenzielle neue Partner*innen nicht begehrt zu werden und keine*n neue*n Partner*in – ob trans, nicht-binär oder cis – zu finden, kann als Herausforderung empfunden werden.

5.2.4 Mögliche Beziehungsdynamiken in Partner*innenschaften während der Transition

Die Transition kann als dritte Partner*in (oder vierte und mehr, je nach Beziehungskonstellation) betrachtet werden, die Aufmerksamkeit, Energie und Arbeit erfordert. Partner*innen von trans und nicht-binären Personen sind nicht nur Verbündete und feiern gemeinsam mit ihnen Meilensteine ihrer Transition oder auf dem CSD, sondern sind aktiver Teil des Transitionsprozesses (Green, 2017, S. 9f.). Sie erleben auch Stigmatisierungen und Mikroaggressionen, die an ihre*n trans oder nicht-binäre*n Partner*in gerichtet sind: Vor ihnen wird ihr*e trans Partner*in zum Beispiel misgendert oder sie werden nach ihrer Reaktion auf das Coming-out oder nach den Genitalien ihres*ihrer Partner*in gefragt. Auch sind sie in schwierigen Phasen dabei, beispielsweise während der belastenden Wartezeiten bei der Antragstellung für die Kostenübernahme von Transitionsleistungen.

Manchmal macht eine Partner*innenschaft ein inneres oder äußeres Coming-out und/oder eine Transition erst möglich, da sie die nötige Stabilität und das unterstützende Umfeld bietet, diesen vulnerablen und umfänglichen Prozess zu starten. Gleichzeitig besteht möglicherweise ein Druck bei dem*der nicht-transitionierenden Partner*in, während der gesamten Zeit kontinuierlich emotional stabil und verfügbar für den*die Partner*in zu sein.

Die Veränderungen, die mit einem äußeren Coming-out und/oder einer Transition einhergehen können, sind für die transitionierende Person eventuell nicht so groß wie für ihre*n Partner*in, da sie schon länger innerlich mit der Erkenntnis, trans oder nicht-binär zu sein, in Kontakt ist und darüber (Wochen, Monate oder Jahre) nachgedacht hat. Die Wahrnehmung eines Umbruchs und der Timeline, welche die Ereignisse begleitet, kann sich daher bei Partner*innen unterscheiden. Die Veränderung fühlt sich mitunter plötzlich und unterschiedlich stark an. Für die trans oder nicht-binäre Person ist gegebenenfalls ein Gefühl von »Ich bin doch der gleiche Mensch wie vorher« vordergründig, wenn der*die Partner*in die große Umstellung, die für sie mit der Transition einhergeht, ausdrückt.

Darüber hinaus steht möglicherweise die Frage im Raum: »Warum hast du es nicht früher gesagt?«, begleitet von dem Argument, dass doch vorher eine vertrauensvolle Beziehung bestanden habe, in der diese Selbsterkenntnis früher geteilt hätte werden können und sollen. Auch fühlen sich gegebenenfalls Menschen aus dem sozialen Nahumfeld in der Position, die Transition eines Familienmitglieds oder einer*eines Freund*in zu beurteilen. Eine Transition wird von anderen Menschen teilweise als Belastung und Zumutung für eine Partner*innenschaft bewertet. Die trans oder nicht-binäre Person sieht sich dann eventuell mit Vorwürfen konfrontiert, wie z. B.: »Wie kannst du das deinem*deiner Partner*in antun?« Außerdem wird den Partner*innen von Menschen in Transition von außenstehenden Menschen bisweilen ein Einfluss auf den Verlauf der Transition zugeschrieben. Ihnen werden nicht nur grenzüberschreitende Fragen zu dem Körper ihrer*ihres Partner*in, sondern auch zu der gemeinsamen Sexualität und ihrer Zufriedenheit mit vorangegangenen körperlichen Veränderungen der*des Partner*in gestellt (Günther et al., 2021).

Die Außenwahrnehmung der Beziehung verändert sich oftmals durch eine Transition. Werden Partner*innen als Paar nicht mehr wie vorher als heterosexuell wahrgenommen, geht die Transition eventuell mit einem Verlust von heterosexuellen Privilegien einher, der von Menschen unterschiedlich empfunden wird. Es kann sich unangenehm und beängstigend anfühlen, von fremden Personen erstmalig als queer und normabweichend gelesen zu werden, und mit der Sorge oder realen Erfahrung, stigmatisiert oder diskriminiert zu werden, einhergehen. Andere Personen empfinden es als erleichternd, heterosexuell gelesen zu werden und dadurch weniger aufzufallen.

Werden Paare, denen die eigene queere Identität sehr wichtig ist, im Laufe der Transition einer*eines der Partner*innen als heterosexuell wahrgenommen, kann sich das wie ein schmerzhafter Verlust eines Identitätsaspekts und der Sichtbarkeit als queeres Paar anfühlen. Die Unsichtbarkeit der gemeinsamen queeren Vergangenheit wird eventuell als Verlust der stattgefundenen Erfahrungen empfunden. Um als queer wahrgenommen und in der eigenen Identität bestätigt zu werden, braucht es dann jedes Mal ein Coming-out.

Eine Transition beeinflusst die Selbstwahrnehmung und Identität aller Partner*innen. Die sexuelle Orientierung des*der nicht-transitionierenden Partner*in wird möglicherweise von ihr selbst oder anderen infrage gestellt. Der*die nicht-transitionierende Partner*in ist auch eventuell selbst unsicher, wie die eigene sexuelle Orientierung benannt werden soll. Verändert sich diese durch die veränderte Geschlechtsidentität des*der transitionierenden trans oder nicht-binären Partner*in (Günther et al., 2021)? Wird die transitionierende Person von dem*der Partner*in nicht mehr begehrt, lässt sich in der Beratung dazu arbeiten, was genau die Veränderung der Anziehung verursacht hat oder haben soll. Auch Fragen, woran Begehren für eine Person geknüpft ist, ob und inwiefern die eigene Begehrensstruktur wirklich mit Geschlecht und/oder Körperlichkeit zusammenhängt und wie ein Umgang in der Beziehung mit einem veränderten Begehren aussehen könnte, lassen sich nachgehen.

Erweitert sich für die transitionierende Person das Begehren im Rahmen der hormonellen Transition auf Menschen anderer Geschlechtsidentitäten, kann sich auch die transitionierende Person verwirrt oder überfordert fühlen. Sie stellt sich vielleicht die Frage: Begehre ich mein Gegenüber oder will ich so sein wie mein Gegenüber?

Partner*innen in polyamourösen Konstellationen befürchten möglicherweise, dass ihr*e neu transitionierende*r Partner*in eine größere Nähe zu anderen Personen im Polykül entwickelt, die ebenfalls trans oder nicht-binär sind, und sich das Beziehungsgefüge dadurch neu sortieren wird.

Menschen, die sich unwohl mit der Transition ihres*ihrer Partner*in fühlen oder gegen die Transition sind, fordern gegebenenfalls, dass die trans oder nicht-binäre Person sich nur im Privaten verändert kleidet oder misgendern sie konstant. Dadurch binden sie Kapazitäten, die an anderer Stelle in der Transition nötig wären. Dieses Kleinhalten einer Person und ihres Transitionsprozesses kann als gewaltvolles Verhalten gewertet werden. Mehr dazu in Kapitel 5.10.

Ist der*die nicht-transitionierende Partner*in über einen längeren Zeitraum nicht unterstützend, lässt das Verständnis der*des trans oder nicht-binären Partner*in für sie in der Regel mit der Zeit nach. In der Paarberatung kann auch erstmalig auffallen, dass ein*e Partner*in Schwierigkeiten hat, den*die trans oder nicht-binäre*n Partner*in richtig zu gendern, da die Situation, in der zu dritt, hier in Anwesenheit des*der Paarberater*in, über sie gesprochen wird, im Alltag sonst selten vorkommt. Der*die Paarberater*in kann hier die Verwendung des richtigen, aktuellen Namens und/oder Pronomens modellieren. Die auf diese Weise stattfindende Spiegelung des eigenen falschen Verhaltens kann bei der misgendernden Person Scham auslösen. Bei der*dem trans oder nicht-binären Partner*in können Gefühle wie z. B. Enttäuschung, Wut oder Trauer entstehen.

Wie eine Beziehung körperlich, sexuell, emotional und psychisch funktioniert und wie sie sich anfühlt, wird sich vermutlich verändern. Auch Konflikte fühlen sich eventuell anders an. Genau wie die körperlichen und sozialen Veränderungen sich irgendwann stabilisieren werden, werden sich auch diese Veränderungen stabilisieren (Affinity, 2022). Dennoch entstehen im Laufe der Transition bei nicht-transitionierenden Partner*innen manchmal Gefühle von Trauer oder Abschied hinsichtlich des Erscheinungsbildes des*der transitionierenden Partner*in oder der bisherigen Beziehungsdynamik (Exton, 2022). Dies kann in einer Einzelberatung begleitet oder in einer Angehörigengruppe bearbeitet werden.

Auf der anderen Seite stehen trans oder nicht-binäre Partner*innen, die sich Anerkennung und Unterstützung für die Veränderungen durch die Transition wünschen und z. B. die Freude über gendereuphorische und -affirmative Momente mit Partner*innen teilen möchten. Viele Partner*innen von trans oder nicht-binären Personen beschreiben, dass ihre

Partner*innen nach dem äußeren Coming-out und/oder nach Transitionsschritten zufriedener, ausgeglichener und authentischer im Kontakt mit ihnen wirken.

Die Entscheidung einer*eines neu transitionierten Partner*in nach einer Transition, in der die Person bestärkt und stabilisiert wurde, eine Beziehung zu beenden, kann von Partner*innen als besonders verletzend empfunden werden: Sie haben mit dem*der Partner*in eine intensive Lebensphase navigiert und die Person viel unterstützt, aber werden nun (ihrem Empfinden nach) nicht mehr für den gewohnten Beziehungsalltag gebraucht oder gewollt (Günther et al., 2021).

5.2.5 Dynamiken in der Sexualität während oder nach einer Transition

In die Beratung kommen auch Paare, die Schwierigkeiten damit haben, sich sexuell während oder nach einer Transition neu zusammenzufinden, kennenzulernen und die gemeinsame Sexualität anders zu gestalten, zu erweitern oder neugierig zu erforschen. Besonders in langjährigen Partner*innenschaften, in denen Sexualität bereits zuvor als schwierig oder nicht ausreichend empfunden wurde, wird dies häufiger als Herausforderung beschrieben.

Sexuelle Interaktionen mit Berührung bestehen in Anlehnung an Betty Martin (2021) zumeist aus einem Stimulus, einem Fokus und einer Bedeutungsebene. Die Bedeutungsebene kann sich nach der Transition trotz ähnlicher oder gleicher Handlung verschieben. Ein vorher genutzter Stimulus kann sich auch als nicht mehr passend und erwünscht herausstellen. Ebenso verändern kann sich die Bezeichnung der sexuellen Handlung oder wer darin als aktiv und wer als rezeptiv wahrgenommen wird oder sich selbst so empfindet.

Lernen sich Menschen kennen, nachdem eine der Personen transitioniert hat, gibt es im sexuellen Kontakt möglicherweise Berührungsängste und Scham aufseiten der nicht-transitionierten Person, die sich darin zeigen, dass dem Körper der trans oder nicht-binären Person weniger offen oder experimentierfreudig begegnet wird. Wird nicht ausreichend über das kommuniziert, was von der sexuellen Begegnung erwartet wird oder in der sexuellen Begegnung stattfinden soll, kann es passieren, dass Berührungen dysphorisches Erleben auslösen. Manchmal entsteht eine sexuelle Dynamik, in der eine cis Person unsicher ist, weil sie nicht weiß, wie sie sich dem Körper der trans oder nicht-binären Person nähern soll, was die trans oder nicht-binäre Person frustriert.

Einige trans oder nicht-binäre Personen erleben sich beim erstmaligen oder neuen sexuellen Ausprobieren als angespannt und empfinden diese Anspannung als vergleichbar mit Stress-, Überforderungs- und/oder Aufregungsgefühlen wie in früheren Lebensphasen (z. B. als sie anfing, sexuell aktiv zu sein). Dies kann nicht nur trans oder nicht-binäre Personen so gehen, die sexuell mit anderen Personen in Kontakt kommen, sondern auch für cis Personen gelten, die trans oder nicht-binäre Menschen daten.

Hat eine Person bisher in cis-hetero-Konstellationen gedatet und ist jetzt in einer sexuellen und/oder romantischen Beziehung mit einer trans oder nicht-binären Person, werden bisherige sexuelle Verhaltensmuster nun gegebenenfalls unter einer queeren Perspektive reflektiert. Bei allen Beteiligten kann der Eindruck entstehen, dass bisherige cis-heteronormative oder cis-homonormative sexuelle Skripte für die Sexualität miteinander hinterfragt werden müssen, da die Konstellation an beteiligten Körpern, Geschlechtsidentitäten und/oder sexuellen Orientierungen anders ist als zuvor gewohnt. Hier werden auch manche Menschen, die jahre- oder jahrzehntelange sexuelle Erfahrung haben, unsicher, wie sie sich dem unbekannten Körper sexuell nähern können. Vor allem cis Personen, die sich in Begegnungen mit anderen cis Personen bisher als sexuell kompetent erlebt haben, stellen ihre Kompetenz nun infrage und kommen mit Unsicherheiten und Ängsten in Kontakt, die gegebenenfalls lange kein Teil ihres sexuellen Lebens waren. Andere beschreiben in der Veränderung ein aktives Wechseln aus queeren in heterosexuelle sexuelle Skripte oder eine Konfrontation mit neu aufkommenden Fragen, wie z. B. wer die sexuelle Interaktion initiiert.

5.2.6 Hinweise für Berater*innen

Berater*innen sollten für sich reflektieren, welche Normativitäten sie im Sprechen über geschlechtliche und sexuelle Verhaltensnormen in Beziehungen anlegen. Wird eine Beziehung erstmal als heterosexuell von außen gelesen, reicht es nicht aus, anzunehmen, ein heteronormativer Bezugsrahmen gäbe ausreichend Orientierung und Sicherheit für das Beziehungsgefüge, sobald die transitionierende Person in der neuen sozialen

Rolle angekommen sei und die Paarbeziehung sich in gesellschaftlichen Normen einfügt.

Die Beziehungsdynamiken, mit denen Menschen in Beratung kommen, sollten versprachlicht und dadurch entselbstverständlicht werden. Unter der Bezugnahme von sexuellen Orientierungen und Geschlechtsidentitäten, mit denen Partner*innen sich in vergangenen Beziehungen oder bis zum jetzigen Zeitpunkt identifiziert haben, können Bezugsrahmen, auf die Klient*innen sich in ihrer Problembeschreibung beziehen, verdeutlicht und unterschiedliche Erfahrungen benannt werden, z. B.: »Sie haben lange in einer lesbischen Partnerinnenschaft gelebt und ihre jetzige Partner*in lange in einer heterosexuellen Partner*innenschaft, das bedeutet …«.

Die eigene (bewusste oder unbewusste) Parteilichkeit mit Partner*innen im Beratungssetting sollte ebenfalls reflektiert werden. Dies gilt sowohl für cis Berater*innen als auch für trans oder nicht-binäre Berater*innen, die mit trans-cis- oder trans-trans-Paaren oder Einzelpersonen arbeiten.

Die persönlichen partner*innenschaftlichen Erfahrungen, zum Beispiel mit trans oder nicht-binären Personen in Partner*innenschaften gewesen zu sein oder als trans oder nicht-binäre Person mit einer cis Person in Beziehung zu sein, sollten nicht auf die zu beratenen Personen übertragen oder generalisiert werden.

Berater*innen können leider nicht davon ausgehen, dass alle Partner*innen – unabhängig von ihrer politischen Haltung – allumfassend unterstützend sind. Gleichzeitig kann nicht davon ausgegangen werden, dass sich alle trans oder nicht-binären Personen von ihren (nicht vollständig) unterstützenden Partner*innen trennen möchten. Der*die Berater*in kann hier z. B. dabei helfen herauszuarbeiten, welches Verhalten als unterstützend empfunden wird oder werden würde, welches Verhalten akzeptabel ist und an welche Verhaltensweisen es Veränderungswünsche gibt.

Literatur

Affinity (2022). Couples with a Partner Who is Transitioning. https://affinitypsych.com/couples-with-a-partner-who-is-transitioning/

Cooper, A. J. (2017). Powering Through a Relationship in Transition. https://medium.com/s/power-moves/relationships-in-transition-ff0269775aff

Exton, R. (2022). Navigating Your Transition While in a Relationship. https://weareher.com/transitioning-in-a-relationship/

Green, J. (2017). *The Trans Partner Handbook. A Guide for When Your Partner Transitions.* Jessica Kingsley Publishers.
Günther, M., Teren, K. & Wolf, G. F. (2021). *Psychotherapeutische Arbeit mit trans* Personen. Handbuch für die Gesundheitsversorgung* (2. Aufl.). Ernst Reinhardt.
love is respect (2024). Supporting your partner through transition. https://www.loveisrespect.org/resources/supporting-your-partner-through-transition/
Martin, B. (2021). *The Art of Receiving and Giving: The Wheel of Consent.* Luminare.
Maynard, D. M. (2019). *The Reflective Workbook for Partners of Transgender People. Your Transition as Your Partner Transitions.* Jessica Kingsley Publishers.

Biografische Notiz

Jana Haskamp (sie/ihr), M. A. Angewandte Sexualwissenschaft, arbeitet als systemische Therapeutin (SG) und Beraterin mit queeren, trans und nicht-binären Einzelpersonen und Paaren in Berlin-Neukölln. In der therapeutischen und beraterischen Arbeit verbindet sie systemische, psychodynamische und emotionsfokussierte Ansätze. Als Bildungsreferentin und Sexualpädagogin arbeitet sie mit Multiplikator*innen zu Verschränkungen von lsbtiq+ Lebensweisen, Verbündetenschaft, Queerfeindlichkeit, Antifeminismus, Sexualität, sexualisierter Gewalt und zu queersensibler Beratung und Therapie. Als Bildungsreferentin ist sie auch für Dissens – Institut für Bildung und Forschung e.V. tätig. Beruflich und privat interessiert sie sich für lesbische und queere Bewegungsgeschichte, queere Elternschaft, Beziehungssexualität und -gestaltung, Bindungs- und Traumatheorien, Therapie-Verfahren und Biografien von anderen Klassenübergänger*innen. Website: https://www.janahaskamp.de und E-Mail: janahaskamp@posteo.de

Alexander Hahne (er/ihm), M. A. Medientechnik, ist Referent für Sexuelle Gesundheit mit dem Schwerpunkt trans und nicht-binäre Menschen, Sexualpädagoge (gsp), Sexological Bodyworker (ISB), Systemischer Sexualtherapeut (IGST), Tänzer, trans und pleasure Aktivist. Mit seiner Arbeit leistet er für Erwachsene einen praxisbezogenen Beitrag zum Erleben des eigenen Körpers, zur Auseinandersetzung mit der eigenen Sexualität sowie der Möglichkeit Zugänge zum lustvollen Potenzial freizulegen und auszuprobieren. Die körperpraktische sexuelle Bildung mit Erwachsenen steht dabei im Vordergrund. Ihm ist es eine Herzensangelegenheit, sexuelle Lernprozesse zu begleiten und Räume zum Erleben zu öffnen und halten. Sich Zeit nehmen zum Spüren. Website: https://www.alexanderhahne.com und E-Mail: Kontakt@alexanderhahne.com

5.3 Beziehungs- und Familienformen rund um Nicht-Binarität und Transgeschlechtlichkeit

Daniel Masch

In einer Gesellschaft, die noch immer von cis-heteronormativen Vorstellungen dominiert wird, sind queere Beziehungs- und Familienformen oft unterrepräsentiert und mit verschiedensten Vorurteilen konfrontiert. Trans und nicht-binäre Menschen werden oft als Provokation gegenüber traditionellen Vorstellungen erlebt. Um die Vielfalt menschlicher Beziehungs- und Familienformen sichtbar zu machen, Schubladendenken aufzulösen und Selbstverständnis zu fördern, müssen die Chancen und Gewinne individueller Beziehungs- und Familienformen erfahrbar gemacht werden. Dafür braucht es Informationen, Unterstützung und Vorbilder.

5.3.1 Vielfalt der Beziehungsformen

Neben Heterosexualität und Monogamie leben Menschen mit unterschiedlichsten Sexualitäten auch in nicht-monogamen Beziehungsformen wie Polyamorie, offenen Beziehungen oder Beziehungsanarchie. Diese Modelle ermöglichen es den Beteiligten, ihre Beziehungen nach eigenen Bedürfnissen und Wünschen zu gestalten. Wenn sich Menschen bereits intensiver mit ihrer individuellen Geschlechtsidentität auseinandergesetzt haben, besteht meist ein besseres Verständnis der eigenen Beziehungsrollen und zu deren Bedürfnissen. Wer sich freigemacht hat von cis-normativen Wertvorstellungen, kann in der Folge auch die eigenen Beziehungsbedürfnisse bewusster erkennen und co-kreativ mit Partner*innen erfüllen.

Die Vielfalt möglicher Beziehungsformen wird zusätzlich auch immer durch die Begegnung von Menschen beeinflusst. Intimität kann auf unterschiedlichsten Wegen entstehen und sich teilweise aus freund*innenschaftlichen Beziehungen oder bis dahin rein körperlichen Sexdates entwickeln.

Wichtig ist an dieser Stelle zu benennen, dass nicht alle Menschen in romantischen und/oder sexuellen Beziehungen leben möchten. Auch Lebensweisen aus dem Ace-Spektrum können für Menschen erfüllend und abseits der allosexuellen Norm empowernd sein (Kroschel & Baumgart, 2022).

Die Erfahrungen von trans und nicht-binären Personen in verschiedenen Beziehungsmodellen sind vielfältig. Oft haben sie schon vor ihrem gesellschaftlichen Coming-out Beziehungen gelebt und sind in Beziehungen. Für cis Partner*innen kann eine Transition der*des Partner*in neue Aspekte der Beziehung sichtbar machen, Barrieren abbauen und neue sexuelle Erfahrungen ermöglichen. Viele Transitionierende berichten von der Befreiung, die mit der Möglichkeit einhergeht, Beziehungen außerhalb konventioneller Normen zu leben. Andere erleben Herausforderungen wie die Konfrontation mit gesellschaftlichen Vorurteilen und mangelnder Akzeptanz. Wenn bereits die Geschlechtsidentität im Umfeld als Ausgrenzungsgrund gilt, kann durch alternative Beziehungsmodelle zusätzlich Unverständnis und Diskriminierung drohen.

Da viele Menschen außerhalb der Heteronormativität unter Minoritätenstress und daraus resultierenden Gesundheitsrisiken leiden (u. a. Hatzenbuehler, 2009), sind konstruktive, liebevolle Beziehungen besonders wichtig für Lebensfreude und Gesundheit. Dies zeigt beispielsweise eine seit 1938 laufende Langzeitstudie der Harvard Universität. Forscher*innen konnten zeigen, dass enge und qualitativ hochwertige Beziehungen nicht nur das empfundene Glück, sondern auch die körperliche Gesundheit positiv beeinflussen. Enge Beziehungen sind dabei ein besserer Indikator für ein langes und gesundes Leben als sozioökonomischer Status, IQ oder sogar genetische Faktoren (Waldinger & Schulz, 2023).

Ein weiterer entscheidender Gewinn von stabilen und liebevollen Beziehungen ist, dass trans und nicht-binäre Menschen ihre Identität sicherer ausleben und sich darin gestärkt fühlen können. Oft bedarf es eines besonders geschützten und vertrauten Rahmens, wenn Menschen ihre Dysphorie überwinden und anderen nahekommen wollen. Wenn sich beispielsweise eine nicht-binäre Person in ihrer Sexualität als kongruent zu ihrer Geschlechtsidentität erleben möchte, fehlt es meist an guten Modellen oder Vorbildern in der direkten Lebenswelt. Der nicht-binäre Mensch ist dadurch frei, die eigenen Verhaltensweisen rund um Sexualität, Rollenverständnis und Praktiken zu entwickeln. Das kann empowernd und spielerisch passieren und fällt im Wechselspiel mit vertrauten Personen meist leichter. Empfinde ich bestimmte Praktiken, Positionen oder

Rollen als maskulin oder feminin konnotiert? Welche davon gehören für mich in meine Sexualität? Wie möchte ich diese Anteile leben und was wünsche ich mir von meinem Gegenüber? Dabei spielt auch das individuelle Tempo beim Aufbau von Intimität eine wichtige Rolle: So kann es für einzelne hilfreich sein, zunächst längere Zeit Körperkontakt zu anderen zu haben, ohne direkt sexuell aktiv zu sein. Andere wünschen sich spezielle Settings wie queere BDSM-Veranstaltungen oder angeleitete Workshop-Situationen, um Unsicherheiten zu überwinden und neue Erfahrungen zu machen.

In der Paar-/Beziehungsberatung wird immer wieder deutlich, wie elementar Kommunikation, Transparenz und gegenseitige Rücksichtnahme auf individuelle Grenzen und Bedürfnisse sind. Für viele Beziehungs- und sexuelle Bedürfnisse ist entscheidend, dass die Beteiligten die individuelle Freiheit und Selbstbestimmung ihrer Beziehungspersonen respektieren und keine Besitzansprüche oder hierarchische Vorstellungen zum Maßstab machen. Offene Kommunikation und einvernehmliche (konsensuale) Praktiken sind dabei besonders entscheidend. Immer wieder müssen das eigene Erleben und die Bedürfnisse der Beteiligten miteinander in Bezug gesetzt werden. Die Gespräche sollten wohlwollend und ergebnisoffen geführt werden, damit alle Partner*innen sich gehört fühlen. Absprachen für beispielsweise eine offene Beziehungsgestaltung in monogamen Paarbeziehungen sind sehr persönlich und müssen den Bedürfnissen aller angepasst werden. Es könnte eine Zeit lang gut sein, nicht von den Aktivitäten der Partner*innenperson zu wissen, und sich dann plötzlich doch wichtig anfühlen, dass über die gewesenen und zukünftigen (Sex-)Dates gesprochen wird. In der Beratung können solche Absprachen reflektiert und an die aktuelle Bedürfnislage der Beteiligten angepasst werden. Wenn alle Beteiligten auf ihre eigenen Grenzen achten und gut im Kontakt sind, lassen sich verschiedene Beziehungsmodelle liebevoll und lustvoll verwirklichen.

Da den allermeisten Menschen in unserer Gesellschaft jedoch kaum Rollenvorbilder für solche Verhaltensweisen und Beziehungsformen zur Verfügung stehen, müssen sie gemeinsam eigene Wege, Grenzen und Ziele erproben. Richtig ist dann, was sich für die involvierten Partner*innen stimmig anfühlt.

Sich in einer Partner*innenschaft geliebt und akzeptiert zu fühlen, ist eine konstruktive Grundlage für trans und nicht-binäre Menschen zu mehr Körperpositivität und Selbstakzeptanz. So können funktionierende Beziehungen auch der Geschlechtsdysphorie entgegenwirken. Je nach Grad des Inkongruenzerlebens mit dem eigenen Körper braucht es jedoch Zeit und Geduld, um sich auf sexuelle Bedürfnisse und eigene wie fremde Körperlichkeit einzustellen. Es kann für alle Beteiligten herausfordernd sein, das Tempo dem tagesaktuellen Dysphorie-Niveau passend zu justieren. So kann es an einem Tag für einen trans Mann lustvoll sein, die Partnerin mit einem Strap-on zu penetrieren, während zwei Tage später der bloße Anblick des Toys zu einem schmerzlichen Gefühl von Mangel und Inkongruenz führt. Für cis Personen bleiben die inhärente Scham und die sich daraus ergebene Selbstablehnung in dysphorischen Phasen oft schwer nachvollziehbar. Die cis Partnerin hat sich möglicherweise gerade auf den Strap-on eingelassen und ihn als Teil ihres Partners integriert. Nun erlebt er wieder starke Unsicherheit und geht scheinbar einen Schritt zurück. Um miteinander in Kontakt zu bleiben, sind Strategien wie gemeinsame Aktivitäten, Entspannung, allgemeine Nähe oder individuelle Lösungswege hilfreich. Ziel der Prozesse sollte sein, gemeinsame Wege zu finden, die Barrieren, die sich aus der Dysphorie ergeben, nicht als Blockaden innerhalb der Beziehung wirken zu lassen. Aufgabe der Paarberatung könnte dann sein, für Transparenz bei Bedürfnissen zu sorgen und dabei die liebevolle Zugewandtheit der Beteiligten untereinander zu stärken.

Selbstakzeptanz und Freude an der fortschreitenden Transition können also trans und nicht-binären Menschen Mut machen, die eigene und auch die gemeinsame Sexualität zu erforschen. Je nach vorhandenen Körpermerkmalen können dabei unterschiedliche Praktiken ausprobiert und als Auslöser für Geschlechtseuphorie oder -dysphorie erlebt werden. Außerhalb der gesellschaftlichen Normvorstellungen dürfen Menschen eigene Wege gehen. Dabei gilt für die Beteiligten, dass es kein Falsch gibt, solange alle einwilligungsfähig und einverstanden sind. Hierbei hilft eine gemeinsame Fehlerkultur, die durch Achtsamkeit und Miteinander-präsent-sein-Können gestärkt wird. Auch dieser Teil der gegenseitigen Akzeptanz benötigt Zeit und kann als bestärkend und heilsam erlebt werden.

5.3.2 Familienformen rund um Trans und Nicht-Binärität

Als Regenbogenfamilien gelten all jene Familienformen, in denen Kinder von gleichgeschlechtlichen und/oder trans/nicht-binären Eltern großgezogen werden, bis hin zu Patchworkfamilien und Wahlverwandtschaften, die nicht durch biologische, sondern durch emotionale Bindungen definiert sind. Familien also, »in denen mindestens ein Elternteil lesbisch, schwul, bisexuell transgeschlechtlich beziehungsweise intergeschlechtlich und/oder nichtbinär ist« (Familienportal des Bundes, 2024, o. S.).

Manche trans und queere Menschen leben ein freund*innenschaftszentriertes Leben und/oder verstehen ihre engen Freund*innen als Wahlfamilie. Die Neudefinition dessen, was unter Familie verstanden wird und wie Familie gelebt wird, hat eine lange queere Geschichte.[1]

Nicht alle trans und nicht-binären Menschen haben den Wunsch, in ihren Beziehungen oder als Alleinerziehende Kinder zu bekommen, aufzunehmen oder mit zu begleiten. Doch obwohl sich überholte Vorstellungen immer noch halten, dass Geschlechtervielfalt mit Elternschaft unvereinbar sei, sind viele bereits Eltern oder streben danach, es zu werden. 2011 entschied das Bundesverfassungsgericht, dass trans Personen nicht länger eine sterilisierende Operation durchlaufen müssen, um eine offizielle Namens- und Personenstandänderung erwirken zu können (BverfG 2011). Auch viele Jahre nach der Abschaffung dieser »Sterilisationspflicht« gemäß dem ursprünglichen Transsexuellengesetz (TSG) von 1980 befinden wir uns weiterhin eher am Anfang, was Akzeptanz und Selbstverständlichkeit für geschlechtervielfältige Elternschaft angeht. Oft braucht es noch viele Gespräche, um die Vielfalt von Familienmodellen von trans und nicht-binären Bezugspersonen anzuerkennen und zu verstehen. Dabei ist die Elternschaft von transitionierenden Personen meist eine sehr informierte Entscheidung und wird gewollt forciert. Somit entstehen oft Wunschkinder als bewusste Lebensentscheidung.

Auf diese Weise können trans Männer Kinder zur Welt bringen, trans Frauen als Mütter ihre Kinder (bei)stillen und auch nicht-binäre Menschen Eltern werden. Je nach Beziehungsform(en) der Eltern, entstehen vielfältige Familien mit unterschiedlichen Verantwortlichkeiten und Lebensrealitäten. Das Lebensziel der Elternschaft erweitert sich auf Kinder mit festen Bezugspersonen, die auf unterschiedliche Weisen für die Kinder

1 Ein Beispiel hierfür sind die queeren und trans BIPoC Communitys der Ballroom-Szene in den USA. Die als »Houses« bezeichneten Gruppen, denen die Teilnehmer*innen der Voguing-/Ballroom-Szene der 1970er und -80er Jahre angehörten, fungierten als erweiterte soziale Familie. Die sogenannte »Mother« des Hauses fungierte als soziale Adoptivmutter für queere und trans Personen, die in vielen Fällen von ihren Herkunftsfamilien abgelehnt wurden (https://outhistory.org/exhibits/show/tgi-bios/willi-ninja).

sorgen. Nicht immer sind die Erwachsenen automatisch auch in einer gemeinsamen Beziehung. Oft finden Menschen Verbündete, mit denen eine biologische Elternschaft möglich wird, und entscheiden, wer in welcher Position als Elternteil eingetragen und gesellschaftlich sichtbar werden soll. Beispielsweise könnte ein schwules Pärchen, bei denen einer cis und einer trans ist, gemeinsam ein Kind haben oder einem lesbischen trans Pärchen Samenzellen spenden, damit das entstandene Kind mit gleich vier Elternteilen aufwachsen kann.

Je nach Form der Elternschaft kann es zu Diskriminierung und Hierarchisierung der Familie und/oder der Eltern kommen: Elternschaft muss unterschieden werden in biologische Elternschaft mit direkter Verwandtschaft und meist deutlich mehr Rechten, erworbene rechtliche Elternschaft mit Sorge-, Umgangs- und Erbrecht und die soziale Elternschaft. Letztere beinhaltet biologisch nicht oder weiter entfernte Verwandte, die praktische Erziehungsverantwortung übernehmen. Wenn sie nicht zugleich auch rechtliche Eltern sind, müssen sie für ein Umgangsrecht eine »sozial-familiäre Beziehung« zum Kind nachweisen. Wenn sie mit einem biologischen Elternteil verheiratet oder verpartnert sind, fällt ihnen das »kleine Sorgerecht/Notsorgerecht für Angelegenheiten des täglichen Lebens bzw. bei Gefahr zu (§ 1687b BGB)« (Bundesverband Trans*, 2021, o. S.). Für Regenbogenfamilien können diese Unterscheidungen zu alltäglichen Herausforderungen werden, wenn beispielsweise der gebärende Vater als »Mutter« mit dem mittlerweile abgelegten weiblichen Vornamen in der Geburtsurkunde des Kindes geführt werden muss oder ein lesbisches Paar sich mit einem schwulen Paar zusammentut, um per Samenspende ein Kind zu zeugen. Oft sind Behörden und andere formelle Entscheidungsinstanzen nicht ausreichend informiert und daraus ergibt sich neben Fehlentscheidungen auch immer die Tendenz zu unsensiblen und diskriminierenden Situationen. Ein typischer Fall ist die Fehleintragung des gebärenden Elternteils als »Mutter« unter dem möglicherweise längst abgelegten und offiziell geänderten Vornamen und Personenstand. Tatsächlich könnten eine nicht-binäre Elternperson oder ein transmännlicher Vater ebenfalls als schwangere und gebärende Elternteile infrage kommen. Beispielsweise könnte der falsch eingetragene trans Vater unter anderem Probleme bei der Ausreise mit seinem Kind aus Deutschland bekommen, bei Elternpaaren kann es schwierig werden, Umgangsrechte und Sorgerecht zu arrangieren. Gleiches gilt für Patchwork-Familien mit möglicherweise unterschiedlichen Übereinkünften in Sorge- und Aufenthaltsrecht und Konstellationen mit Co-Elternschaft, in denen einzelne Bezugspersonen keinen biologischen Verwandtschaftsgrad nachweisen können. Kinder leben in vielen Familienformen glücklich und werden geliebt. Bei Verunsicherung der Beteiligten kann in der Beratung deutlich gemacht werden, dass vor allem die liebevolle Zugewandtheit und autonomiefördernde Unterstützung entscheidend ist, dass Kinder zu glücklichen und kompetenten Erwachsenen werden (Olson et al., 2016).

5.3.3 Erfahrungen trans und nicht-binärer Eltern

Die meisten Familien, denen trans und nicht-binäre Eltern und Kinder begegnen werden, entsprechen heterosexuellen monogamen Familienmodellen. Von dieser Norm werden wiederum die meisten Mitmenschen ausgehen, wenn sie auf Regenbogenfamilien treffen. Es kann herausfordernd sein, auf Spielplätzen wiederholt gefragt zu werden, »wie das mit dem Kinderkriegen bei ihnen ging« oder »wer die richtige Mutter/der echte Vater« des Kindes ist. Kommt beispielsweise ein schwules Elternpaar aus einem cis und einem trans Mann mit anderen Eltern ins Gespräch, wird häufig schon nach Kurzem gefragt: »Und woher habt ihr euer Kind?« Dies ist keine absichtliche Diskriminierung, vielmehr eine unsensible Mikroaggression, die je nach Sichtbarkeit und Gesprächsbereitschaft bei einem Spielplatzbesuch auch mehrmals von verschiedenen Eltern kommen kann. Wenn der trans Mann in diesem Fall auch der gebärende Elternteil gewesen ist, hat er an dieser Stelle die Wahl zwischen Coming-out (z. B. »Ich habe Körpermerkmale, mit denen ich ein Kind austragen und bekommen kann.«), lügen (z. B. »Wir hatten ein Arrangement mit einem lesbischen Pärchen.«) oder indirekten Aussagen (z. B. »Naja, heutzutage hat man schon recht viele Wege, Kinder zu bekommen.«). Wenn die Frage von Menschen gestellt wird, denen man aufgrund von Abhängigkeiten oder Aspekten wie Sympathie nicht vor den Kopf stoßen möchte, können solche Situationen sehr belastend sein. Die Beteiligten sollten sich gemeinsame Vorgehensweisen überlegen, wie sich beispielsweise der cis Partner verhalten sollte, um den Partner nicht fremd zu outen. In der Paarberatung kann unterstützt werden, indem die Beteiligten zunächst ihre Bedürfnisse für solche Situationen reflektieren und das zukünftige Handeln gemeinsam danach planen. Wichtig ist, dass authentische Verhaltensalternativen bereitstehen, wenn von außen Fragen nach der Beziehung oder möglicher Elternschaft gestellt werden.

Gleichzeitig erleben viele nicht-binäre und trans Menschen es als sehr stärkend, dass sie über viele verschiedene Wege Eltern werden können. Hilfreich sind hierbei individuelle Resilienz und ein stützendes soziales Netzwerk. Dennoch zeigt sich, dass durch rechtliche Hürden und gesellschaftliche Stigmatisierung viele Wege noch immer nicht chancengleich sind. Die Adoption beispielsweise gestaltet sich häufig deutlich schwieriger als die biologische Empfängnis. Wer nicht über alle erforderlichen Bestandteile einer herkömmlichen Empfängnis verfügen kann, muss häufig beachtliche Ressourcen wie finanzielle Mittel, Zeit und Kraft investieren, um Eltern zu werden.

Deutliche Vorteile bestehen darin, neue Formen des Zusammenlebens zu erkunden und Kinder in einem Umfeld von Vielfalt und Toleranz großzuziehen. Queere Familien bieten oft einen sicheren Raum für Kinder, um sich selbst und ihre Identität frei zu entwickeln. So zeigen Riskind und Tornello in ihrer 2022 publizierten Studie, dass trans Eltern häufig zögern, die Geschlechtsidentität ihrer Kinder frühzeitig zu labeln, was den Kindern die Möglichkeit gibt, ihre eigene Identität in einem unterstützenden Umfeld zu erkunden. Diese Herangehensweise kann dazu führen, dass die Kinder ein besseres Verständnis und eine stärkere Selbstwahrnehmung ihrer eigenen Identität entwickeln.

5.3.4 Wichtige Erkenntnisse

Dieser Beitrag beleuchtet die Vielfalt von Beziehungs- und Familienformen von trans und nicht-binären Menschen und zeigt, dass sie häufig traditionelle Normen herausfordern und neue, erfüllende Wege beschreiten. Für Berater*innen ergeben sich verschiedene Handlungsfelder:

- Die Neugestaltung von Beziehungs- und Familienmodellen beginnt mit der Reflexion und Dekonstruktion traditioneller und eigener Normvorstellungen. Berater*innen können sich selbst hinterfragen und auch ihre Kommunikation nach außen (Website, Handouts ...) prüfen.
- Familie ist ein dynamisches Konzept, das weit über biologische Verbindungen hinausgeht. Sie kann durch Wahlverwandtschaften, emotionale Bindungen und gemeinsame Werte definiert werden. In der

Beratung können gegenseitige Achtsamkeit und Kommunikation der eigenen Grenzen und Bedürfnisse eingeübt werden.

- Autonomie und Selbstsicherheit lassen sich fördern, indem traditionelle Vorstellungen von Beziehungen und Familienstrukturen hinterfragt werden, um selbstbestimmte Formen des Zusammenlebens zu entwickeln. Dies kann auch durch den Austausch mit anderen und durch das Sammeln eigener Erfahrungen geschehen.
- Rechtliche Aspekte, gesellschaftliche Akzeptanz und die Bedürfnisse aller Familienmitglieder müssen berücksichtigt werden. Informationen und Ressourcen zu Themen wie Adoption, Familienrecht und Unterstützungsnetzwerke sind essenziell. Berater*innen können affirmative Beratungsstellen ihrer Region kennen und passendes Informationsmaterial bereitlegen.
- Eine Familie zu werden erfordert Kommunikation, Verständnis und das Setzen gemeinsamer Ziele. Gendervielfältige Personen und ihre Partner*innen können durch bewusste Entscheidungen und gegenseitige Unterstützung stabile Familienstrukturen schaffen.

Literatur

Bundesverband Trans* (Hrsg.). (2021). Trans* mit Kind! Tipps für trans* und nicht-binäre Personen mit Kind(ern) oder Kinderwunsch. Hinkelstein-Druck. https://www.bundesverband-trans.de/wp-content/uploads/2021/12/BroschuereDigital_LowRes_Trans-mit-Kind.pdf

BverfG (2011). Beschluss des Ersten Senats vom 11. Januar 2011 – 1 BvR 3295/07 – Rn. (1–82).

Ellis, S.A., Wojnar, D.M. & Pettinato, M. (2014). Conception, Pregnancy, and Birth Experiences of Male and Gender Variant Gestational Parents: It's How We Could Have a Family. *Journal of Midwifery & Women's Health, 60*(1), 62–69.

Familienportal des Bundes (2024). Was sind Regenbogenfamilien? https://familienportal.de/familienportal/lebenslagen/regenbogenfamilien/was-sind-regenbogenfamilien-133148 (04.03.2025).

Hatzenbuehler, M.L. (2009). How does sexual minority stigma »get under the skin«? A psychological mediation framework. *Psychological Bulletin, 135*(5), 707–730.

Kroschel, K. & Baumgart, A. (2022). *(un)sichtbar gemacht Perspektiven auf Aromantik und Asexualität.* edition assemblage.

Olson, K.R., Durwood, L., DeMeules, M. & McLaughlin, K.A. (2016). Mental Health of Transgender Children Who Are Supported in Their Identities. *Pediatrics, 137*(3), e20153223.

Riskind, R.G. & Tornello, S.L. (2022). »I think it's too early to know«: Gender identity labels and gender expression of young children with nonbinary or binary transgender parents. *Frontiers in Psychology, 13*, 916088.

Waldinger, R. & Schulz, M. (2023). *The Good Life: Lessons from the World's Longest Study on Happiness*. Rider.

Biografische Notiz

Daniel Masch, Dr., ist transaktionsanalytischer Berater und Supervisor (CTA-C). Er gründete 2014 die Beratungsstelle Trans*LG und begleitet seither Menschen bei Fragen rund um Transition und Geschlechtervielfalt. Als Leiter des Ilmenau Instituts lehrt und forscht er unter anderem an der Leuphana Universität in Lüneburg und in Kooperation mit verschiedenen Organisationen wie dem Bundesverband Trans*, der Deutschen Aidshilfe, der Deutschen Gesellschaft für Transaktionsanalyse und dem Fürstenberg Institut. Besondere Schwerpunkte in seinen Angeboten liegen bei Geschlechtervielfalt, Resilienz, Kommunikation und Persönlichkeitsentwicklung. Kontakt: https://www.ilmenau-institut.de und Daniel-Masch@gmx.de

5.4 Reflexionsfragen zu Nicht-Monogamie und Polyamorie in der Beziehungsberatung

Cornelia Jönsson

Mit einer Einleitung von Jana Haskamp

Die folgende Einleitung zu den Reflexionsfragen für die Beziehungsberatung von der systemischen Beraterin Cornelia Jönsson führt inhaltlich in die Themen Nicht-Monogamie und Polyamorie ein, stellt das Konzept der Mononormativität vor und nimmt Bezug auf wissenschaftliche Perspektiven und Verortungen von Polyamorie. Der darin erwähnte Wechsel in neue Werte- und Denksysteme, der von Praktizierenden nicht-monogamer Beziehungsformen mit der Aufnahme eines nicht-monogamen Lebensstils beschrieben wird, findet sich im Anschluss daran in den Fragen wieder.

Nicht-monogame Beziehungsformen wie offene Beziehungen, Polyamorie oder Beziehungsanarchie sind Formen der Beziehungsgestaltung, die auf Einvernehmlichkeit, Ehrlichkeit, Transparenz, Kommunikation, Aushandlung, nicht-besitzergreifendem Verhalten und, in vielen Fällen, Zeitmanagement basieren (Günther et al., 2021, S. 139f.). Sie werden als Lebensweise, Beziehungspraktik oder -konzept, Philosophie, Theorie, romantische Orientierung oder Identität definiert. Marianne Pieper und Robin Bauer benennen die machtvolle Struktur, die nicht-monogame Beziehungsformen als Abweichungen der monogamen Norm benennt, als »Mono-Normativität« (Pieper & Bauer, 2005). Aspekte einer mononormativen Kultur seien beispielsweise die Äußerung von moralisierenden Vorurteilen gegenüber polyamor lebenden Menschen oder die Sanktionierung des nicht-monogamen Verhaltens vor allem weiblich gelesener Akteur*innen (ebd.). Pieper und Bauer nennen als Folgen einer mononormativen Sozialisation die gesellschaftliche Sicht auf den lebenslangen Fortbestand einer Beziehung als dessen einziges Ziel, anstelle der Wertschätzung der darin gemachten Erfahrungen, sowie mononormativ strukturierte Gefühle wie Eifersucht, Verlustängste, Konkurrenz- und Neidgefühle und Bedrohungen des Selbstwertgefühls (ebd.).

In *Praktiken der Polyamorie. Über offene Beziehungen, intime Netzwerke und den Wandel emotionaler Stile* (2012) schreibt Karoline Boehm, dass sich in polyamoren Lebensweisen Muster beziehungskonstituierender Handlungen wie Streben nach einer Identifikation mit der Lebensform, Prozesse der Aushandlung und eine Spezialisierung von Interessen und Distinktionen abbilden lassen. Die Autorin bezeichnet diese Praktiken des Beziehungs-Führens und Intimität-Herstellens als performativen Akt des *doing intimacy* und *doing polyamory* (Boehm, 2012). Die bisherigen (beziehungs-)biografischen Erfahrungen von polyamourösen Menschen seien prägend für ihre Handlungsmuster und würden im Prozess des Polyamor-Werdens, welcher das Erlangen von szenespezifischem Wissen und Erfahrungen beinhalte, umgedeutet, hinterfragt oder verworfen (ebd.). Das Erkennen der eigenen Begehrensstruktur und Polyamor-Werdens von Menschen in nicht-monogamen Beziehungskonstellationen beschreibt Boehm als Authentifizierung des Selbst und macht nach Michel Foucault darin einen Moment der Subjektivierung[1] aus, in dem die polyamor lebenden Menschen durch den Glauben an die Unterdrückung ihres polyamoren Begehrens zur Arbeit am Selbst aktiviert werden (ebd.). Der Prozess der Neuorientierung im Zuge der polyamoren Lebensform sei mit dem Wechsel in ein neues Wertesystem verbunden (ebd.). Da durch diesen grundsätzlichen Perspektivwechsel Bedürfnisse und Empfindungen, die zuvor illegitim schienen, nun für das Gewissen der Menschen vereinbar werden, bezeichnet Boehm diesen nach Arnold van Gennep als *rite de passage*[2] (ebd.). Zudem beschreibt sie den Wandel im Denken über Beziehungen mit Eva Illouz als besonderen emotionalen Stil, der durch ein neues Verständnis für nicht-monogames Begehren charakterisiert sei und zur Folge habe, dass nicht-monogames Handeln enttabuisiert und durch andere normierende Kodexe des Handelns ersetzt werde (ebd.).

1 Unter Subjektivierung wird einerseits verstanden, eine Position in einer bestehenden Struktur einzunehmen, und andererseits ein Gestaltungsprozess des Selbst, bei dem es sich auf sich selbst als Quelle des Wissens bezieht.

2 Übergangsritus

*Systemische Beratung basiert auf dem Konzept des Nichtwissens (s. Roessler & Gaiswinkler, 2021). Nichtwissen schafft die Neugier und das wohlwollende Interesse an der spezifischen Lebenswelt der Klient*innen, die als Expert*innen ihrer selbst (s. Preß & Gmelch, 2014) relevante Antworten schon immer in sich tragen.*

*Als Konstruktivist*innen glauben wir nicht mehr an Wahrheiten (von Modellen, Konzepten, Lebensmodellen, Beziehungsformen), sondern suchen vielmehr nach dem, was hier und jetzt nützlich ist (Wienands, 2005, S. 21). Dabei gehen wir informiert über trans und nicht-binäre Lebenswelten in die Beratung und stellen explorative Fragen, um das subjektive Erleben der nicht-monogamen und polyamoren Beziehungsformen in der Beratung besprechbar zu machen.*[3] *Einen Einblick hierein will der folgende Text geben, in dem praxiserprobte Fragen zur Verfügung gestellt werden.*

Wenn wir gut zusammenarbeiten: Wer von euch merkt das als Erstes und woran?
Welche Lösung wünscht sich wer von wem und wer ist bereit, unter welchen Bedingungen was genau dafür zu tun? In welcher Reihenfolge könnte das passieren?
Woran merkt die Liebste der Freundin deiner Frau, dass du dich in Bewegung setzt?
Wie verändert sich euer Polykül, wenn du darin entspannter wirst?
Wer braucht gerade am ehesten Veränderung und wer fühlt sich am wohlsten damit, wie es ist?
Wer wünscht sich Bewegung und wer fürchtet sich davor?
Wenn wir erfolgreich miteinander arbeiten: Was wäre das Schlimmste, was dann passieren kann?
Und wenn alles bleibt, wie es ist: Wer hält das am wenigsten aus? Wer zieht dann welche Konsequenzen und wer ist warum zufrieden?
Und wenn alles so wird, wie ihr es träumt? Wo in euren Körpern spürt ihr das? Wie? Wie lassen sich eure Träume zusammenfügen?

Wie viele Beziehungen machen dich glücklich?
Für wie viele Menschen kannst du da sein?
Wie sollen andere für dich da sein?
Was ist eine Liebesbeziehung?

3 Zum Fragen als systemische Kompetenz siehe Kindl-Beifuß (2023).

Was ist eine romantische Beziehung?
Ist eine enge Freund*innenschaft eine Partner*innenschaft?
Wie verändert Sexualität deine Bezogenheit?
Wie verändert das Ausbleiben von Sexualität deine Bindungen?
Wie viel Sinnlichkeit braucht eine Liebesbeziehung und/oder wie viel Romantik oder geht es auch ohne all das?
Erleben Personen, die sich als queer definieren, Polyamorie anders als heterosexuell Lebende?

Könnt ihr weiterhin ein Paar sein, obwohl du dich kaum noch für cis Männer interessierst?
Kannst du dir einen Zugang zu den Räumen der Mehrheitsgesellschaft erhalten, wenn du in deiner Straight-Passing-Beziehung bleibst, während du dein Queersein erkundest?
Willst du den Zugang zur Mehrheitsgesellschaft behalten?

Kannst du deine Partnerin im Ausloten ihrer Queerness unterstützen, während du selbst nicht Teil dessen wirst?
Willst du das?
Wie viel Sorge hast du, dass ihr Pan-Sein nur die Brücke darstellt hin zu anderen Geschlechtern und weit weg von dir?
Wie fremd wird sie dir an der Seite ihrer neuen, nicht-binären Beziehungsperson?
Wie viel Fremdheit kannst du tolerieren?
Wie viel Fremdheit gefällt dir?

Kannst du sichtbar sein als pansexuell, wenn dein heterosexueller cis Partner an deiner Seite geht? Wärest du gern sichtbarer mit den anderen Facetten deines Liebens?
Fühlst du dich sicher in der Nicht-Sichtbarkeit?
Wie viel Queerness bringst du mit in eure Intimität?
Wie viel Queerness möchtest du mitgebracht bekommen von deiner Frau?
Wie viel des Neuen erfrischt dich, wie viel Uneindeutigkeit, nicht-binäres, wie viel Schillerndes, Gleichzeitiges, Facettenreiches berauscht dich und ab wann macht es dir Angst?
Willst du kennen, wen sie liebt?
Traust du dich, deine geliebten Welten zusammenzubringen?
Lohnt sich das?

Was würdest du verlieren?
Kannst du dem Druck widerstehen, jetzt auch daten zu müssen, jetzt auch dein Gender infrage zu stellen, jetzt andere Geschlechter zu küssen als bislang?
Entdeckt ihr beide euch noch einmal neu und leuchtend und aufregend in den normabweichenderen Aspekten eurer Identität?
Genießt du es, ihn für seine Dates zu schminken?
Tragt ihr Samstagabend denselben Nagellack in unterschiedlichen Betten?

Wie kann ich euch dabei begleiten, diesen Fragen nachzuspüren?
Was braucht ihr auf diesem Weg von mir?
Wie kann ich in einen Raum einladen, in dem ihr euch sicher genug fühlt, um euch gehen zu lassen und der euch zugleich herausfordert und neugierig macht?
Wie müsste dieser Raum aussehen?
Wie viel Sicherheit braucht ihr?
Wie viel Verunsicherung haltet ihr aus?
Was brauchen eure Körper, um zur Ruhe zu kommen, und woran merkt wer, dass das geschieht?
Wie viel Bindung wünscht ihr euch und wie viel Autonomie und wie oft am Tag darf sich das ändern?

Macht ihr euch etwas vor oder könnt ihr wirklich alles haben?
Seid ihr in der Lage, für mehr als einen Menschen eine stabile Bezugsperson zu verkörpern?
Erreichbar, abgegrenzt, klar, verbindlich, resonant? Berührbar und berührend?
Wie viel Verantwortung könnt ihr tragen?
Was habt ihr zu geben?
Wie viel freie Flächen bieten eure Terminkalender?
Welche Gesprächsbereitschaft bringt ihr mit und wie viele Konflikte könnt ihr heute bewältigen?
Passen eure Ressourcen zu den Bedürfnissen derjenigen, die sich an euch lehnen?
Wollt ihr überhaupt, dass ich euch all das frage?

Fällt ein Coming-out als pansexuell, trans, lesbisch, queer, nicht-binär denjenigen leichter, die polyamor leben?

Ist es für queere Personen einfacher, sich als polyamor zu outen?
Seid ihr eh schon daran gewöhnt, euer Beziehungsleben jenseits der vorgegebenen Modelle selbst zu erfinden?
Seid ihr erschöpft davon und sehnt euch nach Normalität?
Danach, zu sein, wie alle (auch wenn das niemand je erreicht)?
Wie viel Abweichung wirkt belebend auf euch und wie sehr strengt euch das Abweichen an?
Wie sehr hat euch die andauernde Anspannung, Minderheit zu sein, bereits geschwächt – und wie sehr hat sie euch gestärkt?
Welche Bedrohungen und welche Gewalt habt ihr bereits überlebt?
Wie wachsam müsst ihr sein?
Welche Kostüme trägt eure Angst?
Welche Schutzräume habt ihr für euch entdeckt und sind es genug?
Was braucht ihr, um gut in eurer Kraft zu stehen?
Wie verarbeiten eure Körper Stress? Wo generieren eure Körper Energie?
Wie kann ich euch dabei unterstützen, eure Ressourcen zu schärfen und zu erkennen, wann ihr welche Art der Erholung, des Rückzuges benötigt?
Wie kann ich euch einladen, mir von euch zu erzählen und auch von dem, was für mich fremd klingt, verunsichernd und schwer einschätzbar?
Wie kann ich euch glaubhaft von der Verantwortung entbinden, auf mich Rücksicht zu nehmen?

Welche Gewissheiten aus längst vergangenen Zeiten tun euch gerade gut und welche stehen euch im Weg?
Welche dieser Glaubenssätze sind klar sichtbar für euch und welche schwer fassbar?
Was hat man den Kindern, die ihr wart, beigebracht über Geschlechter, über das Lieben und den Wert, den ihr habt?
Wie gründlich habt ihr verstanden, dass ihr nicht besser sein müsst, um vollumfänglich geliebt zu werden?
Wie klar ist euch, dass ihr auch dann existieren dürft, wenn ihr nicht gebraucht werdet?
Wisst ihr wirklich, dass ihr Liebe nicht verdienen müsst? Wo in eurem Körper wisst ihr das am ehesten, wo am wenigsten?
Wie sehr schwingt in deiner Verlustangst die Erfahrung deiner Großmutter mit, dass am Ende die Männer sich doch für die Jüngeren entscheiden/dich verraten/nicht verlässlich sind?
Wie sehr ist dein Mangelerleben vom Schmerz deiner Tante beeinflusst,

die viel zu lange als heimliche Geliebte viel zu viel erduldet hat? (Und was bringt dich dazu, dich mit einer heimlichen Geliebten zu vergleichen?)
Welche Rolle spielen die Geschlechterbilder deiner Eltern für deine Scham, als Mann gleich zwei Personen zu daten?
Wer hat dir wann eingeredet, du seiest kein richtiger Mann, wenn deine Frau mit anderen schläft und weshalb quält dich das so sehr, während du gleichzeitig kein richtiger Mann sein möchtest?
Wer hat euch erlaubt, offen zu lieben, und wer verbietet es und wie viele Generationen überdauern welche Verbote bereits? Wo in euren Körpern wohnen welche Verbote?
Wie lässt sich das alles mit dem Glauben deiner Familie vereinbaren?
Wie passt es zu deinem eigenen Glauben?
Glaubst du?
Woran?
Und ist das überhaupt wichtig?
Darf ich mich mit euch auf den Boden setzen, damit wir zusammen sortieren können, welche Überzeugungen die euren sind und welche geerbte?
Um dann zu überlegen, was von dem Geerbten ihr behalten und was ihr wem zurückgeben möchtet?
Darf ich bezeugen, wie ihr selbst eure ureigenen Glaubenssätze zwischen euch entdeckt, als stabile Basis für den Lebensentwurf, der euch guttut?

Welche Vereinbarungen erleichtern euch das Leben?
Möchtet ihr noch mehr über Regeln sprechen oder stattdessen über Bedürfnisse?
Liebt ihr gegeneinander oder füreinander?
Wer denkt wen wie sehr mit und wer vertraut darauf?
Wenn die Partnerin der Partnerin deiner Partnerin gerade überfordert ist: Woran merkst du das als Erstes?
Wenn die Beziehungsperson deines neuen Dates Liebeskummer wegen einer anderen Beziehung hat: Wie beeinflusst das dein neues Date?
Wer spürt als erstes, wie es wem gerade geht?
In was genau vertraut ihr?
Wie viel Information tut euch gut?
Was ist Ehrlichkeit, was Taktlosigkeit?
Wie viel Wohlwollen spürst du für deine Beziehungspersonen und wie viel Misstrauen und zu wie viel Prozent richtet sich beides im Grunde an Menschen aus der Vergangenheit?

Wo wünscht ihr euch Gemeinschaft, wo braucht ihr Raum für euch selbst und nach wie viel Zweisamkeit sehnt ihr euch?
Wie viel Bindung wollt ihr heute, um euch frei zu fühlen, und wie viel Autonomie?
Wie viele neue Perspektiven haltet ihr gerade aus?
Woran merkt dein*e Partner*in, dass ihre andere Beziehungsperson sich überfordert und was macht das mit dir?
Wie oft dürft ihr eure Bedürfnisse ändern und wie verhandelt ihr den Umgang mit ihnen und was braucht es, damit ihr das in meiner Gegenwart gut herausfinden könnt?

Welche Einladungen verschickt ihr an die Gefühle aller, auch an die unbequemen?
Auch an die, die abstoßen, beißen, fauchen und wimmern?
Wie dankbar bist du deiner Eifersucht für den Schutz, den sie dir bietet, den Schutz deiner Würde, deiner Sicherheit, deiner Grenzen?
Wie froh bist du über all das Wachstum, das dir deine Unsicherheit ermöglicht?
Wie gerne lässt du dich infrage stellen?
Wie fruchtbar fühlt sich dein Neid an? Welche neuen Handlungsoptionen eröffnet er dir?
Wie passt deine Wut auf dich auf (und auch die der anderen)?
Was genau beschützt deine Wut vor wem?
Wie sieht deine Wut aus?
Ist es immer noch nötig, dass sie so schwer bewaffnet, so hart gepanzert auftritt und was bräuchte sie, damit sie sich etwas berührbarer zeigen könnte?
Welche Sicherheit brauchst du von mir, um etwas von deiner Wut gehen lassen zu können? Wie kann ich dich diese Sicherheit spüren lassen?
Und ab wann wird die Sicherheit für dich beengend und woran merkst du das?
Wie spürst du Sicherheit in deinem Körper?
Wie viel Wertschätzung kannst du für deine Komplexe aufbringen?
Sitzen eure Ängste noch an Katzentischen oder ladet ihr sie längst an die große Tafel ein, wo sie sich zwischen Liebe und Lust und Sehnsucht und Stolz und Großmut und Empathie geborgen fühlen können?
Wann erlebst du dich als großzügig und wann wirst du von deinen Beziehungspersonen beschenkt?

Wie fühlt es sich an, mitzufühlen?
Wie froh macht dich die Mitfreude?
Wie beruhigend ist das Glück der anderen?
Wie dankbar bist du über die Energie, die die Verliebtheit der anderen freisetzt?
Wie neugierig machen dich die neuen Menschen im Leben deines Lieblingsmenschen?
Wie könnt ihr euch gegenseitig am besten unterstützen?
Wie kann ich euch dabei unterstützen?

Wie oft darf wer nein sagen, schreien, kollabieren, auf den Tisch hauen?
Was darfst du wollen?
Was musst du geben?
Was möchtest du geben?
Was hast du zu geben?
Und was kann ich dir geben, damit du mehr über all das erfahren kannst?

Wer verbringt wie viel Zeit mit wem?
Wer übernachtet wo mit wem?
Wer braucht wen dringender an welchen Feiertagen?

Wo verlaufen deine Grenzen?
Wie sehr achtest du auf dich?
Wie kannst du dich beruhigen?
Wie fängst du deinen Puls ein?
Wo beginnt dein Toleranzfenster und wo hört es auf?
Kannst du dich noch konzentrieren? Hörst du noch zu? Mit ruhigem Herzen?
Wie tröstest du dich?
Wie nährst du dich?
Wie schenkst du dir dein Mitgefühl?
Was tut dir gut?
Wie fürsorglich versorgst du dich?
Wie nachhaltig ist dir bewusst, dass es deine Aufgabe ist, auf dich selbst zu achten?
Wie kann ich dich beim Entwickeln neuer Bewältigungsstrategien inspirieren?

Glaubt ihr, ihr müsstet allen Rede und Antwort stehen?
Wisst ihr, dass ihr keinen Aufklärungsauftrag innehabt, dass niemand euch dafür bezahlt, Polyamorie zu erklären und euren Umgang mit Eifersucht und wie viele Betten es braucht, um glücklich zu sein, und was das alles mit Treue zu tun hat?
Wisst ihr, dass ihr niemandem erklären müsst, was es bedeutet, pan, trans, nicht-binär etc. zu leben?
Wisst ihr, dass ihr über euer Liebesleben genauso viel teilen solltet, wie ihr möchtet?
Wenn du sagst, ich liebe zwei (drei, x) Menschen: ist dir klar, dass du dann nicht antworten musst auf die Frage, ob du denn auch mit allen schläfst?
Weißt du, dass du sagen darfst: Das geht dich nichts an, darüber möchte ich nicht sprechen, wie ist es bei dir?
Weißt du, dass du von deiner Beziehungsperson erzählen darfst, ohne über deren geschlechtliche Zuordnung Auskunft zu geben?
Was kostet es dich, deine zwei (drei, x) Beziehungspersonen zur Hochzeit deines Geschwisters mitzubringen?
Was gibt es dir, mit allen zu kommen?
Was brauchen deine Lieben, um sich dabei wohl/sicher/entspannt zu fühlen?
Wie viel kannst du halten?
Wie kann ich dich dabei unterstützen, zu halten, was du halten musst?
Wie kann ich dich auffangen, wenn du Ablehnung und Abwertung erlebst?
Wie kann ich dich wieder mit dir selbst in Kontakt bringen, wenn das Außen dich verunsichert?
Wie kann ich dir helfen, dir selbst mehr zu glauben als den Normen der Meisten?
Wie viel Sicherheit könnt ihr aushalten, wie viel Unsicherheit braucht ihr?
Wer wünscht sich heute wie viel Bindung und wie viel Autonomie und wie war das gestern?

Wenn du dich entscheidest, in deinem veränderten Geschlecht zu leben – wie viele Reisebegleiter*innen wünschst du dir dabei?
Und wenn du im Ausdruck deines Geschlechts ankommst: Wer tut dir dann gut?
Sehnst du dich nach der Nähe von Personen, die sich in der Cis-Normalität ebenfalls fremd fühlen?

Sehnst du dich nach anderen Menschen mit Transitionserfahrung?
Mit wem kannst du schwulen, weiblichen Sex leben?
Gibt es Erfahrungswelten, die du nur mit nicht-binären Liebsten teilen kannst?
Bei welcher Beziehungsperson fühlst du dich in deinem Geschlecht am ehesten gemeint?
Bei welcher Beziehungsperson kannst du dir die Freiheit nehmen, jenseits aller Geschlechter zu lieben?
Wie sehr verunsichert dich die cisgeschlechtliche neue Liebe deiner Beziehungsperson? Was brauchst du, um dich nicht verglichen zu fühlen, dich nicht entwertend zu vergleichen?
Wie bewusst sind deinen Metamours[4] die Risiken, Einschränkungen und Belastungen deines Lebens als trans oder nicht-binärer Person in einer binär denkenden Welt, die kaum Raum für deinen Körper, dein Erleben vorsieht? Wie sehr kannst du auf sie zählen?
Wie sicher fühlst du dich in der Gegenwart der Lieben deiner Lieben?
Wie sehr hast du begriffen, dass du die gleichen Rechte hast wie alle anderen, auf dich zu achten, deine Bedürfnisse zu formulieren und deine Grenzen zu wahren?
Wie wichtig ist die Liebe von mehr als einer Person in einer Welt, die deine Geschlechtsidentität ablehnt?
Was bedeutet das Leben in deinem veränderten Geschlecht für eure aller Familienplanung?
Was braucht es hier von wem und wer kann wie hilfreich werden?
Wie sehr beeinflusst deine geschlechtliche Nicht-Binarität die Gedanken, die du dir zu deinem Altern machst?
Und wenn deine Beziehungsperson endlich den Schritt in ihr verändertes Geschlecht geht: Wie sehr verunsichert dich das dann in deiner sexuellen Orientierung?
Gibt es eine Sehnsucht nach Romanzen mit Männern, die dich in deiner sexuellen Orientierung bestätigen?
Oder spürst du Erleichterung über die Freiheit, endlich andere Facetten deines Begehrens spüren zu dürfen und hast Lust auf mehr Weiblichkeit, auf Nicht-Binarität, auf etwas ganz Anderes?

4 Mit Metamours werden die anderen Beziehungspersonen der eigenen Beziehungsperson beschrieben, siehe hierzu beispielsweise www.polyamorie.ch/metamours-treffen/ (19.07.2024); verfasst vom Verein Alternative Beziehungsformen, Aarau, 2024.

Wie sicher bleibst du zwischen geliebten trans Personen in deiner Cisgeschlechtlichkeit verankert?
Welches neue Unbehagen an gängigen Geschlechtszuschreibungen hält bei dir und euch Einzug?
Was braucht ihr, um euch bei mir als cisgeschlechtlicher Therapeutin aufgehoben und gesehen, aber nicht begutachtet zu fühlen? An welcher Stelle könnte mein Interesse für euch in Voyeurismus kippen? Wie denke ich eure Erfahrungen von Transgeschlechtlichkeit, Minderheitenstress[5] und Diskriminierung nutzbringend mit, ohne eure Geschichten darauf zu reduzieren?

Was bedeutet Familie für euch?
Wie können Familien aussehen, jenseits der hetero-mono-normativen Bilder?
Wie sehr wollt ihr mit eurer Familie aus dem Rahmen fallen, alle Rahmen sprengen, neue Rahmen basteln, und wie sehr wünscht ihr euch, was alle sich wünschen (und niemand je lebt)?
Wie sehr erleichtert die Vielzahl eurer Lieben die Lasten der Carearbeit?
Woran hindern sie euch?
Braucht ihr mehr Ressourcen?
Weniger?
Habt ihr mehr Ressourcen?
Wer übernimmt wie viel Verantwortung und wer ist wie sehr committed zu was?
Welche Rolle spielt Solidarität für euch?
Könnt ihr solidarisch gegenüber anderen und zugleich achtsam für euch selbst handeln?
Woher nehmt ihr die Zeit, euch in allen Konstellationen so sehr zu sehen, wie ihr es braucht, um genährt und sicher zu sein?
Wer verdient hier eigentlich Geld?
Und wie geht es euren Kindern?
Wer von euch wünscht sich welche Form von Elternschaft, Pat*innenschaft, Freund*innenschaft?
Welches Nest und welche Nester bietet ihr an?
Mögt ihr Tiere?
Wie offen seid ihr?
Habt ihr noch Platz?

5 Zum Begriff »Minderheitenstress« siehe beispielsweise Günther et al. (2021, S. 164ff.).

Verändern sich eure Beziehungen?
Öffnet ihr Grenzen und oder errichtet neue?
Wer entscheidet das wie mit wem gemeinsam und welche Art der Moderation wünscht ihr euch hierbei von mir?
Wie kriegt ihr all diese Beziehungen unter welchen Hut?
Was bedeutet Freiheit für euch?
Wie sicher möchtet ihr sein?
Wie viel Sicherheit könnt ihr euch selbst geben, was braucht ihr von anderen und was von mir und wie viel und wann?
Wie kann ich euch Orientierung bieten auf eurer Wanderung durch all diese Fragen?
Wie dunkel darf der Urwald sein, in dem ihr euch einander nähert, wie viel Licht braucht ihr, wie viel Bekanntes ist in Ordnung und wie oft möchtet ihr euch erschrecken?

Und musst du wirklich polyamor leben, nur weil du mehr als ein Geschlecht begehrst?
Musst du alles haben, was du begehrst?
Müsst ihr mehr als eine Beziehung durchhalten, bloß weil ihr wisst, dass es geht?
Müsst ihr mehr als einen Menschen lieben, weil ihr gegen Kapitalismus und für Synergien lebt? Dürft ihr euch doch noch voneinander trennen und in neuer monoamorer Zweisamkeit zufrieden sein?
Müsst ihr wirklich den Weg, den ihr einmal eingeschlagen habt, für immer weitergehen, um euch selbst treu zu bleiben?
Wie sicher müsst ihr euch eures Konzeptes sein und wie viel Zweifel könnt ihr akzeptieren?
Wie oft dürft ihr die Art, wie ihr liebt, modifizieren?
Wie viele Schritte nach vorn müsst ihr gehen, um wie viele Rückschritte machen zu dürfen?
Welchen Sicherheitsrahmen benötigt ihr derzeit, um euch zusammenzuhalten, und wie viel Autonomie braucht ihr im Moment, um zu frischem Atem zu kommen?
Was könnte gerade euren Handlungsspielraum erweitern?
Ist Geborgenheit im Augenblick wichtiger oder Exploration oder beides oder keines oder nichts von alledem und selbst das nicht?
Wie kann ich euch durch diese Fragen navigieren und möchtet ihr das überhaupt?

Wie kann ich euch auf eurem Weg zu euch selbst begleiten und ab welchem Punkt möchtet ihr lieber ohne mich weitergehen? (Und wollt ihr euch gelegentlich umdrehen und soll ich winken und soll ich euch versichern, erreichbar zu bleiben, oder spielt das keine Rolle mehr, weil ihr ja inzwischen füreinander und für euch selbst erreichbar seid?)

Literatur

Boehm, K. (2012). *Praktiken der Polyamorie. Über offene Beziehungen, intime Netzwerke und den Wandel emotionaler Stile* (S. 7–129). Verlag des Instituts für Europäische Ethnologie.

Günther, M., Teren, K. & Wolf, G. F. (2021). *Psychotherapeutische Arbeit mit trans* Personen. Handbuch für die Gesundheitsversorgung* (2. Aufl.). Ernst Reinhardt.

Kindl-Beifuß, C. (2023). *Fragen können wie Küsse schmecken*. Carl Auer.

Pieper, M. & Bauer, R. (2005). Polyamory und Mono-Normativität. Ergebnisse einer empirischen Studie über nicht-monogame Lebensformen. In L. Meritt, T. Buhrmann & N. B. Schefzig (Hrsg.), *Mehr als eine Liebe. Polyamouröse Beziehungen* (S. 59–66). Orlanda Frauenverlag.

Preß, H. & Gmelch, M. (2014). Der Klient als Experte! Eine systemische Haltung, die Selbstmanagement ernst nimmt. *systhema, 28*(1), 34–50.

Roessler, M. & Gaiswinkler, W. (2021). Nichtwissen. In J.V. Wirth & H. Kleve (Hrsg.), *Lexikon des systemischen Arbeitens. Grundbegriffe der systemischen Praxis, Methodik und Theorie* (S. 343–345). Carl Auer.

Wienands, A. (2005). *Choreografien der Seele*. Kösel.

Biografische Notizen

Cornelia Jönsson* (sie*/ihr*) arbeitet als systemische Paar- und Einzeltherapeutin* in eigener Praxis. Besonders willkommen sind ihr Queerness, Polyamorie und Neurodivergenz. Sie studierte Philosophie, Theaterwissenschaft und Psychologie in Wien, Berlin und Hagen, schrieb einige Bücher und Theaterstücke unter anderem zu Polyamorie, BDSM, Essstörungen und kreativem Schreiben, mitbegründete den Schreibhain und arbeitete ein paar Jahre therapeutisch mit Patient*innen des Krankenhausmaßregelvollzuges. Sie lebt mit ihrem Hund, einer Handvoll enger Freundinnen und zwei Beziehungspersonen in Berlin-Neukölln. Kontakt: https://www.einzeltherapie-paartherapie-berlin.de und info@einzeltherapie-paartherapie-berlin.de

Jana Haskamp (sie/ihr), M. A. Angewandte Sexualwissenschaft, arbeitet als systemische Therapeutin (SG) und Beraterin mit queeren, trans und nicht-binären Einzelpersonen und Paaren in Berlin-Neukölln. In der therapeutischen und beraterischen Arbeit verbindet sie systemische, psychodynamische und emotionsfokussierte Ansätze. Als Bildungsreferentin und Sexualpädagogin arbeitet sie mit Multiplikator*innen zu Verschränkungen von lsbtiq+ Lebensweisen, Verbündetenschaft, Queerfeindlichkeit, Antifeminismus, Sexualität, sexualisierter Gewalt und zu queersensibler Beratung und Therapie. Als Bildungsreferentin ist sie auch für Dissens – Institut für Bildung und Forschung e.V. tätig. Beruflich und privat interessiert sie sich für lesbische und queere Bewegungsgeschichte, queere Elternschaft, Beziehungssexualität und -gestaltung, Bindungs- und Traumatheorien, Therapie-Verfahren und Biografien von anderen Klassenübergänger*innen. Website: https://www.janahaskamp.de und E-Mail: janahaskamp@posteo.de

5.5 Aromantik in der Beziehungsberatung[1]

Annika Baumgart & Katharina Kroschel

Rund um romantische Beziehungen gibt es viele soziale Normen und Erwartungen, die – so hat es aktuell den Anschein – immer öfter hinterfragt und abgebaut werden. Die Anzahl der Eheschließungen nimmt ab (vgl. Statistisches Bundesamt, 2024, o. S.), Menschen leben selbstbestimmt allein, bleiben »Single« und/oder suchen andere Formen der Gemeinschaft und des Anschlusses als langfristige romantische Partner*innenschaften. Für einige Menschen ist es eine bewusste oder auch eine politisch motivierte Entscheidung, Romantik abzulehnen oder in ihrem Leben nicht zu zentrieren, wenngleich sie sich verlieben oder romantische Beziehungen eingehen (möchten). Für viele aromantische Menschen ist diese Dezentrierung weniger eine bewusste Entscheidung, sondern mehr eine Möglichkeit, ein befreites und authentisches Leben jenseits von konventionellen Romantiknormen führen zu können.

Aromantische trans und nicht-binäre Menschen erwarten und verdienen, dass Berater*innen sie ernst nehmen und ein Verständnis für alle ihre Identitätsaspekte und deren mögliche Intersektionen mitbringen. Dieser Beitrag vermittelt daher Sexual- und Paarberater*innen Hintergrundwissen über Aromantik, zeigt Verschränkungen von Arofeindlichkeit und Transfeindlichkeit auf und gibt Anregungen für das eigene Handeln in der Beratung.

5.5.1 Was ist Aromantik?

Aromantik ist eine romantische Orientierung und ein Label, das Menschen für sich annehmen können. Aromantik zeichnet sich vor allem über ein unkonventionelles Verhältnis zu gesellschaftlichen Vorstellungen rund um

1 Alle englischen Zitate wurden von den Autor*innen ins Deutsche übersetzt.

Romantik, romantische Anziehung und/oder romantische Beziehungen aus. Aromantische Menschen empfinden keine, wenig, zeitweise und/oder nur zu bestimmten Bedingungen romantische Anziehung zu anderen Personen (vgl. Baumgart & Kroschel, 2023, S. 23). Einige wünschen etwa keine romantischen Partner*innen und/oder können mit dem Konzept Romantik nicht viel anfangen, während andere etwa Romantik nur in fiktionalen Kontexten mögen und/oder hin und wieder romantische Anziehung empfinden. Grundsätzlich gilt, dass Aromantik ein vielfältiges Spektrum ist und dass nicht alle aromantischen Menschen die gleichen Wünsche, Bedürfnisse, Beziehungen, Lebensentwürfe, Ängste etc. haben – oder auch das gleiche (Selbst-)Verständnis von Aromantik. Dazu gehört unter anderem, dass sich beispielsweise viele, aber nicht alle aromantische Menschen selbst als queer bezeichnen.

Wir, d.h. die Autor*innen dieses Kapitels, verwenden den Begriff »aromantisch« sowohl als Sammelbegriff für die romantische Orientierung als auch als individuelles Label für eine (mehr oder weniger) konkrete Situierung innerhalb des aromantischen Spektrums. Genauso verwenden wir die Abkürzung zu »aro«. Ein geläufiges Verständnis von Aromantik als »Unterkategorie« von Asexualität lehnen wir hierbei ab[2], weshalb es in diesem Buch zu Asexualität ein eigenes Kapitel gibt. Zudem verstehen wir Aromantik auch als Ansatz und als Werkzeug, um über Romantik- und Beziehungsideale nachzudenken und diese zu hinterfragen. In dem Sinne verstehen wir Aromantik als queer, d.h. als nonkonforme Identität innerhalb westlicher, cis-heteronormativer Logiken und Verständnisse.

Zusätzlich zum Begriff Aromantik wurden und werden innerhalb der aro Community viele weitere Begriffe und Label entwickelt, mithilfe welcher aromantische Personen sich genauer in Bezug zum Sammelbegriff Aromantik verorten können. Diese Begriffe werden auch Microlabel genannt und können sowohl zusätzlich zum Label als auch stattdessen »aromantisch« verwendet werden. Fünf relativ weit verbreitete Microlabel sind:

1. demiromantisch – romantische Anziehung zu anderen Personen wird nur empfunden, wenn vorher eine andere Form von (enger) An- oder Beziehung besteht

2 Nach einer Studie von James A. Fowler et al. lehnen 90,3 % aller befragten aromantischen Menschen ein solches Zusammendenken ab, was jedoch von einschlägiger Literatur sowohl im akademischen als auch im aktivistischen Kontext häufig ignoriert oder missachtet wird (vgl. Fowler et al., 2024, S. 132).

2. greyromantisch – wird mitunter synonym zum Begriff des aromantischen Spektrums verwendet, aber auch als mehr oder weniger vage Verortung darin, etwa wenn romantische Anziehung manchmal oder schwach empfunden wird
3. quoiromantisch – romantische Anziehung kann mitunter nicht oder nur schwer von anderen Formen von Anziehung unterschieden werden, etwa von sexueller und/oder freundschaftlicher Anziehung
4. lithromantisch – romantische Anziehung zu anderen Personen wird empfunden ohne den Wunsch, dass diese erwidert wird
5. aroflux – grundsätzliche Verortung auf dem aromantischen Spektrum; beschreibt Veränderbarkeit der genauen Art und/oder Intensität, in der romantische Anziehung empfunden wird bzw. werden kann

Neben diesen Microlabeln, die hier nur kurz angerissen werden können, gibt es viele weitere.[3] Zudem kann es sein, dass aromantische Personen ihre eigenen Microlabel anders beschreiben, als wir dies hier tun – wir empfehlen also grundsätzlich, mehrere Quellen zu konsultieren und Personen ggf. zu fragen, was genau ein Label, das sie verwenden, für sie bedeutet.

Stellenweise wird abwertend die Behauptung aufgestellt, Aromantik sei – wie viele eher unbekannte queere Label – ein Trend. Impliziert wird damit, dass Aromantik nicht wertgeschätzt oder ernst genommen werden müsse. Tatsächlich gibt es ein Bewusstsein rund um Aromantik spätestens seit dem 19. Jahrhundert, und auch der Begriff »Aromantik« lässt sich mehrere Jahrzehnte zurückverfolgen. Dass das Bewusstsein rund um Aromantik derzeit steigt, ist zu großen Teilen das Ergebnis einer aktiven und internationalen Community, die sich genau dafür einsetzt. Zudem werden auch im Rahmen anderer Ansätze konventionelle Beziehungsnormen wie das monogame Paar oder die bürgerliche Kleinfamilie zunehmend hinterfragt, etwa im Kontext von Polyamorie, Co-Elternschaft, Pflegefamilien, Freund*innenschaften, Wohngemeinschaften, u. v. m. (siehe etwa Kapitel 5.3). Vor diesem Hintergrund bietet Aromantik eine weitere Möglichkeit, Beziehungen zwischen Menschen neu zu denken und individuelle Wünsche und Bedürfnisse zu zentrieren.

3 Ausführlichere Listen sind etwa in *(un)sichtbar gemacht – Perspektiven auf Aromantik und Asexualität* (Baumgart & Kroschel, 2023, S. 27ff.) oder auf dem Blog der deutschsprachigen Organisation AktivAro unter https://aromantik.de/labelsammlung (15.3.2024) zu finden.

Neben Microlabeln, die die Art der Aromantik näher beschreiben können, gibt es Begriffe, um unterschiedliche persönliche und politische Einstellungen zu Romantik zu benennen. Diese sind explizit auch als Werkzeuge für alloromantische (d. h. nicht-aromantische) Menschen gedacht.

Mit den Begriffen romantik-zugeneigt (engl. *romance favorable*), romantik-abgeneigt (engl. *romance averse*), romantik-gleichgültig (engl. *romance indifferent*) oder romantik-angewidert (engl. *romance repulsed*) kann beschrieben werden, wie eine Person selbst zu Romantik, romantischen Gesten, Beziehungen und/oder Partner*innen steht. *Romance favorable* kann etwa bedeuten, dass eine Person selbst gern romantische Beziehungen eingehen würde, während *romance repulsed* etwa bedeuten kann, dass eine Person von romantischen Gesten angewidert ist. Hierbei scheinen die englischen Begriffe derzeit weiter verbreitet zu sein als die deutschen.

Mit den Begriffen romantik-positiv, romantik-negativ und romantik-neutral hingegen können politische Einstellungen einer Person zum Thema Romantik beschrieben werden. Romantikpositivität bezeichnet dabei eine grundsätzlich offene und unterstützende Einstellung zu romantischer Vielfalt, die etwa umfasst, dass alle Personen diejenigen romantischen Beziehungen eingehen sollen dürfen, die sie möchten – inklusive keine. Demgegenüber bezeichnet Romantiknegativität eine grundsätzlich ablehnende und einschränkende Einstellung zu romantischer Vielfalt und kann etwa umfassen, anderen Personen Vorschriften zur Art und Ausführung ihrer romantischen Beziehung(en) zu machen.[4]

5.5.2 Aromantik und Geschlecht(er)

Laut dem »Aro Census 2020«[5], an dem insgesamt 9.758 Personen teilnahmen, »gab nahezu die Hälfte der Befragten an, Frauen, Mädchen oder weiblich zu sein. Ein Drittel gab an, nicht-binär zu sein« (AUREA, 2021, S. 15). Kleinere Online-Umfragen unterstützen die Beobachtung, dass

4 Ausführlicher in Baumgart & Kroschel (2023, S. 33ff.). Hierin werden die geläufigeren Begriffe rund um Sexpositivität auf den Kontext romantischer Orientierungen übertragen.

5 Der »Aro Census« wird von Ehrenamtlichen der Organisation AUREA durchgeführt und veröffentlicht. Der »Aro Census 2023« ist zum Zeitpunkt des Schreibens noch im Veröffentlichungsprozess, sollte aber zum Erscheinen dieses Bandes auf der Website https://www.aromanticism.org frei zugänglich sein.

viele aromantische Menschen weiblich und/oder nicht-binär sind, wobei darauf verwiesen werden muss, dass diese Tendenz u. a. dadurch beeinflusst wird, wer überhaupt an der Umfrage teilnimmt. Im Bericht »Aromantic Gender Experiences« verweist arokaladin darauf, »dass einige der Ergebnisse durch die Menge der afab Teilnehmenden verzerrt sein können« (arokaladin, o. J., o. S.) – hier: 85,5 % der insgesamt 422 Teilnehmenden. 51,7 % aller Teilnehmenden gaben an, nicht-binär/genderqueer zu sein (vgl. ebd.). Im Bericht »Aro-spec Identities and Experiences of Stigmatization 2019« wird hervorgehoben, dass die »meisten Befragten jung (unter 30 Jahre alt), nicht-binär/genderqueer und *weiß* [waren]. Das bedeutet, dass die Daten dieser Umfrage zugunsten dieser demografischen Gruppe verzerrt wurden und dass die Ergebnisse nicht repräsentativ für die ganze [aro] Community sind« (Anonym 1, o. J., o. S.).

Nichtsdestotrotz lassen sich aus diesen Beobachtungen einige Rückschlüsse ziehen, die für den Umgang mit aromantischen Personen hilfreich sein können. So scheinen sich beispielsweise v. a. Frauen/Mädchen und nicht-binäre/genderqueere Personen mit dem Label Aromantik zu identifizieren sowie sich in aromantischen Erfahrungen repräsentiert zu sehen. Hierfür gibt es mehrere mögliche Erklärungsansätze, von denen wir einige kurz anreißen:

- Sowohl Aromantik als auch Nicht-Binarität sind als Begriffe und Konzepte noch immer eher unbekannt. Die intensive Auseinandersetzung mit diesen und ähnlichen Labeln bedeutet häufig Zugang zu einem größeren Vokabular und Verständnis rund um verschiedene Formen von Queerness. Wo Zugang zu Sprache besteht, kann diese wiederum verwendet werden: Personen kann also allein durch das Wissen um gesamtgesellschaftlich eher unbekannte Label wie »nicht-binär« oder »aromantisch« die Selbsterkenntnis und die Ergründung ihrer eigenen Identität bzw. Teilen davon erleichtert werden. Genauso kann queeres Wissen rund um eine bestimmte Identität das Verstehen anderer Identitäten vereinfachen. So kann etwa eine nicht-binäre Person, die sich bereits mit der Spektralität von Geschlecht(ern) und der Unterscheidung von Geschlecht(ern) und Sexualität(en) befasst hat, dieses Wissen leicht(er) auf Aromantik übertragen und Zugang zu Aromantik als Konzept finden.
- Indem mononormative Verständnisse von Sexualität und (romantischen) Beziehungen zunehmend hinterfragt und aufgebrochen werden, kann es sein, dass das eigene Geschlecht für die Verortung

in der Welt und in Beziehungen zu anderen Menschen zunehmend an Relevanz verliert. Das bedeutet etwa, dass Personen ggf. weniger Bedarf sehen, sich einem binären Geschlecht zuzuordnen, wenn dies für den Ausdruck ihrer Aromantik irrelevant ist – wenn sie sich etwa nicht als »Frauen liebende Frau« definieren bzw. erkenntlich machen müssen, sondern beispielsweise als »Person, die sich nicht in andere verliebt, ungeachtet fremder und eigener Geschlechter«.

- Indem bestehende Geschlechter- und Romantikideale zunehmend als einschränkend erlebt werden, können die Realisation darüber sowie das Abwenden davon solchen Personen leichter fallen, die den bestehenden Normen (sehr) stark nicht entsprechen. Label wie nichtbinär und/oder aromantisch anzunehmen, kann als Abgrenzung zur Norm und als Kommunizierbarkeit bzw. Sprechbarmachung dieses Abwendens verstanden werden. Diese Label anzunehmen kann dabei eine politische Entscheidung sein.
- Vor allem weiblich sozialisierte Personen scheinen zunehmend ein Gespür dafür entwickeln zu können, inwiefern patriarchale (Beziehungs-)Normen[6] sie einzuschränken versuchen, und wie sie sich dagegen wehren können. In *an aromantic manifesto* schreiben die Autor*innen yingchen und yingtong: »die Romantisierung von Frauen ist besonders gewaltsam, weil vom cis-heterosexuellen, weiblichen, romantischen Ideal erwartet wird, dass sie die sexuellen und emotionalen Bedürfnisse des Mannes über ihre eigenen stellt« (yingchen & yingtong, 2019, S. 7). Feministische Kämpfe greifen dieses Ideal an und hinterfragen es immer weiter. Mit yingchen und yingtong bietet Aromantik als ein gemeinschaftliches Abwenden von cis-hetero- und mononormativen Beziehungsnormen eine logische »queere Gegenöffentlichkeit« (ebd., S. 12).

Dies sind einige wenige mögliche Erklärungsansätze, die sicherlich nie alle auf eine bestimmte Person zutreffen, die aber durchaus das Erleben und Selbstverständnis aromantischer und nicht-binärer und/oder trans Personen beeinflussen bzw. prägen können. Intensivere Auseinandersetzung mit diesen und weiteren möglichen Zusammenhängen sind notwendig, um sie besser verstehen zu können.

6 Einige weiterführende Stichworte hierzu sind: Amatonormativität, Singlism, Compulsory Sexuality, Allonormativität, Beziehungsrolltreppe.

5.5.3 Zu Aromantik beraten

In Beratungskontexten kann Aromantik auf vielerlei Weisen zur Sprache kommen. So könnten beispielsweise zwei Frauen zur Paarberatung kommen, von denen eine Partnerin kürzlich festgestellt hat, dass sie keine romantischen Gefühle empfindet; die Frage der beiden könnte nun lauten, ob und inwiefern sich die (bislang romantische) Beziehung weiterführen lässt. Ein Ansatz für die Beratungsperson könnte hierbei etwa sein, über konkrete Wünsche, Bedürfnisse und Erwartungen der Einzelpersonen zu sprechen und ggf. alternative Beziehungsformen und -label wie etwa QPRs (kurz für: *queerplatonic relationships*; dt.: queerplatonische Beziehungen), *soft romo* oder *wavership* zu erkunden. Auch eine andere Form von Wandlung der Beziehung etwa im Sinne von Polyamorie oder Beziehungsanarchie kann ggf. eine Option sein, die erkundet werden kann. Die Beratungsperson muss dabei sicherstellen, dass beide Partnerinnen das gleiche Mitspracherecht in der Gestaltung ihrer Beziehung haben. Hierfür kann es hilfreich oder notwendig sein, vorher eigene Erwartungen daran zu reflektieren, wie Beziehungen auszusehen haben. Es muss Aufgabe der Beratungsperson sein, auf Machthierarchien innerhalb der Beziehung zu achten und diese nicht versehentlich selbst zu reproduzieren oder zu bestärken, etwa indem die aromantische Person zu Dingen gedrängt oder genötigt wird, die sie nicht tun möchte, einfach weil sie »zu einer Beziehung dazugehören«. Normen wie Amatonormativität[7] erkennen und benennen zu können, ermöglicht eine solche unvoreingenommenere Position.

Ein weiteres Beispiel: Eine allo Person erzählt in der Sexualberatung, dass sie sich in eine aromantische Person verliebt hat und möchte wissen, wie sie damit umgehen kann. Auch hier ist es Aufgabe der Beratungsperson, nicht über den Kopf der aromantischen Person hinweg bestimmte Beziehungsnormen zu reproduzieren, sondern beispielsweise die allo Person mit Hinblick auf Aromantik zu sensibilisieren. Dies könnte etwa

7 Amatonormativität beschreibt die gesellschaftliche Erwartung und Norm, dass alle Menschen eine romantisch-sexuelle, zentrale und monogame Langzeitbeziehung wünschen und früher oder später eingehen werden sowie auf dieser Annahme aufbauende gesellschaftliche Strukturen. Der Begriff geht auf Elizabeth Brake zurück, die Amatonormativität als die »normative Erwartung, dass alle dieselbe Art von dyadischer, romantischer, sexueller Liebesbeziehung suchen und darin aufgehen« (Brake, 2018, S. 61) zusammenfasst.

über Nachfragen geschehen: Woher weiß die allo Person, dass die andere Person aro ist? Weiß die allo Person, was genau Aromantik für die aro Person bedeutet? Was erhofft sich die allo Person; was sind ihre Wünsche, die von der Verliebtheit ausgehen? Was sind Strategien für den Umgang, falls diese Wünsche nicht in Erfüllung gehen? Es sollte ein Bewusstsein dafür geschaffen werden, dass Aromantik nicht automatisch heißt, Romantik und alles, was damit zusammenhängt, zu verabscheuen – zeitgleich muss immer mitgedacht werden, dass es genau das bedeuten kann.

5.5.4 Arofeindlichkeit und Transfeindlichkeit

Während das Wissen rund um Aromantik etwa Zugänge zu Transgeschlechtlichkeit/en und Nicht-Binarität erleichtern kann, fällt umgekehrt genauso auf, dass Arofeindlichkeit ähnlichen Logiken zu folgen scheint wie Transfeindlichkeit: Sowohl Transgeschlechtlichkeit (v. a. Transweiblichkeiten) als auch Aromantik werden hierbei als sexuell aufgeladen sowie als inhärent übergriffig missverstanden (vgl. Kapitel 3.4 in diesem Buch). Nach einer aktuellen Studie

> »haben viele aromantische Personen den Eindruck, als unreif, aufmerksamkeitsheischend, selbstsüchtig oder herzlos wahrgenommen zu werden, als hätten sie Bindungsängste oder als fehle ihnen etwas, das sie menschlich macht. Eine Person beschrieb, wie solch ein Missverständnis dazu führte, dass Aromantik mit sexuellen Straftaten gleichgesetzt wurde« (Fowler et al., 2024, S. 133).

Dieser Schluss folgt allonormativen[8] Logiken: Indem Sex und Romantik als kaum voneinander trennbar verstanden werden, muss gewissermaßen das »Fehlen« des einen durch ein »Übermaß« des anderen aufgewogen werden – aromantischen Menschen wird mit dieser Logik unterstellt, inhärent viel sexueller (»hypersexuell«) zu sein als andere Menschen, was wiederum als pervers und gefährlich verstanden wird.

8 »Allonormativität bezeichnet zunächst die Vorstellung, alle Menschen seien alloromantisch und -sexuell sowie die machtvolle Konstruktion dieser Erwartung als ›normal‹ und ›natürlich‹. Damit diskriminiert Allonormativität also Menschen, die nicht allo sind« (Baumgart & Kroschel, 2023, S. 92).

Somit unterläuft Aromantik das, was Soziologin Andrea Newerla »authentischen Sex« nennt: Demnach ist Sex »erst dann authentisch, wenn er nicht unverbindlich ist, sondern eben das konkrete Ziel verfolgt, eine romantische Liebesbeziehung zu etablieren, die unseren Vorstellungen von Privatheit entspricht« (Newerla, 2023, S. 142). In diesem Verständnis »inauthentischen« Sex zu haben (d.h. Sex außerhalb einer romantischen Beziehung oder ohne den Wunsch, auf Basis des Sexes eine romantische Beziehung aufzubauen), wird als inhärent manipulativ und damit missbräuchlich verstanden, was wiederum als bestrafungswürdig gewertet wird. Dass all das nicht dem Selbstverständnis aromantischer Menschen entspricht, zeigt der »Aro Census 2020«: Demnach hatten über 80% aller Befragten zum Zeitpunkt der Umfrage nie Sex gehabt. Aus einer kleineren Untergruppe von 1.675 Personen gab lediglich ein Drittel an, zum Zeitpunkt der Umfrage sexuell aktiv gewesen zu sein; 62,14% von 1.545 Personen gaben an, regelmäßigen Sex mit romantischen Partner*innen (gehabt) zu haben (vgl. AUREA, 2021, S. 56–59).

Auch Transfeindlichkeit und Exorsexismus[9] basieren auf Vorurteilen und Missverständnissen rund um Sexualität. Binäre Vorstellungen von Geschlechter(rolle)n verstehen Männlichkeit im Kontext von (aktiver, ggf. übergriffiger) Sexualität, wodurch Männlichkeit hypersexualisiert und als inhärent sexuell übergriffig verstanden wird, v.a. gegenüber Frauen und frauisierten Personen. Aromantische Männlichkeiten werden demnach als doppelt gefährlich wahrgenommen, während aromantische Weiblichkeiten in Relation zu Promiskuität und damit als unsittlich und moralisch verwerflich verstanden werden – dies kann durch andere Identitätsmerkmale (darunter etwa Behinderung, *race*, sozioökonomischer Status, Kleidungsstile sowie weitere körperliche Merkmale) jeweils verstärkt werden. Die Disidentifikation mit binären Geschlechtern wiederum wird unter Umständen mit beiden negativ behafteten Vorurteilen versehen. Hieran lässt sich erkennen, dass durch fehlende Informationen zu Aromantik schnell ein falsches Bild davon entstehen kann, welches wiederum in Diskriminierung resultiert.

Weitere Fehlannahmen zu Aromantik lassen sich etwa im Kontext von Pathologisierung finden. Die Pathologisierung von Aromantik findet

9 »Exorsexismus ist die Diskriminierung von nichtbinären Personen, oft aufbauend auf der Annahme, es gäbe nur zwei Geschlechter« (https://nibi.space/feindlichkeit [15.11.2024]).

(ähnlich wie die jahrzehntelange Pathologisierung von Transgeschlechtlichkeiten) vor allem in alltäglichen, laienhaften sowie in psychologischen Kontexten statt. Aromantik wird mitunter als Unfähigkeit zu lieben missverstanden, als generelles Fehlen von Emotionen oder als grundsätzliche(n) Unfähigkeit bzw. Unwillen, Nahbeziehungen zu anderen Personen zu führen.

Im klinischen Bereich hat das Auswirkungen sowohl auf Diagnosen als auch auf den Umgang mit Patient*innen. In einem Erfahrungsbericht beschreibt eine aromantische und asexuelle Person, welche Auswirkungen der allonormative Blick ihres Umfelds in psychotherapeutischen Klinikaufenthalten auf ihre Behandlung hatte:

> »Mein komplettes Umfeld unterstellte mir ständig, dass meine Aromantik nur eine Schutzbehauptung wäre und ich in dem Bereich noch nicht soweit sei, an meinen sozialen Ängsten und an der Angst vor dem anderen Geschlecht zu arbeiten.
>
> Besonders in Therapiekliniken wurde meine aromantische Orientierung nicht ernst genommen. Ich hatte sowohl dort als auch im richtigen Leben immer wieder Verehrer. Das an sich fand ich nicht schlimm, dafür aber die Art und Weise, wie das Personal der Kliniken darauf reagierte.
>
> Alle freuten sich mit mir, worüber ich mich wunderte, weil in Kliniken Beziehungen eigentlich nicht gerne gesehen werden. Bei mir war das anders. Offenbar nahmen die Mitarbeiter dies als Zeichen einer weiteren Gesundung meinerseits wahr. Man konnte ihnen ihre Erleichterung richtig ansehen; sie waren froh darüber, dass es bei mir anscheinend doch noch klappen würde mit der romantischen Liebe.
>
> So wurde mir sehr häufig vom Pflegepersonal und den Ärzten zugelächelt, wenn sie mich zusammen mit einem meiner Verehrer sahen. In ihren Blicken konnte ich lesen, dass ich mich in eine von meinem Umfeld gewünschte Richtung entwickelte, wenn ich mich darauf einlassen würde. Allerdings fühlte ich mich damit ziemlich unwohl. Ich wollte und will keine Beziehung« (Anonym 2, 2015, o. S.).

Die Person beschreibt weiter, wie der Umstand, dass sie »auf einmal für deutlich gesünder gehalten wurde, als [sie] von potenziellen Verehrern umgeben war« (ebd.), sich negativ auf die eigentlich erwartete psychotherapeutische Behandlung ausgewirkt hat. Hieran lässt sich erkennen, dass die Ignoranz bzw. Missverständnisse von Aromantik als etwas, das nicht ernst genommen werden müsse, bzw. als etwas, das mittels einer Beziehung »behandelt« und damit beseitigt werden müsse, den Fokus der eigentlichen Behandlung verschleiern und somit verunmöglichen kann. Das beschriebene Pflegepersonal scheint amatonormative Annahmen so sehr verinnerlicht zu haben, dass sie sogar eigentlich ungewünschtes Verhalten – nämlich eine Beziehung im klinischen Kontext – nicht nur toleriert, sondern aktiv gefördert haben. Sich zu verlieben »scheint für [das Pflegepersonal] der Beweis zu sein, dass ihr Patient jetzt wirklich gesund ist, denn Liebesbeziehungen gelten als der größte ›Beweis‹ für eine Verringerung sozialer Ängste« (ebd.). Aromantik muss klar von tatsächlichen Symptomen unterschieden werden. Zudem darf nicht vergessen werden, dass Aromantik sowohl neben als auch gänzlich ohne psychische Erkrankungen oder Diagnosen existieren kann.

Ein recht weit verbreitetes Missverständnis rund um Aromantik ist, dass aromantische Personen automatisch auch asexuell seien. Auch wenn Aromantik und Asexualität eine gemeinsame Geschichte haben und häufig im selben Kontext thematisiert werden, ist es wichtig, dazwischen zu unterscheiden. Fowler et al. schreiben mit Verweis auf eine andere Studie:

> »Antonsen et al. (2020) legen nahe, dass aromantische und alloromantische asexuelle Identitäten in Bezug auf sexuelle Wünsche und Handlungen unterschiedlich sind. Daher limitiert die weit verbreitete Repräsentation von Aromantik in wissenschaftlichen Arbeiten als Bestandteil von Asexualität Verständnisse der nuancierten Unterschiede zwischen diesen Identitäten« (Fowler et al., 2024, S. 2).

Zudem gibt es Personen, die aromantisch und allosexuell sind (d.h. nicht asexuell), deren Erfahrungen und Wünsche mitunter gar nicht im Rahmen von Asexualität verortet werden können.

Bei unreflektiertem Umgang kann es im Beratungskontext etwa passieren, dass eine trans aro Person in Bezug auf diese beiden Identitätsaspekte unterschiedlich behandelt und beraten wird. So werden v.a. binäre trans Identitäten zunehmend respektiert und auch im Kontext von Gesetzen und Gesetzesentwürfen mitgedacht, was u.a. Zugänge zu Informationen, Coming-out, Namensänderungen oder Transitionen erleichtern kann. Demgegenüber scheint Aromantik stärker noch als »Phase« missverstanden zu werden, die nicht ernst genommen, nicht bestärkt und nicht als relevant wahrgenommen wird. Aromantische trans und nicht-binäre

Menschen verdienen aber, dass Berater*innen ein Verständnis für alle ihre Identitätsaspekte und deren mögliche Intersektionen mitbringen. Mögliche Auswirkungen einer Ignoranz demgegenüber haben wir in diesem Beitrag aufgezeigt.

5.5.5 Guidelines für sensibles Verhalten gegenüber aro Personen

Laut dem »Aro Census 2020« ist mit 82,43 % die häufigste Art der Diskriminierung aromantischer Personen, dass sie »nicht ernst genommen werden, ignoriert oder von anderen abgewiesen werden« (AUREA, 2021, S. 77), gefolgt von »Versuchen oder Vorschlägen, ›repariert‹ oder ›geheilt‹ zu werden« (ebd.) mit 48,34 %. Beides hatte die meisten Auswirkungen auf die psychische Gesundheit und das Sozialleben der Teilnehmenden (vgl. ebd., S. 78f.). Der schnellste Weg, sich sensibel und solidarisch gegenüber aromantischen Personen zu verhalten, ist also, sie zu akzeptieren und Aromantik weder infrage zu stellen noch ändern zu wollen.

Um arofeindliches Verhalten zu bemerken und vermeiden zu können, muss zuerst ein Bewusstsein dafür geschaffen werden, dass dieses Verhalten existiert und dass bzw. inwiefern es schädlich sein kann. Gerade im Kontext von Aromantik sind es häufig kleinere sprachliche Momente, die negativ auffallen und Allonormativität reproduzieren können. In solchen Fällen ist es recht leicht, zum Beispiel nicht zu sagen, dass Personen »mehr als nur befreundet« sind (was suggeriert, dass romantische Beziehungen inhärent »mehr« und damit wertvoller sind als Freund*innenschaften), sondern die Situation konkret zu beschreiben: »Sie sind in einer romantischen Beziehung.« Genauso kann es hilfreich sein, zunächst Gegenfragen zu stellen. Statt eine Person vermeintlich zu trösten und ihr zu versichern, dass sie schon noch »die richtige Person« finden wird (was u. a. amatonormative Vorstellungen und Erwartungen reproduziert), kann zum Beispiel zunächst die Frage danach wertvoll sein, ob die Person das überhaupt möchte. Generell sind konkrete und personenbezogene Nachfragen vor allem in Beratungskontexten sinnvoller, als unhinterfragt Annahmen über das Innenleben einer Person zu machen. Dazu gehört etwa auch die vorherige Nachfrage, ob eine aromantische Person gerade dazu bereit ist oder wäre, Begriffe, Konzepte etc. zu erklären.

Grundsätzliches Bewusstsein über Aromantik zu signalisieren kann zudem eine Beratungssituation für aromantische Menschen vereinfachen. So können etwa thematische Flyer ausgelegt oder aro Pride-Flaggen aufgehängt werden. Selbst wenn die Beratungsperson (noch) kein*e Expert*in auf diesem Feld ist, signalisiert dies grundsätzliche Bereitschaft und Offenheit, sich mit Aromantik zu befassen und sich weiterzubilden. Wenn eine Beratung suchende Person Pins oder Armbänder in den aro Farben (dunkelgrün, hellgrün, weiß, grau, schwarz) trägt, kann dies ggf. ein Gesprächseinstieg sein. Darüber hinaus sorgt vor allem die Vermeidung arofeindlicher Sprache und damit die Reproduktion beziehungsnormativer Erwartungen für ein sicheres Umfeld – das gilt übrigens auch für alloromantische Menschen.

Literatur

Anonym 1 (o.J.). Aro-spec Identities and Experiences of Stigmatization 2019 Results. https://tinyurl.com/4tvpsh2m (3.6.2024).

Anonym 2 (2015, 27. Dez.). Diagnose unnormal. Zur Pathologisierung von Aromantik und Asexualität in der Psychotherapie. https://cutt.ly/DQ0wc67 (4.3.2024).

arokaladin (o.J.). Aromantic Gender Experiences. https://elephantbirdaro.wixsite.com/aromanticsurveys/aromantic-gender-experiences (3.6.2024).

AUREA (Hrsg.). (2021). The Aro Census 2020 Report. https://aromanticism.org/aro-census (15.3.2024).

Baumgart, A. & Kroschel, K. (2023). *(un)sichtbar gemacht. Perspektiven auf Aromantik und Asexualität* (2. Aufl.). edition assemblage.

Brake, E. (2018). Do Subversive Weddings Challenge Amatonormativity? Polyamorous Weddings and Romantic Love Ideals. *analize, 11*, 61–84.

Fowler, J.A., Mendis, M., Crook, A., Chavez-Baldini, U., Baca, T. & Dean, J.A. (2024). Exploring Aromanticism Through an Online Qualitative Investigation With the Aromantic Community: ›Freeing, Alienating, and Utterly Fantastic‹. *International Journal of Sexual Health, 36*(1), 126–143. https://doi.org/10.1080/19317611.2024.2311158

Newerla, A. (2023). *Das Ende des Romantikdiktats. Warum wir Nähe, Beziehungen und Liebe neu denken sollten*. Kösel.

Statistisches Bundesamt (2024). Ergebnis 12611-0001. https://tinyurl.com/2jszvsdv (2.9.2024).

yingchen & yingtong (2019). an aromantic manifesto. https://cutt.ly/OQ0twkl (26.3.2024).

Biografische Notizen

Annika Baumgart (sie/ihr) ist als Autor*in und Bildungsreferent*in tätig. Sie hat einen Masterabschluss in Theaterwissenschaft und interessiert sich v.a. für visuelle und dramaturgische Möglichkeiten der Darstellung und Repräsentation von Aromantik und Asexualität in Theater und Literatur. Gemeinsam mit Katharina Kroschel hat sie das Projekt ace_arovolution gegründet, um queere Bildung rund um Aromantik und Asexualität mehr Menschen im deutschsprachigen Raum zugänglich zu machen. Sie ist über die E-Mail-Adresse ace_arovolution@web.de erreichbar; aktuelle Projekte – darunter Sachtexte, Kurzgeschichten, Vorträge oder Lesungen – sind auf der Homepage https://www.acearovolution.webnode.page und Instagram @ace_arovolution zu finden.

Katharina Kroschel (keine Pronomen) ist als Bildungsreferent*in und Autor*in tätig. Mit einem Bachelor in Literaturwissenschaft und einem Master in Gender & Queer Studies konzentriert Katha sich bei Lohn- und Aktivismusarbeit auf kritische Auseinandersetzungen mit gesellschaftlichen Narrativen und Normen in Bezug auf Sexualität, Romantik und Beziehungen. Katha arbeitet in den Projekten ace_arovolution (gemeinsam mit Co-Autor*in Annika Baumgart) und AroAceBildung (gemeinsam mit Lin Göbel), um queere Bildung rund um Aromantik und Asexualität mehr Menschen im deutschsprachigen Raum zugänglich zu machen. Katha ist über die E-Mail-Adresse ace_arovolution@web.de erreichbar, aktuelle Projekte sind auf der Homepage www.acearovolution.webnode.page und Instagram @ace_arovolution zu finden.

5.6 Paarberatung im Kontext von psychischen Erkrankungen

Einblicke in die Praxis

Fabienne Forster

Hinweis: In diesem Text finden sich Zitate von Interviews mit trans und nicht-binären Personen, die von Fabienne Forster psychotherapeutisch begleitet wurden und anlässlich dieses Beitrags ihre Erfahrungen in der Paar- und Psychotherapie geteilt haben.

In der Beratung und (Paar-)Therapie mit trans und nicht-binären Personen ist es besonders wichtig, ein Verständnis über Funktion und Folgen von psychischen Erkrankungen mitzubringen, denn mindestens 50 % aller Menschen sind mindestens einmal im Leben psychisch erkrankt. Innerhalb eines Jahres ist über jede dritte Person von einer psychischen Erkrankung betroffen. Bei queeren Personen ist dieser Anteil höher, da queere Menschen insbesondere aufgrund der Effekte von Minoritätenstress und erfahrener Diskriminierung mit einer höheren Wahrscheinlichkeit psychisch belastet sind als nicht-queere Personen. Beispielsweise sind innerhalb eines Jahres zwei- bis dreimal so viele queere Personen von einer Depression oder Angststörung betroffen als heterosexuelle cis Personen. Innerhalb der queeren Community besteht für trans und nicht-binäre Personen ein nochmals erhöhtes Risiko, psychisch zu erkranken. In einer Studie mit über 10.000 Personen hatten 58 % der teilnehmenden trans Personen mindestens eine psychiatrische Diagnose im Vergleich zu 14 % der cis Personen.

An der Stelle ist – auch aufgrund der historischen Pathologisierung von Queerness und Transgeschlechtlichkeit durch die Psychiatrie – besonders wichtig, zu betonen, dass eine queere sexuelle Orientierung und/oder geschlechtliche Identität nicht als eine Folge oder gar ein Anzeichen einer psychischen Erkrankung anzusehen ist. Ganz im Gegenteil: Trans und queere Personen leiden häufiger unter psychischen Erkrankungen, weil sie aufgrund von Trans- und Queerfeindlichkeit mehr Risikofaktoren ausgesetzt sind, die zu psychischen Problemen führen können. Dazu gehören soziale Ausgrenzung, finanzielle Not, schlechtere Gesundheitsversorgung und bürokratische Hürden. Dieser sogenannte Minoritätenstress (siehe Kapitel 4) erhöht die Wahrscheinlichkeit für psychische Erkrankungen.

Ganz besonders häufig sind Angststörungen bei trans und nicht-binären Personen. Das leuchtet insofern auch ein, da es neben dem erhöhten Risiko für psychische Erkrankungen bei trans und nicht-binären Personen im Allgemeinen auch viele ganz konkrete und reale Gründe gibt, Angst zu haben, wie z. B. ein viermal höheres Risiko Gewalt zu erfahren als cis Personen. Darüber hinaus erkranken trans und nicht-binäre Personen häufiger an Depressionen und Essstörungen, Substanzübergebrauch und Sucht, und sie haben ein fünf- bis neunfach erhöhtes Risiko an einer Schizophrenie zu erkranken.

Besonders häufig ist die Überschneidung von Autismus mit einer trans und nicht-binären Identität (siehe Kapitel 4.9). Autistische trans Menschen sind im Durchschnitt psychisch belasteter (mehr Depression und Angstsymptome und Suizidalität) als autistische cis Menschen. Bei anderen Neurodivergenzen wie z. B. der Aufmerksamkeits-Defizit-Hyperaktivitäts-Störung (ADHS) gibt es bisher noch zu wenig Studien, um Aussagen über die Prävalenz bei trans und nicht-binären Personen zu machen.

Darüber hinaus hängen sowohl Stress als auch psychische Erkrankungen negativ mit der Partner*innenschaftszufriedenheit zusammen. Zum Beispiel gehen depressive Symptome mit mehr negativen Paar-Interaktionen einher und umgekehrt gehen Paarkonflikte und Trennungen häufig einer Hospitalisation wegen einer psychischen Krise voraus. Diese Zusammenhänge finden sich bei gleichgeschlechtlichen Paaren ebenso wie bei nicht-queeren Paaren. Da nun aber trans und nicht-binäre Personen, wie bereits geschildert, besonders häufig unter psychischen Erkrankungen leiden, steigt die Wahrscheinlichkeit auch für Partner*innenschaftsprobleme, die sich dann in der Paarberatung und -therapie zeigen. Darüber hinaus haben Coming-out und Transition natürlich auch Einfluss auf die Partner*innen und die Partner*innenschaft, in der die jeweilige trans oder nicht-binäre Person sich befindet. Es ist daher wichtig, dass wir auch in der Paarberatung ein Verständnis vom Zusammenhang von Stress, psychischer Gesundheit und Partner*innenschaft im Kontext von trans und nicht-binären Personen mitbringen.

> »Es war hilfreich, mich mit meiner damaligen Partnerin hinsetzen zu können und durch meine Therapeutin gestützt zu werden im gemeinsamen

Gespräch. Manchmal braucht es eine dritte Person, um darüber zu sprechen, was in mir vorgeht« (Trans Patient im Interview).

5.6.1 Stress und psychische Erkrankungen

Der menschliche Organismus versucht immer wieder, eine Balance aus Belastung und Entlastung herzustellen. Eine Dysbalance von Belastung und Entlastung wird als Stress erlebt. An der Stelle ist es wichtig, zwischen akutem und chronischem Stress zu unterscheiden. Der Organismus ist sehr gut darauf ausgerichtet, auf akuten Stress zu reagieren und sich davon zu erholen. Es ist sozusagen eine Überlebensstrategie, um auf Gefahren rasch reagieren zu können. Sind Menschen nun aber über längere Zeit (also chronisch) einem anhaltenden Missverhältnis von Belastung und Entlastung (also Stress) ausgesetzt, kann das System nicht mehr darauf reagieren und wird krank.

Ein Verständnis der Wirkungsweise von Stress bietet eine gute Grundlage dafür, die Entwicklung und Behandlung psychischer Erkrankungen zu verstehen – auch für unsere Klient*innen. Zudem spielt Stress eine Schlüsselrolle für die Entwicklung psychischer Erkrankungen *und* Partner*innenschaftsproblemen – auch bei trans und nicht-binären Personen. Darüber hinaus bietet das Umdenken vom individuellen zum systemischen Stressmodell eine simple und gleichzeitig effiziente Grundlage für die beraterische und therapeutische Arbeit mit Paaren.

Um zu erklären, warum sich bei manchen Menschen psychische Erkrankungen zeigen und bei anderen (noch) nicht, verwende ich in der therapeutischen Praxis eine vereinfachte Form (siehe Abbildung 1) des Vulnerabilitäts-Stress-Modells. Das VSM dient zur Erklärung der Entstehung psychischer Erkrankungen durch ein Zusammentreffen von erhöhtem Stress und vorbestehender Vulnerabilität. Zu den Vulnerabilitäten kann eine genetische Vorbelastung gehören, Erfahrungen in der Kindheit und Jugend, aber auch neurobiologische Aspekte wie z. B. Hormonsensitivität oder Neurodivergenz. Das VSM beschreibt, dass wenn der subjektiv erlebte Stress einer Person die sogenannte »Störungsschwelle« überschreitet, sich bei allen Menschen Krankheitssymptome zeigen – wobei bei Menschen mit erhöhter Vulnerabilität diese Schwelle rascher erreicht wird. Bei einigen mögen dies depressive Symptome, Ängste oder Psychosen sein, bei anderen somatische Symptome wie Bauchschmerzen oder Herzrasen.

Auf jeden Fall deutet dieses Modell belastende Symptome als einen Ausdruck von einem anhaltend hohen Stresslevel, welches der Organismus nicht mehr kompensieren kann.

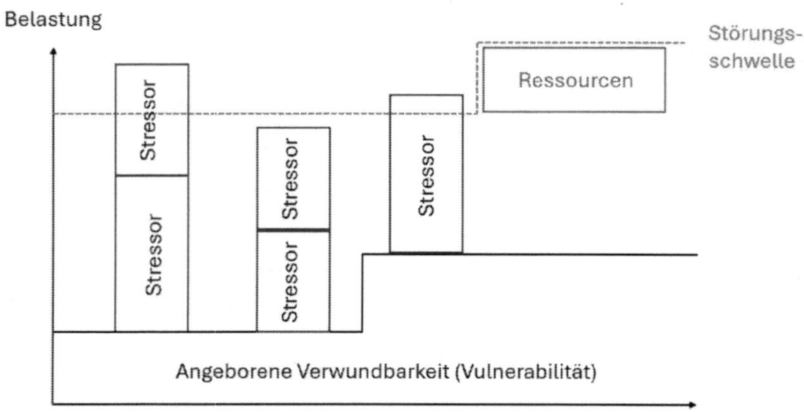

Abbildung 1: Vulnerabilitäts-Stress-Modell zur Erklärung der Entwicklung von psychischen Erkrankungen (adaptiert in Anlehnung an Zubin & Spring [1977])

Auf diese Weise erkläre ich Betroffenen von psychischen Störungen in meiner therapeutischen Praxis anhand deren individueller Belastungs- und Entlastungsfaktoren, wie es in ihrem Fall zu einer psychischen Erkrankung gekommen sein könnte. Das macht die Entwicklung einer psychischen Erkrankung nicht nur verständlich, sondern entlastet auch von den Schuld- und Versagensgefühlen, unter denen viele Betroffene leiden. Belastungen und Ressourcen sind eben nicht gleichmäßig verteilt. Zum Beispiel sind einige Menschen signifikant häufiger von Alltagsdiskriminierung und Ausgrenzung betroffen und bringen gleichzeitig im Durchschnitt weniger finanzielle und soziale Ressourcen mit, zum Beispiel weil sie aufgrund ihrer trans Identität auf dem Arbeitsmarkt diskriminiert oder von ihrer Familie ausgeschlossen werden. Hinzu kommt, dass Menschen eine unterschiedliche familiäre Prädisposition mitbringen, zum Beispiel weil direkte Verwandte schon von einer Depression betroffen waren. Auch biologische Risikofaktoren sind nicht gleich verteilt zwischen Menschen. Zum Beispiel hormonelle Veränderungen durch den Menstruationszyklus, eine Schwangerschaft oder Menopause betreffen nur Menschen mit den entsprechenden Organen. Bei hormonellen geschlechtsangleichenden Maßnahmen zeigt sich oft eine Verbesserung der Lebensqualität und Reduktion der depressiven Symptome. Diese Gegenüberstellung zeigt auch, weswegen queere Personen im einem queerfeindlichen System bereits schlechtere Ausgangsbedingungen mitbringen, da ihr generelles Stresslevel schon erhöht ist. Kommt nun eine kritische Lebenssituation hinzu, wie zum Beispiel der Tod einer nahestehenden Person, eine Absage durch die Krankenkasse für eine gesundheitsrelevante medizinische Maßnahme oder ein Jobverlust, kann »das Fass leicht überlaufen« und eine psychische Erkrankung entstehen.

> »Manchmal gehen Veränderungen auch plötzlich ganz schnell. Diese Veränderungen können auch die Beziehung in unvorhersagbarer Weise beeinflussen. Ich meine, Hormone, Pubertät … Das ist alles völlig verrückt, wenn du mit einer Person zusammen bist, die durch all diese Veränderungen geht, die sie glücklich machen, aber eben auch herausfordernd sind« (Trans Patientin im Interview).

Leider bedingen sich die genannten Stressfaktoren meist gegenseitig, sodass ein Teufelskreis in Gang gesetzt werden kann. Nehmen wir an, dass sich nach dem Tod einer nahestehenden Person eine Panikstörung entwickelt, die wiederum die Arbeitsfähigkeit einschränken kann, zum Beispiel weil die betroffene Person Schwierigkeiten damit bekommt, den öffentlichen Personennahverkehr zu benutzen oder an Therapiesitzungen teilzunehmen. Das wiederum könnte zum Jobverlust führen, was wiederum die finanziellen Ressourcen gefährdet und ebenso die Tagesstruktur und das Sinnempfinden[1] der Person. Von da aus ist es nicht mehr weit zur Entwicklung einer depressiven Episode. Die Partner*innen der betroffenen Person haben vielleicht zu Beginn noch viel Verständnis und Unterstützung gezeigt. Mit der Zeit ist deren Kraft und Geduld jedoch auch erschöpft. Es kommt zu Konflikten und vielleicht sogar zu einer Trennung. Dieses Beispiel zeigt eindrücklich, wie Stress und psychische Gesundheit auch innerhalb von Partner*innenschaften zusammenhängen. Es zeigt auch, wie ein anhaltendes Ungleichgewicht in Partner*innenschaften langfristig zu mehr Stress und psychischen Problemen führen kann (mehr dazu in Kapitel 5.6.3).

1 Lebenssinn

»Wir lassen Themen aus der Therapie auch in unsere Beziehung einfließen. Zum Beispiel habe ich meine Frau gefragt, ob sie mich an Dinge erinnern kann, die ich mir in der Therapie vorgenommen hatte. So konnten wir uns gegenseitig in unserer Entwicklung helfen mit dem Input der Therapeut*innen. Für uns waren die Therapeut*innen Teil unseres Teams« (Nicht-binäre trans-maskuline Person im Interview).

5.6.2 Minoritätenstress – besondere Belastung für trans und nicht-binäre Personen

Die Forschung deutet darauf hin, dass Minoritätenstress ein erklärender Faktor für schlechtere Gesundheit sein kann. Eine Studie mit 90 trans Personen aus der Schweiz konnte zeigen, dass Minoritätenstress durch Nicht-Akzeptanz der eigenen Geschlechtsidentität durch andere Menschen mit schlechterem Wohlbefinden zusammenhing (Ott et al., 2017). Auch ein Übersichtsartikel fand bei 29 Studien mit trans und genderqueeren Personen aus Europa, dass Minderheitenstress (v. a. geschlechtsspezifische Diskriminierung) mit schlechterer psychischer Gesundheit zusammenhängt (Mezza et al., 2024; siehe auch Kapitel 3.3).

»Weil ich diesen sicheren Raum hatte, wurden die Samen gesät und ich konnte mich entfalten. Es gab einem endlich den Boden, auf dem man wachsen kann. Ich wusste, ich werde gesehen, ernst genommen und ich bin nicht alleine« (Nicht-binäre transmaskuline Person im Interview).

Ein wichtiges Bindeglied zwischen Minderheitenstress und schlechterer Gesundheit scheinen wie von Meyer (1995) vermutet internalisierte Queer- und Transfeindlichkeit zu sein. Die zuvor beschriebene Studie fand heraus, dass internalisierte Transfeindlichkeit den Zusammenhang zwischen Nicht-Akzeptanz des eigenen Geschlechts durch andere und Wohlbefinden teilweise (zu 56 %) erklären konnte (Ott et al., 2017; siehe auch Kapitel 3.4). Eine weitere Studie fand, dass internalisierte Transnegativität mit mehr Depressions- und Angstsymptomen zusammenhängt (Stein et al., 2023). Auch bei gleichgeschlechtlichen Paaren sagte internalisierte Homofeindlichkeit depressive Symptome und Alkoholübergebrauch voraus (Feinstein et al., 2019). Darüber hinaus gibt es Hinweise darauf, dass internalisierte Queerfeindlichkeit mit mehr Paarkonflikten (ebd.)

und negativeren Paarinteraktionen zusammenhängt (Meuwly & Davila, 2022). In einer Längsschnittstudie hatte internalisierte Queerfeindlichkeit negative Effekte auf die Paarzufriedenheit und -kommunikation fünf Jahre später (Nguyen & Pepping, 2022). Womit wir wieder beim Thema »gemeinsamer Blick auf Stress« und »Weg von der binären Sicht auf Erkrankungen« wären.

> »Für mich war es wichtig, dass Sie mein trans Sein anerkennen und respektieren. Wenn eine Person Vorbehalte hat, dann spüre ich das sofort. Erst wenn ich sicher bin, dass nichts Negatives gegen mein trans Sein kommt, kann ich mich auf die Therapie einlassen« (Trans Patient im Interview).

5.6.3 Weg von der binären Sicht auf Krankheit und Gesundheit

Im klassischen medizinischen Verständnis von Krankheit wird in der Regel von »dem Patienten« gesprochen. Das heißt, einer Person wird die Rolle »Patient*in« zugeschrieben, die Angehörigen bekommen die Rolle der »Gesunden«. Im Folgenden werde ich darstellen, weshalb diese Rollenzuschreibung nicht nur unzutreffend ist, sondern auch Nachteile haben kann, sowohl für Betroffene als auch für deren Partner*innen – und schließlich, welche alternativen Sichtweisen wir in der Paarberatung im Kontext von Krankheit oder (chronischer) Belastung verwenden können.

Warum ist die Rollentrennung von gesund und krank nicht sinnvoll? Erstens, weil Gesundheit und Krankheit nicht zwei klar abgrenzbare Pole sind. Alle Menschen haben sowohl gesunde als auch »kranke« Anteile in sich. Oder in anderen Worten: Menschen erleben gewisse Anteile von sich als gesund, angenehm oder neutral und andere als belastend, störend oder dysfunktional. Entsprechend definiert die Weltgesundheitsorganisation (WHO) Gesundheit als »ein[en] Zustand des vollständigen körperlichen, geistigen und sozialen Wohlergehens und nicht nur das Fehlen von Krankheit oder Gebrechen«. Eine Person ist immer mehr als eine Diagnose. Eine Person mit einer depressiven Episode hat durchaus auch Qualitäten, die nicht von der Depression betroffen sind, und gleichzeitig haben Menschen, die aktuell nicht unter einer depressiven Episode leiden, auch depressive Qualitäten oder andere belastende Anteile. Abhängig vom akuten Schweregrad einer Krebserkrankung oder einer biopolaren Störung kann sich eine Person mehr oder weniger gesund fühlen; Neurodivergenzen (wie zum Beispiel ADHS oder Autismus) stellen für eine Person keine Störung dar, sofern ihre Art der Neurofunktion sie nicht stört (siehe Kapitel 4.9). Das bedeutet, dass wir alle gesunde und belastete Anteile haben, und entsprechend die Bezeichnung als »krank«, weil wir eine Diagnose haben, in der Regel zu kurz greift. Nur schon deshalb ist es nicht sinnvoll, Personen in gesund und krank einzuteilen. Darüber hinaus kommt es nicht selten vor, dass Personen innerhalb einer Partner*innenschaft jeweils von (unterschiedlichen) Krankheiten betroffen sind. Statistisch gesehen hat jede dritte Person aktuell eine psychische Erkrankung. Weltweit ist jede sechste Person von einer Behinderung betroffen – Tendenz steigend. Die Chancen stehen also gut, dass ein Mensch in einer Beziehung mit einer oder mehreren Personen ist, die jetzt oder später eine Diagnose erhalten oder gleichzeitig selbst betroffen ist – ganz besonders bei queeren Paaren (wie zuvor geschildert).

Als letzten Grund dafür, dass die binäre Einteilung in gesund und krank (v. a. im Kontext der Paarberatung) abgelehnt werden sollte, können die Effekte angesehen werden, die solche Erkrankungen innerhalb von Partner*innenschaften haben können. Die Belastungen (und Chancen), die mit einer Erkrankung einhergehen, halten sich nämlich auch nicht an unsere Einteilung in gesund und krank. Angehörige sind in der Regel ebenfalls hoch belastet durch die Erkrankung ihrer Liebsten. Wenn der*die Partner*in zum Beispiel eine depressive Episode erlebt, wird sich der*die andere Partner*in vermutlich Sorgen machen oder Angst vor und wegen der Symptomatik haben. Vielleicht sind Partner*innen auch aktiv in die Behandlung involviert (zu Terminen begleiten, Entscheidungen gemeinsam treffen etc.). Entsprechend zeigt die Forschung, dass Partner*innen von Menschen mit Krankheiten häufig ebenfalls stark belastet sind, v. a. wenn die Erkrankung länger dauert. So zeigt die Forschung zum Beispiel, dass etwa ein Fünftel der Angehörigen, die mit von Depressionen betroffenen Menschen zusammenleben, ebenfalls depressive Symptome zeigen. Im Fall einer chronischen Kondition oder Behinderung kann es auch sein, dass das Leben als Partner*in langfristig anders ist oder wird. Zum Beispiel wird ein*e Partner*in einer Person mit sozialen Ängsten zumindest kurzfristig nicht gemeinsam Spaß an einem großen Konzert haben, bei Autismus vielleicht nie und im Falle einer Gehbehinderung nur dann, wenn das Konzert zum Beispiel mit dem Rollstuhl zugänglich ist. Das betrifft ein*e Partner*in natürlich auch. Entsprechend zeigt die Forschung, dass Angehörige durch die Betreuung und Unterstützung erkrankter Partner*innen ihrerseits häufig psychisch, physisch und sozial belastet sind.

> »Ich denke, Therapeut*innen sollten nicht so tun, als gäbe es keine Unterschiede zwischen Menschen. Es wäre besser, Unterschiede anzuerkennen, auch wenn sie nicht immer relevant sind. Wenn da ein Ungleichgewicht ist, das nicht anerkannt wird, kann es irgendwann plötzlich explodieren« (Trans Patient im Interview).

Es entspricht dem Erleben der involvierten Menschen in der Regel nicht, Personen in gesund und krank einzuteilen. Aber ist es vielleicht doch ein hilfreiches Konzept zur Behandlung von den betreffenden Personen? Kann es nicht sinnvoll sein, für eine gewisse Zeit eine Person in der Partner*innenschaft als »die Kranke« zu sehen, sodass sie die nötige Unterstützung und das Verständnis der anderen Personen bekommt? Vielleicht für eine kurze Zeit, während einer akuten Belastung, ja. Mittel- und langfristig ist es aber keine gute Idee, die Unterstützung auf eine Person zu verlagern, während die andere Person (oder Personen) die Unterstützungsarbeit leistet. Menschen streben in der Regel nach Ausgeglichenheit innerhalb von sozialen Beziehungen. Der Austausch von Geben und Nehmen soll ausgeglichen sein, sonst erleben wir Stress – und zwar unabhängig davon, ob wir mehr bekommen als wir geben oder umgekehrt. Das trifft tatsächlich auch dann zu, wenn eine Person in der Partner*innenschaft erkrankt ist. In einer Studie der Autorin zeigte sich, dass Personen mit einer aktuellen depressiven Episode ebenfalls nach einer Ausgeglichenheit von Unterstützung in der Partner*innenschaft (sogenannte Equity of Dyadic Coping) streben. Der Eindruck, dass eine Person nicht gleich viel Unterstützung gibt, wie sie erhält (oder umgekehrt), hing mit mehr depressiven Symptomen zusammen bei Patient*innen mit Depression. Ähnliche Befunde zeigen sich bei Paaren, bei denen eine Person an Krebs erkrankt ist. Auch bei schwangeren Frauen und deren Partner (hier nur gemischt-geschlechtliche Paare) vor und nach der Geburt hing *equity* in der gegenseitigen Unterstützung mit weniger Depressivität zusammen. Das bedeutet übersetzt, dass Personen unabhängig von ihrem »Krankheitsstatus« nicht nur bekommen oder geben wollen, sondern sich eine ausgeglichene Unterstützung wünschen. Studien zeigen, dass Menschen, die andauernd mehr geben, als sie bekommen, mit der Zeit ausbrennen. Die Personen, die andauernd mehr bekommen, als sie geben, erleben weniger Kontrolle, Einbußen im Selbstwert sowie Scham und Schuldgefühle. Es ist also auch aus klinischer Sicht nicht hilfreich, Personen in gesund und krank einzuteilen.

5.6.4 Ein gemeinsamer Blick auf Krankheiten und Belastungen

Im Folgenden stelle ich ein Modell vor, das sich für die Arbeit mit Paaren im Kontext unterschiedlicher Belastungen eignet, wie zum Beispiel psychischer oder körperlicher Erkrankungen, aber auch Behinderungen oder chronischer Konflikte. Nehmen wir das Beispiel einer Zwangsstörung. Die Person ohne Diagnose könnte der Person mit Diagnose zum Beispiel vorwerfen: »Deine Zwänge sind nervig und machen meinen Alltag kompliziert, hör endlich damit auf!« Die Person mit Diagnose könnte entgegnen: »Du unterstützt mich ja überhaupt nicht! Statt mir Vorwürfe zu machen, könntest du mir einfach helfen, indem du deine Kleider wechselst vor dem nach Hause kommen, das ist doch nicht so schwierig!« Und so entbricht ein Streit zwischen den Personen, bei dem die erkrankte Person als Belastung beschrieben wird und von der »gesunden« Person wird Unterstützung erwartet. Verschärfen könnte sich die Situation in der Beratung noch dadurch, dass diese Rollen zementiert werden mit Sätzen wie: »Sie können doch nicht so auf Ihrem Partner rumhacken, er kann ja auch nichts für seine Zwangsstörung« oder: »Wie kann Ihre Partnerin Sie vielleicht besser unterstützen im Umgang mit Ihrer Erkrankung?« Grundsätzlich ist daran nichts falsch, aber es kann dadurch die im System meistens schon vorbestehende Rollenverteilung vonseiten der*des Berater*in unabsichtlich untermauert werden, was – wie bereits geschildert – schlussendlich eher negative Effekte für alle involvierten Personen hat.

> »Uns hat es geholfen, zu visualisieren, mit welchen Herausforderungen wir jeweils beschäftigt sind und dass sie uns beide belasten. Es ist einfach die Realität und es lohnt sich, gemeinsam darauf zu schauen. Manchmal sind wir etwas egoistisch mit unseren Problemen und wollen die andere Person nicht belasten. Aber wenn wir die Probleme zusammen aufschreiben, können wir sie gemeinsam anschauen« (Nicht-binäre trans-maskuline Person im Interview).

Eine Alternative bietet die systemische Sicht auf Erkrankungen und Behinderungen. Dabei nehmen wir die Erkrankung oder Belastung explizit und visuell aus dem Paar heraus (siehe Abbildung 2). So kann herausgearbeitet werden, wie die Krankheit alle involvierten Personen belastet und wie das Paar näher zusammenrücken und gemeinsam gegen die Belastung arbeiten kann – statt gegeneinander. Im vorigen Beispiel könnte das so klingen: »Ich sehe, dass Sie beide durch die Zwangsstörung von Herrn X. belastet sind. Das ist bei den meisten Paaren so, dass beide (alle) von der Erkrankung belastet sind, nicht nur die Person mit der Diagnose. Lassen Sie uns doch einmal gemeinsam schauen, worin ihre jeweiligen Belastungen liegen und wie sie sich gegenseitig unterstützen können.« Dadurch markiere ich bereits eine explizit systemische Sicht auf die Belastung im Paar und normalisiere die Belastungen, die beide (alle) erleben, ohne dass ich lange theoretische Ausführungen machen muss. Im besten Fall konnte ich dadurch bereits die subjektiv erlebte *equity* (wie zuvor beschrieben) erhöhen, was mittelfristig der Gesundheit und Paarzufriedenheit zuträglich sein dürfte.

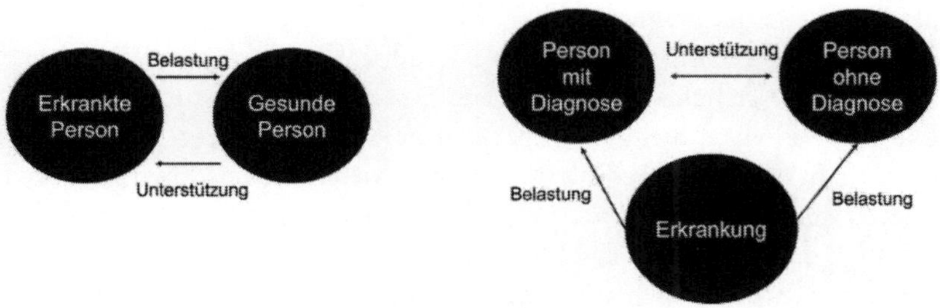

Abbildung 2: Klassisch-medizinische vs. systemische Sicht auf Erkrankungen (adaptiert nach Bertschi et al. [2021] in Anlehnung an Bodenmann [2000])

In der klinischen Praxis würde ich nun auf einem Blatt oder Flipchart ein Modell im Stil von Abbildung 2 aufzeichnen mit jeder Person in einem Kreis auf der Horizontale oben und der Zwangsstörung (in dem Fall) auf dem Kreis unterhalb der Paarpersonen. Dann würde ich alle Personen fragen, was sie im Zusammenhang mit der Erkrankung für Belastungen erleben. Wenn ich die Person mit der Diagnose (Index-Patient*in) sonst in Einzelbehandlung habe, würde ich bewusst damit anfangen, die Belastungen des*der Partner*in zu erfragen, um dem vermutlich bestehenden (und erwarteten) Ungleichgewicht entgegenzuwirken. Das könnte in etwa so klingen: »Ihren Partner kenne ich nun ja schon etwas. Jetzt ist es mir wichtig, noch besser zu verstehen, worin sie belastet sind durch dessen Zwangserkrankung. Wie bereits geschildert, leiden auch die Angehörigen in der Regel stark unter Erkrankungen ihrer Partner*innen. Würden Sie mir erzählen, worin diese bei Ihnen liegen?« Wenn ich genügend Zeit habe, würde ich immer wieder bei dem*der Patient*in nachfragen, für welche geäußerten Belastungen Verständnis oder Mitgefühl aufgekommen ist, um die emotionale Verbundenheit (siehe EFT[2]) und die *equity* im Paar zu stärken. Das geht auch zugunsten der erkrankten Person, da unterstützen wie geschildert einen positiven Effekt auf Selbstwert und Wohlbefinden hat.

> »Manchmal war es vielleicht schwierig, weil eine Person weiter war in der Transition als die andere. Aber diese Momente wurden leicht überstrahlt von den Momenten, in denen wir gemeinsam die Fortschritte bei einer Person feiern konnten: ›Du hast endlich geschafft, wonach du dich so lange gesehnt hast‹« (Nicht-binäre transmaskuline Person im Interview).

Nachdem alle Beziehungspersonen schildern konnten, worunter sie leiden (und sich bestenfalls gegenseitig Verständnis dafür schenken konnten), sammeln wir gemeinsam, wie sie sich gegenseitig unterstützen können. Die Betonung liegt hier auf »gegenseitiger« Unterstützung, also eben explizit nicht nur von einer Richtung in die andere. Auch dadurch stärke ich (idealerweise) die *equity* und Verbundenheit im Paar. Bei ausreichend Zeit kann ich die jeweiligen Personen auch explizit äußern lassen, was sie sich von ihren Partner*innen wünschen und worin sie sich bereits gut unterstützt fühlen. Das kann die Kultur des konstruktiven Feedbacks und der positiven Verstärkung fördern sowie die Verantwortungsübernahme für die eigenen Bedürfnisse. Das Modell basiert auf dem systemisch-transaktionalen Stressmodell, das davon ausgeht, dass auch individueller Stress häufig alle involvierten Partner*innen beeinflusst und es deshalb eine gemeinsame Leistung des Paares ist, den Stress zu bewältigen (mittels sogenanntem dyadischem Coping).

2 Emotionsfokussierte Therapie

5.6.5 Wichtigste Botschaften zum Merken

- Trans und nicht-binäre Personen sind häufiger von psychischen Erkrankungen betroffen.
- Psychische Erkrankungen belasten Partner*innen und die Partner*innenschaft.
- Partner*innen sind eine zentrale Ressource in der Beratung und Therapie.
- In der Beratung können Belastungen der Erkrankung sowie die Unterstützungsressourcen für alle involvierten Personen angeschaut werden.
- Das Anerkennen von strukturell unterschiedlichen Stressoren ist wichtig.
- Fokus auf veränderbare Belastungs- und Schutzfaktoren ergänzt die Akzeptanz von schwer veränderbaren Belastungsfaktoren.
- Zu den zentralen Schutzfaktoren gehört ein sicherer und unterstützender Raum bei den Beratungspersonen.

Literatur

Adams, J. S. (1965). Inequity In Social Exchange. *Advances in Experimental Social Psychology, 2,* 267–299. https://doi.org/10.1016/S0065-2601(08)60108-2

Alves, S., Fonseca, A., Canavarro, M. C. & Pereira, M. (2019). Intra-couple similarity in dyadic coping and partners' adjustment to the birth of a child. *European Journal of Social Psychology, 50*(1), 18–34. https://doi.org/10.1002/ejsp.2597

Ault, A. & Brzuzy, S. (2009). Removing Gender Identity Disorder from the »Diagnostic and Statistical Manual of Mental Disorders«: A Call for Action. *Social Work, 54*(2), 187–189.

Auszra, L., Herrmann, I. & Greenberg, L. S. (2017). *Emotionsfokussierte Therapie: Ein Praxismanual.* Hogrefe. https://doi.org/10.1026/02425-000

Baker, K. E., Wilson, L. M., Sharma, R., Dukhanin, V., McArthur, K. & Robinson, K. A. (2021). Hormone Therapy, Mental Health, and Quality of Life Among Transgender People: A Systematic Review. *Journal of the Endocrine Society, 5*(4), bvab011. https://doi.org/10.1210/jendso/bvab011

Beckwith, N., McDowell, M. J., Reisner, S. L., Zaslow, S., Weiss, R. D., Mayer, K. H. & Keuroghlian, A. S. (2019). Psychiatric Epidemiology of Transgender and Nonbinary Adult Patients at an Urban Health Center. *LGBT Health, 6*(2), 51–61. https://doi.org/10.1089/lgbt.2018.0136

Bertschi, I. C., Meier, F. & Bodenmann, G. (2021). Disability as an Interpersonal Experience: A Systematic Review on Dyadic Challenges and Dyadic Coping When One

Partner Has a Chronic Physical or Sensory Impairment. *Frontiers in Psychology, 12*, 624609. https://doi.org/10.3389/fpsyg.2021.624609

Bird, K., Arcelus, J., Matsagoura, L., O'Shea, B.A. & Townsend, E. (2024). Risk and protective factors for self-harm thoughts and behaviours in transgender and gender diverse people: A systematic review. *Heliyon, 10*(5), e26074. https://doi.org/10.1016/j.heliyon.2024.e26074

Bodenmann, G. (1995). A systemic-transactional conceptualization of stress and coping in couples. *Swiss Journal of Psychology, 54*(1), 34–49.

Bodenmann, G. (2012). *Verhaltenstherapie mit Paaren* (2. Aufl.). Huber.

Bodenmann, G. & Randall, A.K. (2013). Close relationships in psychiatric disorders. *Current Opinion in Psychiatry, 26*(5), 464–467. https://doi.org/10.1097/YCO.0b013e3283642de7

Bouzy, J., Brunelle, J., Cohen, D. & Condat, A. (2023). Transidentities and autism spectrum disorder: A systematic review. *Psychiatry Research, 323*, 115176. https://doi.org/10.1016/j.psychres.2023.115176

Bränström, R., Hughes, T.L. & Pachankis, J.E. (2024). Global LGBTQ Mental Health. In S.J. Hwahng & M.R. Kaufman (Hrsg.), *Global LGBTQ Health: Research, Policy, Practice, and Pathways* (S. 45–78). Springer International Publishing. https://doi.org/10.1007/978-3-031-36204-0_3

Chrousos, G. (2009). Stress and disorders of the stress system. Nature reviews. *Endocrinology, 5*, 374–381. https://doi.org/10.1038/nrendo.2009.106

Cochran, S.D., Sullivan, J.G. & Mays, V.M. (2003). Prevalence of Mental Disorders, Psychological Distress, and Mental Health Services Use Among Lesbian, Gay, and Bisexual Adults in the United States. *Journal of consulting and clinical psychology, 71*(1), 53–61.

Connolly, M.D., Zervos, M.J., Barone, C.J., Johnson, C.C. & Joseph, C.L.M. (2016). The Mental Health of Transgender Youth: Advances in Understanding. *Journal of Adolescent Health, 59*(5), 489–495. https://doi.org/10.1016/j.jadohealth.2016.06.012

Crenshaw, K. (1989). Demarginalizing the Intersection of Race and Sex: A Black Feminist Critique of Antidiscrimination Doctrine, Feminist Theory and Antiracist Politics. *University of Chicago Legal Forum, 1*, 139–167.

Davidson, S. (2016). Gender inequality: Nonbinary transgender people in the workplace. *Cogent Social Sciences, 2*(1), 1236511. https://doi.org/10.1080/23311886.2016.1236511

Doyle, N. (2024). Defining Neurodiversity and Identifying Neurominorities. In E. Patton & A.M. Santuzzi (Hrsg.), *Neurodiversity and Work: Employment, Identity, and Support Networks for Neurominorities* (S. 13–38). Springer Nature Switzerland. https://doi.org/10.1007/978-3-031-55072-0_2

Drescher, J. & Fadus, M. (2020). Issues Arising in Psychotherapy With Lesbian, Gay, Bisexual, and Transgender Patients. *FOCUS, 18*(3), 262–267. https://doi.org/10.1176/appi.focus.20200001

Fahey, K.M.L., Kovacek, K., Abramovich, A. & Dermody, S.S. (2023). Substance use prevalence, patterns, and correlates in transgender and gender diverse youth: A scoping review. *Drug and Alcohol Dependence, 250*, 110880. https://doi.org/10.1016/j.drugalcdep.2023.110880

Feinstein, B.A., McConnell, E., Dyar, C., Mustanski, B. & Newcomb, M.E. (2019). The influence of stress on depression and substance use problems among young male same-sex couples: Relationship functioning as an underlying mechanism. *Clinical Psychological Science : A Journal of the Association for Psychological Science, 7*(5), 928–940. https://doi.org/10.1177/2167702619842561

Fischer, V.J., Andersson, G., Billieux, J. & Vögele, C. (2022). The Relationship Between Emotion Regulation and Sexual Function and Satisfaction: A Scoping Review. *Sexual Medicine Reviews, 10*(2), 195–208. https://doi.org/10.1016/j.sxmr.2021.11.004

Flores, A.R., Meyer, I.H., Langton, L. & Herman, J.L. (2021). Gender Identity Disparities in Criminal Victimization: National Crime Victimization Survey, 2017–2018. *American Journal of Public Health, 111*(4), 726–729. https://doi.org/10.2105/AJPH.2020.306099

Fredriksen Goldsen, K.I., Romanelli, M., Hoy-Ellis, C.P. & Jung, H. (2022). Health, economic and social disparities among transgender women, transgender men and transgender nonbinary adults: Results from a population-based study. *Preventive Medicine, 156*, 106988. https://doi.org/10.1016/j.ypmed.2022.106988

Glassgold, J.M. (2022). Research on sexual orientation change efforts: A summary. In D.C. Haldeman (Hrsg.), *The case against conversion »therapy«: Evidence, ethics, and alternatives* (S. 19–50). American Psychological Association. https://doi.org/10.1037/0000266-002

Gleason, M.E.J., Iida, M., Bolger, N. & Shrout, P.E. (2003). Daily Supportive Equity in Close Relationships. *Personality and Social Psychology Bulletin, 29*(8), 1036–1045. https://doi.org/10.1177/0146167203253473

Gleason, M.E.J., Iida, M., Shrout, P.E. & Bolger, N. (2008). Receiving support as a mixed blessing: Evidence for dual effects of support on psychological outcomes. *Journal of Personality and Social Psychology, 94*(5), 824–838. https://doi.org/10.1037/0022-3514.94.5.824

Gmelin, J.-O.H., De Vries, Y.A., Baams, L., Aguilar-Gaxiola, S., Alonso, J., Borges, G., Bunting, B., Cardoso, G., Florescu, S., Gureje, O., Karam, E.G., Kawakami, N., Lee, S., Mneimneh, Z., Navarro-Mateu, F., Posada-Villa, J., Rapsey, C., Slade, T., Stagnaro, J.C., … de Jonge, P. (2022). Increased risks for mental disorders among LGB individuals: Cross-national evidence from the World Mental Health Surveys. *Social Psychiatry and Psychiatric Epidemiology, 57*(11), 2319–2332. https://doi.org/10.1007/s00127-022-02320-z

Gordon, A. & Houting, B.A.T. (2016). Unmasking »Dr. Anonymous« in the John Fryer Papers. *Pennsylvania Legacies, 16*(1), 3–5. https://doi.org/10.5215/pennlega.16.1.0003

Green, A.E., DeChants, J.P., Price, M.N. & Davis, C.K. (2022). Association of Gender-Affirming Hormone Therapy With Depression, Thoughts of Suicide, and Attempted Suicide Among Transgender and Nonbinary Youth. *Journal of Adolescent Health, 70*(4), 643–649. https://doi.org/10.1016/j.jadohealth.2021.10.036

Hajek, A., König, H.-H., Buczak-Stec, E., Blessmann, M. & Grupp, K. (2023). Prevalence and Determinants of Depressive and Anxiety Symptoms among Transgender People: Results of a Survey. *Healthcare, 11*(5), 705. https://doi.org/10.3390/healthcare11050705

Hatfield, E., Rapson, R. & Aumer-Ryan, K. (2008). Social Justice in Love Relationships: Recent Developments. *Social Justice Research, 21*(4), 413–431. https://doi.org/10.1007/s11211-008-0080-1

Hatfield, E., Utne, M.K. & Traupmann, J. (1979). Equity theory and intimate relationships.

In R.L. Burgess & T.L. Huston (Hrsg.), *Social exchange in developing relationships* (S. 99–133). Academic Press.

Heredia, D., Pankey, T.L. & Gonzalez, C.A. (2021). LGBTQ-Affirmative Behavioral Health Services in Primary Care. *Primary Care: Clinics in Office Practice, 48*(2), 243–257. https://doi.org/10.1016/j.pop.2021.02.005

Hunter, A., Tussis, L. & MacBeth, A. (2017). The presence of anxiety, depression and stress in women and their partners during pregnancies following perinatal loss: A meta-analysis. *Journal of Affective Disorders, 223*, 153–164. https://doi.org/10.1016/j.jad.2017.07.004

Julien, D., Chartrand, E., Simard, M.-C., Bouthillier, D. & Bégin, J. (2003). Conflict, Social Support, and Relationship Quality: An Observational Study of Heterosexual, Gay Male, and Lesbian Couples' Communication. *Journal of Family Psychology, 17*(3), 419–428. https://doi.org/10.1037/0893-3200.17.3.419

Kiecolt-Glaser, J.K. & Wilson, S.J. (2017). Lovesick: How Couples' Relationships Influence Health. *Annual Review of Clinical Psychology, 13*, 421–443. https://doi.org/10.1146/annurev-clinpsy-032816-045111

Krammer, T., Saase, S., Berth, H. & Kilian, C. (2024). Diskriminierungssensible Psychotherapie: Wie hoch ist das Privilegienbewusstsein von Psychotherapeut*innen in Deutschland? *PPmP – Psychotherapie · Psychosomatik · Medizinische Psychologie, 74*(3/4), 120–128. https://doi.org/10.1055/a-2244-7468

Krüger, P., Pfister, A., Eder, M. & Mikolasek, M. (2022). Gesundheit von LGBT Personen in der Schweiz: Schlussbericht.

Kuijer, R.G., Buunk, B.P., Ybema, J.F. & Wobbes, T. (2002). The relation between perceived inequity, marital satisfaction and emotions among couples facing cancer. *British Journal of Social Psychology, 41*(1), 39–56. https://doi.org/10.1348/014466602165045

Kundakovic, M. & Rocks, D. (2022). Sex hormone fluctuation and increased female risk for depression and anxiety disorders: From clinical evidence to molecular mechanisms. *Frontiers in Neuroendocrinology, 66*, 101010. https://doi.org/10.1016/j.yfrne.2022.101010

Lerch, L. (2019). Psychotherapie im Kontext von Differenz, (Macht)Ungleichheit und globaler Verantwortung. *Psychotherapie Forum, 23*(1), 51–58. https://doi.org/10.1007/s00729-019-0117-y

Lewis, A.J. (2016). »We Are Certain of Our Own Insanity«: Antipsychiatry and the Gay Liberation Movement, 1968–1980. *Journal of the History of Sexuality, 25*(1), 83–113.

Lightfoot, S., Kia, H., Vincent, A., Wright, D.K. & Vandyk, A. (2021). Trans-affirming care: An integrative review and concept analysis. *International Journal of Nursing Studies, 123*, 104047. https://doi.org/10.1016/j.ijnurstu.2021.104047

Liu, Z., Heffernan, C. & Tan, J. (2020). Caregiver burden: A concept analysis. *International Journal of Nursing Sciences, 7*(4), 438–445. https://doi.org/10.1016/j.ijnss.2020.07.012

Longmore, M.A. & Demaris, A. (1997). Perceived Inequity and Depression in Intimate Relationships: The Moderating Effect of Self-Esteem. *Social Psychology Quarterly, 60*(2), 172–184. https://doi.org/10.2307/2787103

McCann, E., Donohue, G. & Brown, M. (2021). Experiences and Perceptions of Trans and Gender Non-Binary People Regarding Their Psychosocial Support Needs: A Systematic Review of the Qualitative Research Evidence. *International Journal of*

Environmental Research and Public Health, 18(7), Art. 7. https://doi.org/10.3390/ijerph18073403

McGregor, K., Rana, V., McKenna, J.L., Williams, C.R., Vu, A. & Boskey, E.R. (2024). Understanding Family Support for Transgender Youth: Impact of Support on Psychosocial Functioning. *Journal of Adolescent Health, 75*(2), 261–266. https://doi.org/10.1016/j.jadohealth.2024.04.006

Meier, F., Landolt, S.A., Bradbury, T.N. & Bodenmann, G. (2021). Equity of dyadic coping in patients with depression and their partners. *Journal of Social and Clinical Psychology, 40*(3), 249–275.

Meier, F., Milek, A., Rauch-Anderegg, V., Benz-Fragnière, C., Nieuwenboom, J.W., Schmid, H., Halford, W.K. & Bodenmann, G. (2020). Fair enough? Decreased equity of dyadic coping across the transition to parenthood associated with depression of first-time parents. *PLOS ONE, 15*(2), e0227342. https://doi.org/10.1371/journal.pone.0227342

Merrill, B.M., Hare, M.M., Piscitello, J., Schatz, N.K., Fabiano, G.A., Wells, E.L., Robertson, E.L., Aloe, A.M., Pelham, W.E., Macphee, F., Ramos, M., Zhao, X., Altszuler, A.R., Javadi, N., Morris, S.S.J., Smyth, A., Ward, L. & Jones, H.A. (2024). Diversity and representation in ADHD psychosocial treatment research: A comprehensive synthesis with data from over 10,000 participants. *Clinical Psychology Review, 112*, 102461. https://doi.org/10.1016/j.cpr.2024.102461

Meuwly, N. & Davila, J. (2022). Associations between internalized heterosexism and perceived and observed support in same-gender couples. *Couple and Family Psychology: Research and Practice, 11*(2), 102–116. https://doi.org/10.1037/cfp0000199

Meuwly, N. & Randall, A.K. (2019). Relationships, gender, and sexual orientation. In D. Schoebi & B. Campos (Hrsg.), *New directions in the psychology of close relationships* (Bd. 100, S. 100–117). Routledge.

Meyer, I.H. (1995). Minority Stress and Mental Health in Gay Men. *Journal of Health and Social Behavior, 36*(1), 38–56. https://doi.org/10.2307/2137286

Meyer, I.H. (2003). Prejudice, Social Stress, and Mental Health in Lesbian, Gay, and Bisexual Populations: Conceptual Issues and Research Evidence. *Psychological bulletin, 129*(5), 674–697. https://doi.org/10.1037/0033-2909.129.5.674

Mezza, F., Mezzalira, S., Pizzo, R., Maldonato, N.M., Bochicchio, V. & Scandurra, C. (2024). Minority stress and mental health in European transgender and gender diverse people: A systematic review of quantitative studies. *Clinical Psychology Review, 107*, 102358. https://doi.org/10.1016/j.cpr.2023.102358

Mina, S. (2019). Predictors of Marriage in Psychiatric Illness: A Review of Literature. *Journal of Psychiatry and Psychiatric Disorders, 03*. https://doi.org/10.26502/jppd.2572-519X0058

Mitchell, L.A., Jacobs, C. & McEwen, A. (2023). (In)visibility of LGBTQIA+ people and relationships in healthcare: A scoping review. *Patient Education and Counseling, 114*, 107828. https://doi.org/10.1016/j.pec.2023.107828

Morssinkhof, M.W.L., van Wylick, D.W., Priester-Vink, S., van der Werf, Y.D., den Heijer, M., van den Heuvel, O.A. & Broekman, B.F.P. (2020). Associations between sex hormones, sleep problems and depression: A systematic review. *Neuroscience & Biobehavioral Reviews, 118*, 669–680. https://doi.org/10.1016/j.neubiorev.2020.08.006

Mpinga, K., Rukundo, T., Mwale, O., Kamwiyo, M., Thengo, L., Ruderman, T., Matanje, B., Munyaneza, F., Connolly, E., Kulisewa, K., Udedi, M., Kachimanga, C., Dullie, L. &

McBain, R. (2023). Depressive disorder at the household level: Prevalence and correlates of depressive symptoms among household members. *Global Health Action, 16*(1), 2241808. https://doi.org/10.1080/16549716.2023.2241808
Nadal, K.L., King, R., Sissoko, D.R.G., Floyd, N. & Hines, D. (2021). The legacies of systemic and internalized oppression: Experiences of microaggressions, imposter phenomenon, and stereotype threat on historically marginalized groups. *New Ideas in Psychology, 63*, 100895. https://doi.org/10.1016/j.newideapsych.2021.100895
Nettuno, L. (2024). Gender identity, labor market outcomes, and socioeconomic status: Evidence from Chile. *Labour Economics, 87*, 102487. https://doi.org/10.1016/j.labeco.2023.102487
Nguyen, J. & Pepping, C.A. (2022). Prospective effects of internalized stigma on same-sex relationship satisfaction: The mediating role of depressive symptoms and couple conflict. *Journal of Consulting and Clinical Psychology, 90*(2), 184–194. https://doi.org/10.1037/ccp0000713
Nieder, T.O. & Strauß, B. (2021). Geschlechtsinkongruenz, Geschlechtsdysphorie und Trans-Gesundheit. S3-Leitlinie zur Diagnostik, Beratung und Behandlung. In dies. (Hrsg.), *Geschlechtsinkongruenz, Geschlechtsdysphorie und Trans-Gesundheit. Eine kommentierte Dokumentation zur S3-Leitlinie* (S. 23–192). Psychosozial-Verlag. https://doi.org/10.30820/9783837977585-23
Nolan, C.J., Roepke, T.A. & Perreault, M.L. (2023). Beyond the Binary: Gender Inclusivity in Schizophrenia Research. *Biological Psychiatry, 94*(7), 543–549. https://doi.org/10.1016/j.biopsych.2023.03.018
Nord, C.L. & Garfinkel, S.N. (2022). Interoceptive pathways to understand and treat mental health conditions. *Trends in Cognitive Sciences, 26*(6), 499–513. https://doi.org/10.1016/j.tics.2022.03.004
Ott, A., Regli, D. & Znoj, H. (2017). Minoritätenstress und soziale Unterstützung: Eine Online-Untersuchung zum Wohlbefinden von Trans*Personen in der Schweiz. *Zeitschrift für Sexualforschung, 30*(2), 138–160. https://doi.org/10.1055/s-0043-109081
Peter, C. (2017). Lebenszeitprävalenzen psychischer Erkrankungen. Schweizerisches Gesundheitsobservatorium (Obsan).
Peter, C., Tuch, A. & Schuler, D. (2023). Psychische Gesundheit – Erhebung Herbst 2022. Wie geht es der Bevölkerung in der Schweiz? Sucht sie sich bei psychischen Problemen Hilfe? Schweizerisches Gesundheitsobservatorium (Obsan).
Priestley, J. & McPherson, S. (2016). Experiences of adults providing care to a partner or relative with depression: A meta-ethnographic synthesis. *Journal of Affective Disorders, 192*, 41–49. https://doi.org/10.1016/j.jad.2015.12.011
Putica, A., Van Dam, N.T., Steward, T., Agathos, J., Felmingham, K. & O'Donnell, M. (2021). Alexithymia in post-traumatic stress disorder is not just emotion numbing: Systematic review of neural evidence and clinical implications. *Journal of Affective Disorders, 278*, 519–527. https://doi.org/10.1016/j.jad.2020.09.100
Rafaeli, E. & Gleason, M.E.J. (2009). Skilled Support Within Intimate Relationships. *Journal of Family Theory & Review, 1*(1), 20–37. https://doi.org/10.1111/j.1756-2589.2009.00003.x
Ryon, H.S. & Gleason, M.E.J. (2014). The Role of Locus of Control in Daily Life. *Personality and Social Psychology Bulletin, 40*(1), 121–131. https://doi.org/10.1177/0146167213507087
Sarno, E.L., Dyar, C., Newcomb, M.E. & Whitton, S.W. (2022). Relationship Quality and

Mental Health among Sexual and Gender Minorities. *Journal of Family Psychology, 36*(5), 770–779. https://doi.org/10.1037/fam0000944

Schütteler, C. & Slotta, T. (2023). *Diskriminierungssensible Psychotherapie und Beratung: Basiswissen, Selbsterfahrung, therapeutische Praxis*. Springer.

Simpson, A., Van Rensburg, M., Ding, L. & Rydzewska, E. (2024). The prevalence of coexisting mental health conditions in gender diverse autistic people: A systematic review. *Research in Autism Spectrum Disorders, 116*, 102427. https://doi.org/10.1016/j.rasd.2024.102427

Sprecher, S. (1992). How Men and Women Expect to Feel and Behave in Response to Inequity in Close Relationships. *Social Psychology Quarterly, 55*(1), 57–69.

Starks, T.J., Hillesheim, J.R., Stephenson, R. & Robles, G. (2023). Policy, relationships, and well-being: Associations between mental health and main partner relationships among cisgender sexual minority men in the context of U.S. state-level policies. *Psychology of Sexual Orientation and Gender Diversity, 12*(1), 72–85. https://doi.org/10.1037/sgd0000648

Stein, K. van, Kleinn, N., Randall, A.K., Lannutti, P.J., Gandhi, Y., Martos, T., Meuwly, N., Rosta-Filep, O., Siegel, M., Ditzen, B. & Fischer, M.S. (2023). Internalisierte Transnegativität, Resilienzfaktoren und psychische Gesundheit in einer Stichprobe geschlechtlicher Minderheiten in Deutschland und der Schweiz. *Zeitschrift für Klinische Psychologie und Psychotherapie, 52*(4), 216–228. https://doi.org/10.1026/1616-3443/a000730

Sulimani-Aidan, Y., Shilo, G. & Paul, J.C. (2024). Increasing resilience among LGBTQ youth: The protective role of natural mentors. Children and *Youth Services Review, 160*, 107570. https://doi.org/10.1016/j.childyouth.2024.107570

Tao, C., Randall, A.K. & Totenhagen, C.J. (2018). Family Reactions to Partner Stress and Depression in Same-Sex Couples: A Dyadic Examination of the Moderating Effects of Dyadic Coping. In J.A. Theiss & K. Greene (Hrsg.), *Contemporary Studies on Relationships, Health, and Wellness* (S. 223–245). Cambridge University Press. https://doi.org/10.1017/9781108304344.012

Thomeer, M.B., LeBlanc, A.J., Paine, E.A., Frost, D.M., Singh, A. & Bockting, W.O. (2022). Past experiences and anticipated futures in the lives of transgender and nonbinary people. *Advances in Life Course Research, 53*, 100482. https://doi.org/10.1016/j.alcr.2022.100482

Tkachenko, D., Franke, L., Peters, L., Schiffer, M. & Zimmermann, T. (2019). Dyadic Coping of Kidney Transplant Recipients and Their Partners: Sex and Role Differences. *Frontiers in Psychology, 10*, 1–13. https://doi.org/10.3389/fpsyg.2019.00397

Veale, J.F. (2023). Transgender-related stigma and gender minority stress-related health disparities in Aotearoa New Zealand: Hypercholesterolemia, hypertension, myocardial infarction, stroke, diabetes, and general health. *The Lancet Regional Health – Western Pacific, 39*. https://doi.org/10.1016/j.lanwpc.2023.100816

Walster, E., Hatfield, E., Walster, G.W. & Berscheid, E. (1978). *Equity: Theory and research*. Allyn and Bacon.

Wanta, J.W., Niforatos, J.D., Durbak, E., Viguera, A. & Altinay, M. (2019). Mental Health Diagnoses Among Transgender Patients in the Clinical Setting: An All-Payer Electronic Health Record Study. *Transgender Health, 4*(1), 313–315. https://doi.org/10.1089/trgh.2019.0029

World Health Organization. (2005). Constitution of the World Health Organization (45; Basic documents). World Health Organization.
World Health Organization. (2022). Global report on health equity for persons with disabilities. World Health Organization.
Yaribeygi, H., Panahi, Y., Sahraei, H., Johnston, T.P. & Sahebkar, A. (2017). The impact of stress on body function: A review. *EXCLI Journal, 16*, 1057–1072. https://doi.org/10.17179/excli2017-480
Ybema, J.F., Kuijer, R.G., Buunk, B.P., DeJong, G.M. & Sanderman, R. (2001). Depression and Perceptions of Inequity among Couples Facing Cancer. *Personality and Social Psychology Bulletin, 27*(1), 3–13. https://doi.org/10.1177/0146167201271001
Zhou, A.N., Huang, K.J. & Howard, T.L. (2023). Beyond Race, Sex, and Gender: Mental Health Considerations of Transgender Youth of Color, Intersex Youth, and Nonbinary Youth. *Child and Adolescent Psychiatric Clinics of North America, 32*(4), 683–705. https://doi.org/10.1016/j.chc.2023.04.002
Zubin, J. & Spring, B. (1977). Vulnerability: A new view of schizophrenia. *Journal of Abnormal Psychology, 86*(2), 103–126. https://doi.org/10.1037/0021-843X.86.2.103

Biografische Notiz

Fabienne Forster, Dr. phil., ist promovierte Fachpsychologin für Psychotherapie (FSP) und Paartherapeutin (CAS). Neben ihrer Approbation zur eidgenössisch anerkannten Psychotherapeutin am Klaus-Grawe-Institut Zürich verfügt sie über Weiterbildungen in Traumatherapie und dialektisch-behavioraler Therapie. Psychotherapeutisch liegt ihr Schwerpunkt auf der Begleitung von Menschen mit gynäkopsychiatrischen und queersensiblen Anliegen. Außerdem leitet sie ein Forschungsprojekt zur Psychotherapie psychisch erkrankter Eltern und ist freiberuflich als Dozentin und Autorin tätig. Sie ist eine bi-poly cis Frau und ist unter anderem Mitglied im Verein der queeren Menschen in der Psychologie und in der Lesbenorganisation Schweiz. Kontakt: https://www.psygesund.com und fabienne.forster@psygesund.com

5.7 Beratung zu Kinderwunsch und Schwangerschaft

Jana Haskamp, Alexander Hahne & Daniel Masch

Der folgende Beitrag orientiert sich an psychosozialen Erfahrungen und ausgewählten medizinischen Gesichtspunkten, die in der Paar- und Sexualberatung von trans und nicht-binären Personen mit Kinderwunsch oder Schwangerschaftserfahrungen relevant sein können.

5.7.1 Cis-Normativität im Diskurs um Schwangerschaft

Aus cis-heteronormativer Perspektive wird Schwangerschaft als ein weiblicher Zustand betrachtet. Auch das Hebammenwesen als wesentlicher Aspekt der Gesundheitsversorgung in der Schwangerschaft ist eine sehr weiblich gegenderte Profession. Dies trägt zu einer Marginalisierung von nicht-binären und trans Schwangeren bei (Salden & Netzwerk queere Schwangerschaften, 2022). Eine sensibilisierte und fachgerechte Beratung wirkt unterstützend dabei, dass Zugangsbarrieren innerhalb des medizinischen Systems abgebaut werden und schwangere Personen und ihre Partner*innen die Herausforderungen, die ihnen begegnen, gestärkt navigieren können. Um schwangere nicht-binäre Menschen und trans Männer verstehen zu können, müssen Berater*innen normative und verallgemeinernde Annahmen über sie aufgeben, z. B. dass alle Körperteile, die gesellschaftlich mit dem falsch zugewiesenen Geschlecht assoziiert werden, von ihnen abgelehnt werden oder nicht für reproduktive Zwecke genutzt werden wollen. Stattdessen müssen sie sich individuell mit der Person, ihren Bedürfnissen und Wünschen an Elternschaft und den vorhandenen körperlichen Funktionen auseinandersetzen, die sie beraten.

5.7.2 Historische Perspektiven

In den Jahren 1981 bis 2011 war ein Sterilisationszwang eine Voraussetzung für die Änderung des Geschlechtseintrags im Rahmen des damaligen Transsexuellengesetzes (TSGs). Die sogenannte »dauerhafte Fortpflanzungsunfähigkeit« in Paragraf 8 des Gesetzestextes wurde erst 2011 ausgesetzt. Reparationszahlungen für bis dahin vorgenommene Zwangssterilisationen hat es in Deutschland bisher nicht gegeben.[1]

5.7.3 Zielgruppe

Transweibliche und bei der Geburt männlich zugewiesene nicht-binäre Menschen, transmännliche und bei der Geburt weiblich zugewiesene nicht-binäre Menschen und Menschen anderer, nicht-cisgeschlechtlicher Geschlechtsidentitäten, die ein Kind zeugen oder austragen möchten, gehören zu den Zielgruppen, die in den Themenfeldern Familienplanung, Familienpolitik, assistierte Reproduktion und anderen Bereichen der reproduktiven Gerechtigkeit oft vergessen werden oder unsichtbar sind.

Wenn Berater*innen über Wissen zu trans oder queerer Elternschaft verfügen, ist es sinnvoll, die individuelle Sensibilisiertheit und Kompetenz nach außen sichtbar zu machen, z. B. auf dem eigenen Internetauftritt. Besonders Schwangerschaftsberatungsstellen und andere nicht-queerspezifische Beratungsstellenangebote werden von trans und nicht-binären Personen ohne entsprechende Empfehlung von Peers, Bekannten oder Freund*innen seltener in Anspruch genommen. Wenn das Angebot für diese Zielgruppe geöffnet oder zugänglicher gemacht werden soll, sollten Berater*innen das bei vorliegender Kompetenz nach Außen kenntlich machen (Hahne & Wollmer, 2024). Dies ist beispielweise durch eine angemessene Ansprache in Texten auf Webseiten, Flyern oder Visitenkarten, durch queere Familien- und Beziehungskonstellationen auf verwendeten Bildern oder die Abbildung von queeren Flaggen umsetzbar (Bundesverband Trans*, 2021). Empfehlenswert ist auch eine Kooperation mit lokalen affirmativen Behandler*innen und Beratungsstellen anzustreben, um Ratsuchende zusätzlich unterstützen und bei Bedarf weiterverweisen zu können.

---

1 https://www.bundesverband-trans.de/unrecht-anerkennen-bvt-fordert-entschaedigungsfonds-fuer-erzwungene-sterilisationen-an-trans-menschen/ (17.09.2024).

Um den eigenen Wissensstand zu erweitern und aktuell zu halten, ist zudem eine regelmäßige Teilnahme an Fortbildungen, Vernetzung mit communitybasierten Angeboten und Austausch mit anderen Berater*innen empfehlenswert. Dadurch dass Berater*innen sich auf diese Weise selbst weiterbilden, kann das Risiko einer Rollenumkehr in der Arbeit minimiert werden. Andernfalls kann es dazu kommen, dass Klient*innen aus einer verletzlichen Lebenssituation heraus Bildungsarbeit übernehmen und über das notwendige Maß hinaus über ihre Körper, Bedürfnisse und Lebensrealitäten aufklären müssen, obwohl sie selbst Unterstützung benötigen.

Geraten Berater*innen an die Grenzen ihrer fachlichen Kompetenz, zum Beispiel was spezifisches medizinisches Wissen angeht, sollte damit transparent umgegangen werden. Sie können dann an affirmative Anlaufstellen weiterverweisen oder selbst Informationen einholen. Dies ist zum Beispiel bei professionellen Peer-Beratungsstellen oder Regenbogenfamilienzentren möglich. Hier zeigt sich oft die Not, dass es keine Beratungsstellen oder medizinische Versorgungszentren gibt, an die weiterverwiesen werden kann. An der Stelle könnten mit der ratsuchenden Person in der Beratung Strategien erarbeitet werden, wie mit einem cis-heteronormativen medizinischen Umfeld umgegangen werden kann, sodass sie die medizinisch relevanten Informationen erhalten und die Diskriminierungserfahrung verarbeitet werden kann. Zusätzlich gibt es community-nahe und bestärkende Informationsmaterialien in unterschiedlichen Sprachen online. Entsprechende aktuelle Flyer und Broschüren können vorsorglich angeschafft und auch für Ratsuchende zugänglich ausgelegt werden.

5.7.4 Begriffe und Sprache

Viele der Bezeichnungen, die für schwangere Personen verwendet werden, sind binär und cis-normativ gegendert. Geschlechtsneutrale Bezeichnungen für Elternteile in der Beratung sind zum Beispiel: die schwangere Person, der schwangere Mensch, der*die Schwangere, die gebärende Person, der gebärende Mensch, das Elter. (Trans-)Männlich gegenderte Bezeichnungen für Elternteile sind zum Beispiel: der werdende Vater, der Schwangere, der schwangere Mann, der gebärende Mann.

Viele Personen finden für sich individuelle Bezeichnungen, die sie sich selbst geben und/oder die von Kindern verwendet werden, wie zum Beispiel: Mapa oder DD (Dyke Dad), oder sie verwenden gängige Bezeichnungen wie Papa oder Vati. Andere trans und nicht-binäre Elternteile nutzen den eigenen Vornamen und verzichten auf andere Bezeichnungen (Bundesverband Trans*, 2021).

Ein Thema, das in der Beratung aufkommen kann, ist, mit welchen Bezeichnungen von inneren und äußeren Körperteilen, Reproduktionsorganen und schwangerschaftsspezifischen Begriffen eine Person sich wohlfühlt. Diese Präferenz kann situativ unterschiedlich sein. Darum kann es helfen, Begriffe zu sammeln und diese gemeinsam in den verschiedenen Settings wie Untersuchungsraum, Vorbereitungskurs oder Peergroup zu imaginieren. Statt gesellschaftlich verbreitete Bezeichnungen zu verwenden, die Schwangerschaft mit (cis-)Weiblichkeit verbinden, werden andere Begriffe genutzt, wie zum Beispiel Uterus statt Gebärmutter, Cervix statt Muttermund oder Brustmilch statt Muttermilch. So kann es auch sein, dass ein trans Mann davon spricht, dass das Kind in seinem Bauch heranwächst, auch wenn dies medizinisch unpräzise ist, für das Selbstbild jedoch stimmig. An dieser Stelle kann mit der ratsuchenden Person nach Begriffen für Genitalien und weitere bei der Geburt relevante Körperteile gesucht werden.

Diese selbstbestimmte Benennung und damit Individualisierung der schwangerschaftsbezogenen Prozesse kann auch die Teilnahme an pränatalen Untersuchungen und Angeboten wie Geburtsvorbereitungskursen erleichtern. So geht ein trans Mann vielleicht in den Vaterschaftsurlaub und für eine nicht-binäre Person gibt es statt »Mutterpass« einen Schwangerschaftspass/Geburtspass. Letzterer kann auch in einen queerfreundlichen Umschlag gehüllt werden, weil der Pass selbst noch nicht als nicht-gegenderte Version verfügbar ist.

Es sollten also passende Begrifflichkeiten für Aspekte wie die beurlaubte Zeit vor der Geburt, die eigene Körperlichkeit und die Formalien rund um die Schwangerschaft und postnatale Phase zur Verfügung stehen. Dadurch wird auch das Sprechen über das eigene Erleben mit Bezugspersonen im näheren Umfeld erleichtert und die Schwangeren werden sprechfähig auch in Bereichen, die dysphorisch erlebt werden können, wie beispielweise die Entscheidung für oder gegen das Stillen.

5.7.5 Wie queere Familien entstehen

Queere Familien oder Regenbogenfamilien, bei denen mindestens ein Elternteil trans oder nicht-binär ist oder sich später outet, entstehen auf unterschiedliche Weisen. Eine Person bringt ein bereits vorhandenes Kind in eine queere Beziehung oder eine oder mehrere Personen outen sich und/oder transitionieren im Laufe einer bestehenden Beziehung. Je nach vorhandenen Organen und Fertilität, können sehr unterschiedliche Geschlechtsidentitäten an der Zeugung eines Kindes beteiligt sein. So kann bei trans oder nicht-binären Menschen mit regelmäßigem Zyklus, funktionalem Uterus und ausreichender Eizellenqualität in den meisten Fällen von Fertilität ausgegangen werden (Rachlin & Goodman, 2023, S. 143–159). In einigen Fällen sind sie auch körperlich in der Lage, das Kind zu stillen oder beizustillen. Bei zuvor erfolgter Mastektomie ist die Funktionsfähigkeit der Laktation und die Menge der Brustmilch abhängig von der verwendeten OP-Methode, dem Vorhandensein von Drüsengewebe und der Lage und Verbindung der Brustwarzen (ebd.). Es gibt auch Erfahrungen von trans Personen, die trotz freier Brustwarzentransplantation bei der Mastektomie einen Milcheinschuss hatten und dadurch in der Lage waren, zuzufüttern. Einige beschreiben auch die Möglichkeit, das Kind anlegen und durch den Hautkontakt beruhigen zu können, als verbindende Erfahrung, selbst wenn nur wenige Tropfen Milch austreten. Wenn der Milcheinschuss nach der Geburt in vollem Gange ist, kann (wenn gewollt) wieder mit der Testosteron-Einnahme begonnen werden, da das Testosteron wenig bis keine Auswirkungen auf die Brustmilch hat. Manchmal möchten Partner*innen, die nicht das Kind ausgetragen haben, auch oder stattdessen stillen und befolgen dazu ein Schema, bei dem zunächst die Antibabypille genommen wird, um dem Körper eine Schwangerschaft vorzutäuschen, und danach eine Kombination aus Bruststimulation, Abpumpen und der Einnahme von pflanzlichen oder nicht-pflanzlichen Medikamenten wie Domperidon[2] genutzt wird. Dieser Prozess ist leichter, wenn eine Person im Leben schon einmal schwanger war. Die Milch hat dieselbe Qualität wie die einer schwanger gewesenen Person, da die Mamille[3] nach Anlegen an die Brust auf den Speichel des Babys reagiert und die Nährstoffzusammensetzung der Milch vom Körper individuell angepasst auf die Bedarfe des Kindes erfolgt (Stüwe, 2024).

2 Domperidon ist ein Prolaktinagonist, welches das Wachstum und die Transformation des Brustdrüsengewebes sowie die Milchbildung induziert, wenn die Brust ausreichend stimuliert und geleert wird. Domperidon ist in Deutschland verschreibungspflichtig und die Einnahme muss ärztlich, insbesondere kardiologisch, begleitet werden (https://www.dhz-online.de/news/detail/artikel/die-milchbildung-unterstuetzen).

3 Brustwarze

In der Lebensrealität von trans Männern und nicht-binären Menschen mit Uterus kann die eigene Fertilität sehr unterschiedlich erlebt werden. Einzelne Personen haben große Angst davor, schwanger zu werden, und suchen in diesem Fall meist eher Rat, wie sie trotz einer Hormonersatztherapie effektiv verhüten oder eine Schwangerschaft rechtzeitig bemerken können. Besteht ein Kinderwunsch, kann dieser durch Eizellenspende beispielsweise an den*die Partner*in mit der notwendigen Anatomie[4] oder durch eine eigene Schwangerschaft mithilfe von kryokonservierten Eizellen zu einem späteren Zeitpunkt realisiert werden.

Eine transweibliche oder nicht-binäre Person, die fruchtbare Spermien produzieren kann, könnte Kinder zeugen und im Falle einer erfolgten Hormonersatztherapie sogar ebenfalls mit etwas hormoneller Unterstützung das eigene Kind stillen oder beistillen (Rachlin & Goodman, 2023, S. 143–159). Dadurch kann es auch sein, dass ein Pärchen nach außen cis und hetero gelesen wird, tatsächlich aber beide trans sind und der augenscheinliche Vater das Kind austrägt.

Neben assistierten, umgangssprachlich als »künstliche Befruchtung« bezeichneten Reproduktionsmethoden, stehen auch ohne die Unterstützung durch Ärzt*innen viele Optionen zur Verfügung. Kinder queerer Eltern werden häufiger mit privaten Samenspenden und der sogenannten Bechermethode oder Samenspenden über Samenbanken gezeugt. Bei der assistierten Reproduktion werden Menschen im Rahmen einer Inseminations-, IVF- oder ICSI-Behandlung[5] schwanger. Die Kinderwunschzentren, in denen die Behandlungen der assistierten Reproduktion in der Regel durchgeführt werden, führen Statistiken über die Wahrscheinlichkeit, dass eine Person schwanger wird. Hier lässt sich darauf hinweisen, dass trans und nicht-binäre Eltern vermutlich eine erhöhte Chance haben, schwanger zu werden, da sie anders als die anderen Nutzer*innen der Angebote in den meisten Fällen nicht darauf zurückgreifen, weil ihre notwendigen biologischen Funktionen eingeschränkt funktionieren (Stüwe, 2024).

---

4 Dies ist rechtlich aktuell in Deutschland nicht legal.

5 Insemination: Spermien werden direkt in die Gebärmutter eingebracht, um die Befruchtung zu erleichtern. IVF (In-vitro-Fertilisation): Eizellen werden außerhalb des Körpers befruchtet und anschließend in den Uterus eingesetzt. ICSI (Intrazytoplasmatische Spermieninjektion): Ein einzelnes Spermium wird direkt in eine Eizelle injiziert, um die Befruchtung zu ermöglichen, danach weiter wie bei IVF.

In manchen Ländern ist eine Eizellenspende legal, ebenso wie eine Leihmutterschaft/Auftragsschwangerschaft[6]. Auch eine Pflegschaft oder Adoption sind Wege, um Kinder zu bekommen, allerdings ist dies vor allem verheirateten Paaren zugänglich und ist für heteronormative Paare deutlich einfacher, auch wenn es offiziell keine rechtliche Benachteiligung bei der Adoption von Kindern mehr geben soll. Die Hürden für Pflegschaft sind für queere Paare etwas niedriger als bei Adoptionen.

Bei den unterschiedlichen Familienkonstellationen handelt es sich zum Teil um Beziehungen zwischen zwei oder mehr Personen und zum Teil um Co-Elternschaften, in denen mehrere Personen Verantwortung für ein oder mehrere Kinder übernehmen. Ebenso ist gerade für Menschen mit Uterus auch die Option, ein alleinerziehendes Elternteil zu werden, möglich.

5.7.6 Hormonersatztherapie und Fertilität

Grundsätzlich kann eine Schwangerschaft auch während einer Hormontherapie entstehen bzw. auftreten. Dies gilt für alle. Eine Hormonersatztherapie ist keine ausreichende Schwangerschaftsverhütung. Bei Testosterongabe bleiben die Ovarialfollikel funktionsfähig (De Roo et al., 2017). Light und Kolleg*innen fanden 2014 heraus, dass 25 % der Schwangerschaften in ihrer Studie von trans und nicht-binären Personen ungewollt unter Testosteron-Hormonersatztherapie entstanden waren. Sind zum Zeitpunkt der ersten Testosterongabe der Transition bereits Follikel im Reifungsprozess, kann ein negativer Effekt durch die Hormongabe nicht vollständig ausgeschlossen werden (u. a. Abi Salloum et al., 2012). Studien deuten darauf hin, dass Testosteron teratogen wirken kann, also bei weiblich zugewiesenen Föten abnorme urogenitale Entwicklung hervorrufen kann (u. a. Wolf et al., 2002). Eine Hormontherapie mit Testosteron sollte während der Schwangerschaft somit unterbrochen werden. Die daraus resultierenden dysphorischen Empfindungen sollten bei bestehendem Kinderwunsch antizipiert und sensibel begleitet werden.

Die Menstruationsblutung kann trotz einer Makrodosierung von Testos-

6 Die Kommission zur reproduktiven Selbstbestimmung und Fortpflanzungsmedizin kommentiert dies in ihrem Abschlussbericht: https://www.bmfsfj.de/bmfsfj/aktuelles/presse/pressemitteilungen/kommission-zur-reproduktiven-selbstbestimmung-und-fortpflanzungsmedizin-legt-abschlussbericht-vor-238414 (17.09.2024).

teron während der Anfangszeit der Hormontherapie oder sogar dauerhaft bestehen bleiben. Bleibt die Blutung durch die Testosterongabe aus, kehrt sie nach Absetzen des Testosterons innerhalb weniger Monate zurück. Die Person ist laut aktueller Forschungslage sehr wahrscheinlich gleich fertil wie vor der Testosterongabe (Obedin-Maliver & De Haan, 2019). Bis zu einer Insemination oder einer anderen Kinderwunschbehandlung sollte der Zyklus sich zunächst wieder stabilisiert haben und eine regelmäßige Blutung eingetreten sein (Taub et al., 2020).

Eine dauerhafte Hormongabe von Östrogenen wirkt sich auf die Dichte und Beweglichkeit der Spermien aus. Durch Antiandrogene zur Unterstützung der östrogenbasierten Transition kann die Spermienproduktion erliegen. Für die Zeugung eines Kindes können daher das Absetzen der Hormontherapie und die Unterstützung durch Methoden der assistierten Reproduktion notwendig sein. Der Effekt auf die Spermienqualität gilt als umkehrbar, wenn die Hormoneinnahme unterbrochen wird und noch Gonaden vorhanden sind, welche die Produktion von Spermien ermöglichen. Dennoch wird teilweise auch von bereits eingeschränkter Fruchtbarkeit vor der Hormontherapie berichtet, die durch Tucking entstanden sein könnte (Feil et al., 2023). Eine gute Beratung über fertilitätsprotektive Optionen ist somit wichtig für selbstbestimmte und informierte Entscheidungen.

Manche Personen mit Kinderwunsch ziehen vor oder in einer Pause ihrer hormonellen Transition die Möglichkeit einer Kryokonservierung von Samen- oder Eizellen in Erwägung. Die Analyse, der Einfrierungsvorgang, die damit einhergehende Blutuntersuchung und die Lagerung gehen allerdings mit hohen Kosten einher und sind nicht für jede Person bezahlbar. Darüber hinaus sind für die Gewinnung der Spermien und Eizellen unterschiedlich aufwändige Prozesse und bei der Eizellengewinnung die Einnahme weiterer Hormone und viele gynäkologische Untersuchungen notwendig (Bundesverband Trans*, 2021). Die Kosten einer Kryokonservierung werden von der gesetzlichen Krankenkasse seit dem 01.07.2021 im Falle einer medizinisch notwendigen Therapie übernommen, welche die Fertilität einer Person potenziell schädigt, also keimzellschädigend sein kann.[7] Am 16.11.2022 stellte das Sozialgericht Berlin nach erfolgreicher Klage einer transweiblichen Person zusätzlich fest: »Der Anspruch auf Kryokonservierung von Keimzellen nach § 27a Abs. 4

7 https://www.g-ba.de/presse/pressemitteilungen-meldungen/963

SGB V umfasst auch die Kryokonservierung nach der Transition.«[8] Am 28.08.2024 gab es zudem ein Urteil des Bundessozialgerichts, das entschieden hat, »dass auch die geschlechtsangleichende Behandlung einen Anspruch auf Kryokonservierung von Samenzellen begründen kann«.[9] Es ist dennoch davon auszugehen, dass in den meisten Fällen eine solche Kostenübernahme nur mit vorheriger Auseinandersetzung und potenziellen Widerspruchsverfahren erfolgt. Diese Prozesse werden von trans und nicht-binären Menschen als sehr belastend und auslaugend erlebt und sollten im Idealfall durch eine erfahrene Beratungsstelle begleitet werden.

Methoden zur assistierten Befruchtung werden nur unter bestimmten Bedingungen von Krankenkassen übernommen und auch nur zu 50 %. Die Voraussetzungen für eine Kostenübernahme beinhalten, dass die assistierte Reproduktion notwendig sein muss, um schwanger zu werden. Die Beteiligten müssen verheiratet oder in eingetragener Lebenspartner*innenschaft leben. Es dürfen nur Ei- und Samenzellen der Partner*innen verwendet werden (keine Kostenübernahme außerhalb der Heteronormativität) und die Behandlung muss hinreichende Aussicht auf Erfolg haben. Dabei beträgt das maximale Alter für Schwangere 25 bis 40 Jahre und 25 bis 50 Jahre für Samengebende. Beide müssen HIV-negativ sein. Eine Kostenübernahme muss beantragt und bewilligt werden. Eine rückwirkende Zahlung ist nicht vorgesehen. Die Kosten belaufen sich auf mehrere Hundert, oft auch mehrere Tausend Euro und nicht alle Methoden sind in Deutschland legal.[10]

5.7.7 Schwangerschaft

Eine Schwangerschaft kann sich sehr ambivalent anfühlen. Wenn trans und/oder nicht-binäre Personen ihre Hormonersatztherapie mit Östrogenen (und Antiandrogenen) oder Testosteron unterbrechen, um eine Schwangerschaft zu erreichen, können Stimmungsschwankungen auftreten

8 SG Berlin, Urteil vom 16.11.2022 – S 28 KR 63/22: https://www.dg-andrologie.de/veranstaltungen/detail/symposium-der-clinical-research-unit-cru-male-germ-cells-from-genes-to-function-online-teilnehmen-genetic-landscape-of-reproductive-health

9 https://www.bsg.bund.de/SharedDocs/Pressemitteilungen/DE/2024/2024_23.html

10 https://www.krankenkassen.de/gesetzliche-krankenkassen/leistungen-gesetzliche-krankenkassen/geburt-kinder/kuenstliche-befruchtung/

oder auch bereits scheinbar überwundene Dysphorie-Themen wieder aufkommen. Nach dem Absetzen von Testosteron wird sich die Muskel-Fett-Verteilung und dadurch die Gesichts- und Körperform wieder verändern und die körperliche Kraft etwas nachlassen. Neben diesen Veränderungen kann auch die Rückkehr der Blutung einen Anstieg von dysphorischem Unwohlsein hervorrufen. Für Menschen, die eine östrogenbasierte Therapie pausieren oder dauerhaft absetzen, werden meist Aspekte relevant wie die wieder stärker wachsende Körperbehaarung, potenzieller Haarausfall am Kopf und die Zunahme der Muskelmasse in Verbindung mit Abnahme von weiblich gelesenen Rundungen an Gesicht und Körperform (Bundesverband Trans*, 2021).

Manchmal nimmt in der Schwangerschaft das positive Körpererleben zu und das dysphorische Erleben einer Person ab, weil der Körper oder einzelne Körperteile (erstmalig) als sinnvoll empfunden werden. Dann kann ein Gefühl von Aussöhnung mit dem Körper und Erleichterung auftreten. Die Spannbreite der Erfahrungen reicht von einer Ablehnung dem eigenen Körper gegenüber bis hin zu einem gesteigerten Gefühl der Verbundenheit damit.

Im Umgang mit der Dysphorie fokussieren manche trans und nicht-binäre Personen sich auf das Ziel, mit der Schwangerschaft ihren Kinderwunsch umsetzen zu können, oder reframen die als negativ empfundene Erfahrung, indem sie eigene Bilder finden, mit denen sie die Schwangerschaft umschreiben. Vielen hilft auch der Austausch über Erfahrungen und Bewältigungsstrategien mit anderen trans und nicht-binären Eltern (Bundesverband Trans*, 2021).

Manche Personen werden sich ihres trans- oder nicht-binär-Seins erst durch die Schwangerschaft bewusst, weil sie die Weiblichkeitszuschreibungen, die während dieser Zeit ihnen gegenüber getroffen werden, als stark unstimmig oder aversiv erleben. In einzelnen Fällen kann eine Schwangerschaft auch Teil der Überkompensation einer zugeschriebenen Geschlechterrolle als Problemlösestrategie sein. In diesem Fall könnte eine transmaskuline Person sich besonders weiblich geben und gezielt schwanger werden, um sich mit aller Kraft doch in der zugewiesenen Rolle zurechtzufinden. Dies wird meist als Strategie genutzt, wenn das Coming-out und ein Leben in der tatsächlichen Geschlechtsidentität aus verschiedenen Gründen als zu bedrohlich und nicht umsetzbar erlebt wird. Ein trans Mann, der mehrere Kinder geboren und auch gestillt hat, wird sich häufig nach dem Coming-out einem hohen gesellschaftlichen Druck ausgesetzt sehen: Wie hat er denn mehrere Kinder geboren, wenn er sich doch so männlich fühle? Dass nicht-binäre und trans Personen auch mehrere Kinder zur Welt bringen können und sich dabei kongruent in ihrer männlichen und/oder nicht-binären Identität fühlen, wird gesellschaftlich aktuell nicht antizipiert oder normalisiert.

5.7.8 Erfahrungen im medizinischen System

In einer so vulnerablen Lebensphase wie einer Schwangerschaft und der Zeit danach ist es besonders wichtig, Menschen als Expert*innen für ihre Körper und Identitäten wahrzunehmen. Sie wissen, welche Organe und Funktionen ihr Körper hat, und kennen ihre Wünsche und Bedarfe innerhalb des medizinischen Versorgungssystems meist selbst am besten. Gleichzeitig müssen Behandler*innen ein Bewusstsein für die Befürchtungen von trans und nicht-binären Menschen im Gesundheitssystem entwickeln. Die häufig erlebte Diskriminierung und unterschiedliche Erfahrungen innerhalb der Community stellen vielseitige Barrieren dar und führen zu Ängsten und negativen Vorerwartungen. Selbstbestimmung und Berücksichtigung individueller Bedürfnisse führen häufig dazu, dass Menschen diese Befürchtungen sukzessiv abbauen und dadurch medizinische Begleitung ihrer Schwangerschaft leichter annehmen können. Gleichzeitig kann die erlebte Diskriminierung auch zu einer Vermeidung von Unterstützungsmöglichkeiten führen, was im schlimmsten Fall zur Gefahr für den schwangeren Menschen und sein ungeborenes Kind werden kann. Es ist also zwingend erforderlich, dass geschlechterdiverse Menschen mit ihrem Kinderwunsch einen selbstverständlichen Platz in der prä- und postnatalen Versorgung haben. Vertrauen, Partizipation und Transparenz können hier für mehr Vertrauen sorgen.

In der Sexual- und Paarberatung können Wünsche und Bedarfe für Phasen wie die Inseminationsversuche oder Kinderwunschbehandlung, die Schwangerschaft, die Geburt und die postpartale Zeit herausgearbeitet und formuliert werden. Diese können auch schriftlich als »Merkhilfe« an die medizinischen Behandler*innen weitergegeben werden (Bundesverband Trans*, 2021).

Hilfreich kann auch sein, dass den werdenden Eltern ihre Rechte und Handlungsoptionen im Gesundheitssystem noch einmal explizit gemacht werden. So könnte eine schwangere nicht-binäre Person ermutigt werden, um Transparenz bei der Untersuchungsmethode zu bitten und sich nicht mit erlebter Hilflosigkeit per Ultraschall untersuchen zu lassen. Stattdessen könnte die Person in der Behandlung fragen, was genau gemacht werden soll und welchen Nutzen welche Maßnahme für sie und das Ungeborene hat. Vielleicht gibt es alternative Untersuchungsmethoden, die als weniger unangenehm erlebt werden oder ohne Entkleiden möglich sind. Behandler*innen können vorab erklären, wie eine Behandlung/Untersuchung ablaufen wird und traumasensibel kommunizieren, indem sie währenddessen beispielsweise ankündigen und nach Absprache erläutern und nach Einverständnis fragen, wenn eine körperliche Berührung erfolgen soll.

5.7.9 Rollenfindung

Für manche trans und nicht-binären Elternteile ist es herausfordernd, ihre Rolle während der Schwangerschaft, der Zeit davor oder danach zu finden. In einem Paar, in dem beide Partner*innen nicht-binär sind und bei der Geburt weiblich zugeordnet wurden, trägt eine Person beispielsweise das gemeinsame Kind aus, das mithilfe einer Samenspende von einer Samenbank gezeugt wurde. Das andere Elternteil ist nicht mit körpereigenem Material an der Zeugung oder dem Erleben der Schwangerschaft beteiligt, und stellt sich möglicherweise die Frage, wie es einen direkten Anteil an dem Prozess haben und sich selbst als teilhabend oder zugehörig erleben kann (Kali, 2022, S. 78).

Die Möglichkeit, *stealth* zu leben (als trans Mann also das cis-männliche Passing beizubehalten), ist in der Schwangerschaft, unter der Geburt und mit einem Kleinkind oft nahezu unmöglich. Angestrebt wird dieser Weg meist von trans Männern, die nach erfolgter Transition als cis-männlich gelesen werden und oft im Umfeld auch nicht mehr als trans Person bekannt sind. Ein schwules Paar mit Kind wird sich besonders in den ersten Lebensjahren des Kindes in vielen Situationen mit der Frage konfrontiert sehen, woher die beiden denn ihr Kind haben. In der Beratung können solche Situationen ebenfalls durchgespielt werden, um authentische Verhaltensalternativen zu entwickeln, die kein Coming-out beinhalten und für die Familienmitglieder gut funktionieren.

Menschen, die oft weiblich gelesen werden, erleben dagegen häufig übergriffige Fragen wie: »Wer ist denn die *richtige* Mutter?« Auch hier sind gemeinsam erarbeitete Vorgehensweisen hilfreich, um die eigene Rolle in der Familie als valide und freudvoll zu erleben. Diese Frage ist für cis-weibliche Pärchen oft sehr belastend und kann von trans und nicht-binären Menschen noch zusätzlich als Negierung der eigenen Geschlechtsidentität erlebt werden.

5.7.10 (Fehlende) Einbettung in queere Communitys

Viele Angebote in trans, queeren und nicht-binären Communitys sind nicht auf die Teilnahme von Menschen mit Kindern (anwesend oder nicht) ausgelegt. Events wie Barabende, Stammtische oder kulturelle Veranstaltungen, die zum Kennenlernen, Austausch, zur Unterhaltung oder Vernetzung einladen, finden zu großen Teilen abends, in vollen, lauten und teilweise verrauchten Lokalitäten statt.

Für trans und nicht-binäre Eltern kann es somit schwer sein, Austauschmöglichkeiten mit Peers zu finden. Wenden sie sich dann an Angebote speziell für Regenbogenfamilien, treffen sie hier meist auf cis Lesben und cis Schwule, die sie zwar erfahrungsgemäß willkommen heißen, erleben jedoch kaum Berücksichtigung ihrer tatsächlichen Lebensrealitäten. So findet zwar Teilnahme statt, vielfach fehlt es dann jedoch an geschlechtervielfältigen Perspektiven und deren Erlebnissen, sodass sich die trans/nicht-binären Eltern wieder isoliert erleben. In großen Städten gibt es oftmals Gruppen wie beispielsweise die Seepferdchen-Gruppe für schwangere Väter in Hamburg. Hier finden Menschen Antworten, Best-Practice-Beispiele, Peers mit ähnlichen Fragen und können eigene Erfahrungen teilen.

Im eher ländlichen und kleinstädtischen Bereich fehlen diese Gruppen für gewöhnlich. Hier liegt dann die Hoffnung auf den oft nur ehrenamtlich tätigen Berater*innen und den lokalen Gesprächsgruppen, die wiederum wenig Erfahrung mit queerer Elternschaft haben. Auch normative Vorstellungen von zum Beispiel Transmännlichkeit, in denen Schwangerschaft im Männlichkeitsverständnis keinen Platz hat, können für schwangere trans Männer belastend sein, besonders wenn sie von Peers geäußert werden, die ebenfalls trans oder nicht-binär sind.

Vor dem Hintergrund von transnormativen Narrativen innerhalb von queeren und trans Communitys, könnten schwangere trans Männer von anderen als »nicht wirklich männlich genug« und zeugende trans Frauen als »zu männlich« und damit unsicher in ihrer Geschlechtsidentität wahrgenommen werden. Oft erleben es trans und nicht-binäre Schwangere, dass sie auch innerhalb queerer Räume vermehrt weiblich misgendert werden, wenn sie sichtbar machen, schwanger zu sein (Bundesverband Trans*, 2021).

5.7.11 Verweisungskontexte

Für Berater*innen in diesem Feld sind gute Kenntnisse regionaler Angebote wichtig. Vernetzung mit affirmativen Anlaufstellen und Behandler*innen kann helfen, Isolation zu überwinden, ein Gefühl von Normalität zu vermitteln und den aufregenden Prozess des Eltern-Werdens für trans und nicht-binäre Menschen als ganz natürlichen Weg erfahrbar zu machen. Es ist somit empfehlenswert, als Berater*in, der*die mit trans und nicht-binären Personen zum Thema Kinderwunsch und Schwangerschaft arbeitet, Einrichtungen, Fachkräfte und Vereine zu kennen, an die Klient*innen mit gutem Gewissen weiterverwiesen werden können. Dazu zählen Regenbogenfamilienzentren, Online-Supportgruppen und Austauschtreffen oder sensibilisierte Hebammen, Geburtshelfer*innen und Gynäkolog*innen. In manchen Regenbogenfamilienzentren gibt es auch TIN-zentrierte Angebote.[11]

5.7.12 Kinderwunsch und Schwangerschaft in der Sexualberatung

Nun folgen einige Beispiele für spezifische Themen und Erfahrungen im Kontext von Kinderwunsch, Familienplanung, Schwangerschaft und Elternschaft, die in der Sexual- und Paarberatung von trans und nicht-binären Menschen aufkommen können:

Die Verschiebung von gelebter Sexualität mit einem Genuss- und Vergnügungsfokus hin zu einer sexuellen Interaktion mit dem Zweck der Reproduktion kann Thema in der Sexualberatung werden. Für trans und nicht-binäre Menschen kann das dazu führen, dass Sexualität als Ressource der Identitätsbestätigung weniger wird.

Bei Menschen, denen bei der Geburt das Geschlecht »weiblich« zugewiesen wurde, die Testosteron nehmen und selbst schwanger werden

11 Auch Webseiten wie https://www.queermed-deutschland.de oder https://www.gynformation.de können bei der Suche nach passenden medizinischen Fachkräften behilflich sein.

möchten, ist es notwendig, Testosteron, unabhängig von der verwendeten Dosierung, abzusetzen. Zur Erinnerung, eine Schwangerschaft ist eine Kontraindikation zur Testosteroneinnahme. Die körperlichen und emotionalen Veränderungen durch die abgesetzte Hormontherapie und ggf. zusätzliche Stimulation mit Östrogenpräparaten können zu einer negativen Reaktualisierung des Körperbildes führen. Auch der wiedereinsetzende Zyklus und die Blutung sowie eine veränderte Libido können Phänomene sein, die dysphorisches Erleben auslösen. Ähnlich ist es mit Erfahrungen im Kinderwunschzentrum, in der Gynäkologie oder Endokrinologie, bei denen keine genderaffirmative Behandlung erfolgt. Es ist davon auszugehen, dass vermehrt Minderheitenstress entsteht und die schwangere Person häufiger Mikroaggressionen erlebt. Wie auch bei cis Menschen kann ein erhöhter Stresspegel ein erheblicher Dämpfer für sexuelle Lust sein.

Wenn eine Schwangerschaft zustande gekommen ist, verschiebt sich die Außenwahrnehmung der schwangeren Person häufig in Richtung weiblich. Die Wechselwirkung mit der Selbstsicht auf den sexuellen Körper, die Genitalien und Libido können in der Sexualberatung Platz finden. Sexualberater*innen können auf positive Repräsentation und Rollenbilder von nicht-cis-normativer Schwangerschaft, wie beispielsweise in Formen von Personen in der Literatur, auf Social Media und anderen Medien verweisen, oder bei Bedarf Hinweise für Pornografie geben, die zum Beispiel ein schwules Paar, bei dem ein Mann schwanger ist, beim Sex zeigt.

Menschen, denen bei der Geburt das Geschlecht »männlich« zugewiesen wurde, die zu einer Schwangerschaft beigetragen haben, können z. B. in ihrem Trauerprozess begleitet werden, das Kind nicht selbst austragen oder voll stillen zu können, obwohl sie eine weibliche Identität haben. Die Körperveränderungen der*des Partner*in können gefeiert und beneidet werden.

5.7.13 Paar- und Beziehungsthemen im Themenfeld Kinderwunsch und Schwangerschaft

In der Paarberatung können die Auswirkungen einer Inseminationsphase oder Kinderwunschbehandlung auf die Beziehungsebene aufgrund des organisatorischen Aufwandes, der finanziellen Belastung oder der Ungewissheit, die mit den Versuchen einhergeht, thematisiert werden.

In der Phase der Überlegung und Planung einer Schwangerschaft kann die Frage, wer schwanger wird, je nach Konstellation von einem Abwägen der Auswirkungen und des Umgangs mit Dysphorie im Inneren und Diskriminierungserfahrungen im Außen begleitet werden. Sorgen und Vorbehalte, wie sich der Körper im Rahmen der Schwangerschaft und danach verändert, können mit den Paaren evaluiert werden.

Bei einem Paar, bei dem beispielsweise beiden Partner*innen das Geschlecht »weiblich« zugewiesen wurde und die nicht-binär sind, trägt eine Person körperlich nichts zur Erzeugung oder dem Austragen der Schwangerschaft bei. Dort können Selbstwertthemen und auch die Auseinandersetzung mit der eigenen Rolle als nicht-binäres und nicht-genetisches Elternteil zum Thema werden. Von außen könnte die Person bei einem maskulinen Geschlechtsausdruck als biologisches Elternteil wahrgenommen werden, sodass im Rahmen der Paarberatung Strategien erarbeitet werden, wie mit erzwungenen Coming-out-Situationen umgegangen werden kann.

Trans oder nicht-binäre Menschen, die eine gestörte Frühschwangerschaft oder eine Fehlgeburt erleben, machen sich möglichweise Vorwürfe, die körperliche Funktionsfähigkeit oder die Schwangerschaft selbst durch eine vorangegangene Hormontherapie beeinträchtigt zu haben, oder sie sind frustriert darüber, nun endlich die Reproduktionsfähigkeit nutzen zu können, aber sich nicht auf ihren Körper verlassen zu können, und sozusagen an der einzigen Nützlichkeit der Organe scheitern. Der Aufwand, mit dem die eigene Transition unterbrochen wurde, könnte bereut und als belastend empfunden werden. Die Partner*inperson trägt diese Belastungen mit und muss einen Umgang damit für sich finden.

Weitere belastende Faktoren zwischen Paaren können die Durchführung einer Stiefkindadoption und auch der Umgang mit dem erzwungenen Offenlegen des Deadnames in der Geburtsurkunde sein. Sollten z. B. Mitarbeitende in einer pädiatrischen Praxis nicht zu trans und nicht-binären Themen geschult sein, kann dies schon am Empfang zu stigmatisierenden oder diskriminierenden Situationen führen. Sollte im Rahmen der Transition eine Orchiektomie oder Hysterektomie freiwillig durchgeführt worden sein, und später eine Partner*inperson kennengelernt werden, mit der es einen Kinderwunsch gibt, könnte die damals freiwillig durchgeführte Operation und/oder fehlende Möglichkeit einer Schwangerschaft in der Paarberatung betrauert werden.

Auch die Erarbeitung von Umgangsstrategien mit Stigmatisierungs- oder Diskriminierungserfahrungen im Laufe der Elternschaft kann Thema in der Paarberatung werden, wenn z. B. die Validität oder Befähigung von nicht-biologisch verwandten Elternteilen als Eltern infrage gestellt wird. Hier ist entscheidend, dass die soziale Verbindung zu einem Kind entscheidend für eine tragfähige Bindung ist, nicht die genetische. Einige Kinder wünschen sich in höherem Alter, Keimzellgeber*innen und/oder die Person, die mit ihnen schwanger war, kennenzulernen. Auch das Wissen um die eigene Entstehungsgeschichte scheint für viele Kinder relevant zu sein. Dafür ist eine frühzeitige und altersangemessene Aufklärung empfehlenswert (Stüwe, 2024).

Literatur und weiterführendes Material

Abi Salloum, B., Herkimer, C., Lee, J. S., Veiga-Lopez, A. & Padmanabhan, V. (2012). Developmental programming: prenatal and postnatal contribution of androgens and insulin in the reprogramming of estradiol positive feedback disruptions in prenatal testosterone-treated sheep. *Endocrinology, 153*(6), 2813–2822.

Bundesverband Trans* (Hrsg.). (2021). Trans* mit Kind! Tipps für trans* und nicht-binäre Personen mit Kind(ern) oder Kinderwunsch. Hinkelstein-Druck. https://www.bundesverband-trans.de/wp-content/uploads/2021/12/BroschuereDigital_LowRes_Trans-mit-Kind.pdf

Burisch, L. (2024). *Queer Nursing* (5. Aufl.). Gorilla Milk.

De Roo, C., Lierman, S., Tilleman, K., Peynshaert, K., Braeckmans, K., Caanen, M., Lambalk, C. B., Weyers, S., T'Sjoen, G., Cornelissen, R. & De Sutter, P. (2017). Ovarian tissue cryopreservation in female-to-male transgender people: insights into ovarian histology and physiology after prolonged androgen treatment. *Reproductive BioMedicine Online, 34*(6), 557–566.

Feil, K., Reiser, E., Braun, A.-S., Böttcher, B. & Toth, B. (2023). Fertilität, Kontrazeption und Fertilitätsprotektion bei Transpersonen. *Dtsch Arztebl Int, 120*, 243–50.

Hahne, A. & Wollmer, K. (2024). *Guide zur Kompetenzerweiterung LSBTIQ+ in der Schwangerschaftsberatung*. Bundesverband pro familia.

Kali, K. L. (2022). *Queer conception: The complete fertility guide for queer and trans parents-to-be*. Sasquatch Books.

Kitchen politics (Hrsg.). (2021). *Mehr als Selbstbestimmung! Kämpfe für reproduktive Gerechtigkeit*. edition assemblage.

Light, A. D., Obedin-Maliver, J., Sevelius, J. M. & Kerns, J. L. (2014). Transgender Men Who Experienced Pregnancy after Female-To-Male Gender Transitioning. *Obstet Gynecol, 124*, 1120–1127.

Maeffert, J. & Tennhardt, C. (2021). *Schwangerschaftsabbruch und gestörte Frühschwangerschaft: Praxishandbuch mit Fallbeispielen*. Springer.

Obedin-Maliver, J. & De Haan, G. (2019). Gynecologic care for transgender patients. In C. Ferrando (Hrsg.), Comprehensive Care of the transgender patient (S. 131–151). Elsevier.

Rachlin, R. & Goodman, M. (2023). *Baby Making for Everybody. Family Building and Fertility for LGBTQ+ and Solo Parents*. Balance.
Salden, S. & Netzwerk queere Schwangerschaften (2022). *Policy Paper Queer und schwanger. Diskriminierungserfahrungen und Verbesserungsbedarfe in der geburtshilflichen Versorgung*. Heinrich-Böll-Stiftung.
Silver, A.J. (2022). *Supporting queer birth: A book for birth professionals and parents*. Jessica Kingsley.
Stüwe, T. (2024). Vortrag Trans* und Schwangerschaft am 06.11.2024 im Familienplanungszentrum BALANCE, Berlin.
Taub, R.L., Ellis, S.A., Neal-Perry, G., Magaret, A.S., Prager, S.W. & Micks, E.A. (2020). The effect of testosterone on ovulatory function in transmasculine individuals. *American journal of obstetrics and gynecology, 223*(2), 229-e1.
Tratau, A. (2018). *Nicht nur Mütter waren schwanger. Unerhörte Perspektiven auf die vermeintlich natürlichste Sache der Welt*. edition assemblage.
Wolf, C., Hotchkiss, A., Ostby, J.S., LeBlanc, G.A. & Earl Gray, L. (2002). Effects of Prenatal Testosterone Propionate on the Sexual Development of Male and Female Rats: A Dose-Response Study. *Toxicological Sciences, 65*(1), 71–86.

Biografische Notizen

Jana Haskamp (sie/ihr), M.A. Angewandte Sexualwissenschaft, arbeitet als systemische Therapeutin (SG) und Beraterin mit queeren, trans und nicht-binären Einzelpersonen und Paaren in Berlin-Neukölln. In der therapeutischen und beraterischen Arbeit verbindet sie systemische, psychodynamische und emotionsfokussierte Ansätze. Als Bildungsreferentin und Sexualpädagogin arbeitet sie mit Multiplikator*innen zu Verschränkungen von lsbtiq+ Lebensweisen, Verbündetenschaft, Queerfeindlichkeit, Antifeminismus, Sexualität, sexualisierter Gewalt und zu queersensibler Beratung und Therapie. Als Bildungsreferentin ist sie auch für Dissens – Institut für Bildung und Forschung e.V. tätig. Beruflich und privat interessiert sie sich für lesbische und queere Bewegungsgeschichte, queere Elternschaft, Beziehungssexualität und -gestaltung, Bindungs- und Traumatheorien, Therapie-Verfahren und Biografien von anderen Klassenübergänger*innen. Website: https://www.janahaskamp.de und E-Mail: janahaskamp@posteo.de

Alexander Hahne (er/ihm), M.A. Medientechnik, ist Referent für Sexuelle Gesundheit mit dem Schwerpunkt trans und nicht-binäre Menschen, Sexualpädagoge (gsp), Sexological Bodyworker (ISB), Systemischer Sexualtherapeut (IGST), Tänzer, trans und pleasure Aktivist. Mit seiner Arbeit leistet er für Erwachsene einen praxisbezogenen Beitrag zum Erleben des eigenen Körpers, zur Auseinandersetzung mit der eigenen Sexualität sowie der Möglichkeit Zugänge zum lustvollen Potenzial freizulegen und auszuprobieren. Die körperpraktische sexuelle Bildung mit Erwachsenen steht dabei im Vordergrund. Ihm ist es eine Herzensangelegenheit, sexuelle Lernprozesse zu begleiten und Räume zum Erleben zu öffnen und halten. Sich Zeit nehmen zum Spüren. Website: https://www.alexanderhahne.com und E-Mail: Kontakt@alexanderhahne.com

Daniel Masch, Dr., ist transaktionsanalytischer Berater und Supervisor (CTA-C). Er gründete 2014 die Beratungsstelle Trans*LG und begleitet seither Menschen bei Fragen rund um Transition und Geschlechtervielfalt. Als Leiter des Ilmenau Instituts lehrt und forscht er unter anderem an der Leuphana Universität in Lüneburg und in Kooperation mit verschiedenen Organisationen wie dem Bundesverband Trans*, der Deutschen Aidshilfe, der Deutschen Gesellschaft für Transaktionsanalyse und dem Fürstenberg Institut. Besondere Schwerpunkte in seinen Angeboten liegen bei Geschlechtervielfalt, Resilienz, Kommunikation und Persönlichkeitsentwicklung. Kontakt: https://www.ilmenau-institut.de, Daniel-Masch@gmx.de

5.8 Lust und Lustlosigkeit in Partner*innenschaften

Jana Haskamp

»Realize that bodies are only a fraction of who we are
They're just oddly-shaped vessels for hearts
And honestly, they can barely contain us
We strain at their seams with every breath we take
We are all pulse and sweat,
Tissue and nerve ending
We are programmed to grope and fumble until we get it right.
Bodies have been learning each other forever.
It's what bodies do.
[...]
Don't worry about the bodies.
They've got this.«

(Moses, 2011, o. S.)

5.8.1 Anliegen in der Beratung

Das vorangestellte Zitat von Gabe Moses (2011)[1] rückt den Körper in den Mittelpunkt der Betrachtung der Sexualitäten von trans und nicht-binären Personen. Moses benennt zum einen die Begrenztheit von Körpern und betont zum anderen die Gemeinsamkeiten in der Beschaffenheit aller Körper und ihrer Lern-, Explorations- und Anpassungsfähigkeiten. Verbesondernde Vorstellungen von der sexuellen Begegnung mit trans und nicht-binären Körpern werden auf diese Weise entkräftet.

1 Übersetzung: »Erkenne, dass Körper nur ein Bruchteil dessen sind, was wir sind. Sie sind nur seltsam geformte Gefäße für Herzen. Und ehrlich gesagt, sie können uns kaum halten. Wir belasten ihre Nähte mit jedem Atemzug, den wir nehmen. Wir sind alle Puls und Schweiß, Gewebe und Nervenenden. Wir sind darauf programmiert, zu tasten und fummeln, bis wir es richtig hinkriegen. Körper haben sich schon immer gegenseitig gelernt. Das ist es, was Körper tun [...] Mach dir keine Sorgen um die Körper. Sie machen das schon.«

Trans und nicht-binäre Menschen, die allein oder mit ihren Partner*innen sexual- und paarberaterische Settings mit lustbezogenen Anliegen aufsuchen, können sich allein auf das Erfahrungswissen und Forschungsinteresse ihrer Körper nicht (mehr) verlassen. Sie teilen entweder gar nicht die gleichen Bedürfnisse, was eine sexuelle Annäherung ihrer Körper angeht, oder wollen (neu) lernen, wie die gemeinsame Sexualität gestaltet und das körpereigene Wissen (re)aktiviert werden kann. Es handelt sich also um den Wunsch nach einem erstmaligen oder neuen Aus- und Erleben der eigenen oder gemeinsamen sexuellen Lust, oder es dreht sich darum, wie der Umgang mit einem gesteigerten oder geminderten Lustempfinden – bei sich selbst oder eines*einer Partner*in – aussehen kann. Bei letzterem sollte zu Beginn der Beratung herausgefunden werden, ob es dabei z. B. um keine Lust auf Sex generell, keine Lust an dem bisher stattgefundenen Sex oder um eine ausbleibende genitale Reaktion in sexuellen Interaktionen geht.

Oftmals gibt es bei Lustunterschieden in Paarbeziehungen unterschiedliche Rollen unter den Partner*innen: Die Person, die weniger Lust auf gemeinsame Sexualität hat, wird als Problemträger*in verstanden und erlebt sich selbst ggf. als defizitär. Gleichzeitig wird ihr von dem*der Partner*in die Kontrolle über das Sexualleben des Paares zugeschrieben. Die Person mit mehr Lust empfindet sich möglicherweise als ausgeliefert, abhängig und/oder im sexuellen Ausdruck eingeschränkt und wird von dem*der Partner*in ggf. als Druck machend wahrgenommen. Dies ist insbesondere in monogamen Zweierbeziehungen der Fall. Partner*innen kommen dann z. T. mit der Vorstellung in die Beratung, dass die Lösung für ihre Problemlage in der jeweils anderen Person liegt. Erfahrene Berater*innen wissen, dass eine Veränderung im Verhalten und/oder der Perspektive auf eine Situation immer nur von einer Person selbst ausgeführt werden kann und es nicht möglich ist, ein Gegenüber dazu zu bewegen.

Viele Veränderungen in der Lust eines Menschen hängen mit dem generellen Wohlbefinden zusammen und sind nicht allein, gar nicht oder nur zum Teil, wie häufig angenommen, hormonell basiert. Nicht nur Hormone beeinflussen also das Interesse an Sexualität. Auch kann die Lust oder die Wahrnehmung dessen von unterschiedlichen Faktoren wie zum Beispiel dem eigenen Wertesystem, der Stimmung bzw. der psychischen Verfassung, der sexuellen Biografie, der Beziehungsdynamik in einer Partner*innenschaft oder (sub-)kulturellen Haltungen gegenüber

Sexualität geprägt sein. Auch Minderheitenstress, Diskriminierungserfahrungen, Konflikte, Stress, Überarbeitung, Sorgearbeit, Müdigkeit und fehlende Zeit können hier einflussreich sein (pro familia Bundesverband, 2023). Wichtig ist, dass die Sexualität jedes Menschen unterschiedlich funktioniert. Faktoren, die bei einer Person lusthemmend wirken, können bei einer anderen Person lustfördernd sein, auch innerhalb einer Partner*innenschaft. Ist die Libido im Vergleich zu vorherigen Lebensphasen gemindert, bedeutet das nicht zwangsläufig, dass sich eine Person als asexuell beschreibt oder auf dem ace-Spektrum identifiziert (siehe Kapitel 4.8).

In der Zielklärung der Beratung geht es beim Thema Lust besonders stark um den gemeinsamen Auftrag des Paares oder Polyküls. Wozu sagen alle Ja? Eine Veränderung des Lustempfindens bei dem*der Partner*in ist kein gültiger Beratungsauftrag. Strategien im Umgang mit einer unterschiedlich vorliegenden Lust können jedoch erarbeitet werden. Diese können von regelmäßig(er) stattfindenden Gesprächen über Sexualität, über Beschäftigung mit der eigenen sexuellen Sozialisation, geteilter Solo-Sexualität, dem gemeinsamen Besuch eines Workshops, der Öffnung einer bisher geschlossenen Beziehung oder einer anderweitigen Veränderung des Beziehungskonzeptes bis hin zu einer Trennung reichen.

5.8.2 Queere trans und nicht-binäre Klient*innen

So wie trans und nicht-binäre Menschen gesellschaftlich von außen über den Ausdruck ihrer Geschlechtsidentität definiert werden, werden queere Menschen, die sich aufgrund ihrer sexuellen Orientierung als queer (und allosexuell, siehe Kapitel 4.8) identifizieren, über ihre Sexualität und das Ausleben dieser definiert. Dies kann den Druck erzeugen, die eigene queere Identität über das sexuelle Verhalten legitimieren zu müssen. Probleme in der Sexualität von Einzelpersonen oder Paaren können dann als besonders schwerwiegend erlebt werden. Der Leidensdruck und Schmerz angesichts dessen kann sich bedeutsamer und existenzieller anfühlen als zum Beispiel bei Paaren, die nicht durch ihr Sexleben Anerkennung für ihre Identität erfahren (Middleton, 2022). In der Beratung können diese verinnerlichten Normativitäten erforscht werden, und gemeinsam herausgearbeitet werden, ob es noch andere Motive gibt, an der geteilten Sexualität zu arbeiten. Weshalb soll wieder (mehr) Sex stattfinden? Was war schön/lustvoll/aufregend daran? Welche Funktionen soll die einzelne bzw. gemeinsame Sexualität erfüllen? Welche Rolle spielt emotionale Nähe in der Sexualität für die Partner*innen? Und: Kennen sie die empfundene Not angesichts der fehlenden oder als unzureichend empfundenen Sexualität noch woanders her?

Bei hormonell bedingten Veränderungen von Libido, Sensibilität der Genitalien oder Erektionsfähigkeit im Rahmen einer Hormontherapie, bei denen ein Leidensdruck besteht, empfiehlt es sich, den*die Endokrinolog*in aufzusuchen und eine Veränderung in der Dosis, der Form oder der Präparate in der Hormoneinnahme zu besprechen. Bei einer gewünschten Veränderung der Erektionsfähigkeit kann eine Einnahme von PDE-5-Hemmern, ein Wirkstoff, der bei erektiler Dysfunktion eingesetzt wird, in Betracht gezogen und sich hierfür an eine sexualmedizinische ärztliche Person gewendet werden.

Gesprächsbasierte Sexual- und Paarberatung kann trans und nicht-binären Menschen vor, während, nach oder unabhängig von Transitionsschritten, wie z. B. einer Hormoneinnahme, Raum bieten, um Veränderungen in der Libido oder sexuellen Lust zu versprachlichen. Auch können damit einhergehende Gefühle, Gedanken oder Körperreaktionen hier ausgedrückt oder lustvolle Vorstellungen, Fantasien und Wünsche (das erste Mal) ausgesprochen werden. Darüber hinaus können sexuelle Erfahrungen – allein oder mit anderen Personen – imaginiert, vorbereitet, nachbesprochen und/oder evaluiert werden.

Somatische Ansätze wie Tantra, Somatic Experiencing, Sexological Bodywork und weitere körperpraktische Angebote ermöglichen körperbasierte Erfahrungen und können einen anderen Zugang zum eigenen Körper schaffen und ergänzend zu oder statt gesprächsbasierten Beratungs- und Therapieangeboten hilfreich sein (siehe Kapitel 4.11). Communitybasierte, sexpositive Angebote wie Workshops, Sex- und Playpartys, Toyschaus, Genital-Show-and-Tells oder gemeinsame Masturbationsrituale bieten Raum für Peer-to-Peer-Erfahrungsaustausch in einem professionell gehaltenen Rahmen und können dazu beitragen, eigene Denk-, Fühl- und Erlebnishorizonte zu erweitern. Hier können bisher unbekannte Erfahrungen gemacht, neue Kommunikationswege ausprobiert und Grenzsetzung geübt werden. Kink- bzw. BDSM-basierte Zugänge zur eigenen Sexualität werden in Kapitel 4.6 thematisiert.

5.8.3 Beispiele für (Un-)Lust-basierte Anliegen in der Sexual- und Paarberatung

Eine trans und/oder nicht-binäre Person kommt zum Beispiel in die Sexualberatung, nachdem sie im Rahmen einer Hormoneinnahme körperliche und/oder emotionale Veränderungen und eine Minderung dysphorischen Erlebens wahrnimmt. Sie findet einen veränderten, neuen oder erstmaligen Zugang zu ihrer Sexualität. Es gibt vielleicht den Wunsch, Anregungen für affirmative sexuelle Praktiken in der Paarsexualität oder in der Masturbation zu erhalten oder zu erarbeiten (siehe Kapitel 4.3). Die Person nimmt eine Steigerung oder Minderung in der Libido wahr und möchte dies thematisieren. Zum Beispiel erlebt die Person ein Gefühl von Überforderung und Kontrollverlust angesichts der Steigerung der Libido durch die Einnahme von Testosteron (Yearsly & Thom, 2022). Oder es besteht eine Unzufriedenheit mit der Abnahme der Libido im Rahmen der Einnahme von Antiandrogenen und Östrogenen.

Auch nach überlebter sexualisierter Gewalt, bei der der Körper in der Gewaltsituation Körperreaktionen von Erregung, wie eine Erektion oder feucht werden, gezeigt hat – was kein Anzeichen für Einverständnis ist –, kann es in späteren einvernehmlichen sexuellen Situationen als Bedrohung empfunden werden, Erregung oder Lust zu verspüren.

Ein Paar oder Polykül kommt vielleicht mit Libido-Unterschieden innerhalb einer Partner*innenschaft in die Paar- bzw. Beziehungsberatung. Ob ein Leidensdruck damit empfunden wird, ist von Person zu Person und auch innerhalb von Beziehungen unterschiedlich. Manche Partner*innen wünschen sich, mehr sexuellen Handlungsspielraum miteinander zu gewinnen. Möglicherweise kam es bereits zum Aussetzen oder (vorläufigen) Ende der gemeinsamen Paarsexualität. Ob Ungleichheiten in der Lust als Problem definiert werden, ist abhängig von persönlichen Normen und anderen Faktoren. In der Paarberatung kann es sich an der Stelle lohnen, der Frage nachzugehen, wie in der Beziehung generell mit Unterschieden umgegangen wird.

Möglicherweise erlebt eine Person eine Veränderung des eigenen Begehrens und eine Erweiterung der bisherigen sexuellen Orientierung und möchte dem nachgehen. Dies hat eventuell zur Folge, dass das Beziehungskonzept eines Paares hinterfragt wird und eine bisher geschlossene Beziehung geöffnet werden soll.

Unterschiede in Partner*innenschaften mit trans und nicht-binären

Personen bestehen nicht nur hinsichtlich der Libido, sondern wie in allen sexuell aktiven Partner*innenschaften auch in Bezug auf die gewünschte Häufigkeit der Sexualität, der Intensität, Fantasien, Wünschen, Praktiken, Vorlieben, Erregungsmodi oder Settings. Schwierigkeiten zeigen sich dann gegebenenfalls in ein- oder beidseitigen Vorwürfen und Verantwortungsübernahme, Veränderungsimpulsen, Anpassungsversuchen oder der Verlagerung von Bedürfnissen außerhalb der Beziehung in Form einer Außenbeziehung (pro familia Bundesverband, 2023).

5.8.4 Methodische Ansätze in der Sexual- und Paarberatung

Eine Voraussetzung für die Auseinandersetzung mit einem veränderten Lustempfinden in der Paarberatung ist ein gemeinsamer Wunsch nach Veränderung oder der Entwicklung eines Umgangs damit.

Den sich verändernden bzw. veränderten Körper durch eine medizinische Transition (neu) kennenzulernen bedeutet für viele trans und nichtbinäre Menschen, sich selbst zu berühren und Reaktionen und Empfindungen von Genitalien und anderen Körperteilen zu erforschen. Dahinter kann der Wunsch stehen, Sexualität zu leben und Lust zu empfinden und dabei möglichst wenig dysphorisches (und damit ggf. einhergehendes dissoziatives) Erleben zu haben. Mit Sexualpartner*innen lassen sich in dem Zusammenhang auch veränderte Bezeichnungen für Körperteile und Praktiken ausprobieren (siehe Kapitel 4.3).

Vor oder zu Beginn einer hormonellen Transition oder vor einer Operation, wie z. B. im Brust- oder Genitalbereich, liegen oftmals Fragen vor wie:

1. Wie wird sich Sex anfühlen?
2. Wie wird der Sex aussehen, den ich haben kann und möchte?
3. Wie werde ich Lust erleben können? Wie fühlt sich erregt sein dann an?
4. Werde ich einen Orgasmus haben können und wenn ja, wie?
5. Wer wird mich begehren (Fielding, 2021)?

Diese Fragen lassen sich nicht allgemeingültig beantworten. Es ist wahrscheinlich, dass es Zeit braucht, um den eigenen Körper (neu) kennenzulernen, und dass wieder neu gelernt werden musss, welche Berührungsqualitäten sich gut anfühlen, welche sexuellen Handlungen als lustvoll empfunden werden und welche zu einem Orgasmus führen können. Sexuelle Praktiken können auf ganz unterschiedliche Weise ausgeführt werden: Je nachdem mit welcher Energie, Intensität, Bewegung, in welchem Tempo und aus welcher Position eine Berührung oder Handlung ausgeübt wird, lässt sich die Wahrnehmung verändern, und es kann Einfluss darauf genommen werden, wie dysphorisch, affirmativ oder neutral sie sich anfühlt.

Geschlechtsidentität legt nicht fest, welche Körperteile sich sexuell anfühlen oder an welchen Körperstellen Berührungen als erregend empfunden werden. Sexuelle Lust kann durch alle Körperteile erfahren werden. Die Beziehung zum eigenen erektilen Gewebe, den Nervenenden und erogenen Zonen und wie damit interagiert wird, ist individuell. Darüber hinaus empfinden manche trans und nicht-binäre Menschen Genitalien als körpereigen, die sie sich vorstellen (diese werden z. B. auch als Phantom-Genitalien bezeichnet) oder die mithilfe von Mitteln wie Packern oder Sex Toys als zugehörig wahrgenommen werden (Yearsly & Thom, 2022). Nicht die fremdzugeschriebene Benennung der vorhandenen Organe ist essenziell, sondern die eigene Perspektive darauf. In dem Zusammenhang kann es sinnvoll sein, über verinnerlichte cis-normative Vorstellungen von Sexualität, Begehren und körperlichen Funktionen zu sprechen (siehe Kapitel 4.1).

Berichtet eine Person von Schamgefühlen, welche die Umsetzung sexueller Wünsche hemmen, lohnt es sich, die Funktion der Scham in den Blick zu nehmen. Scham hemmt einerseits die sexuelle Entwicklung, und ihr Ursprung liegt oftmals mehr bei den Menschen, die sie uns vermittelt haben, als in der eigenen Bewertung unseres Handelns. Sie wurde uns also nicht-einvernehmlich weitergegeben oder liegt sogar in Diskriminierungs- oder Gewalterfahrungen begründet. Andererseits kann Scham als Schutzfunktion der menschlichen Selbstachtung fungieren. Ist es in der Beratung möglich, die Scham zunächst zu benennen und zu würdigen, und im nächsten Schritt als Fähigkeit zur Grenzwahrnehmung neu zu framen, liegt darin die Chance, die Grenzen der Scham nach den eigenen Bedürfnissen zu weiten (pro familia Bundesverband, 2023).

Möglicherweise steht die Scham auch in Zusammenhang mit internalisierter Trans- oder Nicht-Binaritäts-Negativität (siehe Kapitel 3.4). Dann ist es aufgrund von verinnerlichten, gesellschaftlich verbreiteten trans- oder nicht-binärfeindlichen Zuschreibungen für eine trans oder nicht-binäre Person vielleicht nicht möglich, sich selbst als sexuell und/oder begehrenswert zu denken, oder es besteht die Befürchtung, aufgrund von diskriminierenden Zuschreibungen als übergriffig wahrgenommen zu werden.

Einige Paare nutzen gerne Darstellungen von Sexualität in Büchern wie Romanen oder Erotika, Filmen, Pornos oder Audio-Material, um Anregungen für ihre gemeinsame Sexualität zu erhalten und durch eine Repräsentation ihrer Paar-Konstellation oder der Gender-Identität einer*eines der Partner*innen ins Gespräch über Erregungspotenziale, Wünsche, Fantasien und Begehren zu kommen. Im besten Fall können Sexualberater*innen bei der Auswahl von geeigneten Materialien mit einer Empfehlung unterstützen.

Für eine Bestandsaufnahme der Paarsexualität kann es hilfreich sein, zunächst zu erfragen, worin die gemeinsame Sexualität bisher bestand oder noch besteht: Gab oder gibt es einen gegenseitigen Austausch, einseitige Annäherungsversuche oder sexuelle Initiation von bzw. durch Blicke, Komplimente, Flirten, Küsse, Berührungen, sexuelle Nachrichten, Fotos, Videos, Audio-Aufnahmen, einen gemeinsamen Pornografie-Konsum, eine Teilnahme an alleiniger oder gemeinsamer Masturbation?[2] Wird über Sexualität gesprochen und wenn ja, wann und auf welche Weise? Wann hat sich die Sexualität verändert? Welche Erklärungen gibt es dafür? Wann war die Sexualität zuletzt so, wie sie von beiden wieder gewollt ist? Worin besteht der größte gemeinsame Nenner in den sexuellen Präferenzen? Welche sexuellen Bedürfnisse der einzelnen Partner*innen sind darin benannt und welche nicht? (Clement, 2021)

Methodisch kann zu sexueller Lust unterschiedlich gearbeitet werden. Es gibt nicht die eine passende Methode für jede Beratungsphase oder jedes Beratungsanliegen. Für eine tiefgehende und detaillierte methodische Arbeit zu lustbezogenen Themen können je nach Klient*in ein Beziehungsaufbau sowie eine transparente Einbettung der Methode in der Beratung erforderlich sein. Diese zeichnen sich dadurch aus, dass Klient*innen die Gelegenheit hatten, den*die Berater*in in der Zusammenarbeit etwas kennenzulernen und ein grundlegendes Vertrauen zu entwickeln, das ihnen erleichtert, so frei und offen über ihre Sexualität zu sprechen, wie sie es möchten. Dafür brauchen manche beratene Personen wenige Minuten und andere mehrere Sitzungen. Ein transparenter Umgang mit Methoden kann beinhalten, dass den Klient*innen der Zweck, Umfang und die

2 Dr. Karen Gurney bezeichnet diese Interaktionen als sexuelle Währung (»sexual currency«) in einer Beziehung (Gurney, 2020). Stephen Snyder bezeichnet sie als »Köcheln« (»simmering«) (Snyder, 2019).

Art der Nachbereitung einer Methode mitgeteilt wird (vgl. ausführlicher Kapitel 6.7). Alternativ ist je nach Zielsetzung und Beratungsstil auch ein verdecktes Arbeiten möglich, bei dem Berater*innen nicht das zugrunde liegende Thema der beratenen Person kennen, wodurch z. B. schuld- oder schambehaftete Erlebnisse nicht erzählt werden müssen.[3]

Eine Timeline-Arbeit als Methode kann dazu dienen, den biografischen Verlauf der sexuellen Lust oder Lustveränderung bildlich darzustellen, Ressourcen herauszuarbeiten und biografische Zusammenhänge aufzuzeigen. Das Ausfüllen einer Ja-Nein-Vielleicht-Liste[4] kann in der Einzel- oder Paarberatung eingesetzt werden, um Anregungen für potenzielle einzelne oder gemeinsame Möglichkeitsräume in der Sexualität sichtbar zu machen oder Grenzen der eigenen Erkundungslust zu spüren. Hier können auch unterschiedliche Wünsche der Partner*innen zum Vorschein kommen und sich darauf aufbauend besprechen lassen, wie damit umgegangen werden soll. Das Duale-Kontroll-Modell von Emily Nagoski (2015) kann helfen zu verstehen, welche Formen der Interaktion, welche Zustände, Stimmungen, Worte, Berührungen, Handlungen, Gerüche oder Geräusche im sexuellen Setting oder davor lustfördernd oder -mindernd wirken. Dabei wird – vereinfacht zusammengefasst – alles, was lustfördernd wirkt, als Gaspedal der Lust verstanden und das, was lustmindernde Wirkungen hat, als Bremspedal. Das Wissen darüber kann nach einer Bewusstwerdung oder Erarbeitung dessen gezielt eingesetzt werden (vgl. ausführlicher Kapitel 4.1).

Das Anfertigen einer Landkarte der eigenen Sexualität, in der sexuelle Wünsche, das eigene sexuelle Selbstbild, die Körperwahrnehmung, erhaltene Botschaften über Sexualität und/oder Beziehungen zu Sexualpartner*innen kreativ dargestellt werden, kann eine Auseinandersetzung mit der Selbstbeziehung zur Sexualität fördern.

5.8.5 Fragestellungen für die Sexual- und Paarberatung

Für die Auseinandersetzung mit der eigenen Lust lassen sich in der Beratung Fragestellungen anwenden wie:

3 Vgl. https://beratung-psychotherapie-grossmann.de/verdecktes-arbeiten-themen-bearbeiten-ohne-sie-auszusprechen/

4 Siehe zum Beispiel: https://www.queertopia.de/wp-content/uploads/2022/09/Ja-Nein-Vielleicht-Liste.pdf

- In welchen Kontexten fühlen Sie sich begehrenswert? Bei welchen Aktivitäten, Praktiken und Ritualen fühlen Sie sich sexuell und/oder sexy (vgl. Fielding, 2021, (S. 46–115)?
- Welche sexuellen Inhalte oder Darstellungen wecken Ihre Neugier nach oder Lust auf eigene sexuelle Praxis?
- Wo und wie fühlt es sich schön/lustvoll/spannend/befriedigend an, berührt zu werden?
- Welche Körperteile und -stellen empfinden Sie als sexuelle und/oder erogene Zonen?
- Wofür möchten Sie begehrt werden (hinsichtlich Persönlichkeit, Aussehen/Körperlichkeit, Verhalten u. v. m.)?
- Welche sexuelle Aufmerksamkeit stellen Sie sich schön/affirmativ vor?
- Wie stellen Sie sich Ihre Sexualität in einem Jahr/in fünf Jahren vor?

Für das Sprechen über Interaktionen mit Sexualpartner*innen können folgende Fragen genutzt werden:

- Wie könnte Sex aussehen, der sich stärkend und bestätigend anfühlt?
- Welcher Sex ist es wert, gewollt zu werden (vgl. Clement, 2021)?
- Welche Positionen, Bewegungen und Praktiken fühlen sich neutral/affirmativ/gender-euphorisch an?
- Was brauchen Sie von Sexualpartner*innen, um Ihrer Lust nachgehen zu können?
- Was macht Sie zu einer*einem interessanten/liebenswerten/sicheren Sexualpartner*in?
- Wonach möchten Sie vor/in sexuellen Situationen gefragt werden? Wonach nicht? Was möchten Sie nicht erklären müssen?
- Was hört oder sieht Ihr*e Sexualpartner*in, wenn die sexuelle Interaktion sich für Sie gut anfühlt (vgl. Midori, 2013)?

5.8.6 Hinweise für Berater*innen

Der Erfolg einer Beratung lässt sich nicht daran messen, ob Genitalien normativ »funktionieren« und andere Menschen eine sexuelle Interaktion damit als befriedigend beschreiben, solange dies nicht das erklärte Ziel einer beratenen Person ist. Der individuelle Lustgewinn einer Person steht stattdessen im Vordergrund. Im Nachforschen der eigenen Lust geht es um die Frage: Für wen findet der Sex, die Lust oder die Berührung jetzt gerade statt?

Manche Klient*innen bringen eine hohe Experimentier- und Veränderungsfreude mit, für andere sind Veränderungen im Sexualleben, insbesondere in veränderungsreichen Lebensphasen wie einer Transition, mit Unsicherheiten und Ängsten belegt. Es sollte daher nicht ungefragt eine Bereitschaft oder ein Vermögen vorausgesetzt werden, neue sexuelle Praktiken auszuprobieren, Impulse zu übernehmen oder Übungen/Hausaufgaben einfach umzusetzen, um Klient*innen nicht zu überfordern oder unter Druck zu setzen. Im beraterischen Vorgehen ist es hilfreich, immer wieder zu zentrieren, in welche Richtung es Klient*innen zieht und nachzufragen, ob und wozu sie sich Anregungen oder Ideen wünschen.

Je nach Schwerpunkt der eigenen Beratungstätigkeit und Zielgruppe kann es notwendig sein, ausführlicher über Formen, Folgen und mögliche Nebeneffekte von genital- oder oberkörperverändernden Operationen im Kontext von Lustveränderungen informiert zu sein. Eine veränderte Funktionsfähigkeit von Genitalien kann Anregungen für entsprechende sexuelle Positionen, Praktiken und Stellungen erforderlich machen.[1]

Generell ist die Aneignung eines breiten Weiterempfehlungswissens über Austausch-, körper- und/oder kinkbasierte Community-Angebote (off- und online) empfehlenswert, das bei Bedarf an Klient*innen weitergegeben werden kann. Diese Hinweise können z. B. von Kolleg*innen, aus Netzwerken, Arbeitskreisen oder von anderen Klient*innen stammen (pro familia Bundesverband, 2023).

Literatur

Clement, U. (2021). *Dynamik des Begehrens. Systemische Sexualtherapie in der Praxis* (3. Aufl.). Carl-Auer.

Cotten, T.T. (2012). *Hung Jury. Testimonies of Genital Surgery by Transsexual Men*. Transgress Press.

Fielding, L. (2021). *Trans Sex. Clinical Approaches to Trans Sexualities and Erotic Embodiments*. Routledge.

1 Hinweise finden sich z. B. in *Trans Sex. A Guide for Adults* (2022) von Kelvin Sparks, *Queer Sex: A Trans and Non-Binary-Guide to Intimacy, Pleasure and Relationships* (2018) von Juno Roche oder *Hung Jury. Testimonies of Genital Surgery by Transsexual Men* (2012) von Trystan Theosophus Cotten.

Gurney, K. (2020). *Mind The Gap. The truth about desire and how to futureproof your sex life*. Headline Home.
Günther, M., Teren, K. & Wolf, G. F. (2021). *Psychotherapeutische Arbeit mit trans* Personen. Handbuch für die Gesundheitsversorgung*. Ernst Reinhardt.
Middleton, A. (2022). Queer sex and relationships. In J. C. Czyzselska (Hrsg.), *Queering Psychotherapy* (S. 109–126). Karnac Books.
Midori (2013). *Wild Side Sex. The Book of Kink*. Daedalus Publishing.
Moses, G. (2011). How To Make Love to a Trans Person. http://genderqueerchicago.blogspot.com/2011/02/how-to-make-love-to-trans-person.html
Nagoski, E. (2015). *Komm, wie du willst: Das neue Frauen-Sex-Buch*. Knaur TB.
pro familia Bundesverband (2023). Rahmenkonzept Sexualberatung. https://www.profamilia.de/fileadmin/publikationen/Fachpublikationen/Beratung/Rahmenkonzept_Sexualberatung.pdf
Roche, J. (2018). *Queer Sex. A Trans and Non-Binary Guide to Intimacy, Pleasure and Relationships*. Jessica Kingsley.
Snyder, S. (2019). *Love Worth Making. How to Have Ridiculously Great Sex in a Long-Lasting Relationship*. St. Martin's.
Sparks, K. (2022). *Trans Sex. A Guide for Adults*. Jessica Kingsley.
Yearsly, J. & Thom, B. (2022). Trans desire and embodiment. In J. C. Czyzselska (Hrsg.), *Queering Psychotherapy* (S. 127–143). Karnac Books.

Biografische Notiz

Jana Haskamp (sie/ihr), M. A. Angewandte Sexualwissenschaft, arbeitet als systemische Therapeutin (SG) und Beraterin mit queeren, trans und nicht-binären Einzelpersonen und Paaren in Berlin-Neukölln. In der therapeutischen und beraterischen Arbeit verbindet sie systemische, psychodynamische und emotionsfokussierte Ansätze. Als Bildungsreferentin und Sexualpädagogin arbeitet sie mit Multiplikator*innen zu Verschränkungen von lsbtiq+ Lebensweisen, Verbündetenschaft, Queerfeindlichkeit, Antifeminismus, Sexualität, sexualisierter Gewalt und zu queersensibler Beratung und Therapie. Als Bildungsreferentin ist sie auch für Dissens – Institut für Bildung und Forschung e. V. tätig. Beruflich und privat interessiert sie sich für lesbische und queere Bewegungsgeschichte, queere Elternschaft, Beziehungssexualität und -gestaltung, Bindungs- und Traumatheorien, Therapie-Verfahren und Biografien von anderen Klassenübergänger*innen. Website: https://www.janahaskamp.de und E-Mail: janahaskamp@posteo.de

5.9 Affären und Außenbeziehungen

Tobias Herrmann-Schwarz, Jana Haskamp & Alexander Hahne

Untreue ist eines der häufigsten Themen innerhalb von Paar- und Sexualberatung. Dabei existieren verschiedene Formen von Untreue, über kurze oder längere Dauer, sie können keine, eine oder mehrere andere Personen direkt miteinschließen, sich auf emotionaler und/oder sexueller Ebene abspielen und ziehen zumeist unerwünschte Konsequenzen für eine Beziehung nach sich. In der Beratung ist eine Vielzahl von Faktoren relevant, um das Thema zu bearbeiten. Dazu gehören Vorurteile, die Art und Weise der Beziehungsgestaltung, Kommunikation in Paaren und Polykülen, Bedürfnisse, Normen, Grenzen innerhalb der Beziehung, Persönlichkeitseigenschaften einzelner Partner*innen und die Bedeutung der Außenbeziehung.

5.9.1 Was ist fremdgehen?

Gehen Menschen eine Beziehung ein, existieren für gewöhnlich explizite und implizite Annahmen über diese Beziehung, die entsprechende Verhaltensweisen beeinflussen. In einer monogamen Paarbeziehung lassen sich die Partner*innen auf eine Verpflichtung ein, die sexuelle und emotionale Exklusivität zum Gegenüber einschließt (S. Fife & Gambescia, 2008). Untreue stellt einen Verrat an dieser Verpflichtung dar. Ein Mensch, der fremdgeht, eine Affäre oder eine Außenbeziehung führt, bricht die Regeln des bestehenden »Beziehungsvertrags«. Zu Verhaltensweisen, die als fremdgehen eingeordnet werden können, gehören Sex, Küsse, Umarmungen oder intensive emotionale Nähe, aber auch das Senden von erotischen Textnachrichten über Online-Kanäle (Bozoyan & Schmiedeberg, 2023). Im Einzelfall gilt jedoch immer, was die Partner*innen miteinander abgesprochen haben oder jeweils selbst als tatsächlichen Beziehungsbruch ansehen.

Die verwendeten Bezeichnungen, wie treu und untreu, fremdgehen, Affäre, Außenkontakt und Außenbeziehung, überschneiden sich in ihrer Bedeutung, grenzen sich zum Teil aber auch in ihrer Definition voneinander ab. Treue und Untreue sind direkte Gegensätze, wobei Untreue in den Sozialwissenschaften als eine Situation beschrieben wird, in der sich eine*r der Partner*innen innerhalb einer Ehe oder intimen Beziehung auf eine andere Person außerhalb der Ehe oder intimen Beziehung sexuell oder emotional einlässt (American Psychological Association, 2018). Als Fremdgehen wird meist eine untreue Handlung zu einem konkreten Zeitpunkt beschrieben. Affären und Außenbeziehungen ziehen sich hingegen über einen längeren Zeitraum und werden von den Beteiligten häufig als intensiver im Vergleich zu einem einmaligen Ereignis oder auch gegenüber einer bestehenden ehelichen Beziehung beschrieben (Kröger & Lutz, 2006). Da der Begriff Affäre eher moralisch geprägt und negativ konnotiert ist, ziehen manche Forschende und Behandelnde die Bezeichnungen Außenkontakt oder Außenbeziehung vor. Die unterschiedlichen Bedeutungen können diverse Settings beinhalten. So kann beispielsweise eine Person in einer nicht-monogamen Beziehung gleichzeitig eine Außenbeziehung eingehen und treu bleiben oder auch eine Person, die zunächst einmalig fremdgeht, dieses Vorgehen mehrfach mit derselben Person wiederholen, ohne es als Affäre zu beschreiben.

Persönliche Sichtweisen auf die Definition der Begrifflichkeiten sollten immer bei den Klient*innen erfragt werden und die Bedeutung geklärt sein. Nicht immer werden dabei diese Sichtweisen von allen Betroffenen gleichermaßen geteilt, was zu Herausforderungen im Beratungsprozess führen kann. Für Worte, die mit Bewertungen oder Vorwürfen aufgeladen sind, können dann neutrale Begriffe gefunden werden.

5.9.2 Queering Affairs

Fremdgehen kommt häufig vor. Die Lebenszeitprävalenz von Untreue beträgt zwischen 24 und 34 Prozent und wird in zweigeschlechtlich erfassten Studien bei Männern höher angegeben als bei Frauen (Spitzberg & Cupach, 2009). Erhebungen dieser Art werden selten nach sexueller Orientierung bzw. geschlechtlicher Identität aufgeschlüsselt, sodass sich konkrete Werte für queere, trans und nicht-binäre Menschen nur schwer finden lassen. Eine Befragung des britischen *FS Magazine* unter 961 schwulen und bisexuellen

Männern ergab, dass 52 Prozent schon einmal fremdgegangen seien (Marr, 2018). Medial und gesamtgesellschaftlich wird häufig das Bild gezeichnet, dass LSBTIQ+ Menschen verstärkt zu Untreue neigen würden. Mit diesem Stereotyp werden minorisierte Personen, insbesondere bisexuelle und pansexuelle Menschen, als weniger vertrauenswürdig dargestellt und herabgewertet (Monawarah, 2022). Oft werden dabei die Beziehungsmodelle, die von queeren Personen gewählt werden, und deren Lebensrealitäten nicht mitbeachtet, geschweige denn ernst genommen.

Monogame lebenslange Partner*innenschaften stellen nur *eine* Form der Beziehung in menschlichen Gesellschaften dar, wenn auch die dominierende. Viele Menschen entscheiden sich für eine diversere Gestaltung der romantischen und sexuellen Beziehungen, wie beispielsweise einvernehmlich nicht-monogame Beziehungen (ENMB), bei denen für Dritte der Raum geöffnet wird. Etwa jede*r Fünfte hat bereits Erfahrungen mit offenen Beziehungsmodellen gesammelt (Mazziotta, 2020). Zwar fühlen sich Personen in monogamen und in nicht-monogamen Beziehungen gleichermaßen wohl und auch die Beziehungsqualität unterscheidet sich zwischen den Gruppen nicht signifikant, jedoch werden Menschen in ENMB als normabweichend betrachtet, stigmatisiert und negativer bewertet als Personen in normativen Beziehungsmodellen (ebd.). Der damit entstehende Druck von außen stellt eine zusätzliche Belastung für Menschen dar, die mit Untreue konfrontiert sind und bei denen eine oder mehrere Personen fremdgegangen sind. Äußerungen wie »Ihr lebt eine Beziehung auf dem Rasiermesser, da war ja klar, dass es irgendwann schiefgeht!« bagatellisieren die Erfahrungen von queeren Menschen, obgleich die Verletzungen durch und Beweggründe für einen Außenkontakt sich nicht von monogamen heterosexuellen Beziehungen unterscheiden (Frederick & Fales, 2016).

5.9.3 Haben Labels einen Einfluss auf das Fremdgehen?

Anzunehmen, dass selbstgewählte Labels von Personen ein Vorhersagekriterium für das Fremdgehen seien, ist nicht haltbar. Ob Menschen sich als cis oder trans, schwul, lesbisch, hetero-, bi- oder pansexuell, mono- oder polyamourös bezeichnen, spielt in erster Linie eine untergeordnete Rolle. Vielmehr gilt es, die individuellen Unterschiede einzelner Personen genauer zu betrachten, um zu verstehen, warum es zu Untreue kommt. Als

Prädiktoren sind unter anderem Unzufriedenheit mit der aktuellen Beziehung, mangelhaftes Commitment, sich zu einer anderen Person hingezogen fühlen, Gefühle von Rache sowie Ungleichheit in der Beziehung zu nennen (Atkins et al., 2001). Studien geben außerdem Hinweise darüber, wie Persönlichkeitseigenschaften mit fremdgehen zusammenhängen: Ein hohes Maß an Gewissenhaftigkeit hängt mit einer verringerten Wahrscheinlichkeit für Untreue zusammen, wohingegen hohe Extraversion und geringe Verträglichkeit[2] eher die Wahrscheinlichkeit für nicht-einvernehmliche Außenkontakte erhöhen (Altgelt et al., 2018; Jia et al., 2016). Untreue scheint zudem durch Impulsivität (Pronk et al., 2011), niedrigen Selbstwert (Traeen et al., 2007) oder einen unsicher-vermeidenden Bindungsstil (Haseli et al., 2019) begünstigt zu werden.

Das seit den 1940er Jahren vielerlei untersuchte Konstrukt der *Soziosexualität* spielt für die Forschung im Bereich Untreue eine wichtige Rolle. Simpson und Gangestad (1991) entwickelten einen Fragebogen, um Soziosexualität zu messen. Dabei untersuchten sie Dimensionen wie Anzahl der Sexualpartner*innen, Kopplung von Liebe und Sex oder antizipiertes sexuelles Verhalten. Die soziosexuelle Orientierung wird dabei als Tendenz, sich auf sexuelle Kontakte auch ohne tiefere emotionale Bindung einzulassen, definiert (ebd.). Personen, die einen hohen Wert auf der Skala erreichen, haben eine unrestriktive soziosexuelle Orientierung und Personen mit einem niedrigen Wert auf dieser Skala haben eine restriktive soziosexuelle Orientierung. Menschen, die eher eine unrestriktive soziosexuelle Orientierung aufweisen, neigen stärker zu sexuellen Außenkontakten als solche mit einer restriktiven sexuellen Orientierung (Barta & Kiene, 2005).

Fernab der Labels stellt sich zudem die Frage, ob Menschen per se monogame Wesen sind. Barash und Lipton (2001) erklären, dass es sich bei Monogamie um einen »Mythos« handele und fremdgehen eigentlich der »Normalität« entspräche. Hinzu kommt, dass Eifersucht als universelle, treibende Kraft monogame Beziehungen aufrechterhält und als angstbesetzte Emotion eher im Auftreten vermieden wird (Buss, 2013). Im Gegensatz dazu steht das von Perel (2006) beschriebene ständige Gefühl,

2 »Verträglichkeit […] ist eine […] Persönlichkeitsdimension. Hohe Ausprägungen sind gekennzeichnet durch Gutgläubigkeit, Aufrichtigkeit, Großzügigkeit, Versöhnlichkeit, Bescheidenheit und Gutmütigkeit; niedrige Ausprägungen durch Misstrauen, Arglistigkeit, Egoismus, Aggressivität, Arroganz und Hartherzigkeit« (https://dorsch.hogrefe.com/stichwort/vertraeglichkeit).

etwas zu verpassen, das Verbotene zu begehren und immer »das Neueste« zu wollen. Beziehungen, in denen nicht akzeptiert würde, dass es immer auch ein unabhängiges, eigenständiges erotisches Leben jeder Einzelperson gäbe, wären unausgereift.

Auch eine Unzufriedenheit mit der Beziehung, die Gelegenheit zur Untreue, die niedrigschwellige Verfügbarkeit von sexuellen Kontakten über Online-Dating, religiös geprägte Vorschriften zur Monogamie und sexuelle Schwierigkeiten in der Paarbeziehung können Faktoren sein, aufgrund derer Menschen Außenbeziehungen eingehen.

5.9.4 Beispiele für Affären und Außenbeziehungen im Kontext von Trans und Nicht-Binarität

In trans-trans- oder trans-cis-Beziehungskonstellationen kann es diverse Zusammenhänge zwischen trans Sein, Transitionserfahrungen, (internalisierter) Transfeindlichkeit und Affären bzw. Außenbeziehungen geben, die in der Paar- und Sexualberatung von Bedeutung sein können. Im Folgenden werden einige Beispiele skizziert.

Eine cis Partnerin geht in einer langjährigen Beziehung fremd. Die trans Partnerin, die während der Beziehung transitioniert hat, bringt Verständnis dafür auf und sagt, dass sie es versteht, denn sie sei ja nicht mehr der Mann, in den sich ihre Partnerin verliebt habe, und für ihre Partnerin nun nicht mehr begehrenswert.

In bestimmten Phasen der Transition, in denen es für eine trans oder nicht-binäre Person wichtig ist, zu wissen, ob sie für andere attraktiv ist, ist es für Menschen möglicherweise von größerer Bedeutung, sich begehrt zu fühlen, als sich an monogame Beziehungsabsprachen zu halten.

Die trans oder nicht-binäre Person ist die Affäre oder versteckte Beziehung, die nicht an die Öffentlichkeit darf und vor Freund*innen und anderen Menschen im Umfeld geheim gehalten wird. Eine Person schämt sich für das (ggf. fetischisierende) Begehren für diese Person.

Eine trans Person begehrt mehrere Menschen, befürchtet aber, dass es zu viel für den*die Partner*in und das soziale Umfeld wäre, sich nach dem Coming-out als trans auch noch als polyamourös zu outen, und geht stattdessen Affären ein.

Die sexuelle Orientierung einer nicht-binären Person hat sich während einer hormonellen Transition erweitert. Es besteht die Neugier, wie sich andere Körper als der des*der Partner*in anfühlen. Es gibt in der monogamen Partner*innenschaft aber keine Absprachen zum Dating von anderen Personen und die Person geht dem Wunsch heimlich nach.

Das eigene trans Sein lebt eine Person ausschließlich innerhalb einer Affäre bzw. Außenbeziehung aus, und ist bei der Beziehungsperson bisher nicht geoutet. Vielleicht geschieht dies auch unter dem Deckmantel von Crossdressing oder durch Sissification (Feminisierung oder auch konsensuelle Zwangsfeminisierung) beim Besuch einer Domina. Erst später erfolgt ein Coming-out bei dem*der Partner*in und eine Transition.

Eine Affäre dient als Coping-Strategie, um Stress während der Transition abzubauen, und als Selbstwirksamkeitsstrategie, bei der die Geschlechtsidentität anerkannt und ausgelebt wird.

Ein trans Mann ist auf der Suche nach der geschlechtlichen Rolle und danach, welche sexuelle Rolle er in seiner männlichen Performance hat. Er inszeniert sich als Playboy und testet seinen »Marktwert« beim heimlichen Online-Dating, um herauszufinden, für wie attraktiv er gehalten wird. In FLINTA-Kontexten möchte er z. B. überprüfen, ob er noch begehrenswert für queere Frauen ist. In heterosexuellen Kontexten sucht er nach Bestätigung und Anerkennung seiner Männlichkeit durch sexuelle Kontakte. In schwulen Kontexten probiert er sich sexuell aus ohne Beziehungsebene.

In einer Beziehung zwischen zwei trans Personen geht eine*r der Partner*innen mit einer cis Person fremd, um zu überprüfen, ob die Person noch für cis Personen interessant ist und es noch wie früher klappt, eine Person kennenzulernen. Es möchte herausgefunden werden, ob das eigene Passing funktioniert und wie die Person jetzt bei anderen Menschen ankommt. Der*die betrogene Partner*in fühlt sich in der eigenen Identität aberkannt und unzulänglich und es entsteht der Eindruck, cis-heteronormative Beziehungen wären am Ende doch immer die überlegenere oder wünschenswertere Beziehungskonstellation.

5.9.5 Wenn Untreue ans Licht kommt

Nicht in jedem Fall wird fremdgehen aufgedeckt. Manche Außenbeziehungen strecken sich über Monate oder gar Jahre, ohne dass für alle Beteiligten eine Aufklärung erfolgt. In der Regel gehen Außenkontakte oder Affären jedoch mit einem Vertrauensbruch, Unsicherheit und starken emotionalen Verletzungen einher, sobald sie ans Licht kommen (S. Fife & Gambescia, 2008). Oftmals wird die Beziehung nach einem solchen Vorfall so stark beeinträchtigt, dass nur die Beendigung als Konsequenz bleibt. Fremdgehen kann als eine traumatische Erfahrung beschrieben werden, bei der Gefühle von Wut, Scham, Schuld, Eifersucht und Trauer eine große Rolle spielen sowie vor allem bei den »betrogenen« Personen depressive Symptome auslösen kann (Rokach & Chan, 2023). Eifersucht kann im schlimmsten Fall zu aggressiven Handlungen bis hin zu Mord führen und gilt in den USA in Verbindung mit Untreue als Hauptursache für Tötungsdelikte (ebd.). Daten wie diese sind besonders beunruhigend, auch hinsichtlich dessen, dass trans Menschen, besonders trans BIPoC Menschen, generell mehr Gewalterfahrungen in Beziehungen machen als cis Menschen (Peitzmeier et al., 2020). Auch für diejenigen, die den Außenkontakt ausführen, treten mitunter psychische und physische Konsequenzen auf. Außerdem kann das eigene Wertebild durch den vermeintlichen »Fehltritt« ins Wanken geraten. Darüber hinaus brechen mitunter soziale Strukturen für die Beteiligten weg, wenn z. B. Freund*innen Stellung für oder gegen eine Seite beziehen. Auch ganze Familienkreise können durch die Konsequenzen von Außenbeziehungen betroffen sein und bei einer Trennung der Partner*innen als mögliche Unterstützung wegfallen. Nicht-einvernehmliche Außenbeziehungen haben zudem das Potenzial, im gemeinsamen Haushalt lebende Kinder in ihrer Entwicklung zu beeinträchtigen und deren Sicherheit zu gefährden (Sori, 2007).

Personen, die von fremdgehen betroffen sind, berichten aber auch von positiven Entwicklungen. Clement (2014) ist sich sicher, dass viele Paare durch einen Außenkontakt sogar »gerettet« werden. Er sieht Affären auch als Möglichkeit, aus dem Verhalten zu lernen und die Beziehung entsprechend neu zu gestalten. Die Konzentration auf den*die Partner*in sowie die gemeinsame Beziehung können hilfreich sein, um persönliches und beziehungsbezogenes Wachstum trotz einer Untreueerfahrung zu fördern (Rokach & Chan, 2023).

5.9.6 Umgang mit Affären und Außenbeziehungen in der Beratung

Zwar haben 97 Prozent der Partner*innen die Erwartung, dass niemand in der Beziehung fremdgeht, nur 30 Prozent kommunizieren diese Erwartung jedoch auch explizit (Badcock et al., 2014). Ein Austausch über die gewünschte Gestaltung und die angenommenen Regeln der Beziehung kann sowohl präventiv wirksam sein, sollte aber bestenfalls auch nach einem Vertrauensbruch genügend Raum bekommen. Mithilfe von Interviews fanden Fye und Mims (2019) wichtige Aspekte heraus, die von verheirateten Paaren angewendet werden, um (erneute) Untreue zu vermeiden. Dazu zählen u. a. Förderung von Werten und Überzeugungen, die Monogamie unterstützen, Aufbau einer sicheren Bindung, gemeinsamer Sex, Grenzen setzen und Bewältigungsstrategien als Paar sowie als Individuum. Sicher lassen sich diese Techniken auch auf Menschen in nicht-monogamen Beziehungen übertragen. Grenzen, gemeinsame Werte und Wünsche sowie die Gestaltung der Sexualität sollten besprechbar gemacht werden. Die Kompatibilität als Paar oder Polykül ist entscheidend für eine gelingende, langfristige Beziehung und kann anhand von soziodemografischen Faktoren, Persönlichkeitseigenschaften, Bindungsstil, sexuellen Werten sowie weiteren Aspekten bereits in der Beratung ausgelotet werden. Je mehr Personen hieran beteiligt sind, desto größer sollten auch Berater*innen denken und Offenheit demgegenüber zeigen, dass evtl. auch drei oder mehr Personen Teil der Beratung sein können und das Setting entsprechend gestalten.

Je nach Zeitverlauf, in dem eine Außenbeziehung vermutet wird oder bereits aufgedeckt wurde, kommen verschiedene Aufgaben und Herausforderungen auf Beratende zu. Ambiguität innerhalb von Gesprächen kann den Verdacht nahelegen, dass eine der Personen sich nicht treu verhalte. Manchmal wird dies ausgesprochen oder erfragt. Den Klient*innen könnte Unterstützung signalisiert werden, da die folgende Konversation über das Thema Affären besonders emotional herausfordernd sein kann (Coop Gordon & Mitchell, 2020). Während einige beratend Tätige es bevorzugen, den »Elefanten im Raum« direkt zu benennen, halten andere Uneindeutigkeiten aus und versuchen, »Köder« zu erspüren, um dann gezielt auf das Thema zu lenken (z. B. wenn Bemerkungen fallen wie »Letztens hast du aber deinem Kollegen besonders schöne Augen gemacht« oder »Sie ist neuerdings immer ungewöhnlich lange im Büro«).

Die Akutphase direkt nach Offenlegung einer Affäre ist oft von Streit, Vorwürfen und starken Emotionen geprägt. Fife und Gambescia (2008) sprechen hier als erste Phase ihres sogenannten Intersystemischen Ansatzes auch vom notwendigen »Krisenmanagement«. Dabei ist es vor allem wichtig, den Beteiligten grundlegend Stabilität und Ordnung zu vermitteln sowie beruhigend zu intervenieren. Dazu gehört, den Raum zu halten und bestenfalls einen Plan aufzuzeigen, wie die nächsten Beratungsschritte aussehen werden und welche Reaktionen erwartet werden können. Hierbei kann Normalisierung der Gefühle und ein Verständnis dieser helfen. Laut dem Intersystemischem Ansatz sollten Berater*innen »nicht urteilen und eine Position der therapeutischen Neutralität und des Gleichgewichts mit den Klient*innen aufrechterhalten, indem sie aktiv zuhören, akzeptierend sind und den Ausdruck von Emotionen moderieren« (Fife et al., 2007, S. 74, Übers. d. A.). In dieser Phase ist es von enormer Wichtigkeit, das Commitment der Beteiligten hinsichtlich der Fortführung der Beziehung zu klären. Sofern dies nicht entschieden werden kann, sollte sich zumindest darauf verständigt werden, ein Commitment zur laufenden Beratung einzugehen.

Die Entscheidungsmöglichkeiten sehen in der Regel folgendermaßen aus: Beide Beziehungen sollen fortgesetzt werden (Überführung der Heimlichkeit in eine ENMB), beide Beziehungen werden beendet, die Affäre wird beendet und die Partner*innenschaft mit der primären Beziehungsperson wird fortgesetzt, oder die Affäre wird fortgesetzt und die primäre Beziehungsperson verlassen. Haben sich die betroffenen Personen darauf geeinigt, die Beziehung weiterzuführen, geht es um die Beurteilung über das Ausmaß des Fremdgehens und der Täuschung, die Typisierung des Außenkontakts (sexuell, emotional o. a.), soziale Konstellationen (ist bspw. die dritte Person Teil des Bekanntenkreises?) und die Definition der Außenbeziehung. Eigene Vorstellungen darüber, was untreues Verhalten ist und was nicht, legen professionell Beratende an dieser Stelle beiseite und konzentrieren sich auf die Deutung der Klient*innen. Bei einer Entscheidung zur Trennung können Berater*innen Mediationsprozesse oder Trennungsbegleitung anbieten.

Die letzten drei Phasen des Intersystemischen Ansatzes zielen darauf ab, die Vergebung (insofern von allen Beteiligten gewünscht) zu erleichtern sowie Intimität und Kommunikation zu verbessern. Vergebung sollte als Prozess verstanden werden, bei dem sich trotz einer Entschuldigung niemand einfach aus der Verantwortung zieht. Um Verzeihung sollte ernsthaft, empathisch und demütig gebeten werden. Berater*innen sollten dabei helfen, das Beziehungsengagement und die Hoffnung für die Zukunft zu stärken, damit die Betroffenen sich von der gravierenden Störung erholen können. Als hilfreich erweisen sich hierbei Reflexionen zu gemeinsamen verbindenden Momenten, Träumen und Erinnerungen. Zur Verbesserung der Kommunikation zwischen den Partner*innen helfen Psychoedukation über gelingende und misslingende Kommunikation, wie z.B. Techniken der gewaltfreien Kommunikation (Rosenberg, 2016) oder die Transaktionsanalyse (Vos & van Rijn, 2022).

Um erneutem Fremdgehen vorzubeugen, sollten in der Beratung auch mögliche Risikofaktoren untersucht werden: Schwierigkeiten, Intimität herzustellen oder Konflikte zu lösen, psychische Erkrankungen (ggf. Überweisung an Psychotherapie), Vertrauens- und Abhängigkeitsängste, Impulsivität, mangelnde Leidenschaft in der Beziehung. Die größte Herausforderung für Berater*innen besteht darin, über den Prozess und bei jedem neuen Fall von Außenbeziehungen flexibel zu sein und die Arbeit auf die individuellen Bedürfnisse der Klient*innen abzustimmen, um die Wahrscheinlichkeit eines zufrieden stellenden Beratungsergebnisses erhöhen zu können (S. Fife & Gambescia, 2008).

Die Beratung von queeren Menschen mit dem Thema Außenbeziehungen unterscheidet sich nicht grundlegend von solcher mit heteronormativen Paaren. Martell und Prince (2005) fassen in ihren Dos und Don'ts Folgendes zusammen: Kultursensible Normen sollten berücksichtigt werden; unterschiedliche Funktionen von Untreue für die Person, die die Affäre hat, bedacht werden; eine wertfreie Haltung bewahrt werden und der Schmerz und die Scham auf beiden Seiten ernstgenommen werden. Es sollte nicht davon ausgegangen werden, dass Sex außerhalb der Beziehung gleichbedeutend mit einer Affäre ist, und das Commitment füreinander oder bezüglich dem Thema Treue nicht unterschätzt werden, selbst wenn sich ein Paar für eine nicht-monogame Beziehung entscheidet.

Literatur

Altgelt, E.E., Reyes, M.A., French, J.E., Meltzer, A.L. & McNulty, J.K. (2018). Who is sexually faithful? Own and partner personality traits as predictors of infidelity. *Journal of Social and Personal Relationships, 35*(4), 600–614. https://doi.org/10.1177/0265407517743085

American Psychological Association. (2018). APA Dictionary of Psychology. https://dictionary.apa.org/infidelity

Atkins, D.C., Baucom, D.H. & Jacobson, N.S. (2001). Understanding infidelity: correlates in a national random sample. *J Fam Psychol, 15*(4), 735–749. https://doi.org/10.1037//0893-3200.15.4.735

Badcock, P.B., Smith, A.M.A., Richters, J., Rissel, C., de Visser, R.O., Simpson, J.M. & Grulich, A.E. (2014). Characteristics of heterosexual regular relationships among a representative sample of adults: the Second Australian Study of Health and Relationships. *Sexual Health, 11*(5), 427–438. https://doi.org/10.1071/SH14114

Barash, D. P. & Lipton, J. E. (2001). *The myth of monogamy: Fidelity and infidelity in animals and people*. Freeman.

Barta, W. & Kiene, S. (2005). Motivations for Infidelity in Heterosexual Dating Couples: The Roles of Gender, Personality Differences, and Sociosexual Orientation. *Journal of Social and Personal Relationships, 22*, 339-360. https://doi.org/10.1177/0265407505052440

Bozoyan, C. & Schmiedeberg, C. (2023). What is Infidelity? A Vignette Study on Norms and Attitudes toward Infidelity. *J Sex Res, 60*(8), 1090–1099. https://doi.org/10.1080/00224499.2022.2104194

Buss, D. M. (2013). Sexual jealousy. *Psihologijske Teme, 22*(2), 155–182.

Clement, U. (2014). *Wenn Liebe fremdgeht: vom richtigen Umgang mit Affären*. Ullstein eBooks.

Coop Gordon, K. & Mitchell, E. A. (2020). Infidelity in the Time of COVID-19. *Fam Process, 59*(3), 956–966. https://doi.org/10.1111/famp.12576

Fife, S. & Gambescia, N. (2008). Treating Infidelity: An Integrative Approach. *The Family Journal, 16*, 316–323. https://doi.org/10.1177/1066480708323205

Fife, S.T., Weeks, G.R. & Gambescia, N. (2007). The intersystems approach to treating infidelity. In P.R. Peluso (Hrsg.), *Infidelity: A practitioner's guide to working with couples in crisis* (S. 71–97). Routledge/Taylor & Francis Group.

Frederick, D.A. & Fales, M.R. (2016). Upset Over Sexual versus Emotional Infidelity Among Gay, Lesbian, Bisexual, and Heterosexual Adults. *Arch Sex Behav, 45*(1), 175–191. https://doi.org/10.1007/s10508-014-0409-9

Fye, M. A. & Mims, G. A. (2019). Preventing Infidelity: A Theory of Protective Factors. *The Family Journal, 27*(1), 22–30. https://doi.org/10.1177/1066480718809428

Haseli, A., Shariati, M., Nazari, A. M., Keramat, A. & Emamian, M. H. (2019). Infidelity and its associated factors: A systematic review. *The journal of sexual medicine, 16*(8), 1155–1169.

Jia, T. L., Ing, H. K., & Lee, M. C. C. (2016). A review of personality factors on relationship infidelity. *Jurnal Psikologi Malaysia, 30*(1).

Kröger, C. & Lutz, W. (2006). Der paartherapeutische Umgang mit Untreue und Affären in nahen Partnerschaften. In W. Lutz (Hrsg.), *Lehrbuch der Paartherapie* (S. 152–153). utb.

Marr, R. (2018). A surprising number of gay men say they've cheated on their partner. https://www.metroweekly.com/2018/02/surprising-number-gay-men-say-theyve-cheated-partner/

Martell, C. R. & Prince, S. E. (2005). Treating infidelity in same-sex couples. *J Clin Psychol, 61*(11), 1429–1438. https://doi.org/10.1002/jclp.20192

Mazziotta, A. (2020). Mehr als einen Menschen lieben: Forschungsüberblick zu offenen und polyamoren Beziehungen. *Familiendynamik, 45*(4), 308–317. https://elibrary.klett-cotta.de/article/10.21706/fd-45-4-308

Monawarah, G. (2022). LGBTQ+ Cheating: An Overused, Problematic Trope. https://stuyspec.com/article/lgbtq-cheating-an-overused-problematic-trope

Peitzmeier, S. M., Malik, M., Kattari, S. K., Marrow, E., Stephenson, R., Agénor, M. & Reisner, S. L. (2020). Intimate Partner Violence in Transgender Populations: Systematic Review and Meta-analysis of Prevalence and Correlates. *American Journal of Public Health, 110*(9), e1-e14. https://doi.org/10.2105/ajph.2020.305774

Perel, E. (2006). *Mating in captivity*. HarperCollins.

Pronk, T.M., Karremans, J.C. & Wigboldus, D.H. (2011). How can you resist? Executive control helps romantically involved individuals to stay faithful. *J Pers Soc Psychol, 100*(5), 827–837. https://doi.org/10.1037/a0021993

Rokach, A. & Chan, S.H. (2023). Love and Infidelity: Causes and Consequences. *Int J Environ Res Public Health, 20*(5). https://doi.org/10.3390/ijerph20053904

Rosenberg, M.B. (2016). *Gewaltfreie Kommunikation: Eine Sprache des Lebens*. Junfermann.

Simpson, J.A. & Gangestad, S.W. (1991). Individual differences in sociosexuality: evidence for convergent and discriminant validity. *Journal of personality and social psychology, 60*(6), 870.

Sori, C.F. (2007). »An affair to remember«: Infidelity and its impact on children. In P.R. Peluso (Hrsg.), *Infidelity: A Practitioner's Guide to Working with Couples in Crisis* (S. 247–276): Routledge.

Spitzberg, B.H. & Cupach, W.R. (2009). *The Dark Side of Infidelity: Its Nature, Prevalence, and Communicative Functions*. Routledge.

Traeen, B., Holmen, K. & Stigum, H. (2007). Extradyadic sexual relationships in Norway. *Arch Sex Behav, 36*(1), 55–65. https://doi.org/10.1007/s10508-006-9080-0

Vos, J. & van Rijn, B. (2022). The Effectiveness of Transactional Analysis Treatments and Their Predictors: A Systematic Literature Review and Explorative Meta-Analysis. *Journal of Humanistic Psychology*. https://doi.org/10.1177/00221678221117111

Biografische Notizen

Tobias Herrmann-Schwarz (er/ihn), M.Sc., studierte Klinische und Gesundheitspsychologie an der Freien Universität Berlin und schloss mit dem Master ab. Er absolvierte die Weiterbildung zum systemischen Paartherapeuten am iska-berlin sowie die Weiterbildungen »Paar- und Sexualberatung« an der Praxis für Sexualität in Duisburg und »Queere Psychologie« an der EH Ludwigsburg in Kooperation mit dem VLSP*. Seine eigene Praxis für Paartherapie und Sexualberatung führt er in Berlin mit dem Schwerpunkt LSBTIAQ+ und berät dort Einzelpersonen und Menschen in unterschiedlichsten Beziehungsformen. Erreichbar ist Tobias über https://www.paartherapie-herrmann-schwarz.de bzw. info@paartherapie-herrmann-schwarz.de

Jana Haskamp (sie/ihr), M.A. Angewandte Sexualwissenschaft, arbeitet als systemische Therapeutin (SG) und Beraterin mit queeren, trans und nicht-binären Einzelpersonen und Paaren in Berlin-Neukölln. In der therapeutischen und beraterischen Arbeit verbindet sie systemische, psychodynamische und emotionsfokussierte Ansätze. Als Bildungsreferentin und Sexualpädagogin arbeitet sie mit Multiplikator*innen zu Verschränkungen von lsbtiq+ Lebensweisen, Verbündetenschaft, Queerfeindlichkeit, Antifeminismus, Sexualität, sexualisierter Gewalt und zu queersensibler Beratung und Therapie. Als Bildungsreferentin ist sie auch für Dissens – Institut für Bildung und Forschung e.V. tätig. Beruflich und privat interessiert sie sich für lesbische und queere Bewegungsgeschichte, queere Elternschaft, Beziehungssexualität und -gestaltung, Bindungs- und Traumatheorien, Therapie-Verfahren und Biografien von anderen Klassenübergänger*innen. Website: https://www.janahaskamp.de und E-Mail: janahaskamp@posteo.de

Alexander Hahne (er/ihm), M. A. Medientechnik, ist Referent für Sexuelle Gesundheit mit dem Schwerpunkt trans und nicht-binäre Menschen, Sexualpädagoge (gsp), Sexological Bodyworker (ISB), Systemischer Sexualtherapeut (IGST), Tänzer, trans und pleasure Aktivist. Mit seiner Arbeit leistet er für Erwachsene einen praxisbezogenen Beitrag zum Erleben des eigenen Körpers, zur Auseinandersetzung mit der eigenen Sexualität sowie der Möglichkeit Zugänge zum lustvollen Potenzial freizulegen und auszuprobieren. Die körperpraktische sexuelle Bildung mit Erwachsenen steht dabei im Vordergrund. Ihm ist es eine Herzensangelegenheit, sexuelle Lernprozesse zu begleiten und Räume zum Erleben zu öffnen und halten. Sich Zeit nehmen zum Spüren.Website: https://www.alexanderhahne.com und E-Mail: Kontakt@alexanderhahne.com

5.10 Beziehungsgewalt

Jana Haskamp

Der folgende Beitrag verdeutlicht die Notwendigkeit einer trans- und nichtbinärspezifischen Perspektive auf Beziehungsgewalt und gibt Hinweise für eine angemessene und gefahrenbewusste Bearbeitung des Themas in paarberaterischen Settings.

5.10.1 Definition und Vorkommen

Der Begriff Beziehungsgewalt beschreibt gewaltvolles, nicht-einvernehmliches Handeln in nahen sozialen Beziehungen zwischen Erwachsenen. In romantischen Beziehungen wird sie auch als partner*innenschaftliche Gewalt bezeichnet. Beziehungsgewalt wird auch in Freund*innenschaften, Familien, Situationships[1], Beziehungen unter Mitbewohner*innen, Ex-Partner*innenschaften und anderen Konstellationen ausgeübt. Ein anderer Begriff dafür ist häusliche Gewalt, auf den hier aufgrund seiner hetero-, cis- und mononormativen[2] Konnotationen verzichtet wird. Es gibt einseitige Formen der Gewaltausübung und beidseitige Gewaltdynamiken in Beziehungen. Bei der einseitigen Gewaltausübung kann zwischen einem aggressiven Konfliktverhalten und systematisch auftretendem Gewalt- und Kontrollverhalten unterschieden werden (Ohms, 2013). Dieser Beitrag fokussiert Beziehungsgewalt, die in romantischen Beziehungen ausgeübt wird. Wie bei anderen Formen von Gewalt steigt die Wahrscheinlichkeit,

1 Situationships bezeichnen nicht näher definierte romantische und/oder sexuelle Nahbeziehungen.

2 Marianne Pieper und Robin Bauer bezeichnen die exklusiv dyadische Struktur von Paarbeziehungen, die als Orientierungs- und Ordnungsmuster durch Institutionen, Rituale und Gesetze abgesichert ist, als Mononormativität (Pieper & Bauer, 2005).

von partner*innenschaftlicher Gewalt betroffen zu sein, bei einer erhöhten gesellschaftlichen Stigmatisierung und Marginalisierung im Rahmen von (Mehrfach-)Diskriminierungsbetroffenheit (Weller et al., 2021, S. 23–30). Emotionale bzw. psychische Gewalt, soziale, körperliche, sexualisierte, digitale, religiöse, spirituelle und ökonomische Gewalt sind bekannte Formen von Beziehungsgewalt.

5.10.2 Mythen über Beziehungsgewalt

Über Beziehungsgewalt in Beziehungen von trans und nicht-binären Personen existieren viele Mythen. Darin überschneiden und vermischen sich die idealisierte Zuschreibung an queere und nicht-cis-normative Beziehungen, ein Zufluchtsort vor patriarchaler, cis-normativer Gewalt zu sein, und die Zuschreibung einer politischen Haltung von trans und nicht-binären Menschen als diskriminierungs- und gewaltkritisch aufgrund vermuteter eigener Diskriminierungs- und Gewalterfahrungen. Die Idealisierung und Romantisierung von trans und queeren Beziehungen kann als Versuch verstanden werden, der gesellschaftlichen Stigmatisierung von nicht-cis- bzw. -heteronormativen Beziehungen entgegenzuwirken (Ohms, 2008, S. 47–71). Subkulturell wird die Realität von Beziehungsgewalt zwischen trans und nicht-binären Menschen in queeren und trans Communitys größtenteils ausgeblendet und tabuisiert (Ohms, 2013). In trans und nicht-binären Communitys und darüber hinaus bestehen z. B. die Annahmen, dass Menschen, die trans oder nicht-binär sind, keine Gewalt ausüben könnten, dass Gewalt in Beziehungen, in denen trans und nicht-binären Personen sind, nicht existiere oder nicht so schlimm sein könne, oder dass wenn Gewalt passiert, diese immer beidseitig sei. Ein weiterer Mythos ist, dass Gewalt in Partner*innenschaften immer von cis Männern oder Personen mit einem maskulinen Geschlechtsausdruck ausgehe. Natürlich ist dem nicht so. Alle Menschen, unabhängig von ihrer Geschlechtsidentität und ihrer sexuellen und romantischen Orientierung, sind in der Lage, partner*innenschaftliche Gewalt auszuüben oder davon betroffen zu sein.

5.10.3 Trans- und nicht-binärspezifische Formen von Beziehungsgewalt

Bei trans- und nicht-binärspezifischen Ausprägungen von Beziehungsgewalt handelt es sich in vielen Fällen um emotionale bzw. psychische Gewalt. Einige Beispiele hierfür sind:

- Die Geschlechtsidentität einer trans oder nicht-binären Person nicht ernst zu nehmen, infrage zu stellen oder gegenüber ihr selbst oder anderen lächerlich zu machen (Messinger & Guadalupe-Diaz, 2020, S. 42–317).
- Eine Person absichtlich zu misgendern, also ein falsches Pronomen zu verwenden, zu *deadnamen*, also den abgelegten Namen zu verwenden, oder eine Person gegen ihren Willen gegenüber Dritten zu outen (Guadalupe-Diaz, 2019, S. 38–88). Auch ist es Gewalt, eine Person zu zwingen, sich nicht zu outen oder ihr trans Sein nicht-einvernehmlich gegenüber anderen Menschen zu verheimlichen.
- Den Geschlechtsausdruck oder die Transitionsschritte einer Person zu kontrollieren oder zu begrenzen ist gewaltvoll. Einer Person damit zu drohen, sie zu verlassen, wenn sie bestimmte Transitionsschritte beginnt, z. B. Hormone zu nehmen, zählt ebenfalls dazu. Genauso handelt es sich um Gewalt, wenn der Geschlechtsausdruck einer Person manipuliert wird, indem sie unter Druck gesetzt oder gezwungen wird, sich geschlechtsstereotyp zu verhalten (Messinger & Guadalupe-Diaz, 2020, S. 42–317). Dies kann sich sowohl auf den abgelegten als auch auf den neuen bzw. veränderten Geschlechtsausdruck beziehen.
- Es ist Gewalt, eine trans oder nicht-binäre Person zu Transitionsschritten zu drängen, um sie durch ein geschlechtsstereotypes Aussehen in eine normative binäre Ordnung hinsichtlich der Geschlechtsidentität und einem normativ entsprechenden Körper hineinzuzwingen, zum Beispiel durch eine körperverändernde Operation: »Du bist erst eine Frau bzw. Mann für mich, wenn du diese Operation gemacht hast« (ebd.).
- Es ist emotionale Gewalt, wenn Partner*innen betonen, dass es anstrengend sei, mit einer trans oder nicht-binären Person zusammen zu sein. Genauso ist es gewaltvoll, wenn eine trans oder nicht-binäre Person fetischisiert, exotisiert oder *gechased*[3] wird.

3 Als *chasing* wird das Verhalten von Menschen bezeichnet, die gezielt nach trans Personen als Sexualpartner*innen suchen – oft aus fetischisierenden oder objektifizierenden Gründen.

- Verhindert ein*e Partner*in den Zugang zu medizinischen Leistungen einer Person, ist das Gewalt. Ebenso ist es psychische Gewalt, wenn das grenzverletzende oder objektifizierende Verhalten gegenüber einer binär verorteten trans Person als genderaffirmative Erfahrung geframed wird, die nur Menschen bestimmter Geschlechtsidentitäten zuteilwerden würde, z. B. sexuelle Belästigung gegenüber trans Frauen als Weiblichkeitserfahrung (Guadalupe-Diaz, 2019, S. 38–88). Außerdem ist Stalking eine Form der psychischen Gewalt, die besonders nach einer Kennenlernphase im Dating und nach Trennungen auftritt. Eine transspezifische Form von Stalking wäre beispielsweise, als gewaltausübende Person die gleichen trans- oder TIN-spezifischen Gruppenangebote wie die gewaltbetroffene Person aufzusuchen, wie z. B. eine Selbsthilfegruppe für Betroffene von Gewalt.

5.10.4 Weitere Formen von Beziehungsgewalt

Beispiele für andere Formen von Beziehungsgewalt sind z. B. soziale Gewalt, bei der Menschen von ihrem sozialen Umfeld isoliert werden, der Kontakt zu Freund*innen oder Familie verhindert wird, sie aus Gruppen ausgeschlossen oder ihnen der Zugang zu sozialen Angeboten erschwert wird. Körperliche Gewalt in Partner*innenschaft kann z. B. Schläge, Ohrfeigen, Tritte, schubsen, Gegenstände werfen, Personen an Wände drücken oder in eine Wand schlagen, um eine Person einzuschüchtern, umfassen (Ministerium für Familie, Frauen, Kultur und Integration [MFFKI], 2023, S. 8–9). Tötungen oder Tötungsversuche sind besonders schwere Formen körperlicher Gewalt.

Bei sexualisierter Gewalt in Partner*innenschaften handelt es sich um Gewalt gegen die sexuelle Selbstbestimmung eines Menschen. Sexualisierte Gewalt schließt unabsichtliche sexuelle Grenzverletzungen während einvernehmlicher Sexualität, absichtliche sexualisierte Übergriffe oder schwerere Formen sexualisierter Gewalt ein. Dazu zählt z. B. eine trans Person zu sexuellen Praktiken zu zwingen, die Dysphorie auslösen, auch wenn dies aus Gewohnheit passiert oder weil der*die Partner*in nicht mitwachsen und lernen oder die Sexualität gemeinsam weiterentwickeln will. Sexualisierte Gewalt kann aber auch sein, eine Person zu Sexarbeit oder Sugaring zu zwingen, also über unfreiwillige sexuelle Dienstleistungen Geld zu verdienen und so sexuell auszubeuten (Guadalupe-Diaz, 2019).

Digitale Gewalt bezeichnet zum Beispiel das Hochladen und Teilen von privaten Bildern, Videos oder Audioaufnahmen in sozialen Netzwerken oder das nicht-einvernehmliche Versenden dieser Inhalte über Messenger oder E-Mail (MFFKI, 2023). Religiöse bzw. spirituelle Gewalt meint, dass einer Person ihre religiöse bzw. spirituelle Selbstbestimmung entzogen wird, und sie z. B. gezwungen wird, etwas gegen ihren Willen im Sinne der Religion oder spirituellen Macht zu tun (Schlegelmilch, 2021). Um ökonomische Gewalt handelt es sich z. B., wenn Menschen der Zugang zu ihren finanziellen Ressourcen entzogen wird oder ihnen verboten wird, einer Arbeit nachzugehen (MFFKI, 2023).

5.10.5 Mögliche Zusammenhänge zur Ausübung von Gewalt

Gewalt kann als ein erlerntes Verhalten betrachtet werden, das strukturell in gesellschaftliche Machtverhältnisse eingebettet ist. Ein Beispiel dafür ist, mit einem Elternteil aufzuwachsen, das in Konflikten schreit, mit den Türen knallt oder sich emotional entzieht. Kinder identifizieren sich mit den Personen, von denen sie emotional abhängig sind. Diese Selbstanteile können dann im Konfliktverhalten in Partner*innenschaften aktualisiert werden, wenn Spannungszustände erlernte (alte) Bindungsmuster aktivieren. Solange keine bewusste Auseinandersetzung mit den übernommenen Verhaltensweisen passiert, ist es möglich, dass das erlernte Verhalten wiederholt wird (Peichl, 2015, S. 178–186).

Beziehungsgewalt kann verschiedene Funktionen in einer Beziehung erfüllen. Durch sie wird beispielsweise versucht, Kontrolle oder Zwang auf eine Person auszuüben, sie wird zur Spannungsregulation oder als Konfliktlösungsversuch genutzt oder um ein Gefühl der Selbstachtung nach Erfahrungen von Kränkung, Beschämung oder Ausgrenzung wiederherzustellen.

In der Forschung werden unterschiedliche Zusammenhänge zwischen der Ausübung von Gewalt in Paarbeziehungen und individuellen sowie strukturellen Faktoren gezogen. Dazu zählen Aspekte wie die Haltung, dass bestimmte Formen verbaler oder körperlicher Gewalt als Konfliktlösungsmuster in manchen Situationen zulässig sind, Schwierigkeiten in der Emotionsregulation und Kommunikation in Konflikten sowie ein Mangel an Bewältigungsstrategien mit psychosozialer Belastung. Darüber hinaus wird eine Übernahme geschlechtsstereotypen Rollenverhaltens wie Externalisierung, Aggressivität oder Dominanz im Zusammenhang mit Männlichkeitsanforderungen und eine abwertende Haltung gegenüber weiblich vergeschlechtlichten Eigenschaften wie Sanftheit, Harmonieorientierung oder Fürsorglichkeit damit in Verbindung gebracht (Bedera & Nordmeyer, 2020). Diese Geschlechternormen werden nicht nur von Menschen übernommen und erfüllt, die damit aufgrund dessen, wie sie geschlechtlich wahrgenommen werden, angesprochen werden – auch Frauen und nicht-binäre Personen erfüllen z. B. Männlichkeitsanforderungen, wenn das in ihrem Umfeld als erstrebenswert gilt (Stuve & Debus, 2012). Daneben können auch psychische Erkrankungen, insbesondere Persönlichkeitsstörungen, die transgenerationale Weitergabe von Gewalterfahrungen, finanzielle Belastung, Arbeitslosigkeit oder Substanzgebrauch Risikofaktoren in der Ausübung von Gewalt sein (Ohms, 2008, S. 47–71).

5.10.6 Trans- und nicht-binaritätsspezifische Zusammenhänge im Erleben und Ausüben von Beziehungsgewalt

Beziehungsgewalt und trans- oder nicht-binaritätsfeindliche Diskriminierung werden teilweise in kombinierter Form ausgeübt: Trans- und nicht-binaritätsfeindlich motivierte Gewalt zeigt sich in Partner*innenschaften möglicherweise in Form von Mikroaggressionen wie Entwertungen, als Gaslighting, einer Form der Manipulation, bei der Betroffene beginnen, an ihrer eigenen Wahrnehmung zu zweifeln, oder als emotionale oder sexualisierte Gewalt. Viele trans Personen sind aufgrund von transfeindlichen Strukturen im Wohnungs- und Jobmarkt mit erhöhter Wahrscheinlichkeit von Prekarität bedroht. Prekarität, materielle Abhängigkeit von der Partner*inperson und antizipierte Diskriminierungserfahrungen können Faktoren sein, warum Menschen Partner*innen nicht verlassen (können), in denen sie Gewalt erleben (Guadalupe-Diaz, 2019, S. 38–88). Ein angespannter Wohnungsmarkt in Großstädten trägt zusätzlich dazu bei, dass Partner*innen gewaltvolle Beziehungen nicht beenden oder bei Ex-Partner*innen wohnen bleiben (müssen). Gewaltbetroffene, die übergangsweise bei Freund*innen unterkommen können, sind zumeist von (verdeckter) Wohnungslosigkeit betroffen oder bedroht.

Prekarität, Marginalisierungs- und/oder Gewalterfahrungen im Außen sind nicht nur Gründe, warum Menschen in gewaltvollen Beziehungen bleiben, sie können auch Gefühle von Nähe und beidseitiger Abhängigkeit zwischen Partner*innen erzeugen, auf die eine*r der Partner*innen mit Gewalt als Mittel reagiert, um die bestehende Beziehungsstruktur (vorübergehend) aufzubrechen. Die Ausübung von Gewalt, z. B. in Form von Kontrolle, dient hier als Mechanismus, um das Nähe-Distanz-Verhältnis zwischen den Partner*innen zu regulieren und dem Gefühl der Abhängigkeit zu entkommen (Ohms, 2013). Die Wahrscheinlichkeit, dass der*die Partner*in, die sich besonders abhängig fühlt und gewalttätig wird, ist höher, je stärker sein*ihr Gefühl von Abhängigkeit innerhalb der Beziehung wird und je mehr die andere Person versucht, aus der Beziehung auszubrechen und unabhängig zu werden (Ohms, 2008, S. 47–71).

Verinnerlichte transnegative Überzeugungen können beeinflussen, dass es für trans und nicht-binäre Betroffene von Gewalt schwierig ist, ein*e Partner*in zu verlassen, Hilfe anzunehmen oder sich Hilfe zu suchen. Eine trans oder nicht-binäre Person mit einem niedrigen Selbstwertgefühl sieht vielleicht keine Hoffnung, eine andere oder bessere Beziehungsperson finden zu können, oder befürchtet Freund*innen bei der Annahme von Unterstützungsangeboten zur Last zu fallen (Broken Rainbow e. V. & Ohms, 2022, S. 6–9).

Verinnerlichte abwertende Selbstüberzeugungen können aber auch mitbedingen, dass eine trans oder nicht-binäre Person sich gewalttätig verhält. Internalisierte abwertende Überzeugungen zeigen sich in einer Beziehung dann z. B. im Rückzug von dem*der Partner*in oder in der Abwehr von emotionaler Nähe. Auch eine Projektion von eigener Selbstabwertung auf das Gegenüber ist vorstellbar, durch die eine antagonistische[4] Dynamik zwischen den Partner*innen entsteht, in der eine einseitige oder gegenseitige Abwertung stattfindet.

Darüber hinaus können externe trans- oder nicht-binärfeindliche Diskriminierungserfahrungen im Außen dazu führen, dass bei einer Person Entfremdungsgefühle und der Eindruck einer Isolation von dem eigenen Selbst entsteht, die mit einem empfundenen Kontrollverlust einhergehen. Dies wird dann versucht, mit der Ausübung von Kontrolle und Gewalt im Inneren einer Beziehung zu kontrollieren (ebd.).

Constance Ohms arbeitet in *Das Fremde in mir* (2008) heraus, dass in gewalttätigen Beziehungsdynamiken in gleichgeschlechtlichen Be-

4 gegensätzliche

ziehungskonstellationen anstelle von geschlechtsbedingten Hierarchien andere bestehende Ungleichheiten hierarchisiert werden, zum Beispiel die Klassenzugehörigkeit der Partner*innen. Auf lesbische oder schwule Beziehungen bezogen, in denen eine oder mehrere Personen trans sind, könnte dies bedeuten, dass unterschiedliche geschlechtliche Positionierungen dazu führen, dass es eine unausgesprochene beziehungsinterne hierarchische Ordnung gibt, die aufgrund der unterschiedlichen gesellschaftlichen Privilegierungs- bzw. Marginalisierungserfahrungen besteht. Wird diese Hierarchie von einer der Partner*innen infrage gestellt, reagiert der*die Partner*in darauf möglicherweise mit Gewalt, um die beziehungsinterne Hierarchie zu wahren (Ohms, 2008, S. 47–71).

Gewalt wird in Beziehungen manchmal aber auch von dem*der marginalisierteren Partner*in als Bewältigungsstrategie für Ungleichheitsverhältnisse genutzt.

Auch in der Rechtfertigung von gewaltvollem Verhalten in Beziehungen lassen sich trans- oder nicht-binärspezifische Faktoren finden. Ein Argument, das von gewaltausübenden trans oder nicht-binären Personen, die eine Hormontherapie mit Testosteron machen, z.T. genutzt wird, ist, dass die Einnahme von Testosteron eine erhöhte Reizbarkeit und eine gesteigerte Aggressivität bewirkt und die Hemmschwelle zu gewaltvollem Verhalten senken würde. Dabei handelt es sich nicht nur um einen vorgeschobenen Grund, sondern auch um ein Vorurteil – viele Menschen, die Testosteron nehmen, berichten von einer erhöhten Ausgeglichenheit als Effekt.

Diese Art der Begründung für gewaltvolles Verhalten findet sich auch in der Argumentation, dass eine trans oder nicht-binäre Person für ihr Verhalten während der Hormonumstellung in der hormonellen Transition in keiner Weise verantwortlich gemacht werden kann. Ein weiteres Beispiel für eine ähnliche Verantwortungsverschiebung findet sich in der Forderung, dass eine Person trotz gewaltvollem Verhalten nicht verlassen werden darf, da sie aufgrund von Transfeindlichkeit oder anderen Diskriminierungserfahrungen psychisch stark belastet sei, und eine Trennung eine zusätzliche Belastung darstellen würde.

Neben diesen Argumentationen von gewaltausübenden trans oder nicht-binären Personen selbst gibt es auch transfeindliche Zuschreibungen an trans oder nicht-binäre Personen, von denen Gewalt ausgeht, die eine Ursache für die Gewaltausübung in der vermeintlichen geschlechtlichen Sozialisation von trans Personen suchen: Transweiblichen oder nicht-binäre Personen, die bei der Geburt männlich eingeordnet wurden, wird z. B. zugeschrieben, aufgrund einer vermeintlichen männlichen Sozialisation gewaltvolle Verhaltensweisen zu zeigen. Trans und nicht-binäre Personen erleben, benennen und bewerten ihre geschlechtliche Sozialisation unterschiedlich. Einige von ihnen waren sich dem eigenen trans Sein bereits im Kindesalter bewusst und haben demnach eine transspezifische Sozialisation erlebt, während ihnen von außen eine weibliche oder männliche Sozialisation auferlegt wurde. Andere betonen, wie gewaltvoll sie das erzwungene Erfüllen von normativen Geschlechteranforderungen erlebt haben, und lehnen eine einseitige Kausalität von geschlechtlichen Zuschreibungen und (später) gezeigten Verhaltensweisen ab. In jedem Fall sollte von einer Verallgemeinerung abgesehen und jede Entstehungsgeschichte von Gewaltausübung in der Beratung individuell betrachtet werden.

5.10.7 Erfahrungen von trans und nicht-binären Betroffenen von Beziehungsgewalt

Gewalt übt in Beziehungen eine Sogwirkung aus: Sie isoliert betroffene Menschen, lässt sie verstummen und spaltet – wenn sie benannt oder aufgedeckt wird – Freund*innenkreise und soziale Umfelder. Trans und nicht-binäre Betroffene von Beziehungsgewalt bleiben aus unterschiedlichen Gründen in Beziehungen, in denen sie Gewalt erleben. Viele dieser Gründe überschneiden sich mit denen von anders geschlechtlich positionierten Betroffenen: Sie haben Angst, dass die Gewalt schlimmer wird, wenn sie Hilfe suchen, sie leben ländlich oder sozial isoliert, oder es gibt keine Anlaufstellen in der Nähe. Sie vertrauen der Polizei und anderen staatlichen Institutionen nicht, befürchten, das Sorgerecht für ein oder mehrere gemeinsame Kinder zu verlieren, sind von Armut betroffen oder haben Angst vor Armut (Messinger & Guadalupe-Diaz, 2020, S. 42–317).

Diejenigen, die Zugang zu Beratungsstellen haben, haben z. T. die Sorge, diese aufzusuchen und dann keine Unterstützung zu erfahren oder von Mitarbeiter*innen dort nicht ernst genommen oder diskriminiert zu werden. Sie befürchten z. B., dass ihnen invasive Fragen zu ihrem Körper und ihrer Biografie gestellt werden, sie misgendert werden, sie Berater*innen über ihre Identität oder ihren Körper aufklären müssen, oder weil die Scham, Schuldgefühle oder das Stigma, das mit Gewaltbetroffenheit oft einhergeht, sie davon abhält (ebd.). Transweibliche Betroffene sind ggf. unsicher, ob sie in ihrer Geschlechtsidentität von einer Anti-Gewaltberatungsstelle, die sich an Frauen richtet und lange Zeit nur cisweibliche Betroffene beraten hat, anerkannt werden. Neben der Leerstelle an Angeboten für transmännliche Betroffene und nicht-binäre Personen mit männlichem Passing gibt es in vielen Städten gar keine Anti-Gewaltberatungsstelle, die auf trans und nicht-binäre Betroffene spezialisiert oder für sie sensibilisiert ist.

Täter*innen sind diese individuellen und institutionellen Vulnerabilitäten von trans und nicht-binären Betroffenen bewusst, was sich in den Strategien und Taktiken der Gewaltanwendung zeigt. Eine gewaltausübende Person redet einer betroffenen Person zum Beispiel ein, dass sie als trans Person nirgendwo Hilfe bekommen würde oder dass sie froh sein sollte, überhaupt eine*n Partner*in gefunden zu haben, der*die eine Beziehung mit einer trans oder nicht-binären Person führen möchte (Messinger & Guadalupe-Diaz, 2020, S. 42–317).

5.10.8 Risiken und Potenziale von Paarberatung bei Beziehungsgewalt

Beziehungsgewalt ist kein klassisches Anliegen für eine Paarberatung. Wird in der Paarberatung zu Beziehungsgewalt gearbeitet, besteht die Gefahr, dass die Ausübung der Gewalt durch die Arbeit in der Beratung verstärkt wird, weil die gewaltausübende Person das von der*dem Partner*in Gesagte z. B. im Anschluss gegen sie*ihn verwendet (Kruse et al., 2015, S. 15–34). Betroffene Partner*innen trauen sich gegebenenfalls nicht, frei über das volle Ausmaß der erfahrenen Gewalt zu sprechen, wenn die*der gewaltausübende Partner*in anwesend ist. Es ist auch möglich, dass ein gewaltvolles Verhalten innerhalb einer Beziehung in der Paarberatung von beiden Partner*innen nicht angesprochen oder von einem*einer oder allen Partner*innen verharmlost wird. Berater*innen benötigen ein feines Gespür und viel Sensibilität, um tabuisierte bzw. nicht-thematisierte gewaltvolle Dynamiken und Verhaltensmuster herauszuarbeiten und anzusprechen, die beratenen Personen nach ihrer Wahrnehmung davon zu befragen, und die Risiken dessen abschätzen zu können.

Berater*innen sollten bei der Herausarbeitung von Ursachen für Gewaltdynamiken darauf achten, dass Gewaltbetroffenen nicht vermittelt wird, dass sie in jedem Fall für die erfahrene Gewalt mitverantwortlich sind. Eine Paarberatung, die die Ursache für die Gewalt in der gemeinsamen Dynamik sucht, blendet möglicherweise entscheidende verantwortliche Verhaltensweisen der*der Täter*in aus. Bei einer einseitigen Gewaltausübung besteht in der Beratung außerdem ein Gefährdungspotenzial für die betroffene Person darin, auf die gewaltausübende Person vor und nach dem Beratungssetting ohne die soziale Kontrolle des Beratungsrahmens zu treffen (ebd.).

Es gibt Untersuchungen, die darauf hinweisen, dass Paarberatung – wenn bestimmte Rahmenbedingungen und Sicherheitsaspekte erfüllt sind – das Potenzial hat, Paargewalt und deren Risikofaktoren zu reduzieren, ohne eine Zunahme an Gefährdung zu bewirken (ebd.). Eine Paarberatung kann gewaltbetroffene Paare z. B. darin unterstützen, zu entscheiden, ob die Beziehung fortgesetzt oder beendet werden soll. Eine risikominimierte Trennung kann dann im Rahmen der Beratung begleitet werden. Manche Paare haben auch den Wunsch, die Beziehung nach stattgefundener Gewalt fortzuführen. Paarberater*innen zu finden, die sie in der Aufarbeitung der Geschehnisse begleiten, kann schwierig sein, vor allem wenn ein erneutes Ausüben von Gewalt nicht vollständig ausgeschlossen werden kann. Es gibt spezifische Angebote der Paarberatung für Paare, bei denen eine oder beide Personen Gewalt ausüben, diese sind allerdings häufig sehr heteronormativ strukturiert. Besonders schwierig ist es, Paarberater*innen zu finden, die ein Wissen über individuelle und strukturelle Erfahrungen mit Trans- und Nicht-Binaritätsfeindlichkeit und mögliche Wechselwirkungen mit Gewaltbetroffenheit und -ausübung mitbringen.

Trans und nicht-binären Communitys zugehörige Personen wählen manchmal auch Settings wie Mediation oder Begleitungsangebote, die an das Konzept der transformativen Gerechtigkeit[5] angelehnt sind, um Gewaltvorkommnisse in Beziehungen zu bearbeiten. Darin wird häufig mit einer positionierten Allparteilichkeit gearbeitet. In jedem Fall ist es sinn-

5 »Transformative Gerechtigkeit ist eine Antwort auf den Mangel – und die kritische Notwendigkeit – für einen befreienden Ansatz im Umgang mit Gewalt. Ein Konzept, das nach Sicherheit und Verantwortlichkeit strebt, ohne sich auf Entfremdung, Bestrafung oder staatliche oder systemische Gewalt zu verlassen, einschließlich Inhaftierung und Polizeigewalt« (https://www.transformativejustice.eu/wp-content/uploads/2010/11/G5_Toward_Transformative_Justice.pdf, S. 5).

voll, dass die gewaltausübende Person sich mit ihrem Verhalten zusätzlich in Einzelsitzungen einer Beratung oder Psychotherapie auseinandersetzt.

5.10.9 Voraussetzungen für Paarberatung bei Beziehungsgewalt

Es ist eine individuelle Entscheidung jeder*jedes Berater*in, mit welchen Formen, welchem Ausmaß und welcher Häufigkeit von Gewalt er*sie arbeiten kann und möchte. Viele Paarberater*innen entscheiden sich z. B. dagegen, mit Paaren zu arbeiten, in denen regelmäßig körperliche Gewalt stattfindet. Gab es hingegen einzelne Vorfälle von körperlicher Gewalt in der Vergangenheit der Beziehung, ist das ggf. kein Ausschlusskriterium. Der Fokus liegt in der Paarberatung dann einerseits auf der Reflexion und Bearbeitung der Gewalterfahrungen und andererseits auf der Prävention erneuter Gewaltvorkommnisse.

Die Hierarchisierung von unterschiedlichen Formen von Gewalt, wie z. B. von körperlicher Gewalt als schwerwiegender oder schlimmer als emotionale bzw. psychische Gewalt, ist kritisch zu betrachten, da alle Formen schwerwiegende Folgen für Betroffene nach sich ziehen können. Emotionale Gewalt ist häufig nicht so leicht nachweisbar und daher meist weniger sichtbar als körperliche Gewalt. Außerdem ist das Wissen darüber weniger verbreitet und sie ist dadurch schwerer als Gewalt einordbar.

Zu Beginn der Beratung sollte der*die Berater*in die Gewaltvorgeschichte der Partner*innen kennenlernen und es sollten Indikatoren für auftretende Gewalt herausgearbeitet werden, sodass die Gefahr eines schweren Gewalt- oder Tötungsdelikts ausgeschlossen werden kann. Falls diese nicht ausgeschlossen werden kann, sollten die Beteiligten einzeln an andere Stellen wie z. B. Täter*innenprogramme und Schutzprojekte verwiesen werden.

Berater*innen benötigen eine Kenntnis über mögliche Verweisungskontexte, Hilfestrukturen und Anlaufstellen, an die trans und nicht-binäre Personen verwiesen werden können. Dabei ist darauf zu achten, dass bei geschlechtsspezifischen Betroffenenhilfeeinrichtungen nicht unbedingt eine Trans- oder Nicht-Binaritätssensibilität unter den Mitarbeiter*innen und Nutzer*innen gegeben ist und die Gefahr einer Reviktimisierung besteht.

Für eine Beratung im Kontext von partner*innenschaftlicher Gewalt ist eine freiwillige Partizipation an dem Beratungsprozess aller Beteiligten notwendig. Im Paarsetting müssen alle Partner*innen die Bereitschaft und das Vermögen mitbringen, voreinander offen zu sprechen. Bezüglich des Ausgangs des Beratungsprozesses ist außerdem eine ergebnisoffene Haltung bei allen Beteiligten erforderlich. Die mögliche Formulierung eines Trennungswunsches im Laufe des Prozesses sollte von keiner*keinem der Partner*innen infrage gestellt werden. Eine Einsicht und Verantwortungsübernahme für die Gewalttaten sowie eine Veränderungsbereitschaft sollte aufseiten der gewaltausübenden Person(en) gegeben sein. Dazu zählt die Fähigkeit, die eigenen Verhaltensmuster kritisch zu hinterfragen und das Vorhandensein einer Motivation, die Gewalt zu beenden (Kruse et al., 2015, S. 15–34). Schuldzuschreibungen von dem*der gewaltausübenden Partner*in an die betroffene Person sind insbesondere zu unterlassen, wenn es sich um einseitige Gewaltausübung handelt. Zwar können und sollten auch hier wie in der beidseitigen Gewaltausübung Beziehungsdynamiken untersucht werden, die das Risiko einer Ausübung von Gewalt möglicherweise erhöhen können, jedoch sollte die Verantwortung für die Gewalt deutlich bei der ausübenden Person liegen (ebd.).

Zudem ist aufseiten der*des Paarberater*in eine Kenntnis und Auseinandersetzung mit den eigenen biografischen Erfahrungen mit Gewalt, die Fähigkeit zur Selbstreflexion und die Kenntnis von Skills zur emotionalen Selbstregulation für den Umgang mit einer möglicherweise eintretenden emotionalen Aktivierung bei dem*der Berater*in selbst wesentlich.

Jede*r Berater*in sollte außerdem die eigenen Grenzen der Zusammenarbeit kennen und selbst entscheiden, welche vorliegenden Rahmenbedingungen und Symptomatiken eine gemeinsame Arbeit erschweren oder unmöglich machen. An der Stelle kann eine Weiterverweisung der Klient*innen ggf. sinnvoll sein. Dazu können Faktoren zählen wie eine akute schwere Substanzmittelabhängigkeit bzw. Substanzübergebrauch, eine akute behandlungsbedürftige psychische Erkrankung sowie das Vorliegen einer regelmäßigen Ausübung von schweren Formen von psychischer, physischer oder sexualisierter Gewalt. Weitere Kriterien können das Vorhandensein lebensgefährlicher Gewalt oder Gewalt gegenüber einem Kind bzw. Kindern oder Haustieren sein (ebd.).

5.10.10 Mögliches Vorgehen in der Beratung

Unterschiedliche Berater*innen nutzen verschiedene Vorgehensweisen in der Beratung im Kontext von Beziehungsgewalt. Manche Berater*innen arbeiten zu der Thematik beispielsweise nur zu zweit im Co-Team. Andere arbeiten nur mit Fällen, in denen die Gewalt in der Vergangenheit liegt oder nachdem der*die ausübende Partner*in ein Täter*innenprogramm und/oder eine Psychotherapie durchlaufen hat. Wieder andere vermitteln eine*n der Partner*innen an eine andere Beratungsstelle und bieten selbst nur eine Einzelberatung mit einer Person an. Darüber hinaus gibt es die Herangehensweise, die Partner*innen während der Beratung nur mit dem*der Berater*in, aber nicht miteinander kommunizieren zu lassen (ebd.).

Ein transparenter Umgang des*der Berater*in mit dem eigenen Gewaltverständnis ist in jedem Fall sinnvoll, ebenso wie eine strukturelle Einordnung der Gewaltausübung, wenn dem*der Berater*in dazu Hypothesen vorliegen. Das bedeutet, dass neben individuellen Lebensumständen und biografischen Erfahrungen auch gesellschaftliche Machtverhältnisse in die Betrachtung des Gewaltgeschehens miteinbezogen werden.

Die eigene Parteilichkeit wird von Berater*innen unterschiedlich verstanden: Manche Berater*innen verstehen sich als ausschließlich parteilich mit der gewaltbetroffenen Person. Andere Praktiker*innen nehmen eine allparteiliche Haltung ein, in der sie sich auch als parteilich mit der gewaltausübenden Person verstehen, indem sie die Person darin begleiten, das eigene Verhalten zu reflektieren und Handlungsalternativen zu erarbeiten bzw. zu erlernen.

Im Erstkontakt der Beratung wird in der Regel eine erste Gefährdungseinschätzung vorgenommen. Zu Beginn jeder Sitzung kann eine regelmäßige Gefährdungsanalyse und Erhebung des Gewaltvorkommens durchgeführt werden. Manche Berater*innen führen eine getrennte Anamnese der Partner*innen durch. In der Anamnese sollten die Formen, Häufigkeit und Schwere der auftretenden Gewalt in Gegenwart und Vergangenheit, der Konflikt-Zyklus (wenn vorhanden), das Substanzkonsumverhalten und diagnostizierte oder angenommene psychische Erkrankungen abgefragt werden. Auch welche Hilfsangebote oder staatliche Institutionen bereits involviert wurden, sollte aufgenommen werden (ebd.). Zusätzlich sollten alternative Wohnmöglichkeiten abgefragt werden, falls die Partner*innen gemeinsamen Wohnraum haben.

Es ist zusätzlich empfehlenswert, einen Ablaufplan für das Verhalten bei Gewaltrückfällen sowie einen gemeinsamen Auszeitplan zur Unterbrechung von eskalierenden Konflikten mit den Klient*innen zu erarbeiten. Ein Sicherheitsplan für den*die Berater*in sollte vor Beginn der

Beratung festliegen: Darin werden konkrete Schritte festgehalten, die bei erneuter Gewaltausübung gegen den*die Partner*in und auch z. B. im Falle einer Bedrohung des*der Berater*in angewendet werden können. Ein Kontakt zu einer juristischen Beratung, um mögliche strafrechtliche Verwicklungen von Klient*innen und der Verantwortlichkeit des*der Berater*in als Mitwissende*r darin nachvollziehen zu können, ist ebenfalls sinnvoll (ebd.). Darüber hinaus sollte eine Vorgehensweise bei dem Verdacht einer Kindeswohlgefährdung für den*die Berater*in feststehen, da Berater*innen dem Kindeswohl immer verpflichtet sind. Wie in anderen Beratungssituationen ist außerdem eine regelmäßige (oder in Einzelfällen anlassbezogene) kollegiale Beratung, Intervision, Supervision und/oder Beratung durch eine Fachberatungsstelle notwendig für die Qualitätssicherung der eigenen Arbeit.

Literatur

Bedera, N. & Nordmeyer, K. (2020). An Inherently Masculine Practice: Understanding the Sexual Victimization of Queer Women. *Journal of Interpersonal Violence, 36*(23–24). https://doi.org/10.1177/0886260519898439

Broken Rainbow e.V. & Ohms, C. (Hrsg.). (2022). Internalisierte Homo-, Bi+-, Trans*- und Queernegativität und Gewalterfahrungen in intimen Partner*innenschaften (S. 6–9). https://gewaltfreileben.org/wp-content/uploads/2022/01/Brosch%C3%BCre-verinnerlichte-Homo-Transnegativit%C3%A4t_online.pdf

Guadalupe-Diaz, X. L. (2019). *Transgressed. Intimate Partner Violence in Transgender Lives.* NYU Press.

Kruse, M., Flohr, H. & Brandl, M. (2015). Lösungsfokussierte Paarberatung bei häuslicher Gewalt. Ein Curriculum zur Beendigung von situativer Paargewalt. Berliner Forum für Gewaltprävention (Nr. 55). Landeskommission Berlin gegen Gewalt.

Messinger, A. M. & Guadalupe-Diaz, X. L. (Hrsg.). (2020). *Transgender Intimate Partner Violence: A Comprehensive Introduction*. NYU Press.

Ministerium für Familie, Frauen, Kultur und Integration (MFFKI) (Hrsg.). (2023). Gewalt in engen sozialen Beziehungen beenden. https://mffki.rlp.de/fileadmin/07/Dokumente/Themen/Frauen/Downloads/Gewalt_in_engen_sozialen_Beziehungen_beenden/Brosch_Gewalt_in_engen_soz_Beziehungen_DEUTSCH_NichtBF_Stand_Juli_2023.pdf

Ohms, C. (2008). *Das Fremde in mir. Gewaltdynamiken in Liebesbeziehungen zwischen Frauen. Soziologische Perspektiven auf ein Tabuthema.* transcript.

Ohms, C. (2013). Die Macht des Schweigens – Tabuisierung von Gewalt in gleichgeschlechtlichen Partnerschaften. Wiener Antidiskriminierungsstelle für gleichgeschlechtliche Lebensweisen. Fachkonferenz Tabu^2. Gewalt in gleichgeschlechtlichen Beziehungen.

Peichl, J. (2015). *Destruktive Paarbeziehungen. Das Trauma intimer Gewalt* (2. Aufl.). Klett-Cotta.

Pieper, M. & Bauer, R. (2005). Polyamory und Mono-Normativität. Ergebnisse einer empirischen Studie über nicht-monogame Lebensformen. In L. Méritt, T. Bührmann & N. Schefzig (Hrsg.), *Mehr als eine Liebe. Polyamouröse Beziehungen* (S. 59–66). Orlanda Frauenverlag.

Schlegelmilch, R. (2021). Eine Art Gehirnwäsche. Expertin erläutert den Begriff geistlicher Missbrauch. https://www.domradio.de/artikel/eine-art-gehirnwaesche-expertin-erlaeutert-den-begriff-geistlicher-missbrauch

Stuve, O. & Debus, K. (2012). Männlichkeitsanforderungen. Impulse kritischer Männlichkeitstheorie für eine geschlechterreflektierte Pädagogik mit Jungen. In Dissens e.V. mit K. Debus, B. Könnecke, K. Schwerma & O. Stuve (Hrsg.), *Geschlechterreflektierte Arbeit mit Jungen an der Schule. Texte zu Pädagogik und Fortbildung rund um Jungen, Geschlecht und Bildung* (S. 43–60). https://www.dissens.de/fileadmin/JuS/Redaktion/Dokumente/Buch/Geschlechterreflektierte_Arbeit_mit_Jungen_an_der_Schule_Dissens_e.V-3.pdf

Weller, K., Bathke, G.-W., Kruber, A. & Voß, H.-J. (2021). PARTNER 5. Jugendsexualität 2021. Primärbericht: Sexuelle Bildung, sexuelle Grenzverletzungen und sexualisierte Gewalt. Hochschule Merseburg. https://heinzjuergenvoss.de/wp-content/uploads/2021/09/Primaerbericht-Gewalt-PARTNER-5-Jugendliche-FINAL.pdf

Biografische Notiz

Jana Haskamp (sie/ihr), M.A. Angewandte Sexualwissenschaft, arbeitet als systemische Therapeutin (SG) und Beraterin mit queeren, trans und nicht-binären Einzelpersonen und Paaren in Berlin-Neukölln. In der therapeutischen und beraterischen Arbeit verbindet sie systemische, psychodynamische und emotionsfokussierte Ansätze. Als Bildungsreferentin und Sexualpädagogin arbeitet sie mit Multiplikator*innen zu Verschränkungen von lsbtiq+ Lebensweisen, Verbündetenschaft, Queerfeindlichkeit, Antifeminismus, Sexualität, sexualisierter Gewalt und zu queersensibler Beratung und Therapie. Als Bildungsreferentin ist sie auch für Dissens – Institut für Bildung und Forschung e.V. tätig. Beruflich und privat interessiert sie sich für lesbische und queere Bewegungsgeschichte, queere Elternschaft, Beziehungssexualität und -gestaltung, Bindungs- und Traumatheorien, Therapie-Verfahren und Biografien von anderen Klassenübergänger*innen. Website: https://www.janahaskamp.de und E-Mail: janahaskamp@posteo.de

5.11 Sexualisierte Gewalt als Thema in der Paar- und Sexualberatung

Jana Haskamp, Chris Lila Henzel & Alexander Hahne

Im vorliegenden Beitrag werden wichtige Aspekte für eine angemessene Beratung von trans und nicht-binären Betroffenen[1] *von sexualisierter Gewalt mit partner*innenschaftlichen und/oder sexualitätsbezogenen Anliegen dargelegt. Es werden Verschränkungen von Transgeschlechtlichkeit und Nicht-Binarität mit Gewalt- und Beziehungsdynamiken aufgezeigt, deren Kenntnis die sensible Vorgehensweise in der Beratung informiert. Dabei liegt der Fokus auf der Beratung von Betroffenen, nicht von gewaltausübenden Personen.*

5.11.1 Sexual- und Paarberatung von trans und nicht-binären Menschen nach sexualisierter Gewalt

Jeder Mensch kann potenziell von sexualisierter Gewalt betroffen sein. Es ist sinnvoll, eher davon auszugehen, dass Menschen sexualisierte Gewalt erlebt haben, als dass sie sie nicht erlebt haben. Bei trans und nicht-binären Personen ist dies mit erhöhter Wahrscheinlichkeit der Fall (Weller et al., 2021, S. 23–30). Zeigen Berater*innen keine Sensibilität für die Lebensweise und -bedingungen einer trans oder nicht-binären Person, nimmt dies auch Einfluss auf die Thematisierung sexualisierter Gewalt in der Beratung. Trans und nicht-binäre Menschen werden nicht davon ausgehen, in der Beratung mit sexualisierten Gewalterfahrungen ernst genommen zu werden, wenn ihre Geschlechtsidentität nicht respektiert wird (siehe Kapitel 3.8).

Sexualisierte Gewalt kann sowohl vor, während als auch nach der Tran-

1 Der Begriff »Betroffene*r« wird in diesem Beitrag für Menschen genutzt, die im Laufe ihres Lebens einmal oder mehrmals sexualisierte Gewalt erlebt haben und/oder aktuell erleben.

sition stattfinden. In der Beratung wird die betroffene Person im Identitätsgeschlecht adressiert, unabhängig davon, wie sie über das vergangene Ich spricht. Für manche trans und nicht-binäre Menschen kann es wichtig sein, sich auf das zugewiesene Geschlecht im Kontext von sexualisierten Gewalterfahrungen zu beziehen. Trans oder nicht-binäre Personen, die während oder nach Transitionsschritten Affirmation durch (unverbindliche) sexuelle Begegnungen suchen, sind besonders verletzungsoffen, sexualisierte Gewalt zu erleben. Dies ist insbesondere in Situationen der Fall, in denen ein Erfahrungsgefälle hinsichtlich des Navigierens von Dating-Kulturen, Kommunikation über Konsens oder Kenntnisse von Beziehungsdynamiken besteht, weil die trans oder nicht-binäre Person sich nach oder während der Transition erstmals in neuen Szenen oder Subkulturen bewegt.

Bei trans und nicht-binären Menschen beeinflussen Dysphorieerleben, Transitionserfahrungen, (Mehrfach-)Diskriminierungsbetroffenheit, Minderheitenstress und/oder internalisierte Transfeindlichkeit die Betroffenheit, das Erleben und/oder den Umgang mit sexualisierter Gewalt. In manchen Beziehungen bestehen bereits unterschiedliche gesellschaftliche Machtpositionen der Partner*innen aufgrund ihrer Position im Geschlechterverhältnis oder hinsichtlich anderer Machtverhältnisse. Sexualisierte Gewalt erlebt zu haben, kann Gefühle von Machtlosigkeit und Abhängigkeit in Beziehungen verstärken.

Nahe Beziehungen sind der Hauptort, an denen Menschen intendiert sexualisierte Gewalt ausüben und an denen unabsichtlich sexuelle Grenzen verletzt werden. Es gibt kein sexuelles Annähern und (Kennen-)Lernen zwischen Menschen, in der letzteres nicht vorkommen kann. Anstatt in der Beratung davon auszugehen, dass diese gänzlich vermeidbar sind, liegt der Fokus in der Aufarbeitung einer versehentlichen Grenzverletzung darauf, wie Partner*innen anschließend damit umgehen wollen und können. Manchmal kommen Einzelpersonen oder Paare mit dem Ziel in die Beratung, nach einer unabsichtlichen Grenzverletzung oder einem absichtlichen sexuellen Übergriff innerhalb der Beziehung daran zu arbeiten, ob und wie eine Beziehung und/oder geteilte Sexualität danach weitergeführt werden kann (siehe Kapitel 5.10). Die psychische Verarbeitung der Gewalt und ob und in welcher Form ein Trauma im Nachgang einer sexualisierten Gewalterfahrung entwickelt wird, hängt vor allem von der Nähe der Beziehung zu der Tatperson, der Schwere der Gewalt, ihrer wirksamen Beendigung, dem Alter der Betroffenen, der emotionalen und sozialen

Unterstützung der betroffenen Person unmittelbar nach der Tat durch das Nahumfeld und von der (Nicht-)Tabuisierung des Erlebten ab.

Für viele kann eine Auseinandersetzung mit ihrer Geschlechtsidentität und ihren Transitionswünschen eine gestärkte Verbundenheit mit dem eigenen Körper ermöglichen, die dazu führt, dass Menschen sich erstmals mit erlebter sexualisierter Gewalt auseinandersetzen. Einige trans oder nicht-binäre Betroffene von sexualisierter Gewalt wollen vor oder während medizinischer Transitionsschritte eine Traumatherapie machen, wie z. B. EMDR, oder andere psychotherapeutische Angebote in Anspruch nehmen, um herauszufinden, ob dadurch ein anderer Zugang zu ihrem Körper oder einzelnen Körperstellen möglich wird. Wichtig ist, dass trans und nicht-binäre Menschen den Zeitpunkt selbst festlegen, ob und wann sie eine Auseinandersetzung beginnen, und dass diese nicht grundsätzlich einen Hinderungsgrund für Transitionsschritte darstellt (Langer, 2019).

5.11.2 Anliegen in der Sexual- und Paarberatung von trans und nicht-binären Menschen und/oder ihren Partner*innen nach sexualisierter Gewalt

Häufige Anliegen in sexual- und paarberaterischen Settings von trans und nicht-binären Menschen nach erlebter sexualisierter Gewalt sind z. B. die Bearbeitung von Scham- oder Schuldgefühlen, der Umgang mit Triggern und Flashbacks im Kontext von Sexualität, negative Selbstbewertungen, Angst vor (partner*innenschaftlicher) Sexualität, Schmerzen während penetrativen bzw. umschließenden Praktiken, veränderte Lust auf Sexualität, eine Auseinandersetzung mit Asexualität, selbstdestruktive Anteile, risikobehaftetes Sexualverhalten oder der Wunsch nach anderen sexuellen Fantasien. Dabei kann es einen Unterschied machen, ob die Gewalt in Kindheit und Jugend, im Erwachsenenalter, in der Gegenwart oder in allen Lebensphasen erlebt wurde. Manche Betroffene kommen mit dem Ziel in die Beratung, sexuelle Praktiken ausprobieren zu wollen, die im Kontext von Gewalt erlebt wurden, und zu denen sie sich eine entstigmatisierte und von Neugier geleitete Beratung zur Umsetzung wünschen. Andere möchten vielleicht explorieren, wie sie sexuelle Fantasien von konsensualen nichteinvernehmlichen sexuellen Begegnungen gestalten können, die sie freiwillig und kontrolliert erleben.

Suchen trans und nicht-binäre Menschen nach erlebter Gewalt Ärzt*innen auf, kann die Art der Untersuchung an (erzwungene) medizinische Untersuchungen im Zuge von medizinischen Transitionsschritten erinnern und für Betroffene eine zusätzliche Belastung bedeuten. Zudem können für von sexualisierter Gewalt betroffene trans und nicht-binäre Menschen medizinische Settings, wie gynäkologische oder urologische Untersuchungen, an erlebte sexualisierte Gewalt erinnern. Nun kann es in der Beratung darum gehen, wie und wodurch sich der Blick auf den eigenen Körper wieder angeeignet und wieder ein Gefühl der Selbstbestimmung und Privatsphäre darüber erlangt werden kann, wer den (nackten) Körper betrachten und/oder berühren darf. Auch können Menschen darin begleitet werden, herauszufinden, was sie im Kontext ärztlicher Untersuchungen brauchen, um sich möglichst sicher und in der Gegenwart verankert zu fühlen.

Ein weiteres Anliegen in der Beratung ist die Bearbeitung der Befürchtung, sich durch hormonelle Transition dem äußeren Erscheinungsbild des*der Täter*in anzunähern, besonders wenn Tatpersonen aus dem familiären Umfeld stammen. In Partner*innenschaften befürchtet oder erlebt eine gewaltbetroffene Person ggf., von den körperlichen Veränderungen durch Transitionsschritte der Partner*inperson während sexueller Handlungen getriggert zu werden, wie z. B. aufgrund von Körperbehaarung, veränderter Stimmtiefe oder verändertem Oberkörper.

Dementsprechend kann als Anliegen in der Paarberatung formuliert werden, zu thematisieren, dass eine überlebende Person von sexualisierter Gewalt die Geschlechtsidentität des*der Partner*in nach dem Coming-out als trans oder nicht-binär mit der des*der Täter*in oder übergriffigen Erfahrungen durch Menschen eines bestimmten Geschlechts in Verbindung bringt. Die transitionierte Partner*inperson äußert möglicherweise den Wunsch nach sexueller Nähe und Bestätigung der neuen Geschlechtsidentität, ist neugierig und blickt lustvoll auf den sich zum positiven verändernden Körper. Dies wird vielleicht von der betroffenen Person als Druck oder in bestimmten Momenten als bedrohlich empfunden. Bei der transitionierten Partner*inperson kann dann das Gefühl von Verunsicherung oder Zurückweisung in der vulnerablen Zeit zu Beginn der Transition entstehen. Möglicherweise fühlt sich die Person auch in der eigenen Transition ausgebremst.

In manchen Partner*innenschaften wird die vor Transitionsschritten aktiv gelebte Paarsexualität während der Transition pausiert. Die transitionierende Person befindet sich in einem Prozess, der viele eigene Kapazitäten bindet. Als Partner*in ist die trans oder nicht-binäre Person eventuell zeitweise weniger aktiv in der Beziehungs- oder Care-Arbeit. Eine ähnliche Beziehungsdynamik kann entstehen, wenn sich eine gewaltbetroffene Person in einen Auseinandersetzungsprozess mit vergangenen Gewalterfahrungen begibt, was nun in der Paarberatung problematisiert wird.

Auch ist vorstellbar, dass eine Person während oder nach der Transition Lust hat, sich mit dem*der Partner*in sexuell auszuprobieren, während der*die Partner*in sich in einem Prozess befindet, erfahrene Gewalt zu verarbeiten und nicht an partner*innenschaftlicher Sexualität interessiert ist. Für Betroffene kann es besonders schmerzhaft oder sogar triggernd sein, wenn die Partner*innenschaft schwierig wird, sobald sie nicht (mehr) offen für gemeinsame Sexualität sind. War eine BDSM-Dynamik bisher ein wichtiger Teil der Paarbeziehung, bei der eine Person im *play* z. B. als *top* agiert (siehe Kapitel 4.6), kann sich dies für diese Person herausfordernd oder phasenweise unmöglich anfühlen, wenn sie sich in den Prozess begibt, eigene sexualisierte Gewaltwiderfahrnisse aufzuarbeiten und darin vor allem mit verletzten und bedürftigen Anteilen von sich selbst in Kontakt ist. Das kann auch für das Gegenüber eine Herausforderung darstellen.

5.11.3 Spezifische Aspekte in der Sexual- und Paarberatung von trans und nicht-binären Betroffenen von sexualisierter Gewalt

Trans und nicht-binäre Betroffene selbst haben Bilder und Narrative dazu verinnerlicht, wer in einer Gewaltdynamik betroffen und wer gewaltausübend ist. Besonders häufig können diese Vorstellungen transmisogyn aufgeladen sein. Erlebt eine transfeminine Person einen Übergriff durch die cis-weibliche Partnerin, fällt es ihr möglicherweise schwer, diesen innerhalb der Beziehung zu thematisieren, weil sie in der vorherrschenden, transfeindlichen Vorstellung von gewaltbetroffenen Personen nicht die Betroffene ist, sondern die cis-weibliche Partnerin. Dies kann auch in queeren und/oder feministisch geprägten Umfeldern der Fall sein. Andersherum kann der transmisogyne Diskurs, dass transweibliche Personen sexualisierte Gewalt mit erhöhter Wahrscheinlichkeit ausüben würden, erschweren, dass Betroffene sich trauen, tatsächliche Gewalterfahrungen durch transfeminine Personen zu benennen.

Bei einer trans oder nicht-binären Person können Überkreuzungen im

Erleben von Dysphorie auslösenden Situationen und Triggern, die im Zusammenhang mit der überlebten sexualisierten Gewalt stehen, vorhanden sein. Dysphorisches Erleben kann an Dissoziationserfahrungen erinnern. Auch die Scham, die viele Betroffene von sexualisierter Gewalt empfinden, kann sich durch die Scham im Rahmen von internalisierter Transfeindlichkeit multiplizieren.

Manchmal besteht eine Verschränkung von binären und cis-normativen Geschlechterstereotypen über sexuelle Praktiken und den Praktiken, die im Zusammenhang mit Gewalt stattgefunden haben. Eine trans oder nicht-binäre betroffene Person fragt sich dann z. B. in der Beratung, ob sie in der einvernehmlichen Paarsexualität Praktiken mögen oder begehren darf, die sie als nicht geschlechtsstereotyp empfindet und/oder die in der Gewaltsituation gegen ihren Willen ausgeübt wurden. Auch Fragen wie, ob eine betroffene Person überhaupt Sexualität mögen darf, wie es sich anfühlt, sichtbar erregt zu sein, und wie eine trans oder nicht-binäre Person die eigene Sexualität als Mensch mit einer bestimmten Geschlechtsidentität aktiv gestalten und gut finden kann, können aufkommen. Ein weiteres Beratungsanliegen kann die Differenzierung von Fantasie und Wunsch sein.

Partner*innen kann das Tempo und die Art und Weise, wie eine betroffene Person eine sexuelle Annäherung gestaltet, irritieren. Vielleicht wünschen sich alle Beteiligten eine bestimmte Praktik miteinander zu erleben, eine Person braucht aber mehrere Anläufe, um sich sicher und bereit dafür zu fühlen. Damit gehen ggf. mehrere Pausen oder Gespräche zwischendurch einher, oder die Person beendet die sexuelle Situation an einem unvorhergesehenen Moment. Die trans oder nicht-binäre Partner*inperson, die mit ihrer Lust zurückbleibt, bezieht das Verhalten eventuell auf sich, bringt das ungewohnte Handeln in Verbindung mit negativen internalisierten Selbstbewertungen und hinterfragt das Begehren der anderen Person für sie.

Wird im Paarberatungssetting andersherum ein Gefühl der Überforderung des*der Partner*in einer*eines trans oder nicht-binären Betroffenen angesichts deren*dessen Umgang mit der erlebten Gewalt (z. B. Tempo oder Kommunikationsbedürfnisse bei sexueller Nähe) thematisiert, kann dies bei der trans oder nicht-binären Person die Sorge verstärken, schwierig oder kompliziert zu sein, welche sie bereits aufgrund von transfeindlichen Zuschreibungen an trans Partner*innen kennt.

Manche trans oder nicht-binäre Betroffene von Gewalt gehen sehr schnell, risikobereit oder nur im Kontext von Substanzgebrauch in sexuelle

Interaktionen hinein, z. B. um Hemmungen vermeintlich abzubauen, sich selbst nicht zu spüren oder um Flashbacks zu vermeiden. Entwickelt die Person selbst dazu einen Leidensdruck, kann in der Sexualberatung dazu gearbeitet werden, wofür das Tempo und die weiteren Bewältigungsstrategien gut sind und ob es etwas gibt, was anstelle dessen diese Funktion erfüllen kann.

Bei Paaren, in denen beiden Partner*innen Gewalt widerfahren ist, entsteht manchmal eine Dynamik des Vergleichs der Schwere der Traumatisierung oder der Traumafolgen: »Wem geht es schlechter?« ist eine Frage, die z. B. entstehen kann, wenn Gewalterfahrungen und deren Folgen das Alltags- und Selbsterleben stark prägen, oder sich beide Partner*innen bisher nicht auf die nötige Weise mit der Gewaltbetroffenheit gesehen oder anerkannt gefühlt haben und danach nun in der aktuellen Partner*innenschaft streben. Die Frage, wie einander in der Beziehung begegnet werden kann, wird von dem Wunsch nach Anerkennung und Gesehen-Werden überlagert, was zu Konflikten führen kann.

Haben beide Partner*innen sexualisierte Gewalt erlebt, aber unterschiedliche Bewältigungsstrategien entwickelt, geraten sie möglicherweise darüber aneinander. Partner*innen können die Bewältigungsstrategien der anderen Person nicht nachvollziehen oder fühlen sich damit nicht sicher. In der Paarberatung kann Verständnis für den Umgang der jeweils anderen Person mit der erlebten Gewalt und für das, was sie unabsichtlich beieinander auslösen, gefördert werden.

5.11.4 Thematisierung von sexualisierter Gewalt in der Paarberatung

Trans und nicht-binäre Betroffene sind wie alle gewaltbetroffenen Personen sehr aufmerksam für den Umgang des Gegenübers mit dem Thema Gewalt. In der Beratung fühlen sie in vielen Fällen erstmal vor, wie Berater*innen auf das Thema sexualisierte Gewalt reagieren, indem sie einen Testballon steigen lassen, zunächst wenige Informationen preisgeben und basierend auf der Reaktion entscheiden, ob sie sich tiefer auf das Thema einlassen möchten. Es ist wichtig, dass Berater*innen sensibel dafür sind und Andeutungen und vorsichtige Thematisierungen sexualisierter Gewalt aufgreifen.

Hat eine trans oder nicht-binäre Person außerhalb von Beziehungsabsprachen in einer sexuellen Begegnung sexualisierte Gewalt erlebt, ist es noch schwieriger für Betroffene, diese mit Partner*innen und/oder in der Paarberatung zu thematisieren und/oder sich externe Unterstützung zu suchen.

Trans und nicht-binäre Betroffene von Gewalt und ihre Partner*innen thematisieren sexualisierte Gewalt in der Paarberatung aus unterschiedlicher Motivation heraus. Sie haben z. B. Gewalt in der Kindheit oder Jugend, in einer vergangenen Beziehung oder durch eine*n Nicht-Partner*in erlebt und befinden sich in der gegenwärtigen Beziehung in einem Auseinandersetzungsprozess damit, zu dem sie ein paarberaterisches Anliegen vorbringen. Eine weitere Möglichkeit ist, dass es eine oder mehrere sexuelle Grenzüberschreitungen in der aktuellen Partner*innenschaft gab und diese in der Paarberatung aufgearbeitet werden sollen. In beiden Fällen ist der*die Berater*in in der Position, den Raum zu öffnen, damit über Gewalt gesprochen werden kann. Im Falle von sexualisierter Gewalt in Partner*innenschaften ist die Besprechbarkeit der Gewalt eine Voraussetzung für die Bearbeitbarkeit in der Paarberatung (siehe Kapitel 5.10). Dies kann begünstigt werden, indem der*die Berater*in die Themen Sexualität und Grenzen eröffnet und aufmerksam hinhört, inwiefern beschriebene Darstellungen der beratenen Personen auf nicht-konsensuale Handlungen hindeuten. Ein hilfreicher Faktor, um ein Gespräch über gewaltvolles Handeln als Berater*in zu erleichtern, ist, Verhaltensweisen konkret als Gewalt zu benennen, wenn der*die Berater*in diese so einordnet. Explizite Sprache kann hier entlastend wirken und sollte mit Einverständnis verwendet werden. Dazu benötigt die*der Berater*in ein proaktives Vorgehen und ein Verständnis davon, was als gewaltvolles Verhalten kategorisiert werden kann.

5.11.5 Methoden und weitere Interventionen in der Paar- und Sexualberatung zu sexualisierter Gewalt

Im Folgenden werden Möglichkeiten des methodischen Vorgehens in der Paar- und Sexualberatung zentriert, bei der es als Anliegen um die erneute oder erstmalige Aufnahme der Sexualität von Betroffenen mit (Sexual-) Partner*innen nach sexualisierter Gewalt geht. Ziele in der Zusammenarbeit auf dem Weg dahin sind z. B.

- die Entwicklung aktualisierter Selbstbewertungen,
- der Aufbau einer Sprachfähigkeit über sexuelle Wünsche und Bedürfnisse,

- das Erreichen eines Gefühls von Neutralität gegenüber dem Körper und ein Erleben der persönlichen Körpergrenzen,
- der Abbau von Insuffizienzgefühlen,
- das Praktizieren von Selbstmitgefühl,
- die Begleitung im Wiedererlernen von Lustempfinden,
- ein Verstehen von Triggern und das Lernen eines Umgangs damit.

Dabei ist wichtig, dass bisherige Handlungen und Bedarfe einzelner Partner*innen in Paarbeziehungen, die in der Gegenwart als Beziehungsprobleme verstanden werden, Lösungs- und/oder Selbstheilungsversuche für vorangegangene Erfahrungen oder Herausforderungen darstellen und als solche gewürdigt werden sollten.

Genau wie sich eine trans oder nicht-binäre Geschlechtsidentität und ein positives oder annehmendes Körpergefühl und eine lustvolle Sexualität nicht ausschließen, schließt es sich auch nicht aus, sich beides nach widerfahrener sexualisierter Gewalt (wieder) anzueignen und zu leben. Hierfür können unterschiedliche Wege für trans oder nicht-binäre Betroffene hilfreich sein: Verständnisvolle und liebevolle (Sexual-)Partner*innen im Privaten ebenso wie externe Angebote wie z. B. sexologische Einzelarbeit und Bodywork, Austauschrunden in Workshops oder praktische Selbsterfahrung in einer Gruppe. In der transaffirmativen somatisch-embodiment orientierten Sexualberatung kann z. B. die Wahrung von körperlichen Grenzen durch die praktizierende Person konkret erfahrbar gemacht werden, während gleichzeitig die Geschlechtsidentität einer Person unterstützt wird.

In der Paarberatung mit Paaren, bei denen die Gewalt nicht zwischen den Partner*innen stattgefunden hat, wiegen die Bedürfnisse der von Gewalt betroffenen Person nicht schwerer als die des*der Partner*in. Für Betroffene ist es jedoch zentral, dass Partner*innen auf die Äußerung ihrer (nicht-)vorhandenen sexuellen Lust mit Verständnis und Validierung reagieren, ohne diese persönlich zu nehmen – auch wenn sie sich von den eigenen unterscheiden.

Es stellen sich Fragen wie z. B.:

- Kann ich dich mit deiner Geschichte, mit deinen aktuellen Bedürfnissen so akzeptieren wie du bist?
- Bin ich bereit, auf mich zu schauen und mein Handeln ggf. zu verändern?
- Welche Arten von Berührungen sind von uns beiden gewollt? Zarte oder feste, streichelnde oder drückende, absichtslose oder absichtsvolle Berührungen?

- Wo beginnt körperliche, zärtliche Nähe und wann wird diese zum sexuellen Erleben?
- Welche intimen oder sexuellen Handlungen bergen ein Potenzial, emotional aktivierend oder triggernd zu sein?
- Braucht es ein Safe Word und/oder regelmäßige verbale Check-ins?
- Welche Geräusche, Gerüche, Kleidungsstücke, Materialien, Texturen, Worte, Bezeichnungen, Bewegungen oder Praktiken werden mit Gewalterfahrungen assoziiert?
- Woran merkt eine Partner*inperson, wenn ihr*e Partner*in innerlich aus dem Kontakt geht oder auch dissoziiert? Was ist dann hilfreich?
- Wie kann Intimität in der Paarbeziehung noch auf anderen Wegen als durch geteilte Sexualität gelebt werden?

Wird die betroffene Partner*inperson mit ihrer Biografie und den gegenwärtigen Bedarfen und Wünschen an körperliche Nähe gesehen und anerkannt, besteht das Potenzial für eine tiefere Verbindung als Paar. Methodisch lassen sich z. B. Ist-Zustand und Zukunftsvision von der Paarsexualität von beiden Partner*innen einzeln malen, um auf Grundlage dieser Bilder ins Gespräch zu kommen.

Im sexualberaterischen Setting lassen sich auch Methoden vermitteln, die eine Anleitung dazu geben, wie im privaten Setting eine körperliche Annäherung stattfinden kann, bei der z. B. Genitalien in der Berührung des Körpers (zunächst) nicht vorkommen.

Die Psychoedukation für Betroffene und ihre Partner*innen zu den Themen Trauma, Traumafolgen und -reaktionen, Regulationstechniken, und wie Erfahrungen mit sexualisierter Gewalt das Lernen zu Sexualität, das Erleben von Vertrauen, Intimität und Grenzen beeinflussen, können ein wichtiger Teil der Beratung sein. Ebenso wie die Information über körperliche Reaktionen im Kontext von sexualisierter Gewalt: Ein Beispiel hierfür ist die Thematisierung der Trennung von Erregungssignalen des Körpers, körperlicher Lust (während erfahrener Gewalt) und emotionaler Lust. Dies kann besonders relevant für trans und nicht-binäre Personen sein, deren Libido sich in der Transition verändert hat und die ihre körperlichen Reaktionen während der erlebten Gewalt bisher für sich nicht einordnen konnten.

Wie in der Arbeit mit allen Betroffenen von sexualisierter Gewalt, braucht es für die Beratung trans und nicht-binärer Betroffener ein traumainformiertes Vorgehen. Dieses besteht unter anderem in der Selbstbestimmung der beratenen Person über Themensetzung und Tempo, über das Einholen von Konsens im Sprechen über Sexualität, im Einchecken zum Spannungs- bzw. Regulationslevel während der Sitzung und Anbieten von Möglichkeiten der Selbstregulation und im Vermeiden von Druck durch Berater*innen. Erwartbarkeiten in der Anwendung von Methoden schaffen, Pausen machen, aus dem Sitzen in eine körperliche Bewegung kommen und unterbrechen, wenn beratene Personen detailliert von Gewalt erzählen, ohne dass es im Vorfeld abgesprochen war, können weitere Beispiele hierfür sein (siehe Kapitel 3.8 & 6.7).

Hat die eigene Partner*inperson in der Vergangenheit sexualisierte Gewalt erlebt, haben Partner*innen nicht selten starke Emotionen dazu. In der Paarberatung können die Werte und Bedürfnisse, die hinter diesen Emotionen liegen, herausgearbeitet werden. Auch Fragen danach, woher sie die Not kennen, die sie empfinden, oder was das Schlimmste für sie daran ist, was ihrer Beziehungsperson widerfahren ist, kann hier hilfreich sein und Verständnis für die emotionale Reaktion fördern. Zugleich haben die Partner*innen kein Recht darauf, zu erfahren, was genau passiert ist. Alle Beteiligten werden in der Beratung darin begleitet, ihre Gefühle auszudrücken und sich darin gegenseitig zu bezeugen und wahrzunehmen. Manchmal ist es hilfreich, in der Beratung gemeinsam zu sortieren, welche Gefühle aus der Vergangenheit kommen und welche in die Gegenwart gehören. Fühlt sich eine betroffene Person in der aktuellen Beziehung das erste Mal sicher, wird für die Person vielleicht deutlich, wie grenzüberschreitend vergangene Partner*innen waren oder wie unsicher sich vorherige Beziehungen angefühlt haben, was zusätzlich starke Gefühle auslösen kann. Möglicherweise gibt es auch ein gemeinsames Thema, das beide Partner*innen beschäftigt, wie z. B. Hilflosigkeit angesichts der Erfahrung zu empfinden, die Aushandlung von Nähe und Distanz, oder Vertrauen, das herausgearbeitet werden kann.

Im Folgenden werden exemplarisch Methoden skizziert. Vor der Anwendung empfiehlt sich eine angemessene Reflexion, für welche trans und nicht-binären Lebenswelten und Transitionsschritte der Klient*innen die Methoden geeignet sind und wie sie ggf. angepasst werden müssen. Wie bei allen genutzten Methoden in der Sexual- und Paarberatung, insbesondere für verkörperte Methoden, wird vorausgesetzt, dass die Methoden durch Selbsterfahrung erprobt und in Inter- und Supervision kontinuierlich reflektiert werden.

Die Methode des schriftlichen Body-Mappings, bei der verschiedene Körperteile und Bereiche auf einer Körperumriss-Zeichnung markiert werden, kann helfen, für Einzelpersonen oder Paare besprechbar zu machen, wie das eigene Verhältnis zu bestimmten Körperzonen ist und wo sich z. B. lustvolle Stellen am Körper befinden. Dabei kann in Bereiche unterschieden werden, die gerne berührt werden dürfen, Bereiche, die angefasst werden können, aber keinen Fokus erfahren sollen, und Bereiche, die unter keinen Umständen berührt werden sollen, weil sie dysphorisch, (leicht) triggernd oder aus anderen Gründen off-limits sind. Mögliche Fragen sind:

- Welche Körperstellen sind mir vertraut, welche sind mir fremd?
- Wo möchte ich immer/manchmal/unter bestimmten Bedingungen/nie von anderen Personen angefasst werden?
- Wo möchte ich mich nur selbst berühren?
- Wo möchte ich mich selbst nicht berühren?
- Bei welchen Körperstellen bin ich neugierig, Berührungen zu empfangen?

Dies kann mit der Wertschätzung von Transitionsschritten kombiniert werden und diesen Raum geben – mit Fokus auf dem gegenwärtigen Zustand und dem, was in einer realistisch umsetzbaren Zukunft liegt. Zu Limitierungen von Transitionsschritten kann hier zudem psychoedukativ beraten werden.

Zu internalisierter Scham lässt sich methodisch mit einer Externalisierung arbeiten. Dabei wird diese imaginativ und/oder durch einen Gegenstand symbolisiert auf einen Stuhl gesetzt und nach ihrer Form, Aufgabe und Funktion befragt werden. Die Scham kann dann in ihrer Funktion gewürdigt und dadurch umgedeutet werden (siehe Kapitel 5.8). Genauso kann z. B. zu Schuldgefühlen, oder zu wiederholten Schlaufen von körperlicher Annäherung ohne die Berührung bestimmter Körperstellen gearbeitet werden, die Vertrauen und Sicherheit zwischen Partner*innen entstehen lassen.

Eine weitere hier kurz skizzierte Methode aus der Sexualberatung ist, einen Brief aus der Perspektive eines zukünftigen Ichs an das jetzige Ich zu schreiben, in dem die gelebte Sexualität in der Zukunft sowie dafür heilsame Faktoren beschrieben werden. Diese Methode ist für trans und nichtbinäre Menschen mit dem Leidensdruck, niemals einen cis-normativen Körper zu haben, nicht immer geeignet. In dem Brief können z. B. hilfreiche Beratungssitzungen oder Therapie, Bücher oder Podcasts, Gespräche mit Freund*innen oder Partner*innen, sexuelle Begegnungen, Partner*innenschaften oder die Teilnahme an Bildungs- oder Selbsterfahrungsangeboten wie Workshops beschrieben werden. Aber auch andere Lebensbereiche, in denen Selbstbestimmung und Selbstwirksamkeit erlebt werden können, wie Arbeit, Hobbys oder Community-Mitarbeit, können dazugehören. Dadurch dass in dem Brief ein Blick zurückgeworfen wird, wird der Weg dahin überblickbar.

In der Beratung von Paaren, bei denen eine oder mehrere Personen Erfahrungen mit sexualisierter Gewalt gemacht haben oder in Beziehungen, in denen unbeabsichtigt sexuelle Grenzverletzungen passiert sind, können Fragestellungen zu den Themen Grenzen und (Selbst-)Verantwortung in der gemeinsamen Sexualität (oder auch in der gesamten Beziehung) hilfreich sein:

- Wie kann ich Verantwortung für meine sexuellen Bedürfnisse übernehmen?
- Dürfen Menschen in einer Beziehung Grenzen in der geteilten Sexualität haben?
- Wie kann ich eine Grenze setzen, wenn ich merke, dass ich mit einer sexuellen Handlung nicht weitermachen, eine andere Praktik oder Berührungsqualität bevorzugen würde, oder eine sexuelle Situation gänzlich beenden möchte?
- Woran merke ich in mir selbst, dass eine Grenze von mir erreicht ist?
- Wie fühlt es sich an, diese verbal oder nonverbal zu kommunizieren?
- Woran merkst du nonverbal, dass dein*e Partner*in an einer bestimmten Stelle Grenzen hat?
- Wie fühlt es sich an, wenn mein Gegenüber eine Grenze kommuniziert?

Als Methode lassen sich Grenzen symbolisch mit Seilen legen, was gleichzeitig ein abstraktes und konkretes Arbeiten am Thema ermöglicht. Dabei kann es, muss es aber nicht darum gehen, dass die tatsächlichen körperlichen Grenzen einer Person durch ein Seil auf dem Boden markiert werden. Stattdessen kann z. B. symbolisch dargestellt werden, wie eine Person Grenzen in der Paarsexualität versteht, oder es kann verdeutlicht werden, wie das eigene Verhältnis zu Grenzen ist. Anhand dessen, wie die Seile drapiert wurden und wie die Klient*innen sich dabei gefühlt haben, kann besprochen werden, wie Nähe und Distanz in der sexuellen Nähe zwischen den Beteiligten verhandelt und wahrgenommen wird, wie sie Grenzsetzungen empfinden, wie sich diese ggf. voneinander unterscheiden, und wie sie sich mit dem Grenzverständnis der anderen Person fühlen. Auch der Ist-Zustand des eigenen Grenzen-Setzens kann als Kontrast zum Wunschzustand danebengelegt werden, um daran zu explorieren, wie sich dem Wunschzustand angenähert werden kann. Das Formulieren von Wünschen, Bedürfnissen oder Grenzen kann darüber hinaus in einem begleiteten Rollenspiel geübt werden.

In einer narrativen Timeline-Arbeit können Gewaltwiderfahrnisse auf einer Zeitlinie durch Symbole wie Steine und bestärkende, euphorische oder anders affirmative (sexuelle) Erlebnisse und Beziehungen durch Blumen gelegt werden. Die Möglichkeit, eine Gewalterfahrung als einen Teil des Lebens neben vielen anderen zu sehen, kann die Integration der Erfahrung fördern sowie einen Perspektivwechsel und die Stärkung der Identität jenseits der Gewaltbetroffenheit ermöglichen.

5.11.6 Hinweise für Berater*innen

Wie in jeder Beratung ist es in der Sexual- und Paarberatung von trans und nicht-binären Betroffenen wichtig, mit einer Haltung der Offenheit, Akzeptanz, Gelassenheit, Zugewandtheit und Empathie in die Zusammenarbeit zu gehen. Dazu gehört, Klient*innen ernst zu nehmen, keine Zuschreibungen oder Bewertungen an sie vorzunehmen, sich in keiner Einschätzung sicher zu sein und Klient*innen zu ermutigen, in der Beratung Grenzen zu setzen. Der*die Berater*in zentriert die Erfahrung und die Ziele des*der Klient*in, wie z. B. Transitionsschritte, erkennt darin vorhandene Gleichzeitigkeiten und Ambivalenzen an, lässt sich in der gemeinsamen Arbeit berühren, behält den Überblick über den Prozess und hält den Raum. Berater*innen sollten Rücksicht darauf nehmen, wie viel Fokussierung, Spiegelung und/oder inhaltliche Vertiefung der Äußerungen von der betroffenen Person in der Beratung gewollt sind. Der*die Berater*in begleitet und beobachtet sich selbst und das eigene Anspannungslevel in der Sitzung. Bei Bedarf wendet der*die Berater*in Selbstregulationstechniken an oder initiiert eine Pause, um in der Lernzone zu bleiben und arbeitsfähig zu sein. Machtverhältnisse, die zwischen den Partner*innen existieren, werden mitgedacht und bei Bedarf in die Thematisierung von Beziehungsdynamik miteinbezogen.

Es ist zudem ratsam, als Berater*in zu reflektieren, welche Bilder ich über die Sexualitäten von gewaltbetroffenen trans und nicht-binären Menschen habe. Was glaube ich über ihre Sexualität zu wissen, was weiß ich tatsächlich? Betroffene sind in der Sexualität mit anderen wie alle Menschen fähig, Grenzen zu überschreiten, tun dies aufgrund ihrer eigenen Betroffenheit aber nicht mit erhöhter Wahrscheinlichkeit.

Um hilfreich zu sein, müssen Berater*innen nicht alles wissen oder verstehen. Das bedeutet z. B., dass beratene Personen sich dafür entscheiden können, verdeckt zu einem Thema zu arbeiten oder anonymisiert über gewaltausübende Personen zu sprechen. Gleichzeitig kann Beratung ein Ort sein, an dem Betroffene dazu ermutigt werden, konkret zu benennen, welche Gewalt ihnen gegenüber ausgeübt wurde und wer daran beteiligt war. Dies gilt auch, wenn Täter*innen aus trans und queeren Communitys den Berater*innen bekannt sein sollten. Entsteht auf ihrer Seite dazu ein Spannungsfeld, sollte dies in Supervision oder Intervision thematisiert werden.

Es kann eine Herausforderung in der Beratungsbeziehung darstellen, dass Menschen mit Trauma(ta) manchmal mit einem Misstrauen in die Zusammenarbeit gehen, in dem sie (im Hinblick auf ihre Erfahrung verständlicherweise) erstmal davon ausgehen, dass Beziehungen nicht sicher sind. Wenn dann in der Beratung etwas passiert, was eine Beziehungsstörung darstellt, z. B. der*die Berater*in etwas fragt oder sagt, was die beratene Person stark aktiviert oder triggert, gibt es eventuell wenig Raum für Fehlerfreundlichkeit und Reparatur, und es kommt schneller zu einem Beratungsabbruch. Gleichzeitig bieten Beratung und Therapie die Chance, durch das Trauma gelernte Überzeugungen zu reflektieren und zu verändern, sodass eine Person eine zwischenmenschliche Situation nicht unbewusst so gestaltet, dass sie eine Erfahrung reproduziert, vor der sie Angst hat oder die sie vermeiden möchte.

Darüber hinaus ist es wichtig, als Berater*in über sich selbst zu wissen, bei welchen Verhaltensweisen und Fragen von Klient*innen man selbst geneigt ist, die beraterische Rolle zu verlassen und z. B. sozialen Konventionen folgend auf eine persönliche Frage zu antworten, oder der Fantasie nachgeht, eine gewaltbetroffene Person in der Beratung retten zu können. Gibt es eigene Bedürfnisse der Beratungsperson, die in der Bearbeitung der Themen des*der Klient*in unbewusst verfolgt werden? Wird ein Beratungsprozess als besonders anstrengend wahrgenommen, weil diese Bedürfnisse darin nicht befriedigt werden? Diese und weitere Dynamiken und Gegenübertragungen finden Platz in der Intervision, Supervision oder im Austausch mit Kolleg*innen und Dozent*innen in Fort- und Weiterbildungen (siehe Kapitel 6.7).

Besonders wichtig für die Beratung zu sexualisierter Gewalt im Paarkontext ist das Kennenlernen und Verstehen der individuellen Biografien der Partner*innen. Es ist hilfreich, zu verstehen, welche Folgen Gewalterfahrungen für eine Person nach sich gezogen haben und welche Bewältigungsstrategien zu verschiedenen Zeiten im Leben hilfreich waren und warum, und was all das dafür bedeutet, wie sie sich in der Gegenwart zu anderen Personen in Beziehung setzt.

Gesamtgesellschaftlich wird sich sexualisierte Gewalt nicht beenden lassen, wenn der Fokus in der Beratung auf der Arbeit mit Betroffenen bleibt. Wie auch in diesem Sammelband ist nach wie vor eine Leerstelle in der Beratungslandschaft und im Weiterbildungsbereich zu beobachten, wie in der Paar- und Sexualberatung effektiv mit Menschen gearbeitet werden kann, die sexualisierte Gewalt ausgeübt haben oder ausüben. Es braucht beraterisches Wissen zur Arbeit mit gewaltausübenden Menschen, das Diskriminierungserfahrungen, communityinterne Dynamiken und (queere) Beziehungsdynamiken miteinbezieht.

Literatur und weiterführende Quellen

Bean, L. (Hrsg.). (2018). *Written on the Body: Letters from Trans and Non-Binary Survivors of Sexual Assault and Domestic Violence*. Jessica Kingsley Publishers.

Büttner, M. (2018). *Sexualität und Trauma: Grundlagen und Therapie traumaassoziierter sexueller Störungen*. Klett-Cotta.

Haines, S. (2015). *Trauma is Really Strange*. Singing Dragon.

Haines, S. & Standing, S. (2021). *Touch is Really Strange*. Singing Dragon.

Hampton, J. (2021). *The Simple Guide to Collective Trauma: What It Is, How It Affects Us and How to Help*. Jessica Kingsley Publishers.

Langer, S. J. (2019). *Theorizing Transgender Identity For Clinical Practice. A New Model for Understanding Gender*. Jessica Kingsley Publishers.

Patterson, J. (2016). *Queering Sexual Violence. Radical Voices from Within the Anti-Violence-Movement*. Riverdale Avenue Books.

Pelmas, C. (2017). *Trauma: A Practical Guide to Working with Body and Soul*. CreateSpace Independent Publishing Platform.

Rost, C. & Overlamp, B. (2018). *Trauma, Sucht und die Suche nach Sicherheit: Neue Strategien der Selbsthilfe bei Belastungsstörungen und begleitendem Substanzmissbrauch*. G. P. Probst.

Rothschild, B. (2021). *Revolutionizing Trauma Treatment: Stabilization, Safety, & Nervous System Balance*. W. W. Norton.

Rymer, S. & Cartei, V. (2019). *Working with Trans Survivors of Sexual Violence. A Guide for Professionals*. Jessica Kingsley Publishers.

Weller, K., Bathke, G.-W., Kruber, A. & Voß, H.-J. (2021). PARTNER 5. Jugendsexualität 2021. Primärbericht: Sexuelle Bildung, sexuelle Grenzverletzungen und sexualisierte Gewalt. Hochschule Merseburg. https://heinzjuergenvoss.de/wp-content/uploads/2021/09/Primaerbericht-Gewalt-PARTNER-5-Jugendliche-FINAL.pdf

Biografische Notizen

Jana Haskamp (sie/ihr), M. A. Angewandte Sexualwissenschaft, arbeitet als systemische Therapeutin (SG) und Beraterin mit queeren, trans und nicht-binären Einzelpersonen und Paaren in Berlin-Neukölln. In der therapeutischen und beraterischen Arbeit verbindet sie systemische, psychodynamische und emotionsfokussierte Ansätze. Als Bildungsreferentin und Sexualpädagogin arbeitet sie mit Multiplikator*innen zu Verschränkungen von lsbtiq+ Lebensweisen, Verbündetenschaft, Queerfeindlichkeit, Antifeminismus, Sexualität, sexualisierter Gewalt und zu queersensibler Beratung und Therapie. Als Bildungsreferentin ist sie auch für Dissens – Institut für Bildung und Forschung e.V. tätig. Beruflich und privat interessiert sie sich für lesbische und queere Bewegungsgeschichte, queere Elternschaft, Beziehungssexualität und -gestaltung, Bindungs- und Traumatheorien, Therapie-Verfahren und Biografien von anderen Klassenübergänger*innen. Website: https://www.janahaskamp.de und E-Mail: janahaskamp@posteo.de

Chris Lila Henzel ist Systemische*r Therapeut*in und arbeitet in einer Peer-to-Peer-Beratungsstelle für trans*, inter* und nicht-binäre Menschen sowie in eigener Praxis bei queerkontext – Praxis für Systemische Therapie und Beratung. In die Beratungsstelle und zu queerkontext kommen Einzelpersonen, Paare, Polyküle, An- und Zugehörige sowie Fachkräfte. Chris begleitet trans* und nicht-binäre Menschen in Identitätsfindungsprozessen und berät u. a. zu sozialer, rechtlicher und medizinischer Transition, mentaler Gesundheit sowie Umgang mit Diskriminierungserfahrungen. Schwerpunkte in der Arbeit mit Paaren, Polykülen und Mehrpersonenkonstellationen sind Umgang mit Konflikten und Verletzungen, Kommunikation, Beziehungsformen und Zukunftswünsche. Weitere Herzensthemen: Empowerment, Trauma, queere Elternschaft und Antigewaltarbeit. Mehr Infos: https://www.queerkontext.de

Alexander Hahne (er/ihm), M. A. Medientechnik, ist Referent für Sexuelle Gesundheit mit dem Schwerpunkt trans und nicht-binäre Menschen, Sexualpädagoge (gsp), Sexological Bodyworker (ISB), Systemischer Sexualtherapeut (IGST), Tänzer, trans und pleasure Aktivist. Mit seiner Arbeit leistet er für Erwachsene einen praxisbezogenen Beitrag zum Erleben des eigenen Körpers, zur Auseinandersetzung mit der eigenen Sexualität sowie der Möglichkeit Zugänge zum lustvollen Potenzial freizulegen und auszuprobieren. Die körperpraktische sexuelle Bildung mit Erwachsenen steht dabei im Vordergrund. Ihm ist es eine Herzensangelegenheit, sexuelle Lernprozesse zu begleiten und Räume zum Erleben zu öffnen und halten. Sich Zeit nehmen zum Spüren. Website: https://www.alexanderhahne.com und E-Mail: Kontakt@alexanderhahne.com

Kapitel 6: Perspektiven und strukturelle Aspekte der Sexual- und Paarberatung

In diesem abschließenden Kapitel werden erfahrungsbasierte Perspektiven auf Sexual- und Paarberatung mit trans und nicht-binären Personen dargelegt und erörtert sowie strukturelle Fragestellungen betrachtet. Die Autor*innen und Interviewpartner*innen legen, teils sehr persönlich und immer praxisnah, ihre Erfahrungen aus der Beratung offen und diskutieren Herausforderungen aus der peerbasierten Arbeit in trans und nicht-binären Communitys. Dabei zeigen sie auf, wie die professionelle Beratungshaltung mit aktivistischen Perspektiven aus trans und queeren Communitys verknüpft werden kann und welche Relevanz dies für die Zielgruppe hat. Alle Beiträge des Kapitels eignen sich gut dafür, um die eigene Haltung zu überprüfen, sich an den dargestellten Standpunkten zu reiben und die professionelle Rolle als Peer oder Verbündete*r zu reflektieren. Ein*e Interviewpartner*in führt beispielsweise in das Feld der machtkritischen Beratung ein, die aus der Antidiskriminierungsarbeit kommt und in diskriminierungssensiblen beraterischen und therapeutischen Fachkreisen zunehmend die Sichtbarkeit und Bedeutung erhält, die sie verdient. Eine andere Autorin teilt Erfahrungen als queere Mitarbeiterin in einem cis-heteronormativ strukturierten Klinikumfeld. In einem Beitrag wird reflektiert, wie professionell mit Nähe und Distanz zu beratenen Personen umgegangen werden kann, wenn Berater*innen sich privat in queeren Communitys bewegen und auch darin arbeiten. In einem Interview werden vor diesem Hintergrund Fragen der Beziehungsgestaltung zwischen Berater*in und Klient*innen diskutiert. Darüber hinaus werden in diesem Kapitel Veränderungsimpulse für sexual- und paarberaterische Fort- und Weiterbildungsangebote aufgezeigt, um diese zugänglicher für trans und nicht-binäre Menschen als Teilnehmer*innen und Lehrende zu gestalten. Dabei werden Zusammenhänge zwischen institutionellen, zwischenmenschlichen und strukturell-gesellschaftlichen Ebenen hergestellt. Weitere Beiträge beleuchten strukturelle Fragestellungen wie die Unterschiede zwischen Beratung und Therapie, die Grundlagen Wissen, Haltung und Methodik in der trans- und nicht-binär-sensiblen Sexual- und Paarberatung und praktische Handlungsanregungen für die Kontaktaufnahme und Dokumentation im Beratungsalltag.

6.1 Beratung und Therapie

Ein Annäherungsversuch

Jana Haskamp & Alexander Hahne

Im folgenden Beitrag werden verschiedene Verständnisse von Beratung und Therapie vorgestellt und mit dem Konzept der sexuellen Bildung verglichen, da die trennscharfe Unterscheidung von Beratung, Therapie und Bildung Nutzer*innen wie Praktizierenden bisweilen schwerfällt. Klient*innen verwenden Begriffe wie Beratung, Therapie oder Coaching teilweise gleichbedeutend oder je nach Präferenz. Therapie wird im allgemeinen Sprachgebrauch mit einem Krankheits-, Störungs- und Heilungsbezug verbunden. Für manche trans und nicht-binäre Klient*innen fühlt es sich aufgrund von eigenen biografischen Erfahrungen, z. B. mit Pathologisierung oder Othering in medizinischen und/oder therapeutischen Kontexten, stimmiger an, Angebote zu nutzen, die Bezeichnungen wie Beratung tragen. Manche Ansätze und Schulen in Beratung und Therapie, wie z. B. systemische Konzepte, machen keinen großen Unterschied zwischen Beratung und Therapie. Andere betrachten Beratung als verkürzte oder vereinfachte Therapie.

6.1.1 Gemeinsamkeiten von Beratung und Therapie

Einige Praktiker*innen bieten innerhalb ihrer Praxis sowohl Beratung als auch Therapie an, und unterscheiden je nach Anliegen der Klient*innen oder anhand deren zeitlichen Kapazitäten, in welcher Form sie arbeiten. Besonders hilfreich für den Erfolg von Beratung oder Therapie sind die Hoffnung, Motivation und Erwartung der Klient*innen sowie die beraterische bzw. therapeutische Beziehung (Lambert, 1992). In Beratung und therapeutischen Ansätzen jenseits der Psychotherapie[1] gibt es gemeinsam vereinbarte Ziele der Zusammenarbeit.

1 Z.B. Systemische Therapie (ohne Approbation), Kunst-, Musik-, Tanz-, Sport- bzw. Bewegungs- oder Sandspieltherapie.

In bestimmten Beratungsansätzen (z. B. tiefenpsychologische oder psychodynamische Beratung) und den genannten Therapierichtungen werden psychotherapeutisch geprägte Konzepte wie Übertragung und Gegenübertragung genutzt. Bei diesen Ansätzen stehen die Bearbeitung und Überwindung von redundanten Verhaltensweisen, Mustern und akuten Krisen, welche die Lebensqualität im psychosozialen Bereich einschränken, im Vordergrund.

Der*die Klient*in wird in der Beratung und Therapie beobachtet und das Tempo, in dem gearbeitet wird, daran angepasst. Sowohl in Beratung als auch in Therapie findet Psychoedukation statt. Die Strukturierung der Sitzungen obliegt den Berater*innen und Therapeut*innen, nicht aber die inhaltliche Ausrichtung. Berater*innen und Therapeut*innen verfügen über Vermittlungs- und Weiterverweisungskompetenzen. Im besten Fall besteht eine Vernetzung oder Kooperation mit anderen Fachrichtungen, Ärzt*innen und Psychotherapeut*innen. Hier stehen Berater*innen und Therapeut*innen vor der Herausforderung, an über trans und nicht-binäre Lebensweisen informierte Kolleg*innen weiterverweisen zu können (Pearce, 2018, S. 81ff.).

6.1.2 Psychotherapie

In der klassischen Psychotherapie werden sogenannte Störungsbilder mit Krankheitswert diagnostiziert, behandelt, geheilt oder gelindert (Bundesgesetzblatt, 2019). Psychotherapeut*innen orientieren sich dabei bisher am ICD-10, nun bald am ICD-11[2], der 11. Version der internationalen statistischen Klassifikation der Krankheiten und verwandten Gesundheitsprobleme, die zum Zeitpunkt dieser Veröffentlichung noch nicht in der deutschen Übersetzung vorliegt.

In der therapeutischen Zusammenarbeit werden Klient*innen zur Selbstreflexion, Krankheitseinsicht und zur Linderung bzw. Heilung befähigt oder darin begleitet. Therapie bezieht das Gesamtsystem der Klient*innen mit ein. Die Psychotherapie, vor allem die tiefenpsychologisch fundierte Psychotherapie, ist interessiert an der Aufdeckung noch nicht bewusster Themen, der Unterbrechung von Mustern, an biografischen und trans-

2 https://www.bfarm.de/DE/Kodiersysteme/Klassifikationen/ICD/ICD-11/uebersetzung/_node.html

generationalen Zusammenhängen und Hintergründen sowie der Heilung von sogenannten Störungen in der Zusammenarbeit mit den Klient*innen (Bundesgesetzblatt, 2019).

In tiefenpsychologischen und psychoanalytischen Ansätzen werden unbewusste Beziehungsmuster, festgefahrene Entwicklungsprozesse und verinnerlichte Fremdbestimmungen betrachtet.[3] Übertragung und Gegenübertragung, also die Zuschreibungen und Eindrücke über den*die Therapeut*in, die bei Klient*innen auf der einen Seite und bei Therapeut*innen über Klient*innen auf der anderen Seite entstehen, dienen hier als Informationsquelle für den*die Therapeut*in. Dies funktioniert, indem Therapeut*innen in diesen Ansätzen als Projektionsflächen für die Klient*innen fungieren und wenig bis gar nichts über sich teilen, also abstinent bleiben.

Die psychotherapeutische Verhaltenstherapie, die basierend auf Erkenntnissen aus der experimentellen Psychologie, vor allem der Lerntheorie, entwickelt wurde, ist problem- und handlungsorientiert ausgerichtet und arbeitet mit therapeutischen Methoden, die das Ziel verfolgen, dass das störungsbedingte Verhalten verlernt werden kann und angemessene Denk- und Verhaltensweisen an dessen Stelle treten können.[4]

In der systemischen Therapie als Psychotherapieverfahren wird zielorientiert gearbeitet, der soziale Kontext der Klient*innen fokussiert und problemaufrechterhaltende Beziehungsprozesse und bereits vorliegende Lösungsansätze in den Blick genommen.[5]

Psychotherapie wird von der gesetzlichen Krankenkasse über einen Kassensitz oder ein Kostenerstattungsverfahren übernommen oder von den Patient*innen bzw. Klient*innen privat gezahlt. Manche Psychotherapeut*innen haben auch Verträge mit einzelnen Krankenkassen, wodurch Mitglieder dieser Kassen psychotherapeutische Leistungen auf diese Weise in Anspruch nehmen können. Psychotherapeutische Leistungen von Heilpraktiker*innen werden von manchen privaten Krankenkassen übernommen oder bei einer entsprechenden Zusatzversicherung von der gesetzlichen Krankenversicherung (anteilig) abgedeckt.

Die Aus- und Weiterbildung von Psychotherapeut*innen zu Sexualitäts-

3 https://www.therapie.de/psyche/info/therapie/tiefenpsychologisch-fundierte-psychotherapie/

4 https://www.verhaltenstherapie.de/verhaltenstherapie/was-ist-verhaltenstherapie

5 https://www.therapie.de/psyche/info/therapie/systemische-therapie/

themen ist, wenn überhaupt, nur ein kleiner Teil des Curriculums. Darin extra zu betrachten sind nochmal LSBTIQ+ Themen, die ebenfalls, wenn überhaupt, nur zu einem kleinen Teil in der Ausbildung verankert sind. Die Intersektion zwischen diesen beiden Feldern, sexualitäts- und paarbezogene Themen von trans und nicht-binären Menschen, ist eine Rarität im Curriculum (Eisenhuth, 2017, S. 18–23).

6.1.3 (Begleit-)Psychotherapie im Kontext von Transition

Im Rahmen einer medizinischen Transition müssen viele trans und nicht-binäre Menschen eine psychotherapeutische Begleitung in Anspruch nehmen, um eine Indikationsstellung und Diagnostik zu erhalten, sodass die Krankenversicherung eine Hormontherapie und eventuelle körperverändernde Operationen übernimmt (siehe Kapitel 3.1). Die Begleittherapie kann eine Unterstützung bei der Klärung der eigenen Geschlechtsidentität darstellen, wenn der*die Psychotherapeut*in eine affirmierende Haltung vertritt und sich nicht als Gatekeeper*in der informierten Entscheidungen über die geschlechtliche Selbstbestimmung mündiger Patient*innen verhält. Hier können dann Suchbewegungen und Selbstfindungsprozesse zur eigenen Identität und, wenn gewünscht, ein äußeres Coming-out vorbereitet und begleitet werden. Eine gute Begleittherapie wirkt auch unterstützend bei der Planung, Umsetzung und Integration von Transitionsschritten. Zugleich gibt es starke Kritik an der Begleittherapie, da trans oder nicht-binär zu sein keine psychische Erkrankung mit behandlungswürdigem Charakter ist (Hutfless, 2019). Die Begutachtungsanleitung des Medizinischen Dienstes der Krankenkassen (MDK) schreibt die Begleittherapie vor und suggeriert damit das Gegenteil: Im Rahmen des noch gültigen ICD-10 bildet die Begleittherapie eine Voraussetzung für die Vergabe der pathologisierenden Diagnose F64.0 »Transsexualismus«, um eine Indikationsstellung für eine Kostenübernahme zu erlangen (Dreßen, 2021).

6.1.4 Paar- und/oder Sexualtherapie

In der Paar- und Sexualtherapie werden Menschen zur Selbstreflexion, Krankheitseinsicht, Linderung bzw. Heilung ihrer Symptomatik hinsichtlich sexueller Funktionen befähigt (Buddeberg, 2005, S. 101–104). Der Fokus liegt hier auf der Behandlung der sogenannten Störungsbilder nach ICD-11 (WHO, 2022).

In den ICD-11 Diagnoseleitlinien werden sexuelle Dysfunktionen in vier Hauptgruppen unterteilt:

12. Dysfunktion des sexuellen Verlangens und der sexuellen Erregung
13. Dysfunktion des Orgasmus
14. Ejakulatorische Dysfunktion
15. Sexuelle Schmerz-Penetrations-Störung

Die Aufdeckung noch nicht bewusster Themen, die Unterbrechung redundanter Muster und die Milderung störungsbedingter Symptomatiken stehen auch hier im Vordergrund. Lebensgeschichtliche Hintergründe und transgenerationale Zusammenhänge werden miteinbezogen (ebd.).

Je nach Qualifikation sind Sexual- und Paartherapeut*innen psychotherapeutisch ausgebildet, Heilpraktiker*innen auf dem Gebiet der Psychotherapie oder anderweitig (sexual- oder paar-)therapeutisch ausgebildet.

In der therapeutischen Arbeit jenseits der Psychotherapie liegt der Fokus weniger auf Heilung und mehr auf der Bearbeitung von Verhaltensweisen, Mustern und Krisen, welche die psychosoziale Lebensqualität mindern (Jurgelucks, 2011). Je nach Anliegen werden ggf. mehr Sitzungen als in der Sexual- und Paarberatung durchgeführt, die Zusammenarbeit mit den Klient*innen findet demnach in längeren Prozessen statt.

6.1.5 Psychosoziale Beratung

In der Regel finden in der psychosozialen Beratung, wozu auch die Sexual- und Paarberatung gehört, weniger Sitzungen als in der klassischen Psychotherapie statt, was bedeutet, dass Beratungsprozesse von kürzerer Dauer sind. Psychosoziale Beratung innerhalb von Beratungsstellen ist meist kostenlos oder einkommensabhängig und dadurch niedrigschwelliger zugängig. Findet die Beratung bei selbstständigen Berater*innen statt, handelt es sich dabei um eine Selbstzahlungsleistung. Solidarische Bezahlungskonzepte, z. B. nach Einkommen, sind in Beratungsstellen oder bei Berater*innen, die Wert auf eine Zugänglichkeit ihres Angebots für ökonomisch unterschiedlich aufgestellte Klient*innen legen, mehr etabliert.

In der psychosozialen Beratung besteht die Interaktion aus einer wechselseitigen Kommunikation, in der Berater*innen Fragen stellen, Wahrnehmungen spiegeln, eigene Reaktionen zur Verfügung stellen, edukativ Informationen einbringen oder mit den beratenen Personen methodisch arbeiten (Freund, 2008). Inhaltlich liegt der Fokus der Zusammenarbeit auf der Gegenwart und Zukunft. Klient*innen bringen ein Problem oder Problembewusstsein mit. Das Ergebnis des Beratungsprozesses wird auch von ihnen selbst evaluiert. Die Beratung ist in der Regel wachstumsorientiert. Sie unterstützt bei der Bewältigung von Entscheidungsanforderungen, Problemen und Krisen und bei der Gestaltung individueller Lebensstile. Menschen werden mithilfe von Verstehen, Bedenken und Lösungsfindung zur Handlung befähigt. Der Fokus liegt auf lebensweltlichen Dimensionen, die die Lebensqualität mindern (ebd.). Zugleich ist es unerlässlich, strukturelle Barrieren und externe Stressoren miteinzubeziehen und nicht nur die Belastung auf der individuellen Ebene zu berücksichtigen. Daher sind im Kontext der psychosozialen Beratung von trans und nicht-binären Menschen z. B. Kenntnisse von Transitionsschritten, und eine damit ggf. einhergehende erhöhte Sichtbarkeit und Gefährdung durch Diskriminierung, sowie ein Verständnis der Effekte von Minderheitenstress essenziell (Jordan, 2022, S. 27–33).

In der systemischen Beratung, einem weit verbreiteten Ansatz in der psychosozialen Beratung, wird z. B. mit der Intervention des Cheerleadings gearbeitet, bei der die Berater*innen positive emotionale Reaktionen auf das Gesagte der Klient*innen ausdrücken und demnach nicht vollständig abstinent bleiben. Trotz dieses Unterschieds zerfließen die Grenzen zum therapeutischen Arbeiten an vielen Stellen der systemischen Beratung, was sich z. B. in den Ergebnissen der Zusammenarbeit zeigt.

Je nach Beratungsansatz wird zudem direktiver oder weniger direktiv gearbeitet. Vor allem im Rahmen der Psychoedukation werden bei bestimmten inhaltlichen Fragen auch handlungsorientierte Vorschläge gemacht. Methoden werden im sexual- und paarberaterischen Arbeiten je nach Präferenz des*der Berater*in verwendet oder nicht. Sie können sowohl dem*der Berater*in als auch dem*der Klient*in Sicherheit und Orientierung bieten und einen klaren Rahmen definieren, die Sitzung strukturieren und ein erlebnisbasiertes Arbeiten ermöglichen. In der Regel leiten Sexual- und Paarberater*innen ihre Klient*innen in der Methode verbal an und besprechen sie im Anschluss nach. Manche Berater*innen geben auch Aufgaben zum privaten Üben mit nach Hause (Hediger, 2022, S. 16–20).

6.1.6 Paar- und/oder Sexualberatung

Paar- und sexualberaterische Angebote unterstützen Klient*innen bei der Gestaltung individueller Lebensentwürfe, der Bewältigung von sexuellen und/oder Beziehungsproblemen, Krisen und Entscheidungen (Freund, 2008). Diese entstammen meist psychosozialer und lebensweltbezogener Bereiche und schränken die Lebensqualität ein. Das Ziel der Zusammenarbeit liegt auf der Befähigung zur Handlung. Sexual- und Paarberatung widmet sich dem Verstehen, Reflektieren, der Lösungsfindung und der konkreten Hilfe ihrer Empfänger*innen.

Renate Freund (2008) definiert Sexualberatung als »(sexual-)medizinisch fundiertes Spezialgebiet psychotherapeutisch-beraterischen Handelns mit erwachsenen Individuen« (S. 3). In diesem Verständnis von Sexualberatung finden sich problem-, verstehens- und lösungsorientierte Ansätze wieder.

Die Sexualberatung in einer Institution wie z.B. pro familia richtet sich primär an die Allgemeingesellschaft und orientiert sich an einer menschenrechtsbasierten Normierung der Sexualität im Sinne der Gleichbehandlung. Normalitätskonstruktionen in der Sexualität sollen dabei von Berater*innen stets kritisch hinterfragt werden. Unterschiedliche Lebensformen, sexuelle Vorstellungen, Praktiken und Identitätsentwürfe stehen gleichberechtigt nebeneinander und werden nicht hierarchisiert. Fachliches Wissen, Sensibilität, Offenheit und Reflexivität aufseiten des*der Berater*in kennzeichnen den Beratungsprozess. Die intersektionale Betroffenheit von Diskriminierung bei den Klient*innen soll berücksichtigt werden. Weitere wichtige Aspekte in der Haltung der Berater*innen sind Ergebnisoffenheit, Zielneutralität und dass Veränderungs- und Nicht-Veränderungswünsche gleichwertig betrachtet werden. Sexualberatung unterstützt psychosoziale, körperliche und kognitive Kompetenzerweiterungen im Sinne der Anliegen der Klient*innen (pro familia Bundesverband, 2023).

6.1.7 Professionelle Peer-Beratung

In der professionellen Peer-Beratung werden im Gegensatz zu nicht-peerbasierten Ansätzen in der psychosozialen Beratung eigene gut bearbeitete und reflektierte biografische Erfahrungen der Peer-Berater*innen teilweise eingebracht. Nähe-Distanz- und Abstinenz-Vorstellungen zwischen Anbieter*in und Nutzer*in, die an Beratung angelegt werden und aus der tiefenpsychologischen bzw. psychoanalytischen Lehre stammen, werden hier anders gehandhabt.

Was den Inhalt der Beratung angeht, gibt es ein Wissens- und Einsichtsgefälle aufseiten der Berater*innen, vor allem wenn diese über Expertise zu einem bestimmten Thema verfügen. In der professionellen Peer-Beratung mit trans und nicht-binären Menschen gibt es dieses Erkenntnisgefälle je nach Transitions- und Lebensalter des*der Berater*in und Klient*in. Zumeist besteht ein Erfahrungsvorsprung in Bezug auf das Wissen über Fragen der geschlechtlichen Identität und/oder Transition (siehe Kapitel 6.7).

In der Sexualberatung mit Erwachsenen können auch begleitete sexuelle Bildungsprozesse entstehen (pro familia Bundesverband, 2023). Wird eine Bildungssituation zu einem beraterischen Gespräch, z.B. im Anschluss eines Seminarsettings in der Gruppe, werden Probleme verdichtet und formuliert. Das Beratungsangebot richtet sich dann an Klient*innen, nicht Teilnehmer*innen. Im Gegensatz zu pädagogischen Situationen liegen das Motiv und die Initiative in der Sexualberatung aufseiten der Klient*innen.

6.1.8 Sexuelle Bildung

Sexuelle Bildung ist ein Konzept, das sich im Jahr 2000 aus der emanzipatorischen Sexualpädagogik als neues, weiter gefasstes Paradigma etabliert hat. Sexuelle Bildung richtet sich an alle Lebensalter und berücksichtigt lebenslange sexuelle Entwicklungen. Sie setzt auf ein selbstbestimmtes eigenaktives Lernen, verfolgt einen ganzheitlichen Anspruch und ermöglicht differenzierte, praktische und lebensnahe Lernimpulse, die den individuellen sexuellen Anliegen und Kompetenzen gerecht werden. Sexuelle Bildung verfolgt u.a. den Anspruch, wissenschaftlich fundiert, nicht-ideologisch, sex-positiv, politisch und nicht-diskriminierend zu sein und unterstützt sexuelle und reproduktive Selbstbestimmung (Valtl, 2013, S. 125ff.). Der Begriff der Sexuellen Bildung grenzt sich von Konzepten der Sexualpädagogik, also der Theorie und Praxis der Bildung von Kindern und Jugendlichen zu Sexualitätsthemen, und der Sexualerziehung bzw. -aufklärung ab, die auf die Beeinflussung des sexuellen Verhaltens eben dieser abzielt. Unter sexueller Bildung wird ein lebenslanger Prozess der Selbstaneignung von sexuellem Wissen und Kompetenzen verstanden (Voß, 2022). Sie dient einer »über die präventiven Kompetenzen hinausgehende und durch lernförderliche Impulse gestützte Selbstformung der sexuellen Identität einer Person mit dem Ziel ihrer individuell befriedigenden und sozial verträglichen Entfaltung auf allen Persönlichkeitsebenen und in allen Lebensaltern« (Sielert, 2013, S. 41).

Die Sexualpädagogik sei bisher oft mit der Missdeutung von Pädagogik als einer »vorsorglichen Beeinflussung von Heranwachsenden« (Valtl 2008, S. 139) konfrontiert worden. Mit dem Bildungsbegriff könne dies laut Valtl vermieden werden, da er Menschen in allen Lebensaltern in ihrer Mündigkeit und Selbstbestimmung anspreche und ihnen das biete, was sie in ihrer jeweiligen Lebens- und Bedürfnislage konkret brauchen würden. Die Veränderung von der Sexualpädagogik hin zur sexuellen Bildung zeigt sich vor allem dahingehend, dass Adressat*innen von sexualitätsbezogenen Informationen zunehmend als Subjekte und Selbstgestaltende ihrer sexuellen Entwicklung wahrgenommen werden. Valtl betont, dass es nicht das Ziel sexueller Bildung sei, Antworten bereitzustellen, sondern den Menschen für eine qualifizierte Auseinandersetzung mit sexuellen Fragen auf der kognitiven, emotionalen, energetischen, körperlichen und Haltungs-Ebene vorzubereiten (Valtl, 2008). Der Zielgruppe sollen Fertigkeiten und Wissen zur autonomen Verwendung nähergebracht und ihr dabei Schlüsselqualifikationen wie Kooperation, Kommunikation, Informationsbeschaffung und -auswahl und eine allgemeine Problemlösekompetenz vermittelt werden. Die Adressat*innen werden so als handelnde Subjekte ernst genommen und ihre Selbstformung durch eine aktive Weltaneignung und die Nutzung selbstbestimmter Lernformen gefördert (ebd.).

Vielfaltsfreundliche Strömungen der Sexualpädagogik wurden bisher als emanzipatorisch oder neo-emanzipatorisch bezeichnet. Als Ziele der emanzipatorischen Sexualpädagogik wurden die größtmögliche Selbstbestimmung des Individuums in jedem Lebensalter, die Befähigung zur Übernahme von Verantwortung für sich und andere (Tuider et al., 2012, S. 15) sowie eine altersübergreifende Begleitung der Adressat*innen im Entwicklungsprozess ihrer sexuellen Identität benannt (Müller, 2016). Die neo-emanzipatorische Sexualpädagogik galt als neueste Strömung der sexuellen Bildung. Hier stehe die Förderung der sexuellen Entwicklung und -begleitung gegenüber der Prävention sexualitätsbedingter Gefahren im Vordergrund. Der Ansatz sei dekonstruktivistisch, fordere die Auflösung geschlechtlicher Stereotype und die Akzeptanz geschlechtlicher, amouröser und sexueller Vielfalt. Ein hierarchisches Denken, z. B. hinsichtlich geschlechtlicher und sexueller Normen, solle überwunden werden, weil dieses die Grundlage für Abwertungen und Diskriminierungen bilde. Die Begriffe »emanzipatorisch« und »neo-emanzipatorisch« werden an dieser Stelle nicht zur Weiterverwendung empfohlen, da der Begriff der »emanzipatorischen Sexualpädagogik« auf Helmut Kentler zurückgeht, dessen menschenverachtende Äußerungen die Begriffsverwendung verunmöglichen (Voß, 2022). Heinz-Jürgen Voß schlägt in der *Zeitschrift für Sexualforschung* (2022) stattdessen eine Unterteilung sexualpädagogischer Konzepte in (1) Negative bzw. voreheliche Sexualität vorbeugende Sexualität, (2) Positive bzw. Sexualität bejahende Sexualpädagogik, (3) Heteronormativ-fortpflanzungsorientierte Sexualpädagogik und (4) Vielfaltsbewusste, Selbstbestimmung fördernde Sexualpädagogik vor.

Sexuelle Bildung für Erwachsene hat viel Potenzial, um weiter ausgebaut zu werden, da es geringe Kenntnisse über existierende Angebote unter vielen Erwachsenen gibt. Sexuelle Bildung kann in ihrer Lebenswelt ein praxisnaher Workshop oder eine kuratierte sexpositive Party sein, die deutlich außerhalb traditioneller Beratungssettings stattfinden. Zudem sind sexuelle Bildungsformate für Erwachsene (je nach Setting) ggf. kostengünstiger als privat finanzierte Sexualberatung bei selbstständigen Berater*innen und so niedrigschwelliger zugänglich.

6.1.9 Parallele Nutzung verschiedener Angebote

Möchte ein*e Klient*in zusätzlich zu der Psychotherapie eine Sexualberatung oder -therapie in Anspruch nehmen, sollte mit der*dem zuerst behandelnden Therapeut*in abgesprochen werden, ob es empfehlenswert ist, beides parallel zu machen. Manche trans und nicht-binäre Personen gehen in die transitionsbezogene Begleitpsychotherapie für eine Indikationsstellung, bearbeiten ihre persönlichen Themen jenseits der Transition aber in einem anderen beraterischen oder therapeutischen Setting. Manchmal suchen Menschen auch Peer-Beratungsstellen auf, um an Informationen über Transitionsmöglichkeiten und -schritte zu kommen, wenn sie keine affirmative*n Therapeut*in finden oder sie diese von ihren Psychotherapeut*innen nicht erhalten. Oft sind Therapeut*innen, die Begleittherapien anbieten und als affirmativ gelten, stark ausgelastet und können keine Psychotherapie zu anderen Themen anbieten.

Wichtig ist, dass keine Hierarchisierung von verschiedenen Anliegen in der Therapie stattfindet bzw. dass die Behandlung einer psychischen Erkrankung nicht in jedem Fall über die Transitionsinteressen eines*einer Klient*in gestellt werden sollte. Dies kann z. B. so aussehen, dass eine Stabilisierung im Rahmen einer psychischen Krise und eine Indikationsstellung für medizinische Transitionsschritte parallel stattfinden, da sie auch in direktem Zusammenhang stehen können. Gleichzeitige Behandlungen schließen sich in diesem Fall nicht grundsätzlich aus (Günther et al., 2021).

Literatur

Buddeberg, C. (2005). *Sexualberatung. Eine Einführung für Ärzte, Psychotherapeuten und Familienberater* (4. Aufl.). Thieme.

Bundesgesetzblatt (2019). Gesetz zur Reform der Psychotherapeutenausbildung (§ 1, Abs. 2). https://www.bgbl.de/xaver/bgbl/start.xav?startbk=Bundesanzeiger_BGBl&start=//*%5B@attr_id=%27bgbl119s1604.pdf%27%5D#__bgbl__%2F%2F*%5B%40attr_id%3D%27bgbl119s1604.pdf%27%5D__1729774242067

Dreßen, M. (2021). Trans*late – Eine Broschüre zu Transidentität. https://aidshilfe.org/wp-content/uploads/2022/11/Translate.pdf

Eisenhuth, L. (2017). *Psychotherapie mit Klient*innen, die von Heteronormativität belastet werden. Acht Praktiker*inneninterviews*. Freie Universität Berlin.

Freund, R. (2008). Beratung in der Sexualpädagogik. https://www.isp-sexualpaedagogik.org/downloadfiles/Renate%20Freund%20-%20Beratung%20in%20der%20Sexualp%C3%A4dagogik.pdf

Günther, M., Teren, K. & Wolf, G. (2021). *Psychotherapeutische Arbeit mit trans* Personen: Handbuch für die Gesundheitsversorgung* (2. Aufl.). Ernst Reinhardt Verlag.

Hediger, M. (2022). *Klient*innenmotivation in der Sexualtherapie. Eine exemplarische Untersuchung zur Steigerung der Klient*innenmotivation in der Sexualtherapie*. Hochschule Merseburg.

Hutfless, E. (2019). Zur Kritik der Heteronormativität – Queere Perspektiven in der Psychotherapie. *psychotherapie forum, 23*, 47–49. https://doi.org/10.1007/s00729-019-0116-z

Jordan, J. (2022). *Wie können trans* Menschen empowernd beraten werden?* Hochschule Fulda.

Jurgelucks, C. (2011). Keine Lust auf Lust. Möglichkeiten und Grenzen der Beratung von Paaren in der Ehe-, Familien- und Lebensberatung. Katholische Bundesarbeitsgemeinschaft für Ehe-, Familien- und Lebensberatung. https://du-und-ich-paartherapie.hamburg/wp-content/uploads/2016/06/Masterthesis.pdf

Lambert, M. J. (1992). Psychotherapy outcome research: Implications for integrative and eclectical therapists. In J. C. Norcross & M. R. Goldfried (Hrsg.), *Handbook of psychotherapy integration* (S. 94–129). Basic Books.

Müller, A. (2016). Analyse der aktuellen Kritik an der Sexualpädagogik. http://gsp-ev.de/wpcontent/uploads/2016/04/Thesis.pdf

Nestmann, F. (2002). Verhältnis von Beratung und Therapie. *PiD – Psychotherapie im Dialog, 3*(4), 402–409.

Pearce, R. (2018). *Understanding trans health: Discourse, power and possibility*. Policy Press.

pro familia Bundesverband (2023). Rahmenkonzept Sexualberatung. https://www.profamilia.de/fileadmin/publikationen/Fachpublikationen/Beratung/Rahmen konzept_Sexualberatung.pdf

Sielert, U. (2013). Sexualpädagogik und Sexualerziehung in Theorie und Praxis. In R.-B. Schmidt & U. Sielert (Hrsg.), *Handbuch Sexualpädagogik und sexuelle Bildung* (S. 41–54. Beltz Juventa.

Tuider, E., Müller, M., Timmermanns, S., Bruns-Bachmann, P. & Koppermann, C. (2012). *Sexualpädagogik der Vielfalt. Praxismethoden zu Identitäten, Beziehungen, Körper und Prävention für Schule und Jugendarbeit* (2. Aufl.). Beltz Juventa.

Valtl, K. (2008). Sexuelle Bildung. Neues Paradigma einer Sexualpädagogik für alle Lebensalter. In R.-B. Schmidt & U. Sielert (Hrsg.), *Handbuch Sexualpädagogik und sexuelle Bildung* (S. 128–139). Beltz Juventa.

Valtl, K. (2013). Sexuelle Bildung. Neues Paradigma einer Sexualpädagogik für alle Lebensalter. In R.-B.Schmidt & U. Sielert (Hrsg.), *Handbuch Sexualpädagogik und sexuelle Bildung* (2. Aufl., S. 125–140. Beltz Juventa.

Voß, H.-J. (2022). Zur längst überfälligen Diskussion über Begriffe der Sexualpädagogik. *Zeitschrift für Sexualforschung, 35*(3), 166–169.

Weltgesundheitsorganisation (WHO) (2019). Internationale statistische Klassifikation der Krankheiten und verwandte Gesundheitsprobleme (ICD-10). https://www.dimdi.de/static/de/klassifikationen/icd/icd-10-who/kode-suche/htmlamtl2019/

Weltgesundheitsorganisation (WHO) (2022). Internationale statistische Klassifikation der Krankheiten und verwandte Gesundheitsprobleme (ICD-11). https://www.bfarm.de/DE/Kodiersysteme/Klassifikationen/ICD/ICD-11/uebersetzung/_node.html

Biografische Notizen

Jana Haskamp (sie/ihr), M. A. Angewandte Sexualwissenschaft, arbeitet als systemische Therapeutin (SG) und Beraterin mit queeren, trans und nicht-binären Einzelpersonen und Paaren in Berlin-Neukölln. In der therapeutischen und beraterischen Arbeit verbindet sie systemische, psychodynamische und emotionsfokussierte Ansätze. Als Bildungsreferentin und Sexualpädagogin arbeitet sie mit Multiplikator*innen zu Verschränkungen von lsbtiq+ Lebensweisen, Verbündetenschaft, Queerfeindlichkeit, Antifeminismus, Sexualität, sexualisierter Gewalt und zu queersensibler Beratung und Therapie. Als Bildungsreferentin ist sie auch für Dissens – Institut für Bildung und Forschung e.V. tätig. Beruflich und privat interessiert sie sich für lesbische und queere Bewegungsgeschichte, queere Elternschaft, Beziehungssexualität und -gestaltung, Bindungs- und Traumatheorien, Therapie-Verfahren und Biografien von anderen Klassenübergänger*innen. Website: https://www.janahaskamp.de und E-Mail: janahaskamp@posteo.de

Alexander Hahne (er/ihm), M. A. Medientechnik, ist Referent für Sexuelle Gesundheit mit dem Schwerpunkt trans und nicht-binäre Menschen, Sexualpädagoge (gsp), Sexological Bodyworker (ISB), Systemischer Sexualtherapeut (IGST), Tänzer, trans und pleasure Aktivist. Mit seiner Arbeit leistet er für Erwachsene einen praxisbezogenen Beitrag zum Erleben des eigenen Körpers, zur Auseinandersetzung mit der eigenen Sexualität sowie der Möglichkeit Zugänge zum lustvollen Potenzial freizulegen und auszuprobieren. Die körperpraktische sexuelle Bildung mit Erwachsenen steht dabei im Vordergrund. Ihm ist es eine Herzensangelegenheit, sexuelle Lernprozesse zu begleiten und Räume zum Erleben zu öffnen und halten. Sich Zeit nehmen zum Spüren. Website: https://www.alexanderhahne.com und E-Mail: Kontakt@alexanderhahne.com

6.2 Kontaktaufnahme und Dokumentation

Tobias Herrmann-Schwarz

Als ersten wichtigen Arbeitsschritt in der Beratung würden viele Praktizierende vermutlich den Beziehungsaufbau nennen. Grundsätzlich ist das natürlich richtig, jedoch setzen sich Ratsuchende in der Regel bereits vor dem ersten persönlichen Kontakt mit dem*der Berater*in als Person und ihrem Angebot auseinander. Für oder gegen den Beginn einer möglichen beraterischen Beziehung entscheiden sich immer zuerst die Klient*innen, denn diese müssen den Kontakt herstellen. Ist die Zusammenarbeit schließlich abgestimmt, wird bzw. werden die Person(en) in ihrem Prozess begleitet, bis ein Abschluss erfolgt. In den Unterlagen dokumentieren Berater*innen die Sitzungen schriftlich. Die meisten fertigen Sitzungsnotizen an, um wichtige Informationen, Fortschritte, Verschlechterungen oder generelle Veränderungen und Hypothesen festzuhalten. Je nach Berufsabschluss sind Berater*innen dazu gesetzlich verpflichtet oder tun dies auf freiwilliger Basis. In diesem Kapitel soll es darum gehen, wie trans und nicht-binären Menschen die Kontaktaufnahme erleichtert werden kann, welche Aspekte beim Erstkontakt relevant sein können und was bei der Dokumentation der Fälle beachtet werden sollte.

6.2.1 Einstieg gestalten: Bin ich hier richtig?

Wer nach Beratungsangeboten sucht, fragt meist im näheren Umfeld nach Empfehlungen oder sucht mit einer zielgerichteten Anfrage im Internet (Eichenberg & Sawyer, 2016), beispielsweise bei Google Maps, Queermed oder Doctolib. Plattformen wie Instagram bieten ebenfalls für einige Menschen einen Einstig in die Beratung. Möglichkeiten zur Kontaktaufnahme gibt es also viele: Sollen Termine telefonisch vergeben werden? Gibt es einen automatischen Anrufbeantworter? Wird eine Website mit

Buchungsfunktion oder Formular genutzt? Ist ein*e Berater*in in einem oder mehreren Verzeichnissen für Sexual- und Paarberatung gelistet? Gibt es einen Google-Maps-Eintrag? Ist ein*e Berater*in per E-Mail erreichbar? Gibt es Social-Media-Kanäle, die betrieben werden und auf denen private Nachrichten angenommen werden? Liegen Flyer oder Visitenkarten des eigenen Angebots in öffentlichen Räumen aus? Was ist auf diesen unterschiedlichen Medien sichtbar und erkenntlich? Welche Menschen und Beziehungskonstellationen sind darauf abgebildet?

Neben der allgemeinen Sorge, wegen des Aufsuchens von Hilfeangeboten stigmatisiert zu werden (Haugen et al., 2017), erwarten nicht-binäre und trans Personen aufgrund häufig erlebter Mikroaggressionen oder dem Bewusstsein über strukturelle Ungleichheiten per se Diskriminierung oder Stigmatisierung (Allory et al., 2020; Falck & Bränström, 2023). Trans und nicht-binäre Menschen suchen nach Orten, in denen sie ganz angenommen werden, wie sie sind – auch und vor allem im Beratungskontext. Die Frage »Bin ich bei Ihnen richtig?« meint also immer auch: »Arbeiten Sie transsensibel?« Dies bereits in der Außendarstellung zu berücksichtigen, erleichtert den Zugang zu passender Beratung. Schütteler und Slotta (2023) nennen einige Beispiele, wie die Website, das Aufnahmeprozedere und die Sprache diskriminierungssensibel gestaltet werden können: Ausschließliche Verwendung des generischen Maskulinums vermeiden (stattdessen Formulierungen wählen, die auf mehr als zwei Geschlechter verweisen), eigene Biografieangaben hinterfragen (dadurch Offenheit gegenüber von heteronormativen Vorstellungen abweichenden Lebensentwürfen deutlich machen), minorisierte Personen explizit willkommen heißen (bspw. auch durch Symbolik in Form von Flaggen), Aufnahmebögen, wenn vorhanden, kritisch begutachten und ggf. anpassen (bspw. geschlossene Abfrage des Geschlechts nur nach männlich/weiblich). Außerdem sollten Berater*innen überlegen, wie sie angesprochen werden möchten und in der E-Mail-Signatur dementsprechende Pronomen oder eine knappe Erklärung, z. B. »Leo Schmidt (sie/she)« oder »Da es nicht immer ableitbar ist, teilen Sie mir gerne mit, wie Sie angesprochen werden möchten. Meine Pronomen sind sie/ihr«, angeben.

Die eigene Zugänglichkeit sollte einmal aus der Sicht von trans und nicht-binären Klient*innen betrachtet werden. Wenn klar ist, dass sich Klient*innen mit ihrem Anliegen wertgeschätzt und gut angenommen fühlen würden, ist ein erster hilfreicher Schritt geschafft. Schaut man sich die Internetpräsenzen von Beratenden an, wird häufig der Fokus auf den

Ausbildungswerdegang und die Arbeitsweise der jeweiligen Person gelegt und mit Fachbegriffen nicht gegeizt. Die verschiedenen Ansätze, Methoden und Bezeichnungen – sei es systemische Beratung, Psychotherapie, Paartherapie, Eheberatung, Sex Coaching usw. – sind für die meisten interessierten Klient*innen schwer durchschaubar und abgrenzbar. Während diese Informationen durchaus wichtig sind, sollte auf eine Sprache geachtet werden, die für Menschen ohne Psychologiestudium oder Beratungsausbildung verständlich ist. Auch hier kann es sinnvoll sein, den Außenblick einzunehmen oder sich tatsächliche Hilfe in Form von Feedback zu holen.

Gibt es eine Auflistung von Themen auf der eigenen Website, die innerhalb des Angebots häufig vorkommen oder auf die ein*e Berater*in spezialisiert ist, sollten Begriffe wie z. B. Coming-out, geschlechtliche Identität, Polyamorie, Asexualität oder *LGBTQIA+ friendly* erwähnt werden, um eine direkte Einladung für trans und nicht-binäre Menschen auszusprechen. Diese Auflistung ist unvollständig und sollte selbstverständlich mit den eigenen Kompetenzen, dem Angebot und der Haltung übereinstimmen, angepasst und ergänzt werden.

6.2.2 Erstgespräch und Beziehungsaufbau

Ist der Kontakt hergestellt, kann ein Termin für das Erstgespräch vereinbart werden. Je nachdem wie offen bereits mit trans und nicht-binären Themen nach außen umgegangen wird, werden Klient*innen es als eine kleinere oder größere Herausforderung empfinden, sich zu öffnen und eine funktionierende Arbeitsbeziehung einzugehen. Die meisten Paare tragen etwa zwei Jahre ein oder mehrere Probleme mit sich herum, bis sie eine Paarberatung aufsuchen (Doherty et al., 2021). Coming-out-Prozesse lassen sich nicht auf eine konkrete Zeitangabe herunterbrechen, sie ziehen sich durch das ganze Leben einer trans und/oder queeren Person (Floyd & Bakeman, 2006; Shannon et al., 2022). Es ist davon auszugehen, dass sich die Menschen, die Beratung aufsuchen, bereits sehr lange intensiv mit ihrem Thema beschäftigt haben und Expert*innen für ihr Anliegen sind. Bei wichtigen Begriffen, die neu oder ungewöhnlich erscheinen, sollte von Berater*innen sparsam nachgefragt und signalisiert werden, dass sich durch Literatur, Fachaustausch oder Fortbildungen entsprechend weitergebildet wird. Trans und nicht-binäre Menschen sind nicht dazu da, anderen und vor allem Fachkräften die Welt zu erklären. Viele trans und nicht-binäre

Personen fühlen sich überfordert oder erschöpft davon, ständig andere (v. a. cis) Menschen aufklären zu müssen (Griffiths & Armstrong, 2024). Zu den häufigsten Gründen für einen Therapieabbruch gehören u. a., dass Klient*innen das Gefühl haben, Beratende verstünden sie nicht richtig, werteten sie gar ab oder zeigten kaum Empathie (Vybíral et al., 2024). Die Haltung von Berater*innen sollte daher von Anfang an wertschätzend und akzeptierend gegenüber den Klient*innen sein. Vor allem die erste Sitzung ist die, die dafür ausschlaggebend ist und die Grundlage für den weitergehenden Beziehungsaufbau darstellt (del Río Olvera et al., 2022). Die Aufgabe von Berater*innen ist es, den Grundsatz, dass trans und nicht-binäre Menschen gleichwertig mit der cis-heteronormativen Bevölkerung sind, in ihrer Beratungsarbeit zu vertreten. Wer diese Überzeugung nicht teilt, sollte die Finger von der Arbeit mit trans und nicht-binären Menschen lassen. Gleichzeitig dürfen Fehler passieren. Wichtig ist hierbei, diese einzugestehen und sich als beratende Person auch in Selbstmitgefühl zu üben. Unsicherheiten zeigen sich bei Berater*innen, die sich neu mit trans und nicht-binären Lebenswelten auseinandersetzen, beispielsweise oft bei der Benutzung der korrekten Pronomen (Knutson et al., 2019). Wie das Gegenüber angesprochen werden möchte, kann direkt im Erstgespräch oder per Formular geklärt werden.

6.2.3 Instrumente, Kontaktbögen und Interviewleitfäden

Angesichts dessen, dass Klient*innen in der Kontaktaufnahme oder beim ersten Termin in der Regel mit personenbezogenen Abfragen und Formularen konfrontiert werden, bietet sich hier bereits die Möglichkeit, einen wichtigen Beitrag zum Aufbau einer guten beraterischen Beziehung zu leisten. Viele existierende psychologische Instrumente, wie z. B. Tests, weisen insofern Mängel auf, dass sie cis-normative Formulierungen oder Antwortmöglichkeiten enthalten und damit Geschlechterbinarität verstärken. Dies kann dazu führen, dass trans und nicht-binäre Personen sich selbst misgendern oder unpassenden Kategorien zuordnen müssen (Knutson et al., 2017). Die verwendeten Instrumente und Kontaktbögen sollten daher geprüft und gegebenenfalls überarbeitet werden. Entscheidend kann dabei auch die Frage sein, inwiefern bestimmte Informationen überhaupt explizit erhoben werden *müssen*. Gestaltungsmöglichkeiten bestehen folgendermaßen: Entwicklung eigener Formulare ohne die Verwendung von

Vorlagen; Nutzung freier Textfelder anstelle von fest vorgegebenen Kategorien zum Ankreuzen; Vermeidung von Bezeichnungen wie »Anderes« oder »Sonstiges«, um Othering zu verhindern; Klient*innen beim Ausfüllen begleiten und das Gespräch suchen. Fragen sollten zugelassen und das Prozedere erklärt werden. Reaktionen auf die dokumentarische Arbeit sollten besprochen und der Umgang mit Unterlagen gegenüber Klient*innen transparent gemacht werden.

6.2.4 Dokumentationsstandards und rechtliche Aspekte

Notizen über den Verlauf der Sitzungen dienen als Gedankenstütze für wichtige Lebensereignisse, relevante Informationen zwischen Beziehungspersonen, Interventionen und Hausaufgaben sowie der Bearbeitung von eigenen Hypothesen und Fragen. Eine Beratungsdokumentation erfasst Anlass, Ziel und Auftrag der Beratung und kann als Grundlage für die Verlaufskontrolle herangezogen werden. Sofern in Teams gearbeitet wird, haben auch Kolleg*innen Zugriff auf die Mitschriften und Dokumentation. Mitunter werden anonymisierte Beratungsverläufe in Inter- oder Supervision verwendet. Dies sollte mit den Klient*innen rechtzeitig abgeklärt werden. Vor allem sensible Informationen wie solche zu Coming-outs, Transitionen oder Sexualität im Allgemeinen müssen mit größter Sorgfalt behandelt werden. Je nachdem welchem Berufszweig ein*e Berater*in angehört, besteht die Pflicht zur Dokumentation. Berufsgruppen, die nicht zu den Heilberufen gehören, unterliegen keinen gesetzlichen Vorgaben, für gewöhnlich gibt es jedoch Berufsordnungen oder ethische Standards, die von Verbänden oder Organisationen formuliert werden und Anhaltspunkte zur Orientierung geben. Bei Projektarbeit oder im Kontext von Förderungen ist es manchmal notwendig, den Fortgang der Arbeit auch für Geldgeber*innen oder für Jahresberichte zu dokumentieren.

6.2.5 Berufspflichten für Psychotherapeut*innen

Approbierte Psychotherapeut*innen und Ärzt*innen, die Sexual- oder Paarberatung anbieten, sind per Gesetz verpflichtet, eine Patient*innenakte in elektronischer oder Papierform zu führen (Bundespsychotherapeutenkammer, 2017; Deutscher Bundestag, 2013). Die Empfehlung der Bundespsychotherapeutenkammer lautet, jeweils in oder direkt im Anschluss an Therapiesitzungen zu dokumentieren und grundsätzlich alles aufzuzeichnen, »was für die Behandlung so wesentlich ist, dass Sie oder gegebenenfalls andere dies später wissen müssten« (Bundespsychotherapeutenkammer, 2017, S. 14). Inhaltlich gehören folgende Aspekte in die Patient*innenakte: Anamnese, Diagnosen, Befunde, Eingriffe und deren Wirkungen, Besserungsergebnisse, Ärzt*innenbriefe, Aufklärung und Einwilligung. Die Aufbewahrungsfrist für Dokumentationen beträgt zehn Jahre. Patient*innen haben das Recht auf unverzügliche, vollständige Einsichtnahme in ihre Akten. Psychotherapeut*innen und andere Personen, die in ihrem Auftrag handeln, sind zur strikten Geheimhaltung der Daten verpflichtet. Weitere Details zu den Rechten und Ordnungen finden Sie bei Ihrer jeweiligen Psychotherapeutenkammer oder in der Wissensdatenbank der Deutschen Psychotherapeuten Vereinigung e.V. unter https://www.dptv.de/wissensdatenbank/.

6.2.6 Psychologische Beratung, Paar- und Sexualberatung

Sofern keine Approbation bzw. keine Erlaubnis zur Heilkunde besessen wird, darf keine Psychotherapie angeboten werden. Die Dienstleistung fällt dann unter die Kategorie Beratung, wobei dies eine psychologische Beratung sein kann, wenn ein Psychologiestudium abgeschlossen wurde. Die Begriffe »Paarberatung«, »Sexualberatung«, »Sexualtherapie« oder »Paartherapie« sind nicht geschützt und können frei verwendet werden. Die Berufsethischen Richtlinien des Berufsverbandes Deutscher Psychologinnen und Psychologen e.V. und der Deutschen Gesellschaft für Psychologie e.V. (2022) sehen für Psycholog*innen eine Berufsausübung auf Basis von wissenschaftlicher Fachkompetenz, die Erstellung von aussagefähigen Aufzeichnungen über Beratungen und Behandlungen, die Aufbewahrung dieser Aufzeichnungen für mindestens zehn Jahre sowie die Aushändigung von Dokumentationen auf Wunsch von Klient*innen vor. Die Berufsordnung des Verbands für psychologische Berater e.V. (2012, o.S.) enthält folgenden Passus: »Psychologische Berater unterliegen einer Dokumentationspflicht, sie haben Aufzeichnungen über jedes geführte Beratungsgespräch sowie jeden, den Klienten betreffenden Austausch zu führen und diese gegen unrechtmäßige Verwendung zu sichern.«

6.2.7 Beraterische Arbeit nach dem Heilpraktikergesetz

Wer nach dem sogenannten Heilpraktikergesetz (mehr dazu vgl. Bährle, 2011) eine Erlaubnis zur Psychotherapie (HeilprG) erworben hat, kann mitunter über private Krankenkassen Leistungen abrechnen. Dafür legen diese Krankenkassen entsprechende Standards zugrunde, wozu Dokumentationsvorschriften zählen können. Dies ist mit der Krankenversicherung direkt zu klären. Die Berufsordnung für Heilpraktiker (2008) legt Heilpraktiker*innen eine Aufklärungs-, Dokumentations- und Sorgfaltspflicht nahe. Dazu zählt, »alle Daten einer Behandlung zu dokumentieren« (Fachverband Deutscher Heilpraktiker e. V., 2008, S. 1). Der Verband Freier Psychotherapeuten, Heilpraktiker für Psychotherapie und Psychologischer Berater e. V. (2020) stellt auf seiner Website Checklisten für die Behandlungsdokumentation für seine Mitglieder zur Verfügung.

6.2.8 Dokumentationsempfehlungen für trans und nicht-binäre Menschen

Unabhängig davon, welcher Berufsgruppe Berater*innen angehören und wie das Beratungsfeld genannt wird, sollte stets auf eine ethisch und fachlich vertretbare Dokumentation der Sitzungen mit trans und nicht-binären Menschen geachtet werden. Ein großes, multiprofessionelles Team arbeitet seit mehreren Jahren an den »Standards of Care for the Health of Transgender and Gender Diverse People« (Coleman et al., 2022). In Deutschland wurde 2018 die S3-Leitlinie »Geschlechtsinkongruenz, Geschlechtsdysphorie und Trans-Gesundheit: Diagnostik, Beratung und Behandlung« vom AWMF veröffentlicht (vgl. Nieder & Strauß, 2019), die zum Erscheinen des Buches gerade überarbeitet werden. Aus diesen Dokumenten lassen sich einige Informationen ableiten, die auch bei der Paar- und Sexualberatung relevant sein können.

Je nach Beratungsansatz wird in der beraterischen Arbeit eine ausführliche Anamnese durchgeführt, die sich im Grundsatz zwischen cis und trans Personen nicht unterscheidet. Innerhalb der Dokumentation hat es sich bewährt, etwaige Namens- und Personenstandsänderungen aufzuführen. Adressiert werden Klient*innen mit ihrer gewählten Anrede. Mitunter sind bei Formularen, die für medizinische Eingriffe (z. B. Unterlagen für die Kostenübernahme bei der Krankenkasse) nötig sind, Geburtsnamen gefordert, wodurch Deadnaming entsteht. Hierüber sollte mit den Klient*innen gesprochen und behördliche Vorgänge und Vorgaben möglichst transparent gemacht werden. Weitere Informationen, die dokumentiert werden sollten (sofern Klient*innen davon erzählen), sind bereits laufende psychotherapeutische Behandlungen von Klient*innen oder Partner*innen, erfolgte oder geplante Operationen sowie die Einnahme von Hormonen. Bei allen Daten, die für notierenswürdig gehalten werden, gilt die Frage, inwiefern diese relevant für die erfolgreiche Begleitung des Falles sind. In der Praxis zeigt sich, dass eine transsensible Haltung wichtig ist, Unterschiede in den Themen und Anliegen der Paar- und Sexualberatung aber eher zwischen Individuen und Paaren allgemein bestehen als zwischen trans und cis Personen.

Literatur

Allory, E., Duval, E., Caroff, M., Kendir, C., Magnan, R., Brau, B., Lapadu-Hargue & Chhor, S. (2020). The expectations of transgender people in the face of their health-care access difficulties and how they can be overcome. A qualitative study in France. *Prim Health Care Res Dev, 21*, e62. https://doi.org/10.1017/s1463423620000638

Bährle, R.J. (2011). Heilpraktiker/Heilpraktikergesetz. In R.J. Bährle (Hrsg.), *Praxisrecht für Therapeuten: Rechtstipps von A bis Z* (S. 75–78). Springer.

Bundespsychotherapeutenkammer (2017). Praxis-Info Patientenrechte. https://www.bptk.de/wp-content/uploads/2019/08/bptk_praxis-info_patientenrechte_.pdf

Coleman, E., Radix, A.E., Bouman, W.P., Brown, G.R., de Vries, A.L.C., Deutsch, M.B., … Arcelus, J. (2022). Standards of Care for the Health of Transgender and Gender Diverse People, Version 8. *Int J Transgend Health, 23*(Suppl 1), S1-s259. https://doi.org/10.1080/26895269.2022.2100644

del Río Olvera, F.J., Rodríguez-Mora, Á., Senín-Calderón, C. & Rodríguez-Testal, J.F. (2022). The first session is the one that counts: An exploratory study of therapeutic alliance. *Frontiers in Psychology, 13*. https://doi.org/10.3389/fpsyg.2022.1016963

Deutscher Bundestag (2013). Gesetz zur Verbesserung der Rechte von Patientinnen und Patienten. Bundesgesetzblatt. Bonn. https://www.bundesaerztekammer.de/fileadmin/user_upload/_old-files/downloads/Patientenrechtegesetz_BGBl.pdf

Deutsche Gesellschaft für Psychologie e.V. (2022). Berufsethische Richtlinien. https://www.dgps.de/die-dgps/aufgaben-und-ziele/berufsethische-richtlinien/

Doherty, W.J., Harris, S.M., Hall, E.L. & Hubbard, A.K. (2021). How long do people wait before seeking couples therapy? A research note. *Journal of Marital and Family Therapy, 47*(4), 882–890. https://doi.org/10.1111/jmft.12479

Eichenberg, C. & Sawyer, A. (2016). Do Patients Look Up Their Therapists Online? An Exploratory Study Among Patients in Psychotherapy. *JMIR Ment Health, 3*(2), e22. https://doi.org/10.2196/mental.5169

Fachverband Deutscher Heilpraktiker e.V. (2008). Berufsordnung für Heilpraktiker (BOH). https://www.heilpraktiker.org/die-berufsordnung-fuer-heilpraktiker

Falck, F. & Bränström, R. (2023). The significance of structural stigma towards transgender people in health care encounters across Europe: Health care access, gender identity disclosure, and discrimination in health care as a function of national legislation and public attitudes. *BMC Public Health, 23*(1), Art. 1031. https://doi.org/10.1186/s12889-023-15856-9

Floyd, F. J. & Bakeman, R. (2006). Coming-out across the life course: implications of age and historical context. *Arch Sex Behav, 35*(3), 287–296. https://doi.org/10.1007/s10508-006-9022-x

Griffiths, D. A. & Armstrong, H. L. (2024). »They Were Talking to an Idea They Had About Me«: A Qualitative Analysis of Transgender Individuals' Experiences Using Dating Apps. *The Journal of Sex Research, 61*(1), 119–132. https://doi.org/10.1080/00224499.2023.2176422

Haugen, P. T., McCrillis, A. M., Smid, G. E. & Nijdam, M. J. (2017). Mental health stigma and barriers to mental health care for first responders: A systematic review and meta-analysis. *Journal of Psychiatric Research, 94*, 218–229. https://doi.org/10.1016/j.jpsychires.2017.08.001

Knutson, D., Koch, J., Arthur, T., Mitchell, T. & Martyr, M. (2017). »Trans broken arm«: Health care stories from transgender people in rural areas. *Journal of Research on Women and Gender, 7*, 30–46.

Knutson, D., Koch, J. & Goldbach, C. (2019). Recommended terminology, pronouns, and documentation for work with transgender and non-binary populations. *Practice Innovations, 4*(4), 214–224 https://doi.org/10.1037/pri0000098

Nieder, T. O. & Strauß, B. (2019). S3-Leitlinie zur Diagnostik, Beratung und Behandlung im Kontext von Geschlechtsinkongruenz, Geschlechtsdysphorie und Trans-Gesundheit. [S3-Guideline on Diagnosis, Counselling and Treatment in the Context of Gender Incongruence, Gender Dysphoria and Trans Health]. *Hintergrund, Methode und zentrale Empfehlungen, 32*(02), 70–79. https://doi.org/10.1055/a-0895-8176

Schütteler, C., & Slotta, T. (2023). *Diskriminierungssensible Psychotherapie und Beratung: Basiswissen, Selbsterfahrung und therapeutische Praxis*. Springer.

Shannon, H., Bush, K., Villeneuve, P. J., Hellemans, K. G. & Guimond, S. (2022). Problematic Social Media Use in Adolescents and Young Adults: Systematic Review and Meta-analysis. *JMIR Ment Health, 9*(4), e33450. https://doi.org/10.2196/33450

Verband Freier Psychotherapeuten, ** Heilpraktiker für Psychotherapie und Psychologischer Berater e.V. (2020). Hilfen für die Behandlungs-Dokumentation. https://www.vfp.de/aktuelles/news/hilfen-fuer-die-behandlungs-dokumentation

Verband psychologischer Berater e.V. (2012). Berufsordnung Psychologische Berater. https://vpsyb.org/berufsordnung-psychologische-berater/

Vybíral, Z., Ogles, B. M., Řiháček, T., Urbancová, B. & Gocieková, V. (2024). Negative experiences in psychotherapy from clients' perspective: A qualitative meta-analysis. *Psychotherapy Research, 34*(3), 279–292. https://doi.org/10.1080/10503307.2023.2226813

Biografische Notiz

Tobias Herrmann-Schwarz (er/ihn), M.Sc., studierte Klinische und Gesundheitspsychologie an der Freien Universität Berlin und schloss mit dem Master ab. Er absolvierte die Weiterbildung zum systemischen Paartherapeuten am iska-berlin sowie die Weiterbildungen »Paar- und Sexualberatung« an der Praxis für Sexualität in Duisburg und »Queere Psychologie« an der EH Ludwigsburg in Kooperation mit dem VLSP*. Seine eigene Praxis für Paartherapie und Sexualberatung führt er in Berlin mit dem Schwerpunkt LSBTIAQ+ und berät dort Einzelpersonen und Menschen in unterschiedlichsten Beziehungsformen. Erreichbar ist Tobias über https://www.paartherapie-herrmann-schwarz.de bzw. info@paartherapie-herrmann-schwarz.de

6.3 Beziehungsgestaltung in Beratung und Therapie

Ein Interview mit Chris Lila Henzel und Ena Schnitzlbaumer

Jana Haskamp

*Chris Lila Henzel und Ena Schnitzlbaumer vergleichen in dem Interview ihre unterschiedlichen Erfahrungen in der Beziehungsgestaltung mit trans und nicht-binären Klient*innen in Beratung und Therapie in Berlin. Sie sprechen über Tür- und Angelmomente, Duzen und Siezen, Begegnungen mit Klient*innen jenseits des Beratungssettings und die Frage nach dem Schuhe ausziehen.*

JH: Hallo Ena, hallo Chris! Habt ihr Lust, euch vorzustellen?

CH: Ich bin Chris Lila Henzel und ich benutze keine Pronomen. Ich arbeite in einer queeren Peer-Beratungsstelle und ich arbeite in eigener Praxis bei *queerkontext* und biete da systemische Therapie und Beratung an.

ES: Ich bin Ena Schnitzlbaumer, ich arbeite in eigener Praxis sexual- und paartherapeutisch mit queeren Menschen und nicht-queeren Menschen.

JH: Wie baut ihr eine beraterische Beziehung zu Klient*innen auf?

CH: Es gibt dabei ein paar Aspekte, die mir besonders wichtig sind. Mir ist immer wichtig, dass es viel Transparenz gibt, z.B. dass Leute wissen, was der Rahmen der Beratung oder Therapie ist. In unserer Praxis sind zum Beispiel Menschen mit allen geschlechtlichen und sexuellen Identitäten explizit willkommen. Mir ist das Thema Selbstverantwortung wichtig. Das bedeutet, dass Klient*innen wissen, dass es darum geht, dass sie das Gesprächssetting für sich so nutzen, wie es für sie gut ist. Auch systemische Basics wie Ressourcenorientierung sind mir wichtig, da ich glaube, dass diese positiv zu dem Beziehungsaufbau beitragen. Im systemischen Arbeiten bringt man Hypothesen ein, wenn es welche gibt, und die Gedanken der beraterischen oder therapeutischen Person bleiben nicht im Verborgenen.

Auch bei Methoden bekommen Menschen von mir eine Orientierung, was wir machen und worauf sie sich einlassen. Viele Menschen, die mit einer Beratung oder Therapie anfangen, haben zudem erstmal Sorgen, ob es ihnen überhaupt schlecht genug geht, um Unterstützung zu bekommen. Für so etwas gebe ich auch immer Raum. Mir ist wichtig, dass Menschen mit dem auftauchen können, was sie beschäftigt.

ES: Viele Klient*innen erzählen mir, dass sie sich in einer anderen Beratung oder Therapie mit manchen Themen nicht verstanden gefühlt haben, z.B. wenn sie Unsicherheiten zur eigenen sexuellen Orientierung oder geschlechtlichen Identität geäußert haben. Daher ist mir wichtig, dass ich das aufgreife und klar mache, dass wenn in unserer Zusammenarbeit auch etwas passiert, das sich nicht richtig anfühlt, sie sich eingeladen fühlen können, mir das mitzuteilen.

CH: Ich habe oft das Gefühl, Menschen kommen sowohl in die Beratungsstelle als auch in die Praxis mit einem Vertrauensvorschuss. Weil queer darüber steht und Menschen bei mir auch sofort wissen werden, dass ich in irgendeiner Form queer bin. Ich glaube, das macht schon einen großen Unterschied. Natürlich werden Menschen auch da prüfen, ob sie tatsächlich an einem Ort gelandet sind, der sensibilisiert für sie ist. Aber mein Eindruck ist schon, dass häufig ein großer Vertrauensvorschuss da ist. Auch darüber, was auf der Homepage steht oder was Klient*innen vielleicht schon über Ecken gehört haben.

JH: Duzt oder siezt ihr eure Klient*innen?

CH: In der Regel duze ich Menschen. In der Beratungsstelle ist das ziemlich selbstverständlich. Und in der Praxis duze ich Klient*innen auch. Manchmal sind Einzelpersonen in der Therapie überrascht davon, weil sie das aus anderen Therapien anders kennen. Dann erkläre ich das nochmal, biete aber auch an, dass wir uns siezen können. Das kann für Leute angenehmer sein, weil es mehr Distanz herstellt. Ich habe das in der Praxis aber noch nicht erlebt, dass jemand sich mit mir siezen wollte.

ES: Ich sieze mittlerweile ausschließlich in meiner Praxis. Bei mir ist es eher andersherum: Menschen sind davon überrascht, dass ich sieze. Mir ist das aber in meiner Praxis wichtig. Es schafft für mich eine Atmosphäre, in der ich professionell arbeiten kann und in der mir klar ist, wie viel Nähe und Distanz ich herstellen will. Das ist also eine Anforderung, die ich brauche, um meinen Job gut machen zu können.

Eine Person in einer unserer Fortbildungen[1] hat das finde ich sehr schön beschrieben: Das Thema muss nicht verkrampft sein, sondern kann viel spielerischer angesehen werden. Die Ansprache in der Arbeit zu wechseln ist wie eine Jacke anzuziehen und nach der Sitzung wieder auszuziehen.

Bei mir gibt es noch einen Unterschied mit Vor- und Nachnamen. Generell biete ich das Sie und die Verwendung des Vornamens an. Vor allem in der Paarberatung finde ich das sinnvoll. Beim Nachnamen muss immer etwas davorstehen und das will ich vermeiden. Aber es gibt natürlich auch Ausnahmen. Wenn eine 65-jährige Person kommt, die sich als Frau XY vorstellt, mache ich da einen individuellen Unterschied und spreche sie auch so an.

CH: Wenn ich an unsere Praxis denke, frage ich mich, ob das auch etwas mit der Altersstruktur zu tun hat, mit der Menschen zu uns kommen. Ich bin mehr in diesen Duz-Kulturen unterwegs, in denen ich meistens mit Menschen arbeite, die keinen Altersunterschied von 30 Jahren zu mir haben. Bei diesen hätte ich vielleicht über eine erlernte generationale Ordnung mehr das Gefühl, dass ich sie siezen müsste.

ES: Das Siezen macht es mir auch möglich, inhaltlich sehr viel näher zu gehen. Ich glaube, dass es für manche Klient*innen dadurch einfacher ist, über Intimität oder heiklere Themen offener zu sprechen. Ich denke, weil es einen Unterschied schafft zu einer Situation, in der sie Freund*innen oder nahe stehenden Personen etwas über sich erzählen. In dieser Art von privaten Gesprächen ist dann irgendwo eine Grenze. Ich versuche einen Rahmen zu schaffen, in dem sie inhaltlich tiefergehen können als in einem privaten Gespräch. Und wo dabei nicht verwechselt wird, um was für ein Gespräch es sich handelt.

CH: Ich habe nicht den Vergleich. Ich habe Menschen jetzt lange in der Arbeit geduzt. Im Praktikum habe ich mal Menschen gesiezt und es wertgeschätzt, dass Menschen weiter weg sind und trotzdem nah dran waren. Aber in meiner Arbeit finde ich die Punkte, die du ge-

1 Seminar »Sexual- und Paarberatung mit queeren, trans und nicht-binären Personen« in der Akademie Waldschlösschen von Ena Schnitzlbaumer und Jana Haskamp.

nannt hast, die Distanz schaffen, in anderen Sachen wieder. Die finde ich zum Beispiel im Setting wieder: Darin, dass ich in der Praxis nichts Persönliches von mir erzähle, dass ich da mit meinem Klemmbrett sitze und mir Notizen mache. Es sind andere Aspekte, aber sie ermöglichen mir dasselbe, was du genannt hast. Es ist auch eine Geschmackssache und Gewohnheitsfrage. Ich fühle mich wohl mit einem Du und mir käme es jetzt eher seltsam und für mich unauthentisch vor, wenn ich anfangen würde, Menschen zu siezen. Ich glaube, da gibt es kein richtig oder falsch drin.

ES: Genau. Ich denke auch, es gibt da kein richtig oder falsch, sondern es geht darum, was sich für dich oder mich richtig anfühlt. Ich denke gerade an Überschneidungen in der queeren Szene. Wenn ich in der Vergangenheit Klient*innen geduzt habe, dann habe ich viel mehr persönliche Fragen und Einladungen zu Veranstaltungen bekommen. Daran habe ich gemerkt, dass da etwas verwechselt wird.

Ich glaube nicht unbedingt, dass wenn geduzt wurde, mir etwas zu privat oder persönlich wurde, und wenn gesiezt wird, das nicht passiert. Es geht eher darum, wie ich mich in der Rolle fühle. Für mich bietet das Siezen einen Rahmen, in dem ich klarer auftrete. Ich glaube es liegt nicht an dem Wort, sondern wie ich diese Rolle ausfülle.

JH: Macht es einen Unterschied, wie ihr mit persönlichen Fragen umgeht, ob ihr beraterisch oder therapeutisch arbeitet?

CH: Ja, es macht einen Unterschied. In der Beratungsstelle bieten wir professionelle Peer-to-Peer-Beratung an. Dadurch, dass das ein Grund ist, warum Menschen in die Beratungsstelle kommen, gab es Momente, in denen ich etwas von mir erzählt habe. In der Angehörigenberatung sind Angehörige von trans Personen manchmal besorgt, dass ihre Kinder niemals glücklich werden können. Und dafür scheint ein Marker Partner*innenschaft zu sein. Wenn Angehörige mich gefragt haben, ob ich in einer Partner*innenschaft bin, habe ich das beantwortet. Vielleicht hätte ich das in anderen Konstellationen auch strategisch mit einem Ja beantwortet, um zu zeigen, dass TIN-Personen in Partner*innenschaften sein können. Das war für mich nicht so nah dran.

Meistens beantworte ich persönliche Fragen jedoch verbreitert und mache unterschiedliche Optionen auf: Für manche Leute ist es so, manche Leute machen die Erfahrung. Um einfach ein viel breiteres Spektrum als mein persönliches Erleben anzubieten. Aber auch um weniger persönlich mit mir als Person mit meinen privaten Erfahrungen aufzutauchen.

Ich weiß, dass Kolleg*innen von mir in der Beratungsstelle, auch dadurch, dass es professionalisierte Peer-to-Peer-Beratung ist, es sehr unterschiedlich handhaben. Manche erzählen mehr von sich und eigenen Prozessen. Es ist ein Spektrum von Nähe und Distanz, die Berater*innen zu Klient*innen eingehen und wie viel sie von sich erzählen. Ich brauche die Distanz, die dadurch entsteht, dass ich nicht so viel von mir erzähle. Ich bekomme aber auch wenige persönliche Fragen. Ich kann mir vorstellen, dass Leute da eine unterschiedliche Ausstrahlung haben und unterschiedlich initiativ von sich aus erzählen.

In einem therapeutischen Setting würde ich immer viel stärker darauf gucken: Wofür steht die Frage, welche Bedeutung hat sie, welchen Unterschied macht sie? In der Beratung frage ich manchmal auch, wofür die Frage wichtig ist und welchen Unterschied es machen würde, eine Antwort auf die jeweilige persönliche Frage zu bekommen.

ES: In der therapeutischen Arbeit gibt es bestimmte Themen, bei denen ich den Eindruck habe, dass jetzt eine Antwort und Offenheit von mir wichtig wäre. Zum Beispiel wenn es für die Person wichtig ist, ob ich verstehe, wie es ist, queer zu sein und Kinder zu haben. Auf meiner Webseite steht, dass ich Kinder habe und darauf wurde ich auch schon von Kolleg*innen angesprochen, die verwundert waren, dass ich das da stehen habe. Ich weiß, dass es für viele Menschen in der queeren Community kein leichtes Thema ist, Kinder zu haben. Und dass es Menschen wichtig sein kann, damit verstanden zu werden. Wenn ich denke, dass es Relevanz für die Beziehungsgestaltung hat, bin ich offen damit. Ein anderes Thema wäre, dass ich queer bin und ein persönliches Verständnis von Nicht-Binarität habe, auch damit gehe ich offen um. Trotzdem reicht es für mich, das als Überschrift stehen zu lassen und nicht in Details meines persönlichen Lebens zu gehen.

JH: Wie geht ihr mit Begegnungen mit Klient*innen jenseits des Beratungssettings um?

CH: Ich denke oft, wenn ich privat zu Veranstaltungen gehe, darüber nach, ob ich Menschen treffe, die ich mal in der Beratung hatte.

Dadurch, dass es eine Beratungsstelle ist, ist da ein deutlich höherer Durchlauf als in der Praxis. Ich habe auch schon eine Veranstaltung verlassen, da es mir zu nah war, den Raum eines Workshops mit einem*einer Klient*in zu teilen. Das ist natürlich gleichzeitig schade, wenn ich dadurch weniger an Veranstaltungen teilnehmen kann.

Bei größeren Veranstaltungen setze oder stelle ich mich woanders hin. Wenn ich mit Menschen hingehe, sage ich ihnen im Vorfeld, dass es sein kann, dass ich nochmal den Platz wechseln werde. So wissen Freund*innen von mir Bescheid und man muss dann nicht mehr darüber sprechen. Ich merke aber auch, dass es einen Unterschied macht, wie viele persönliche Themen in einem Workshop oder einer anderen Veranstaltung stecken. Fachveranstaltungen, an denen ich aus privatem oder beruflichem Interesse teilnehme, finde ich zum Beispiel entspannt zu navigieren.

Ich finde das wirklich ein spannendes Thema, weil es diese Gleichzeitigkeit von in einer Community arbeiten und in einer Community sein gibt, wodurch ein Spannungsfeld entsteht. Es gibt diese Vorstellung von Professionalität, bei der ganz viel Distanz zwischen Klient*in und Berater*in besteht und es keinen Kontakt mit Klient*innen außerhalb der Arbeit gibt. Was ist aber, wenn sich das gar nicht vermeiden lässt, weil man als Berater*in oder Therapeut*in ein aktiver Teil von Community sein möchte und Communitys mit Klient*innen teilt?

ES: Wie machst du deinen Umgang damit in der Therapie oder Beratung transparent?

CH: Ich sage in den Beratungen meistens und in der Praxis immer dazu: Berlin ist klein, wir könnten uns irgendwo mal begegnen. Ich grüße nicht von mir aus, nicht weil ich vergesse, wer zu mir in die Praxis kommt, sondern weil ich nicht offenlege, woher wir uns kennen. Wenn du mich grüßen magst, grüß mich. Wenn du mich nicht grüßen magst, grüß mich genauso gerne nicht. Und wenn ich Menschen zufällig irgendwo treffen würde, weil wir bei der gleichen Veranstaltung sind, würde ich im Nachhinein mit der Person sprechen.

ES: Die Welt wird klein, wenn man da, wo man für die eigene Entwicklung hingehen will, immer wieder die Sorge haben muss, Klient*innen zu begegnen und wieder gehen zu müssen. Ich frage mich, schaffst du, das Besuchen von Veranstaltungen als Privatperson irgendwie outzusourcen? Für mich ist es schön, die Möglichkeit zu haben, bestimmte Dinge nicht in Berlin zu machen, sondern für z. B. Workshops wegzugehen. In der Hoffnung, dass da keine Klient*innen sind. Ich finde es schon einen wichtigen Aspekt im Hinblick auf Selbstfürsorge, Entlastung und persönliche Lebensfreude, sich nicht immer einzuschränken oder zurückzuziehen, weil dann die Arbeit so belastend wird. Sich selbst nicht die Erlebnisse zu erlauben, zu denen man anderen rät oder sie darin unterstützt, diese Erfahrungen zu machen.

CH: Ich fände es interessant, zu wissen, wie es Menschen in Kleinstädten machen. In Berlin gibt es ja ein großes Angebot und viele unterschiedliche Anlaufstellen. Ich glaube, in kleinen Städten stellt sich die Frage nochmal viel enger.

JH: Kennt ihr Tür- und Angelmomente, die zwischen dem Ende der Sitzung und der Verabschiedung entstehen? Wie geht ihr damit um?

CH: Ich habe mal in einem Forschungsprojekt gearbeitet, in dem sich Tür- und Angelmomente als Gelegenheit, um sexualisierte Gewalt offenzulegen, angeschaut wurden. Da ging es darum, dass ein Tür- und Angelmoment im Gegensatz zu anderen Momenten einer ist, in dem die ratsuchende Person viel mehr Kontrolle hat. Weil wenn es nicht so läuft, wie die Person will, kann die Person schnell rausgehen. Und wenn es besser läuft, kann der Moment noch ein bisschen gezogen werden. Und unter der Perspektive find ich es total spannend, was in diesen Momenten passiert.

Der Tür- und Angelmoment in der Beratung ist in der Regel der Moment, wo die Stunde abgeschlossen ist, und ein Dazwischen-Moment entsteht. Ich habe es manchmal erlebt, dass Menschen in der Beratungsstelle private Fragen stellen, auf Community-Events zu sprechen kommen oder noch eine Frage stellen, die ihnen vorher vielleicht schwergefallen ist zu stellen. Deshalb finde ich diese Momente spannend und finde es interessant, wie die gut genutzt werden können. Zum Beispiel, um diesen Community-Bezug nochmal präsent zu haben oder zu verstehen, dass ein bestimmtes Thema der Person wichtig zu sein scheint, aber es schwer ist, in der Stunde darüber zu sprechen. Vielleicht lässt sich das nochmal aufgreifen oder zu einem späteren Zeitpunkt dafür Platz machen.

Eine Einladung würde ich wertschätzen, wenn es z. B. ein Event ist, was die Person macht und mich dazu einladen will. Es hängt dann nochmal davon ab, was es für ein Event ist. Wenn die Person ein großes queeres Filmfestival in Berlin mitorganisiert, würde ich mich für die Einladung bedanken und sagen, ich gucke mal. Wenn es etwas ist, was sehr an die Person gekoppelt ist, wie z. B. ein Geburtstag, würde ich nicht hingehen und auch erklären, wieso nicht. Ich würde erklären, dass das nichts mit der Person zu tun hat, sondern dass ich das für meine Arbeit brauche, dass ich keine privaten Überschneidungen mit Menschen habe. Genauso kann es eine Entscheidung sein, Tür- und Angelmomente zu verhindern. So oder so finde ich es sinnvoll, sich bewusst zu sein, dass die entstehen können, und zu überlegen, was der eigene Umgang damit ist.

JH: Müssen oder dürfen Klient*innen bei euch ihre Schuhe ausziehen? Ich hatte mal eine Klientin in der Paarberatung, die erzählt hat, dass ihre Psychotherapeutin gesagt hat, dass man das bei ihr nicht machen soll, weil die Menschen sich dann zu wohlfühlen würden.

CH: Ich finde es eine interessante Implikation, was es heißt, dass sich Menschen zu wohlfühlen. Was steckt da für eine Annahme drin, wie Therapie oder Beratung auszusehen hat. Dass sich Klient*innen aber nicht zu wohlfühlen dürfen. Ein*e Kolleg*in in einem ehemaligen Praxisraum, in dem wir gearbeitet haben, hat auch mal etwas in die Richtung gesagt, weil wir oft Tee für die Klient*innen da haben. Ich gehe davon aus, dass es sinnvoll ist, etwas dafür zu tun, dass die Nervensysteme ruhig bleiben und nicht so stark aktiviert sind. Denn erst dann können wir gut arbeiten. Und wenn der Tee dabei hilft oder auch eine Erdung über die Füße dabei hilft, was ohne Schuhe viel mehr machbar ist, sehe ich darin keine Nachteile. Dass Menschen ihre Schuhe ausziehen müssen, weil das eine Vorgabe im Praxisraum ist, schreiben wir im Vorfeld immer dazu, sodass Menschen darauf vorbereitet sind, wenn sie kommen. Sollte es Menschen geben, für die das ein No-Go ist, könnten sie sagen, dass das Setting nicht das richtige für sie ist.

ES: Bei mir kommen die Klient*innen mit Schuhen rein und müssen sie nicht ausziehen. Es gibt ein paar Menschen, die fragen, ob sie die Schuhe ausziehen dürfen, weil sie sich dann wohler fühlen. Und da sind sie absolut willkommen. Ich finde es schön, dass sie da auf sich achten und wissen, was sie brauchen. Ich weiß aber auch von einigen Menschen, dass sie es ganz schlimm finden, die Schuhe ausziehen zu müssen. Zum Beispiel vor dem Hintergrund von erlebter sexualisierter Gewalt in der Vergangenheit kann es unpassend sein, noch vor dem ersten Kennenlernen gebeten zu werden, »sich auszuziehen«.

CH: Ich komme da nochmal zu der Selbstverantwortung und Selbstbestimmung zurück. Therapie und Beratung ist immer ein Machtverhältnis und eine Hierarchie. Und man kann schon Sachen machen, die Menschen möglichst viel Selbstbestimmung ermöglichen. Und auf einer Meta-Ebene bewusst machen, dass sie selbst entscheiden können, ob sie ihre Schuhe anlassen möchten – sofern das im Praxisraum möglich ist – oder nicht und damit ermutigen, auch in anderen Räumen für sich zu sorgen und zu schauen, was sie brauchen.

JH: Vielen Dank für das Interview!

Biografische Notizen

Chris Lila Henzel ist Systemische*r Therapeut*in und arbeitet in einer Peer-to-Peer-Beratungsstelle für trans*, inter* und nicht-binäre Menschen sowie in eigener Praxis bei queerkontext – Praxis für Systemische Therapie und Beratung. In die Beratungsstelle und zu queerkontext kommen Einzelpersonen, Paare, Polyküle, An- und Zugehörige sowie Fachkräfte. Chris begleitet trans* und nicht-binäre Menschen in Identitätsfindungsprozessen und berät u. a. zu sozialer, rechtlicher und medizinischer Transition, mentaler Gesundheit sowie Umgang mit Diskriminierungserfahrungen. Schwerpunkte in der Arbeit mit Paaren, Polykülen und Mehrpersonenkonstellationen sind Umgang mit Konflikten und Verletzungen, Kommunikation, Beziehungsformen und Zukunftswünsche. Weitere Herzensthemen: Empowerment, Trauma, queere Elternschaft und Antigewaltarbeit. Mehr Infos: https://www.queerkontext.de

Ena Schnitzlbaumer ist Sexualtherapeut*in in eigener Praxis in Berlin. Ein besonderer Schwerpunkt in Enas Praxis ist die Arbeit mit queeren Menschen und Personen in alternativen Beziehungsmodellen. Neben der Tätigkeit als Sexualtherapeut*in leitet Ena Fortbildungskurse an der Akademie für Psychotherapie und Sexualtherapie in Leipzig und gibt Seminare an verschiedenen Instituten zum Thema »Sexualtherapie und Beziehungsberatung mit queeren Menschen«. Kontakt: https://www.sexualtherapie.life

Jana Haskamp (sie/ihr), M. A. Angewandte Sexualwissenschaft, arbeitet als systemische Therapeutin (SG) und Beraterin mit queeren, trans und nicht-binären Einzelpersonen und Paaren in Berlin-Neukölln. In der therapeutischen und beraterischen Arbeit verbindet sie systemische, psychodynamische und emotionsfokussierte Ansätze. Als Bildungsreferentin und Sexualpädagogin arbeitet sie mit Multiplikator*innen zu Verschränkungen von lsbtiq+ Lebensweisen, Verbündetenschaft, Queerfeindlichkeit, Antifeminismus, Sexualität, sexualisierter Gewalt und zu queersensibler Beratung und Therapie. Als Bildungsreferentin ist sie auch für Dissens – Institut für Bildung und Forschung e.V. tätig. Beruflich und privat interessiert sie sich für lesbische und queere Bewegungsgeschichte, queere Elternschaft, Beziehungssexualität und -gestaltung, Bindungs- und Traumatheorien, Therapie-Verfahren und Biografien von anderen Klassenübergänger*innen. Website: https://www.janahaskamp.de und E-Mail: janahaskamp@posteo.de

6.4 Nähe, Verbundenheit und ausgewogene Distanz in queeren Beratungskontexten

Yaniv Barinberg

*In diesem Beitrag erzählt Yaniv Barinberg, wie er dazu kam, als Berater innerhalb von queeren Communitys zu arbeiten, und was er als herausfordernd und was als bereichernd daran erlebt. Dabei reflektiert Yaniv, wie sein eigenes Teilhaben an Community-Angeboten sich durch seine Beratungstätigkeit verändert hat, dadurch beeinflusst ist, und wie Berater*innen mit privaten Überschneidungen, unerwarteten Begegnungen und vermeintlicher Nähe zu Klient*innen über geteilte Positionierungen umgehen können.*

Als ich 2015 anfing, in Berlin Beratungen anzubieten, wusste ich noch gar nicht richtig, was ich da eigentlich mache. In den Jahren davor habe ich einen Blog unter dem Namen »Polyplom« gestartet, auf dem es um meine Erfahrungen mit Polyamorie und offenen Beziehungen gehen sollte. Im Anschluss daran habe ich angefangen, Workshops zum Thema Eifersucht zu geben. Über meinen Blog haben mich immer wieder Menschen angeschrieben, die auf der Suche nach Hilfe waren und über meinen Blog oder meine Workshops auf mich aufmerksam geworden sind. So habe ich erste Erfahrungen damit gesammelt, Menschen zu beraten bzw. das, was ich über Polyamorie wusste, mit ihnen zu teilen.

Mit dem Blog habe ich angefangen, weil ich mich so alleine mit meinen Erfahrungen gefühlt habe und weil alles, was ich damals über Polyamorie gefunden habe, aus einer weißen, cisgeschlechtlichen und heterosexuellen Perspektive geschrieben wurde. Selbst Bücher wie *The Ethical Slut. A Practical Guide to Polyamory, Open Relationships, and Other Freedoms in Sex and Love* (1997) haben mich nicht abgeholt. Ich fand es bereichernd zu wissen, dass die Erfahrungen, die ich gesammelt hatte, und das Wissen, was ich mir über die Jahre angeeignet hatte, für andere Menschen hilfreich sein könnte.

Als dann die ersten Menschen angefangen haben, mich darauf anzusprechen, ob ich auch Beratungen anbieten würde, war ich sehr transparent und offen mit dem, was ich zu bieten habe. Mir war es wichtig, ehrlich zu sagen, dass ich keinerlei professionelle Skills habe, um Beratungen anzubieten, aber wenn Menschen wollten, habe ich mich mit ihnen getroffen und so gut es ging versucht, ihnen zu helfen.

Damals hatte ich keine Räume, in denen ich die Beratungen anbieten konnte, was dazu geführt hat, dass ich Menschen zum Teil in Cafés getroffen habe. Das war vermutlich die schlechteste Idee, die ich hatte, aber mir fiel zu diesem Zeitpunkt keine bessere Alternative ein. Ein Café bietet natürlich in keiner Weise den Schutzraum und die Privatsphäre, die für Beratung so essenziell und von großer Bedeutung ist. Außerdem wollte ich Menschen helfen und weil ich es nicht besser wusste, habe ich versucht, Lösungen für sie zu finden, damit es ihnen in ihrer jeweiligen Lage besser geht. Manchmal, wenn ich auf die Zeit zurückblicke, ist es mir sehr unangenehm. Ein Teil von mir schämt sich dafür, dass ich versucht habe zu helfen, ohne darin professionell ausgebildet zu sein. Und gleichzeitig weiß ich, wenn ich nicht das Bedürfnis gehabt hätte, darin besser zu werden, hätte ich vermutlich nicht den Anreiz verspürt, mich weiterzubilden und mehr über Beratung zu lernen.

Seit den ersten Beratungen ist viel Zeit vergangen und vieles hat sich verändert. In Form einer Weiterbildung zu systemischer Pädagogik habe ich einen Zugang zu Beratungen gefunden, den ich sehr mag. Ich habe die Basis, die ich dort gelernt habe, genutzt und sie mit einem Grundlagenkurs Coaching und einer Weiterbildung in systemischer Paarberatung kombiniert. Ich habe außerdem meinen Blog als Buch veröffentlicht, in ganz Deutschland Vorträge halten und Workshops geben dürfen und viele, viele Beratungen durchgeführt.

Einiges hat sich aber auch gar nicht verändert. Unter anderem die Zielgruppe der Menschen, die auf mich zukommen und nach Unterstützung fragen. Es sind oft Menschen aus der queeren Community, die auf mich zukommen, weil sie meiner Arbeit folgen oder einen Vortrag von mir gesehen oder mein Buch gelesen haben. Einige teilen mit mir, dass sie dabei Aspekte meiner Lebensrealität und Identität kennengelernt haben, mit denen sie sich identifizieren können oder die mit ihnen resonieren. Das schafft manchmal ein besonderes Gefühl von Nähe und auch Transparenz, weil Menschen wissen, dass ich weiß, trans, queer und jüdisch mit Migrationsgeschichte bin. Sie wissen auch, dass ich polyamor lebe und mit zwei anderen Erwachsenen zusammen ein Kind großziehe. Sie haben sich darüber informiert oder von anderen Menschen gehört, dass ich ein Grundverständnis von der Wirkungsweise diverser Diskriminierungsformen habe. Wir haben oft ein geteiltes Grundverständnis davon, was es bedeutet, einem ständigen Stress durch immerwährende Diskriminierungserfahrung(en) ausgesetzt zu sein. Und wenn wir keine geteilte Erfahrung damit machen, dann sind es trotzdem oft Menschen, denen es wichtig ist, dass wir ähnliche queerfeministische, antirassistische und linke Werte teilen.

Unsere geteilten Politiken machen es möglich, dass Menschen sich schnell wohlfühlen bei mir. Sie ermöglichen es auch, bestimmte Gespräche mit einer gewissen Selbstverständlichkeit und Leichtigkeit zu führen. Beispielsweise ging es mit zwei queeren Klient*innen vor einiger Zeit darum, dass eine Person sich damit unwohl fühlt, dass die andere Person cis-Menschen datet oder daten möchte. Ich denke, wenn es ein gewisses Grundverständnis davon gibt, was wir unter Begriffen und Konzepten wie binär, Cis-Normativität oder trans verstehen, dann kann das eine gute Grundlage dafür bilden, dass Beratungsgespräche in die Tiefe gehen können und nicht nur an der Oberfläche bleiben. Es ermöglicht auch, dass meine Klient*innen nicht erst sehr viel Zeit und Kraft dafür aufwenden müssen, mir zu erklären, was das Problem ist und wie sie gerne darüber reden wollen, sondern direkt von ihrem subjektiven Erleben berichten können.

Meine Arbeit und wofür ich stehe, schafft oft Vertrauen und eine Nähe zu meinen Klient*innen. Das finde ich schön und weiß ich sehr zu schätzen. Ich kenne es aus eigener Erfahrung auch, dass ich lieber zu Ärzt*innen, Therapeut*innen und anderen Behandler*innen gehe, wenn sie mir von Menschen, denen ich vertraue, empfohlen wurden. Wenn ich beispielsweise weiß, dass die Person, in deren Behandlung ich mich begebe, selbst trans ist oder ein Grundverständnis davon hat, was es bedeutet, trans zu sein, gehe ich 1.000-mal lieber dahin. Das fängt schon bei kleinen Dingen an, wie etwa der Verwendung des Namens oder des richtigen Pronomens, erstreckt sich aber auch auf angebrachte Fragen und Unsicherheiten im Umgang mit mir.

Das, was ich daran mag, ist gleichzeitig auch etwas, was ich sehr herausfordernd finde. Ich musste mit der Zeit lernen, dass so gerne ich auch für Freund*innen von meinen Beziehungspersonen oder anderen Freund*innen als Coach da wäre, es einfach zu nah an mir dran ist. Beispielsweise fragte mich eine Freundin vor einigen Monaten: »Wie ist das eigentlich für dich, wenn du zu einem Geburtstag eingeladen wirst und weißt, dass ein*e Klient*in dort sein wird? Würdest du dahin gehen?« Ich musste kurz nachdenken und antwortete dann: »Das ist mir so in der Form noch nicht passiert, aber ich kenne das gut, wenn ich an queere Orte oder zu Veranstaltungen gehe, die in oder aus der Community heraus organisiert wurden.« Ich fügte außerdem hinzu: »Ich denke, dass ich der Person vorher schreiben würde, wenn wir regelmäßig zusammenarbeiten. Dann fände ich es nur ethisch, dass wir beide wissen, worauf wir uns einlassen, wenn wir zu dem Geburtstag gehen. Ein bisschen ist das glaub' ich vom Gefühl her so, wie dem*der eigenen Psychotherapeut*in zu begegnen.«

Ich musste auch lernen, dass diverse, sich überschneidende Kontakte bzw. Vernetzungen mit Klient*innen zu haben, manchmal besser und manchmal schlechter funktioniert und wir einigen Überschneidungen kaum aus dem Weg gehen können. Ich finde darin das Machtgefälle zwischen Klient*innen und mir immer wieder sehr herausfordernd zu navigieren. Selbst wenn ich meine Klient*innen sehr sympathisch finde und ihnen in anderen Kontexten begegnen sollte, ist es ganz klar, dass ich sehr viel über ihr Leben weiß, sie sich mir anvertraut haben und intime Geschichten und Ereignisse aus ihrem Leben mit mir geteilt haben. Gleichzeitig wissen sie nichts oder kaum etwas über mein Leben und wir werden nie oder zumindest nicht in naher Zukunft eine andere Beziehung miteinander haben können als Berater und Klient*in.

Die Tatsache, dass ich so viel über mein Leben schon geteilt und darüber sehr öffentlich gesprochen und geschrieben habe, macht es außerdem manchmal schwer für Menschen zu erkennen, dass ich nur kleine Ausschnitte aus meinem Leben teile. Selbst wenn sie denken, dass sie sich darin wiederfinden können, wissen sie letzten Endes sehr wenig über mich. Es sind immer kleine, verarbeitete Häppchen, bei denen ich mich sehr bewusst entscheide, sie mit der Öffentlichkeit zu teilen. Darüber hinaus gibt es so viele wichtige Einzelheiten, Umstände und Geschichten, die zu dieser einen Geschichte, die ich geteilt habe, dazu gehören und die nicht sichtbar werden. Geteilte Erfahrungen können etwas sehr Wertvolles sein, gleichzeitig stelle ich fest, dass je mehr ich über mein Privatleben geteilt habe über die Jahre, desto mehr Menschen finden sich in meinen Erzählungen wieder. Das führt wiederum dazu, dass Menschen sehr viel auf mich projizieren, weil sie eine vermeintliche Ähnlichkeit wahrnehmen. Das ist einer der Gründe, weshalb ich irgendwann beschlossen habe, nichts mehr schreiben zu wollen, während ich weiter als Berater*in arbeite. Ich finde dieses Spannungsfeld zwischen fiktiver Nähe und realer Geborgen- und Verbundenheit manchmal sehr schwer zu navigieren.

In dem 2021 von Julie Tilsen veröffentlichten Buch *Queering Your Therapy Practice: Queer Theory, Narrative Therapy, and Imagining New Identities* erschien ein Essay unter dem Titel »Is that unethical or is that just queer?«. Dieser Text hat sehr mit mir resoniert, weil er genau die Herausforderungen, vor denen ich und bestimmt viele andere Therapeut*innen und Berater*innen aus der Community sich befinden, deutlich aufzeigt. In dem Essay beschreibt Tilsen, dass es in der Regel als negativ oder risikobehaftet angesehen wird, überlappende Beziehungen (im Englischen »multiple relationships«) mit Klient*innen zu haben. Gleichzeitig schreibt Tilsen, dass die Annahme, eine Distanz zu Klient*innen einnehmen zu können, einen privilegierten Zustand beschreibt, der vor allem cis- und heteronormativen Therapeut*innen und Berater*innen zugänglich ist. Eine gewisse Distanz zu dem Leben der eigenen Klient*innen zu haben, wird in vielen Kontexten als professionell und essenziell für diese Arbeit verstanden. Gleichzeitig ist es fragwürdig, wie Tilsen schreibt, ob das so viel mit den Realitäten vieler queerer Menschen und anderer marginalisierter Communitys zu tun hat. Wäre es nicht beispielsweise unethisch, schreibt Tilsen, in queeren Communitys zu praktizieren und sich dann aus professioneller Distanz in eine gänzlich andere Community zurückzuziehen (vgl. Tilsen, 2021, S. 81–96)?

Ich sehe das sehr ähnlich und frage mich, je länger ich in queeren und linken Communitys in Berlin beratend tätig bin, wie wir mit diesen Überschneidungen und Überlappungen arbeiten können, anstatt sie um jeden Preis vermeiden zu wollen. Häufig denke ich zwei oder drei Mal darüber nach, in queere Bars und Cafés zu gehen, oder ich frage mich, ob ich Events und Veranstaltungen besuchen kann, die aus der Community heraus organisiert werden. Gehe ich zu einem Sportkurs, der von einer*einem meiner Klient*innen angeboten wird, selbst wenn es der einzige Sportkurs in meiner Stadt ist, der von einer trans Person angeboten wird? Date ich jemanden weiter, wenn ich feststelle, dass die Person eng mit einer*einem Klient*in von mir befreundet ist? Nehme ich mein Kind zu einem queeren Kunstmarkt mit, bei dem ich voraussichtlich Klient*innen treffen werde? Viele dieser Fragen sind sicherlich noch drängender, je ländlicher Menschen wohnen und je kleiner das Beratungsangebot und -spektrum ist als in der Stadt.

Letztlich denke ich, dass es hier komplexer ist als eine einfache Ja-oder-Nein-Entscheidung, denn nicht nur der Privat- und Wohlfühlraum meiner Klient*innen steht auf dem Spiel – auch wenn dieser im Mittelpunkt steht –, sondern auch mein eigener. Ich habe in den vergangenen Jahren die Tendenz bei mir wahrgenommen, queere Räume zu meiden, weil ich in erster Linie nicht wollte, dass meine Klient*innen mit der Situation konfrontiert sind, dass sie in ihrer Freizeit, bei Aktivitäten, die ihnen Heiterkeit und Leichtigkeit bescheren sollen, Gefühle von Scham oder Unwohlsein verspüren.

Der schwierigste Aspekt daran ist für mich unvorhergesehene Zusammentreffen. Wenn ich mit Klient*innen konsensual beschließen kann, dass es sie beispielsweise nicht stört, wenn ich zu ihrer Performance komme, dann ist es für mich etwas anderes, als wenn wir beide spontan und unvorhergesehen damit konfrontiert sind, dass ich in meiner Freizeit zu einer Performance gehe, die unter anderem von einem*einer Klient*in von mir organisiert wird. Welche Fragen müssen wir uns also stellen, wenn wir davon ausgehen, dass queere Berater*innen und Therapeut*innen nicht in einem anderen Universum leben als ihre Klient*innen und unsere Leben voraussichtlich aufeinandertreffen werden?

Erste anregende Fragen dazu könnten lauten:

- Sollten oder müssten wir mit allen Klient*innen über potenzielle Räume, Veranstaltungen etc. sprechen und besprechen, wie wir uns bei Begegnungen gegebenenfalls verhalten wollen?
- Wie gehen wir mit unvorhergesehenen Zusammentreffen um?
- Welche realen Konsequenzen spüren queere, trans und nicht-binäre Berater*innen und Therapeut*innen in Bezug auf die Teilnahme oder den Ausschluss aus queeren Räumen? Und wie können wir damit einen bewussten Umgang schaffen?
- Welche Räume braucht es auch für queere, trans und nicht-binäre Berater*innen und Therapeut*innen, um ihr eigenes Verhalten zu reflektieren und einen bewussten Umgang mit Machtdynamiken in komplexen, queeren Zusammenhängen zu schaffen?
- Wie kann professionelle Distanz in queeren und trans Zusammenhängen und Communitys neu gedacht werden?
- Welche Arten von Überschneidungen könnten wir und welche sollten wir vermeiden?

Ich denke, dass es wie so oft letzten Endes eine komplexe Gleichzeitigkeit ist, die wir lernen müssen zu navigieren. Die Komplexität besteht darin, dass in queeren und trans Zusammenhängen zu arbeiten und sich darin zu bewegen, mit großer Wahrscheinlichkeit damit einhergeht, dass es Überschneidungen gibt und sie immer und immer wieder geben wird. Ich habe zum Beispiel gelernt, dass es hilft, dieser Gleichzeitigkeit mit Humor zu begegnen und zu akzeptieren, dass es immer wieder zufällige Begegnungen mit meinen Klient*innen geben wird, die sie eventuell in Verlegenheit bringen werden. Wir können das schlichtweg nicht komplett vermeiden.

Meiner Auffassung nach ist es wichtig, ein Gefühl dafür zu entwickeln, welche Situationen besprochen werden sollten und welche nicht, und in welchen Momenten es vielleicht lohnenswert ist, darüber nachzudenken, ob wir uns als Berater*innen und Therapeut*innen zurückziehen sollten. Die Gleichzeitigkeit besteht auch darin anzuerkennen, dass wir uns zwar begegnen werden und gleiche oder ähnliche queere Räume teilen, aber nach wie vor ein Machtgefälle zwischen Berater*innen/Therapeut*innen und Klient*innen besteht. Letzten Endes besteht unsere Arbeit darin, intime und sensible Räume für Menschen zu halten, in denen sie sich uns anvertrauen und öffnen. Das geht mit einer großen Verantwortung einher, die sich über den Beratungsraum hinaus erstreckt und erstrecken sollte. Vielleicht tragen meine Fragen und die Gedanken von Julie Tilsen dazu bei, dass ein offener Austausch unter queeren, trans und nicht-binären Berater*innen und Therapeut*innen entstehen kann, um diese komplexe Gleichzeitigkeit in Zukunft leichter navigieren zu können.

Literatur

Tilsen, J. (2021). *Queering Your Therapy Practice: Queer Theory, Narrative Therapy, and Imagining New Identities*. Routledge.

Biografische Notiz

Yaniv Barinberg (er/ihm) ist ausgebildeter systemischer Pädagoge und besitzt einen Master in Philosophie. Er arbeitet mit Einzelpersonen, Paaren und Mehrfachbeziehungen nach dem systemischen Ansatz und dem klassischen Coaching zu diversen beziehungsrelevanten Themen, besonders jedoch mit dem Schwerpunkt auf polyamore Beziehungsformen. Er arbeitet derzeit ausschließlich online, mehr über ihn und seine Arbeitet findet ihr auf seiner Webseite: https://www.yaniv-barinberg.com

6.5 Als queere Mitarbeiterin im cis-heteronormativen Umfeld

Fabienne Forster & Jana Haskamp

Queere, trans und nicht-binäre Menschen, die in Beratung oder Therapie arbeiten, navigieren in ihrem Berufsalltag ihre verschiedenen Rollen als Fachkraft, Kolleg*in, Privatperson, von Queer- und Transfeindlichkeit Betroffene*r und Aktivist*in. Dabei entstehen Fragen wie: Wann positioniere ich mich? Wann verzichte ich auf eine Positionierung aus Selbstschutz? Soll und will ich Kolleg*innen auf Kosten meiner Arbeitszeit und Energie weiterbilden und riskieren, dass sie mich womöglich nur noch in dieser Rolle wahrnehmen? Queere Mitarbeiter*innen müssen dabei vielen Anforderungen gerecht werden: einen Umgang mit der eigenen Verletzlichkeit finden, Spannungsverhältnisse navigieren, nicht-diskriminierendes Verhalten vorleben, eine klare Haltung zu Diskriminierung haben und bei diskriminierendem Handeln intervenieren können und selbst kritikfähig sein. Sich gegen Diskriminierung einzusetzen, erfordert zudem, mit der Norm, stets harmonieorientiert zu handeln, zu brechen.

Im Umgang mit diskriminierendem Verhalten von Kolleg*innen hilft es, zu unterscheiden in: Menschen, die unbedacht diskriminierend handeln, weil sie z.B. mit diskriminierenden Weltbildern aufgewachsen sind, Menschen, die diskriminierendes Verhalten verlernen und sich dagegen einsetzen möchten, aber sich nicht trauen oder wissen wie, und Menschen, die ein geschlossenes Weltbild haben und regelmäßig und absichtlich diskriminierend handeln. Je nachdem sind unterschiedliche Handlungs-, Gesprächs- und Argumentationsstrategien in der individuellen Auseinandersetzung mit Diskriminierung empfehlenswert (Debus, 2014).

Argumentationstrainings gegen Queerfeindlichkeit und Antifeminismus können hierbei ebenso helfen, wie solidarische Kolleg*innen, Vernetzung mit Verbündeten in anderen Institutionen, Arbeitskreise, Supervision, externe Fachberatungsstellen und – wie in jedem Fall – ein unterstützendes privates Umfeld.

Fabienne Forster beschreibt im folgenden Text, wie es sich anfühlt im Schweizer Kontext »die« queere Person im Team einer Psychiatrie zu sein, zur inoffiziellen Ansprechperson zu werden, überall und jederzeit Aufklärungsarbeit zu leisten, keine Anlaufstelle bei Diskriminierungserfahrungen und Kritik zu haben und nebenbei mit Abwertungen, Bagatellisierungen und dem Widerstand der Kolleg*innen umgehen zu müssen.

6.5.1 (K)ein sicherer Ort

Eine Erfahrung prägt queere Menschen überall: Du weißt nie mit Sicherheit, ob das ein sicherer Ort sein wird. Werde ich hier akzeptiert? Muss ich mit negativen Kommentaren rechnen? Oder schlimmerem? Um uns ein Bild über die Sicherheit von Menschen und Orten zu machen, lesen wir Zeichen, Verhaltensweisen oder Stimmungen unserer Mitmenschen – bewusst und unbewusst. Haben sie sich offen positioniert für die Rechte von queeren Menschen? Sind andere Personen offen queer? Wird geschlechtergerechte Sprache verwendet? Nennt eine Person ihre Pronomen oder fragt nach meinem? Hängt vielleicht eine Regenbogenflagge irgendwo?

Das gilt auch im Arbeitskontext. Wenngleich sich viele Unternehmen und Einrichtungen »Diversity« auf die Fahnen schreiben, hält das noch lange nicht Einzug in die Unternehmenskultur – geschweige denn bei allen dort arbeitenden Menschen. Zum Beispiel: Beim Mittagessen erzählt eine Kollegin, dass sie einer jungen Patientin gesagt habe, dass in der Jugend jeder Mensch auf der Suche sei und sie deswegen nicht denken müsse, sie sei bi. Bei einer Fallbesprechung beschreibt ein Kollege geschlechtsangleichende Maßnahmen als Amputation und Verstümmelung. Auf der Zugfahrt schimpft eine Kollegin darüber, dass schwule Paare mit Leihmutterschaft Frauen in Indien ausbeuten. Beim Pride-Kaffee sagt eine Kollegin, dass es ja auch einfach ein Kaffee für alle sein könnte, warum denn Pride? Und dann natürlich die Diskussion über genderneutrale Toiletten – obwohl das Personal-WC seit eh und je für alle Mitarbeitenden – also genderneutral – ist. Ganz zu schweigen von dem regelmäßigen Misgendern, dass meine TIN-Patient*innen erleben. They/them wird schon mal gar nicht benutzt, auch wenn ich meinen Kolleg*innen die Pronomen jedes Mal kommuniziere. Es gibt auch keinen dritten Geschlechtseintrag im System (dieser Psychiatrie und des Schweizer Staates).

Selbst wenn ein Unternehmen inklusive Ziele verfolgt, diese explizit in Leitlinien formuliert oder Anlaufstellen für diskriminierte Gruppen hat, so heißt das dennoch nicht, dass es nicht zu Diskriminierung am Arbeitsplatz kommt. Eine Studie vom Institut für Diversity- und Antidiskriminierungsforschung zeigt, dass 80 % der queeren Arbeitenden schon Diskriminierung am Arbeitsplatz erlebt haben (Frohn & Heiligers, 2024).

Eine eigene Erfahrung

Mit schwitzigen Händen schließe ich meine Bürotür. Während ich auf die Tür des Aufenthaltsraums zugehe, klopft mein Herz. Wieso bin ich so nervös? Wovor habe ich Angst? Schon den ganzen Vormittag drehen sich meine Gedanken im Kopf um den Mitarbeitenden-Anlass meines Arbeitsgebers anlässlich des Pride Monats – der erste seiner Art in diesem Unternehmen. Was, wenn niemand kommt? Was, wenn sie nur kommen, um mich zu verurteilen? Was, wenn wieder so viele abwertende Kommentare, so viele mühsame Diskussionen kommen?

Ich öffne die Tür. Der Raum ist voll. Überall sitzen Menschen und unterhalten sich friedlich. Das Café-Team hat Regenbogenkuchen gebacken. Ich atme tief aus. Langsam entspannt sich etwas in mir. Ich setze mich an einen freien Platz. Immer noch zittrig. Die Leitung sagt ein paar Worte darüber, dass dem Unternehmen Diversität für alle wichtig ist. Dann gibt es Kaffee und Regenbogengebäck. An meinem Tisch gibt es eine Unterhaltung über trans Frauen und Toiletten. Ich ergreife Partei und kläre auf. Es fühlt sich richtig an. Es fühlt sich wichtig an. Es fühlt sich anstrengend an.

Nach einer knappen Stunde ist es vorbei. Ich gehe zurück in mein Büro. Und da beginnt mein Hirn das Ganze zu verarbeiten. Warum war ich so nervös? Erst da merke ich, dass ich ja gar nicht »out« bin auf der Arbeit. Warum eigentlich nicht? Ich habe nicht den Eindruck, dass ich Angst vor negativen Konsequenzen haben müsste. Aber richtig sicher bin ich mir auch nicht, ob mein Coming-out positiv aufgenommen wird. Es schien kein natürlicher Prozess zu sein, dass ich einfach offen von meiner Partnerin und meinem Partner erzähle. Woran liegt das? Ist mein Arbeitsplatz denn kein Safer Space?

Ich lasse mir die Anzeichen durch den Kopf gehen. Die Gespräche beim Mittagessen. Die Kommentare gegenüber meinen TIN-Patient*innen. Das Misgendering. Ein spezifisches Diversitätsprogramm oder eine LGBTIAQ-Sprechstunde gibt es nicht. Geschlechtergerechte Sprache wurde verboten.

6.5.2 Es geht auch um mich

Mir dämmert langsam, dass es bei meinen bisherigen Bemühungen für queersensibles Arbeiten nicht nur um meine Patient*innen geht, es geht auch um mich. Das ist auch persönlich. Das erklärt auch meine Emotionen bei diesem Pride Event. Und was mache ich jetzt mit dieser Erkenntnis? Ich muss mir überlegen, wie ich mich positionieren will. Soll ich mich outen? Soll ich klar machen, dass es auch um mich geht? Oder soll ich mich weiter quasi unter dem Schutzmantel »für unsere queeren Patient*innen« verstecken?

Gerade in der Psychiatrie und Psychotherapie ist das keine leichte Frage. Verschiedene Schulen streiten sich darüber, ob Psychotherapeut*innen absolut neutral auftreten oder auch gezielt persönliche Inhalte in der Therapie teilen dürfen (Sonnenmoser, 2010). Dass unsere persönliche Geschichte in der therapeutischen Arbeit eine Rolle spielt, ist unbestritten. Die Frage ist eher, wie wir damit umgehen sollen. Sollte Persönliches zurückgehalten oder aktiv genutzt werden? Auf Webseiten von Psychotherapeut*innen finden sich häufig persönliche Angaben. »Ich bin seit so und so vielen Jahren mit meinem Mann verheiratet« oder »Ich habe zwei erwachsene Söhne«. Ein cis-heteronormatives Coming-out scheint also kein Problem zu sein. Kann ich genauso unverkrampft von meinen zwei Partner*innen und unserer verwöhnten Katze schreiben? In der psychotherapeutischen Arbeit habe ich die Antwort für mich gefunden. Bei queeren Personen oute ich mich im Erstgespräch. Einerseits damit sie wissen, dass wir beide Teil dieser Community sind, andererseits damit sie wissen, aus welcher Erfahrungswelt ich denke, wo sich diese von ihrer unterscheiden könnte und wie dies für die professionelle Arbeit gefiltert ist. Ich bitte sie im gleichen Zug jeweils auch, meine Aussagen kritisch zu hinterfragen und mich darauf hinzuweisen – auch ich bin nur ein Mensch, fehlbar und biased.

Als Mitarbeiterin ist das Vorgehen weniger klar. Mir ist keine Forschung bekannt und ich kann mich nicht erinnern, dass in irgendeiner Ausbildung darüber gesprochen wurde, wie man mit persönlichen Anteilen im Arbeitskontext umgehen soll. Für viele Menschen ist die Frage vielleicht völlig klar. Natürlich erzählen sie beim Mittagstisch von ihren Kindern oder dass sie mit ihrem Ehemann wandern waren. Dass sie für ihre Erzählungen kritisiert oder zurückgewiesen werden, ist unwahrscheinlich. Für queere Menschen ist das eben nicht ganz so einfach.

Die Entscheidung ist für mich jetzt klar – all in. Ich werde mich nicht mehr verstecken. Ich mache transparent, dass es dabei auch um mich geht. Ja, das macht Angst, und ja, es könnte negative Konsequenzen haben. Gleichzeitig bin ich in einer privilegierten Position. Ich habe eine Festanstellung. Eine gute Ausbildung. Ich werde als cis-hetero Frau gelesen. Ich bin straight-sized[1] und einigermaßen normschön. Ich bin weiß, in der Schweiz geboren und aufgewachsen und meinen Nachnamen können die meisten hier ohne Probleme aussprechen. Ich kann es mir besser erlauben als viele andere, mich zu outen und mich für mich und für meine queeren Geschwister einzusetzen. Also los geht's.

Ich schreibe eine E-Mail an den CEO und die Kommunikationsabteilung, in der ich beschreibe, was das Verbot von geschlechtergerechter Sprache bei mir als queerer Mitarbeiterin ausgelöst hat. Meine Existenz ist sprachlich nicht nur inexistent, sondern verboten – aus Gründen der »Lesbarkeit«. Ich ergänze mit Studien und Erfahrungen meiner trans und nicht-binären Patient*innen. Die Reaktionen sind ernüchternd. Dann oute ich mich bei meinem Team. Die Reaktionen sind größtenteils positiv bis indifferent (»Mir doch egal mit wem du ins Bett gehst« etc.). Im Verlauf des Jahres nach diesem einen Pride Anlass trete ich auch in der Öffentlichkeit offen queer auf. Ich gebe Interviews fürs *Zürich Pride Magazin*. Die Reaktionen sind neutral bis positiv. Ich fühle mich besser, entspannter, aber auch verletzlicher.

6.5.3 Inoffizielles und unbezahltes Sprachrohr für LGBTIAQ*-Fragen

Was bisher geschah … Mittlerweile bin ich quasi die Ansprechperson für queere Themen geworden. Schon zuvor habe primär ich Anmeldungen mit Fragen zu Geschlecht, trans und nicht-binären Identitäten und Anfragen für queersensible Therapie übernommen. Jetzt kommen aber auch immer

1 Straight-sized beschreibt Personen mit Kleidergröße XS bis L, die in einem gewöhnlichen Kleiderladen üblicherweise Kleider in ihrer Größe finden, im Unterschied zu Personen mit Größe XL oder höher.

mehr Mitarbeitende mit Fragen zu mir. Wie spreche ich eine nicht-binäre Person an? Was muss ich beachten bei Begleitung einer Transition? Wie stehst du zu geschlechtsangleichenden Maßnahmen?

Ich freue mich über diese Anfragen. Es gibt mir ein Gefühl von Fortschritt und der Möglichkeit, die Situation für queere Mitarbeitende und Patient*innen zu verbessern. Gleichzeitig finde ich es aber auch schwierig. Queere Menschen sind nicht qua ihrer Queerness Expert*innen für dieses Thema. Ich habe mich in diese Themen eingelesen, eingehört und professionalisiert – in meiner Freizeit. Und ich gebe das Wissen gerne weiter – auch unbezahlt. Strukturell habe ich aber weiterhin kaum Rückendeckung. Keine Anlaufstellen, wenig Verbündete, mehr unbezahlte emotionale und inhaltliche Arbeit. Es gibt weiterhin keine offizielle Anlaufstelle für Diversität und Diskriminierung, keine Spezialsprechstunde und kein Gendersternchen. Wer stützt mir meinen Rücken? Wo gehe ich hin mit meinen Unsicherheiten? Und wo wird diese Zusatzarbeit eigentlich vergütet? Viele queere Menschen machen Aufklärungsarbeit. Zusätzlich zu ihrer Erwerbsarbeit. Und zusätzlich zu den zusätzlichen Belastungsfaktoren, denen sie ausgesetzt sind (Frohn & Heiligers, 2024). Ein trans Patient, den ich therapeutisch begleite, hat dazu folgendes gesagt:

> »Ich persönlich bin voll bereit dazu, auch etwas Pionierarbeit hier in [dieser ländlichen Gegend] zu machen. Ich merke leider vermehrt Transfeindlichkeit hier in [dieser ländlichen Gegend] als zum Beispiel in Zürich [sehr urban für Schweizer Verhältnisse]. Das kommt wahrscheinlich auch davon, dass man noch nicht so viele Berührungspunkte mit dem Thema gehabt hat. Viele von denen, die ich bis jetzt kennengelernt habe und die am Anfang sehr viele Vorbehalte gehabt haben, haben jetzt durch mich, der offener ist als viele andere […] mehr Berührungspunkte, dadurch werden sie offener und aufgeschlossener.«

Diese persönlichen Beispiele aus dem Alltag von queeren Personen sollen verdeutlichen, in welchem Spannungsfeld wir häufig stehen zwischen eigener Position, Alltag, Aktivismus, Kollegialität und Abhängigkeiten. Das Navigieren von cis-heteronormativen Strukturen erfordert einen hohen Grad an Kompetenz, Reflexion, Recherche und Strategien, für den wir meist wenig bis keine strukturellen und finanziellen Ressourcen zur Verfügung gestellt bekommen. Dieses Engagement machen wir nicht aus Freude und Freiwilligkeit, sondern weil es dieses Engagement braucht, damit ein Arbeitsumfeld geschaffen wird, in dem wir sicher, produktiv und gesund arbeiten können. Wir würden uns wünschen, dass wir dieses Engagement nicht alleine leisten müssten, sondern dass sich Arbeitgeber*innen, Institutionen, Staat und Belegschaft ihrerseits engagieren und Ressourcen zur Verfügung stellen. Einige Möglichkeiten haben wir zuvor bereits genannt, wie z. B. eine offiziell kommunizierte und gelebte klar queerfreundliche Haltung, Anlaufstellen für Antidiskriminierung, Arbeitskreise, Supervision und (externe) Fachberatungsstellen. Engagement zeigt sich aber auch am Mittagstisch, wenn sich – gerade privilegiertere cis-hetero Personen – gegen queerfeindliche Aussagen positionieren, beim Benutzen von Pronomen in Vorstellungsrunden, geschlechtergerechter Sprache in Berichten oder einer E-Mail an die Geschäftsleitung mit Kritik und Verbesserungsvorschlägen in Solidarität mit den queeren Mitarbeitenden.

Literatur

Debus, K. (2014). Rechtsextremismus als Suche nach Handlungsfähigkeit? Subjektive Funktionalität von Verhalten als Ausgangspunkt von Rechtsextremismusprävention. In V. Laumann & K. Debus (Hrsg.), *Rechtsextremismus, Prävention und Geschlecht. Vielfalt_Macht_Pädagogik* (2. Aufl., S. 61–94). Arbeitspapier (No. 302) der Hans-Böckler-Stiftung.

Frohn, D. & Heiligers, N. (2024). Out im Office?! Die Arbeitssituation von LSBTIQA* Personen in Deutschland. IDA | Institut für Diversity- und Antidiskriminierungsforschung. https://www.diversity-institut.info/wp-content/uploads/2024/05/IDA_2024_Studie_LSBTIQA_2024_04_19.pdf

Sonnenmoser, M. (2010). Ethik in der Psychotherapie: Selbstoffenbarung – Vom Kunstfehler zur Methode. *Deutsches Ärzteblatt PP, 4,* 177–179.

Biografische Notizen

Fabienne Forster, Dr. phil., ist promovierte Fachpsychologin für Psychotherapie (FSP) und Paartherapeutin (CAS). Neben ihrer Approbation zur eidgenössisch anerkannten Psychotherapeutin am Klaus-Grawe-Institut Zürich verfügt sie über Weiterbildungen in Traumatherapie und dialektisch-behavioraler Therapie. Psychotherapeutisch liegt ihr Schwerpunkt auf der Begleitung von Menschen mit gynäkopsychiatrischen und queersensiblen Anliegen. Außerdem leitet sie ein Forschungsprojekt zur Psychotherapie psychisch erkrankter Eltern und ist freiberuflich als Dozentin und Autorin tätig. Sie ist eine bi-poly cis Frau und ist unter anderem Mitglied beim Verein der queeren Menschen in der Psychologie und der Lesbenorganisation Schweiz. Kontakt: https://www.psygesund.com und fabienne.forster@psygesund.com

Jana Haskamp (sie/ihr), M. A. Angewandte Sexualwissenschaft, arbeitet als systemische Therapeutin (SG) und Beraterin mit queeren, trans und nicht-binären Einzelpersonen und

Paaren in Berlin-Neukölln. In der therapeutischen und beraterischen Arbeit verbindet sie systemische, psychodynamische und emotionsfokussierte Ansätze. Als Bildungsreferentin und Sexualpädagogin arbeitet sie mit Multiplikator*innen zu Verschränkungen von lsbtiq+ Lebensweisen, Verbündetenschaft, Queerfeindlichkeit, Antifeminismus, Sexualität, sexualisierter Gewalt und zu queersensibler Beratung und Therapie. Als Bildungsreferentin ist sie auch für Dissens – Institut für Bildung und Forschung e.V. tätig. Beruflich und privat interessiert sie sich für lesbische und queere Bewegungsgeschichte, queere Elternschaft, Beziehungssexualität und -gestaltung, Bindungs- und Traumatheorien, Therapie-Verfahren und Biografien von anderen Klassenübergänger*innen. Website: https://www.janahaskamp.de und E-Mail: janahaskamp@posteo.de

6.6 Einblicke in machtkritische Beratung

Ein Interview mit Clara Thoms

Jana Haskamp

*Clara Thoms arbeitet als Einzel-, Paar- und Poly-Beraterin, Supervisorin und Coach in Berlin und erläutert in dem Interview, was es für sie bedeutet, machkritisch zu beraten. Dabei geht es um machtkritische Perspektiven in der Beratung zu Sexualität und Partner*innenschaft, um die Rolle von geteilten Positionierungen zwischen Berater*in und Klient*in und die Frage nach Allparteilichkeit vor dem Hintergrund eines diskriminierungs- und gewaltkritischen Beratungsansatzes. Machtkritische Beratung als Beratungsansatz ist aus Antidiskriminierungsbewegungen entstanden und wird gerne von Personen in Anspruch genommen, denen ein Verständnis von gesellschaftlichen Machtverhältnissen und eine daraus informierte diskriminierungssensible und -kritische Haltung von Berater*innen – nicht zuletzt aufgrund von eigenen Diskriminierungserfahrungen der beratenen Personen – wichtig ist.*

JH: Hi Clara, schön, dass du da bist. Magst du dich vorstellen?

CT: Ich bin Clara Thoms, Pronomen sie/dey. Ich bin trans Femme, nichtbinär, weiß und deutsch positioniert, werde nicht beHindert, bin Mittelklasse sozialisiert. Ich arbeite seit 2015 in der Lesbenberatung Berlin e. V. und mache da psychosoziale Beratung und leite eine Gruppe für junge queere Erwachsene. Seit ein paar Monaten arbeite ich zusätzlich selbstständig und biete Paar- und Poly-Beratung, Einzelberatung, Supervision und Coaching an. Ich habe einen systemischen Background und arbeite auch sehr gerne systemisch. Und ich versuche so gut es geht aus meiner Positionierung heraus machtkritisch und diskriminierungssensibel zu arbeiten.

JH: Was bedeutet es für dich, machtkritisch und diskriminierungssensibel zu beraten?

CT: Das erste, was mir wichtig ist, wenn sich Menschen bei mir melden, die z. B. eine Paarberatung machen wollen, ist, dass ich meine Positionierung transparent mache und anerkenne, dass meine Perspektive und Erfahrung begrenzt ist. Und dass ich, je nachdem mit welchem Anliegen Menschen kommen, weiterverweise. Wenn z. B. rassismuserfahrene Menschen kommen, weise ich darauf hin, dass ich als weiße Person keine Rassismuserfahrungen mache, dass ich weiße Privilegien habe und dass beides in dem, was ich aus eigener Erfahrung nachvollziehen kann und wie ich zu Themen arbeite, eine Rolle spielt. Ich thematisiere das im Erstgespräch und teile den Klient*innen mit, dass sie jederzeit Feedback zu meiner Arbeit geben können. Das verbindet für mich das systemische und das machtkritische Arbeiten miteinander.

Ich denke nicht, dass ich besser weiß, was andere Menschen erleben, wie ihre Lebensrealität aussieht, wie sie mit ihren Themen und Anliegen umgehen oder was für sie funktioniert und was nicht. Ich versuche da konstruktivistisch[1] nicht davon auszugehen, dass es eine objektive Perspektive auf Realität, Themen und Dynamiken gibt. Ich arbeite aus einer Position des Nicht-Wissens heraus und versuche Vorannahmen möglichst zu vermeiden. Wenn Vorannahmen bei mir auftreten, reflektiere ich sie und helfe sie nicht meinem Gegenüber über[2]. Das ist ein Prozess und ich verstehe mich darin als lernend und Fehler machend.

Die andere Sache, die mir wichtig ist, ist, dass ich versuche, den Kontext eines Anliegens vor dem Hintergrund von struktureller Diskriminierung miteinzubeziehen. Ich erkenne an, dass bestimmte Probleme dadurch entstehen, dass strukturelle Dinge sich personalisiert ausdrücken, z. B. in Liebesbeziehungen und anderen Formen von Beziehungen. Ich gebe das Wissen, was ich darüber habe, in die Beratung mit hinein und lade Klient*innen ein, den strukturellen Kontext miteinzubeziehen. Damit möchte ich vermeiden, dass der Eindruck bei ihnen entsteht, dass sie etwas individuell nicht hinbekommen, was tatsächlich mit strukturellen Ausschlüssen zu tun hat.

Wenn ich z. B. zum Thema Polyamorie arbeite, versuche ich ein-

1 Konstruktivistisch bedeutet, dass jeder Mensch die eigene Realität subjektiv wahrnimmt, da die individuelle Wahrnehmung von persönlichen Erfahrungen beeinflusst wird.

2 = aufzudrängen

zubringen, dass es unterschiedlich ist, wer als wie begehrenswert empfunden wird aufgrund von strukturellen Ausschlüssen wie Fettfeindlichkeit, Rassismus, Lookismus, Ableismus, Klassismus, Transfeindlichkeit oder Transmisogynie. Alle Diskriminierungsformen können da wirken, und das bedeutet, es kann einen Unterschied machen, wenn Partner*innen unterschiedlich positioniert sind und beim Dating als unterschiedlich begehrenswert empfunden werden.

Auf der anderen Seite versuche ich, Menschen in Paar- bzw. Poly-Beratung dabei zu begleiten, Wege zu finden über diese unterschiedliche Positionierung gut zu kommunizieren und sich z. B. kritisches Feedback zu geben. Oder herauszufinden, was Menschen, die mehr Privilegien haben, brauchen, um Feedback anzunehmen.

Manchmal erarbeiten wir auch, welche Handlungsoptionen Menschen haben, die mehr Diskriminierung erfahren, um sich innerhalb der Beziehung handlungsfähig zu fühlen. Das soll dem entgegenwirken, sich ausgeliefert zu fühlen und darauf zu hoffen, dass der*die Partner*in ihre Perspektive von sich aus anerkennt. Menschen können sich als selbstwirksam erleben, wenn sie merken, dass ihr Verhalten Einfluss darauf nehmen kann, wie mit einer Diskriminierungserfahrung umgegangen wird. Das kann z. B. so aussehen, dass eine Person es anspricht, wenn ihr*e Partner*in ihr gegenüber cis-normative oder transfeindliche Zuschreibungen geäußert hat, unabhängig davon, welche Reaktion das bei dem*der Partner*in auslöst.

Ich versuche also in meinen Beratungssitzungen eine Kommunikation über Machtdifferenzen zu begleiten und möglich zu machen. Ohne diese wegzuwischen und ohne dass in der Beziehung eine Hierarchie entsteht, in der die Person, die mehr Diskriminierung erfährt, dadurch viel vorgibt und in der Beziehung in eine dominante Position gerät. Und ohne dass die Person, die mehr Privilegien hat, sich schuldig fühlt und unterordnet. Weil das nicht dazu führt, dass sich Menschen über Machtdifferenzen hinweg auf Augenhöhe begegnen. Ich glaube, das ist ein Stück weit nur begrenzt möglich, aber das ist schon eine Zielrichtung für mich. Dass über diese Machtdifferenzen hinaus eine reale Begegnung, mit allem was Menschen mitbringen, stattfinden kann. Das liegt nicht komplett in meiner Hand, das liegt vor allem in der Hand der Klient*innen, aber das ist die Zielrichtung, die ich verfolge.

JH: Welche Rolle spielen geteilte Positionierungen von Berater*in und Klient*innen dabei? Sind sie eine Voraussetzung für machtkritische Beratung?

CT: Das ist ja auch die Frage bei professioneller Peer-to-Peer-Beratung. Ich frage mich immer, ist eine geteilte Positionierung überhaupt möglich? Wenn ich nicht nur zwei Identitätskategorien betrachte, sondern mir drei oder vier anschaue, gibt es selbst da schon viele Unterschiede. Peer-to-Peer heißt, ich setze einen gewissen Fokus auf ein oder zwei Identitätsmerkmale, z. B. wir sind beide transweiblich. Aber es gibt ja noch viel mehr Zugehörigkeiten. Ich versuche diese Dinge in ihrem Zusammenwirken in den Blick zu nehmen. Dazu kommen dann noch die persönliche Biografie und die jeweils unterschiedlichen Umgangsweisen mit gleichen Diskriminierungsformen. Da komme ich sehr schnell dahin zu sagen, egal wer mein Gegenüber ist, ich kann erstmal nicht wissen, welche Erfahrungen die andere Person macht.

Und dennoch denke ich, wenn wir von ähnlichen strukturellen Diskriminierungen betroffen sind, gibt es Gemeinsamkeiten in den Erfahrungen. Manchmal gibt es Gemeinsamkeiten zwischen unterschiedlichen Diskriminierungsformen, weil diese strukturell ähnlich funktionieren, bis zu einem gewissen Punkt hin. Es wird spezifischer, wenn es darum geht, was das in der jeweiligen Biografie konkret im Alltag und z. B. für die Beziehung bedeutet, wie beide Personen jeweils mit ihrer Positionierung umgehen. Es wird dann so komplex, dass ich denke: Ich kann nicht wissen, was mein Gegenüber braucht, erlebt oder durchmacht.

Zum Beispiel gibt es Menschen, die Klassismus-Erfahrungen im Aufwachsen machen, aber unterschiedlich damit umgehen. Eine klassismusbetroffene Person lehnt den Leistungsdruck im Zusammenhang mit dem Geldverdienen später im Leben stark ab, und einer anderen klassismusbetroffenen Person ist es wichtig, erfolgreich zu sein, weil die knappen finanziellen Ressourcen beim Aufwachsen belastend waren. Der Umgang von einer klassismuserfahrenen Person kann eine andere klassismuserfahrene Person mit einem anderen Umgang emotional aktivieren. Und das kann auch innerhalb von Beziehungen der Fall sein.

Als transweibliche Person kann ich eine andere transweibliche Person beraten, die einen ganz anderen Umgang mit Transmisogynie hat, als ich ihn habe. Sie benutzt z. B. andere Selbstbezeichnungen und begreift sich selbst anders. Es kann auch sein, dass eine Ähnlichkeit in manchen Fällen dazu führt, dass es mir schwerfällt, bei meinem Gegenüber bestimmte Dinge wahrzunehmen. Das würde mir vielleicht bei einer Person nicht passieren, bei der ich das Gefühl habe, die ist von der Identität ein Stück weiter weg.

JH: Im systemischen Arbeiten werden Neutralität und Allparteilichkeit angestrebt. Was bedeutet es für macht- und gewaltkritische Beratung, neutral und allparteilich zu sein?

CT: Es kommt natürlich drauf an, um welche Form von Gewalt oder Diskriminierung es sich handelt. Es gibt Formen von Diskriminierung, die verletzend sind, aber ein gewisses Maß nicht überschreiten, sondern eher mit einem Mangel an Bewusstsein über die Erfahrungswelt der anderen Person zu tun haben. Bei diesen Formen würde ich mit einer Person, die innerhalb ihrer Beziehung Diskriminierung von dem*der Partner*in erlebt, erstmal daran arbeiten, sich anders dazu mitzuteilen. Wie kann die Person, die mehr Privilegien hat, mehr nachfragen, sich darum kümmern, sich selbst weiterzubilden und mehr Wissen anzueignen? Und wie kann eine Form von Kommunikation zwischen den Beteiligten etabliert werden, bei der es möglich ist, Diskriminierungserfahrungen innerhalb der Beziehung anzusprechen?

Wenn es stärkere Formen von Diskriminierung oder Gewalt werden, in denen es in Richtung Manipulation und psychische oder physische Gewalt geht, dann würde ich die Personen nicht gemeinsam beraten. Ich würde einer der Personen ein Einzelberatungssetting anbieten und die andere Person kann sich in ein anderes Setting begeben.[3]

Und ich denke es ist wichtig, nicht im Sinne von Bestrafung mit der gewaltausübenden Person zu arbeiten, sondern eher im Sinne von »Transformativer Gerechtigkeit«. Das ist ein Ansatz, der aus marginalisierten Schwarzen und PoC-Kontexten aus den USA kommt. Dabei geht es darum, dass es anderer Formen im Umgang mit Gewalt und Diskriminierung bedarf, die nicht über staatliche Institutionen organisiert sind.

In meiner Beratungsarbeit, so wie ich sie leiste, braucht es einen

3 Siehe auch Kapitel 5.10.

Veränderungswillen von der Person, die Gewalt ausübt. Es ist allparteilich, wenn ich auch auf der Seite der gewaltausübenden Person bin, weil ich sage, dass es darum geht, die Person dabei zu unterstützen, die Gewaltausübung zu minimieren bzw. komplett zu beenden. Soweit das geht in diesen Strukturen, in denen wir leben und mit dem, was wir alle verinnerlicht haben.

Wenn ich gewaltausübende Personen berate, dann geht es oft darum, was dazu geführt hat, dass die Person sich auf diese Art und Weise verhalten hat und Grenzen überschritten hat. Oft fühlen Personen sich in diesen Momenten als Betroffene und in der Opferrolle. Dann arbeiten wir daran, was sie bräuchten, um sich emotional nicht in diese Rolle hineinzubegeben. Es geht nicht darum, Gewaltausübung zu legitimieren, zu entschuldigen oder wegzuerklären. Sondern es geht darum, wirklich hinzuschauen und zu klären, welche Bedingungen dazu beitragen, dass es einer Person möglich wird, ihr Verhalten zu ändern.

Wir verlieren ein Stück Menschlichkeit, wenn wir uns diskriminierend oder gewaltvoll verhalten. Wir begegnen uns dann nicht mehr auf Augenhöhe. Aus der eigenen Erfahrung als weiße Person verliere ich ein Stück weit meine eigene Menschlichkeit, wenn ich mich rassistisch verhalte, und auch die von meinem rassismuserfahrenen Gegenüber, weil ich nicht mehr präsent bin als ein Gegenüber. Weil ich mich in der Hierarchie überordne. Natürlich ohne es zu wollen, aber dennoch.

Es ist wichtig, Menschen dabei zu unterstützen, ein eigenes Interesse daran zu entwickeln, ihr diskriminierendes Verhalten zu reflektieren und abzubauen. Nicht nur für andere, die die Diskriminierung erfahren. Einen eigenen Antrieb, etwas für sich daraus zu ziehen, daran zu arbeiten.

JH: Was bedeutet Machtkritik in Bezug auf Beratung zu Sexualität?

CT: Mein Ansatz ist erstmal, dass partner*innenschaftliche Sexualität in Verbindung mit allen anderen Teilen einer Beziehung steht, die Menschen miteinander führen, sie ist nicht losgelöst davon. Allein das ist schon etwas, was einem gängigen gesellschaftlichen Mythos widerspricht: Der »Hollywood-Vorstellung«, dass es Anziehung zwischen Menschen gibt und dann alles einfach funktioniert, und dass Machtstrukturen damit gar nichts zu tun haben.

Machtstrukturen spielen in Sexualität und Begehren mit rein und das kann sich auf verschiedenen Ebenen auswirken. Zum Beispiel, wer wie gut sprachfähig darin ist, die eigenen Wünsche und Bedürfnisse zu äußern. Oder ob Menschen das Gefühl haben, dass sie ein Recht auf Lust, tolle Gefühle und einen Orgasmus haben.

Wenn Menschen in polyamourösen Beziehungen eine Primärbeziehung haben und außerhalb davon daten oder mit anderen spielen, wer wird dann wie attraktiv und begehrenswert empfunden? Was macht das in der Beziehung miteinander? Wie begehrenswert empfinde ich meinen eigenen Körper, wie frei kann ich mit meinem eigenen Körper umgehen? Wenn ich als trans Person vermittelt bekomme, dass mein Körper nicht so attraktiv wie der von cis Personen sei, dann macht das natürlich etwas damit, wie frei und offen ich nackt sein und mich zeigen kann, ohne dass ich mich schäme oder dass verinnerlichte Diskriminierungsstrukturen zum Tragen kommen. Natürlich gibt es auch trans Menschen, die damit weniger oder keine Schwierigkeiten haben, aber die kommen dann nicht in die Beratung.

Ein weiterer Aspekt ist, inwiefern Klient*innen Erfahrungen mit Grenzüberschreitungen haben machen müssen. Es ist strukturell, welche Menschen in der Gesellschaft mehr Grenzüberschreitungen erleben. Je mehr Diskriminierungserfahrungen zusammenkommen, desto wahrscheinlicher ist es, dass Menschen Gewalt erfahren. Und das wirkt darauf ein, inwieweit ich mich unbefangen und offen in der Sexualität bewegen kann. Da kann es sinnvoll sein, Menschen, die unterschiedlich positioniert sind, dabei zu helfen, gute Wege zu finden, darüber zu kommunizieren. Ohne dass die Person, die mehr Diskriminierungserfahrungen machen musste, das Gefühl bekommt, dass mit ihr etwas nicht in Ordnung ist oder sie mit ihrer Sexualität offen und frei umgehen können müsste. Weil es oft strukturelle Gründe sind, wegen denen das nicht leichtfällt.

Auch in Bezug auf polyamouröse Beziehungen halte ich es für wichtig, hinzuschauen, wer einen leichteren Zugang dazu hat, polyamourös zu leben und Beziehungen zu führen. Ich glaube, das ist etwas, was manchmal übersehen wird. Dass Positionierungen und externe Stressoren unterschiedliche Beziehungsmodelle für Menschen unterschiedlich leicht oder schwer gestalten können.

JH: Was stärkt dich in deiner Arbeit und gibt dir Kraft, weiterzumachen?

CT: Für mich ist diese Arbeit sinnstiftend. Das eine, was mir guttut, ist, Menschen begleiten zu dürfen. Mitzubekommen, dass sie positive Veränderungen für sich erreichen können. Das ist auch nicht immer möglich, manchmal geht es nur darum, dass Menschen den Status quo halten, da sie an den belastenden strukturellen Bedingungen wenig verändern können. Dabei ist Austausch mit anderen Praktiker*innen auf jeden Fall wichtig.

Ich bin überzeugt davon, dass Veränderung im positiven Sinne möglich ist und dass wir alle sehr viel Potenzial mitbringen. Es ist schön für mich, Menschen dabei zu unterstützen, einen Zugang zu ihren eigenen Ressourcen, ihrem eigenen Potenzial zu bekommen. Es hilft natürlich auch, dass ich damit Geld verdiene (lacht), im Kapitalismus drückt sich Wertschätzung leider oft finanziell aus.

Und ich glaube, ich habe etwas anzubieten, was fehlt oder wozu es noch nicht so viel gibt. Ich habe den Eindruck, dass immer wieder Menschen zu mir kommen, die sagen, dass sie eine Person mit einem diskriminierungskritischen Ansatz gesucht haben. Und dass sie wertschätzen, was ich an Erfahrung, Wissen und Positionierung mitbringe. Da habe ich dann das Gefühl, ich habe etwas zu geben. Und das gespiegelt zu bekommen, ist schön und gibt mir Motivation.

JH: Toll. Vielen Dank, Clara!

Biografische Notizen

Clara Thoms (sie/dey) ist Systemische Supervisorin i. A., Systemische Therapeutin (SG) und Social Justice und Diversity Trainerin (FH Potsdam). Dey arbeitet vor allem in Berlin-Neukölln und bietet machtkritische Systemische Therapie und Beratung für Paare, Poly-Konstellationen, Familien und Einzelpersonen sowie Supervision und Coaching für Teams und Gruppen an. Seit 2015 arbeitet sie außerdem als psychosoziale Beraterin und Gruppenleitung in einer queeren Beratungsstelle in Berlin. Clara ist trans weiblich, nicht-binär, dyadisch, weiß, deutsch, Mittelklasse und wird nicht beHindert. Homepage: https://clarathoms.de und E-Mail: mail@clarathoms.de

Jana Haskamp (sie/ihr), M. A. Angewandte Sexualwissenschaft, arbeitet als systemische Therapeutin (SG) und Beraterin mit queeren, trans und nicht-binären Einzelpersonen und Paaren in Berlin-Neukölln. In der therapeutischen und beraterischen Arbeit verbindet sie systemische, psychodynamische und emotionsfokussierte Ansätze. Als Bildungsreferentin und Sexualpädagogin arbeitet sie mit Multiplikator*innen zu Verschränkungen von lsbtiq+ Lebensweisen, Verbündetenschaft, Queerfeindlichkeit, Antifeminismus, Sexualität, sexualisierter Gewalt und zu queersensibler Beratung und Therapie. Als Bildungsreferentin ist sie auch für Dissens – Institut für Bildung und Forschung e. V. tätig. Beruflich und privat interessiert sie sich für lesbische und queere Bewegungsgeschichte, queere Elternschaft, Beziehungssexualität und -gestaltung, Bindungs- und Traumatheorien, Therapie-Verfahren und Biografien von anderen Klassenübergänger*innen. Website: https://www.janahaskamp.de und E-Mail: janahaskamp@posteo.de

6.7 Wissen, Haltung und Methodik

Jana Haskamp & Alexander Hahne

In der im Hinblick auf Trans und Nicht-Binarität sensiblen Sexual- und Paarberatung bilden Wissen, Haltung und Methodik[1] *die Basis des beraterischen Arbeitens. Dazu zählen beispielsweise grundlegende Kenntnisse über Beziehungsgestaltung und -formen in trans und queeren Communitys, Haltungsfragen im Zusammenhang mit einer affirmativen und respektvollen beraterischen Beziehung und ein sicherer Umgang mit Methoden, der Verletzungspotenziale reduziert. Dieser Beitrag zeigt wichtige Bestandteile dieses Dreiklangs auf und setzt sie ins Verhältnis zueinander.*

6.7.1 Wissen

6.7.1.1 Alternative Formen der Wissensproduktion

Wissen und Inhalte über die Körper, Beziehungen und Sexualitäten von trans und nicht-binären Personen werden heute mehr denn je in trans und nicht-binären Communitys produziert und über diese Communitys hinaus konsumiert (Hamm, 2020, S. 44–46). Neben der Arbeit professioneller Fortbildner*innen aus den Communitys, die Wissen weitertragen, findet eine informelle Wissensweitergabe unter Peers statt: Trans und nicht-binäre Personen beraten und bilden einander digital auf Social Media, in Online-Foren und -Gruppen oder in Präsenz auf Events wie Workshops,

1 Das Konzept von »Wissen, Haltung und Methodik(/Didaktik)« wurde von Katharina Debus im Rahmen des Projekts »Geschlechterreflektierte Arbeit mit Jungen an der Schule als Prävention rechtsextremer Einstellungen und Handlungsmuster« (2009–2012) bei Dissens – Institut für Bildung und Forschung e.V. entwickelt (Debus et al., 2012).

Support- oder Vernetzungsgruppen fort (Jordan, 2022, S. 44–47). Die Beratungslandschaft zu trans und nicht-binären Lebensweisen hat an vielen Stellen mit ehrenamtlicher Mitarbeit begonnen und sich in den letzten 20 Jahren zunehmend professionalisiert.

Auf Blogs wie Tumblr, Plattformen wie YouTube und Reddit sowie auf sozialen Netzwerken wie Instagram (und später auch TikTok) sind trans und nicht-binäre Content Creator*innen aus dem angloamerikanischen Raum seit den 2010er Jahren verstärkt sichtbar. Sie teilen Fotos von ihrer ersten Östrogen-Injektion und erzählen von den körperlichen Veränderungen, die sich seit diesem Zeitpunkt eingestellt haben, beantworten Fragen in einem Live-Video zu ihrem Coming-out oder teilen Videos, wie sie ihre Oberkörper nach der Mastektomie das erste Mal sehen. In den letzten Jahren sind auch deutschsprachige Content Creator*innen und Influencer*innen zunehmend erfolgreich, und Formate wie TikTok, Instagram Reels, YouTube Shorts sind neben Discord und Podcasts als Orte der Wissensproduktion und -verbreitung vermehrt in den Vordergrund getreten.

In der medizinischen, vor allem in der psychiatrischen Geschichte, galt es lange Zeit als unhinterfragte Norm, dass über trans Personen – vor allem aus pathologisierender Perspektive – von communityfernen Forscher*innen geschrieben und gesprochen wurde, aber nicht mit ihnen. Sie wurden wissenschaftlich beforscht und das Wissen über sie wurde akademisch aufbereitet (Middleton, 2022).

Berater*innen können sich heute auf unterschiedlichen Wegen fortbilden und Wissen aneignen. Ein diskriminierungskritischer Umgang mit der eigenen Wissensaneignung bedeutet, kritisch zu hinterfragen, welche Formen, Orte und Akteur*innen der Wissensproduktion gesamtgesellschaftlich Anerkennung (und Finanzierung) erfahren, welches Wissen als weniger ernst zu nehmend betrachtet wird oder sogar unsichtbar ist, und diese Hierarchien offenzulegen und abzubauen (Hoenes & Schirmer, 2019).

6.7.1.2 Wissensbildungsprozesse – communitybasiert und akademisch

Aus diskriminierungskritischer Perspektive benötigen Berater*innen, die mit trans und nicht-binären Klient*innen arbeiten wollen, Wissen über die Lebenswelten und -bedingungen ihrer Adressat*innen, Wissen über geschlechtliche, amouröse, sexuelle und Familien-Vielfalt und über Normierungsprozesse in der cis-heteronormativ strukturierten Gesellschaft. Über Privilegierungs-, Diskriminierungsverhältnisse, Intersektionalität und Mehrfachdiskriminierung informiert zu sein, gehört ebenso dazu wie aktuelle mediale und fachliche Diskurse, rechtliche und institutionelle Bedingungen zu kennen, welche die eigene Arbeit stärken oder erschweren. Es ist nicht ausreichend, alle Klient*innen gleich zu behandeln, ihnen »von Mensch zu Mensch« zu begegnen und ihnen Empathie und Verständnis entgegen zu bringen, damit eine Beratung möglichst auf Augenhöhe stattfinden kann. Um kritisch mit verinnerlichten Normativitäten hinsichtlich Geschlecht, Sexualität, Körpern und Beziehungen umzugehen, die in der Beratung ggf. sichtbar werden und die beraterische Beziehung beeinflussen, müssen diese reflektiert und ins Bewusstsein gebracht werden (Johnson, 2022).

Das reflektierte Hintergrundwissen eines*einer Berater*in ermöglicht es, sich in die Lebenswelt des*der Klient*in einzufühlen und gezielte lebensweltbezogene Fragen stellen zu können. Berichtet ein*e Klient*in mit einer bestimmten Positionierung zum Beispiel von der Angst, Diskriminierung auf einer Dating-App zu erfahren, informiert das kontextuelle Wissen die Fragen, welche die Berater*in zu der geäußerten Angst stellt. In diesem Beispiel zählt dazu ein Grundverständnis von Diskriminierungsformen wie Transmisogynie, Gewichtsdiskriminierung oder anti-asiatischem Rassismus, die als Diskriminierungsformen auf Online-Dating-Plattformen besonders prävalent sind (Middleton, 2022).

Zu einem kritischen Umgang mit Wissensproduktion gehört, erfahrungsbasiertes Wissen von trans und nicht-binären Menschen zu zentrieren und in der Beratung, wenn nötig, einzubringen. Das bedeutet, die anekdotischen Erfahrungen von trans und nicht-binären Menschen ernst zu nehmen und nicht nur akademisch produziertes Wissen zu recherchieren, priorisieren und weiterzugeben. Bei wissenschaftlichen Studien empfiehlt es sich, genau zu prüfen, welche trans und nicht-binären Lebenswelten miteinbezogen und welches normative Verständnis von trans oder nicht-binär Sein angelegt wurde. Wann waren die Studienteilnehmer*innen »trans oder nicht-binär genug«, um zu der Studie zugelassen zu werden? Sind die durchgeführten Transitionsschritte erfasst und auch »transitionsältere« Menschen, also jene, die seit Jahren subjektiv ihre Transition abgeschlossen haben, miteinbezogen? Oder ist lediglich der akute Transitionsprozess berücksichtigt? Was ist mit der gesundheitlichen

Versorgungslage bis zum Beginn von somatischen Schritten? Sind all jene, die keine körperverändernden, ärztlich zu begleitenden Schritte machen, miterfasst? Auf Ergebnisse von medizinischen Studien kann in vielen Fällen nicht verwiesen werden, da die Studienlage zu vielen Bereichen im Kontext von Transgeschlechtlichkeit und Nicht-Binarität dünn ist. Ein Beispiel dafür sind Nebenwirkungen bei einer Hormoneinnahme, wie zum Beispiel die diffusen Bauchschmerzen im Rahmen der Einnahme von Testosteron, von denen einige Personen berichten, für die es bisher keine eindeutig nachgewiesene medizinische Erklärung gibt.

Dementsprechend ist es auch möglich, dass Personen in der Beratung von Nebenwirkungen von Hormonpräparaten oder Hormonblockern berichten, die Berater*innen bisher nicht kennen. An der Stelle sollte transparent mit der Begrenztheit des wissenschaftlichen Forschungsstandes und des eigenen Wissens umgegangen werden: »Das ist eine Nebenwirkung, von der ich bisher noch nichts gehört habe, aber das heißt nicht, dass es die nicht geben kann. Es gibt keine Langzeitstudien im Kontext von hormoneller Transition. Die Langzeitstudien, die es gibt, haben nicht explizit mit trans und nicht-binären Personen gearbeitet. Es kann daher Nebenwirkungen geben, von denen wir nichts wissen.«

Wenn Berater*innen sich thematisch fortbilden, sollten sie darauf achten, ihre Klient*innen »nicht zu schnell zu verstehen« und nicht zu versuchen, sie im Anschluss an eine Fortbildung schematisch in das neu erlernte Wissen einzubauen oder die Person nur durch die Linse einer bestimmten Perspektive zu sehen. Beratung wird dann zu einem Prozess, bei dem evaluiert wird, wie nah ein*e Klient*in am eigenen existierenden Wissen dran ist, anstatt neues Wissen über den*die Klient*in mit dem*der Klient*in herzustellen (Johnson, 2022). Stattdessen sollten sie stets einen Schritt hinter ihren Klient*innen sein und sich des Verstandenen vergewissern.

6.7.1.3 Selbstbezeichnungen

Es gibt eine Fülle an Selbstbezeichnungen für die eigene geschlechtliche Identität, ebenso wie für Körperteile. Nicht alle trans Personen nutzen gerne den Begriff »trans« für sich, manche trans Personen können sich mehr mit Formulierungen wie zum Beispiel »Mann mit trans Geschichte« oder »Frau/Mann/Person mit Transitionserfahrung« identifizieren. Eine

Selbstbeschreibung, die für eine Person affirmativ ist, kann für eine andere Person verletzend sein. Manchmal macht es einen Unterschied, wer einen Begriff nutzt und in welchem Kontext sich eine Person bewegt. Beispielsweise würde ein trans Mann, der als Erzieher arbeitet, vielleicht Wert darauflegen, dass Kinder in der Kita, in der er arbeitet, über Genitalien aus Gründen der sexuellen Bildung und der Prävention sexualisierter Gewalt nicht mit »da unten« sprechen, sondern von Penis, Vulva und Vagina gesprochen wird. Im Kontakt mit seinen Ärzt*innen nutzt er privat diese Umschreibung vielleicht dennoch für seinen eigenen Körper, um Begriffe zu vermeiden, die er als weiblich konnotiert empfindet. Im lustvollen privaten Kontext wiederum andere Begriffe, die näher an der eigenen Identität sind. In der Beratung kann es hilfreich für Klient*innen sein, die noch auf der Suche nach den passenden Bezeichnungen für ihre geschlechtliche Identität und/oder Körperteile sind, wenn Berater*innen ihnen Wörter anbieten und sie diese innerhalb oder außerhalb des Beratungssettings ausprobieren (siehe Kapitel 4.3).

Nicht alle trans und nicht-binären Personen nutzen in allen Kontexten die gleichen Pronomen. Manche sind nicht überall geoutet oder fühlen sich mit unterschiedlichen Pronomen wohl. Manche nicht-binäre Personen gehen *gender-strategic* vor und wählen zum Beispiel binäre Pronomen als Option, die weniger wehtut, als ständig misgendert zu werden.

6.7.1.4 Wissen um Stigmatisierungs- und Diskriminierungserfahrungen in medizinischen Kontexten

Viele trans und nicht-binäre Menschen haben Erfahrungen mit mangelhafter Versorgung, Objektifizierung, Othering, Fetischisierung oder Gatekeeping in medizinischen Kontexten. Psychiatrie, Psychologie und medizinische Einrichtungen haben trans und nicht-binäre Menschen lange pathologisiert und für psychisch krank erklärt, sie abgewertet und soziale Kontrolle auf sie ausgeübt (Günther et al., 2021, S. 29–157). Sie tun dies auch heute noch, z. B. durch verpflichtende Therapien vor Transitionsschritten oder den Ausschluss von nicht-binären Personen von Kostenübernahmen, die neben minderjährigen trans Personen und trans Personen mit psychischen Diagnosen wie Borderline oder Schizophrenie besonders stark von Gatekeeping bei medizinischen Transitionsschritten betroffen sind. Um von Psychotherapeut*innen ein Indikationsschreiben für die Kostenübernahme einer Mastektomie zu erhalten, müssen sich nicht-binäre Personen bei den meisten als binär trans ausgeben, um die ICD-10-Diagnose zu erhalten, da die Richtlinie des MDKs zur Kostenübernahme auf der ICD-10 basiert. Auch psychosoziale Beratung wie Paar- und Sexualberatung ist im erweiterten Sinne Teil des Systems der Gesundheitsversorgung (oder wird so wahrgenommen), das von trans Personen in vielen Fällen verlangt, ihre Existenz und Geschlechtsidentität zu rechtfertigen, um die Akzeptanz von Fachkräften zu erlangen, die ihnen grundlegende Gesundheitsleistungen ermöglichen können (Middleton, 2022).

Berater*innen müssen sich daher der Verantwortung und dem Machtgefälle bewusst sein, das den Menschen gegenüber besteht, die sie beraten (Johnson, 2022). Das gilt auch, wenn sie selbst Teil der Community sind. Es kann hilfreich sein, das Wissen um das historische Erbe des Beratungskontexts und dessen Bedeutung für die Nutzer*innen der Angebote einzuordnen, z. B. durch Formulierungen wie: »Mir ist bewusst, dass das medizinische System Menschen Transitionsschritte ermöglicht, hinauszögert oder verhindert, und dass Beratungsstellen als Teil dieses Systems gesehen werden können« oder »Ich kann verstehen, dass Sie ein Misstrauen gegenüber Beratungsstellen haben«. Um dem Gefühl der Beweispflicht des eigenen Geschlechts entgegenzuwirken, die lange Teil der Zwangspathologisierung im Rahmen des ICD-10 war bzw. ist (so lange das ICD-11 noch nicht in der offiziellen deutschen Übersetzung vorliegt), um medizinische Transitionsleistungen von der deutschen gesetzlichen Krankenkasse übernehmen lassen zu können, kann das Verständnis der eigenen Rolle verdeutlicht werden: »Ich möchte Ihnen erklären, wie ich meine Rolle hier verstehe. Ich bin nicht Richter*in Ihres Geschlechts. Sie müssen mir hier nichts beweisen. Ich verstehe meine Rolle darin, Sie darin zu begleiten und zu unterstützen, die von Ihnen gewünschten Transitionsschritte umzusetzen.«

Auch mit der Erwartung einer zweifelsfreien Sicherheit mit ihrer Geschlechtsidentität und einer binären Eindeutigkeit, die von trans und nicht-binären Personen im medizinischen System an vielen Stellen verlangt wird, sollte ein kritischer Umgang stattfinden. Der Druck auf trans und nicht-binäre Personen, sich sicher zu sein, keine Zweifel oder Ambivalenzen äußern zu dürfen, kann in der Beratung durch eine Formulierung gemindert werden wie: »Gibt es Aspekte hinsichtlich Ihrer Transition, an denen Sie zweifeln? Hier kann ein Raum sein, in dem Sie darüber sprechen können ohne befürchten zu müssen, dafür bewertet zu werden.«

6.7.1.5 Kulturelle Kompetenz und Community-Kenntnisse

Um (sub-)kulturell trans- und nicht-binär-sensibel beraten zu können, benötigen Berater*innen Hintergrundwissen, wie z. B. zu Begriffen und Konzepten über Identitäten, Lebensweisen, Beziehungs- und Familienformen. Kennen Berater*innen die inhaltliche Bedeutung eines Begriffs, können sie gemeinsam mit den beratenen Personen die Bedeutung dessen für die Klient*innen persönlich erforschen, sofern das beispielsweise ein Anliegen bei der Entscheidung für eine Selbstbezeichnung ist. Nicht kultursensibel zu fragen wäre z. B.: »Kannst du mir nochmal erklären, was nicht-binär bedeutet?«

Eine Nachfrage, die kulturelles Wissen miteinbezieht, könnte lauten: »Sie haben Sich gerade als nicht-binär bezeichnet. Ich würde gerne nochmal nachfragen, was dieses Wort konkret für Sie bedeutet?« oder »Ich weiß, dass das Wort von vielen Leuten sehr unterschiedlich benutzt wird, deswegen frage ich, was heißt es denn für Sie ganz persönlich?«

Ein Beispiel für kulturelles Wissen über queere Beziehungen wäre zum Beispiel, dass es in heterosexuellen Beziehungen Muster und Rituale gibt, welche die Beziehung unterstützen und helfen, sie zu managen, wie zum Beispiel geschlechterstereotype gleichgeschlechtliche Freizeitaktivitäten und Hobbys, zu denen der*die Partner*in keinen Zugang hat, und die einen Ausgleich zur Beziehung darstellen. Diese Skripte helfen dabei, mit Gemeinsamkeiten und Unterschieden in der Paarbeziehung umzugehen. Queere Beziehungen verfügen über weniger gesamtgesellschaftlich geförderte kulturelle Ressourcen, die den Fortbestand einer Beziehung unterstützen und an denen sich Paare orientieren können (Middleton, 2022).

Auch dass die Herkunftsfamiliengeschichte eines Menschen der bedeutendste lebensgeschichtliche Bezug dazu ist, wer trans und nicht-binäre Menschen sind, wird in trans und queeren Communitys hinterfragt und anders gelebt. Für queere, trans und nicht-binäre Menschen können Freund*innen, Wahlfamilien, queere Vorfahr*innen, Älteste, Ahn*innen und Vorbilder, Momente in der Bewegungsgeschichte und der Bezug zu Ideen und subkulturellen Selbstverständnissen etwas sein, das viel stärker definiert, wer sie sind, und identitätsstiftender wirkt als ihre Herkunftsfamilie (ebd.). Darüber hinaus hatten trans und nicht-binäre Personen vielleicht vor dem Coming-out als trans andere queere Selbstidentifikationen und empfinden nach wie vor eine emotionale Verbindung zu bestimmten queeren Subcommunitys oder fühlen sich diesen teilweise zugehörig.

Community-Kenntnisse können Berater*innen dabei helfen, Erfahrungen von Klient*innen zu kontextualisieren und Fragen zu stellen, die sich an relevanten Aspekten ihrer Lebenswelt in einer konkreten Situation orientieren. Dies lässt sich gut am Beispiel von Trennungen und Transformationsprozessen von romantischen Beziehungen veranschaulichen: Amanda Middleton umschreibt in *Queer sex and relationships* (2022) das Erleben einiger queerer, trans und nicht-binärer Personen von einer Trennung als erneutes Scheitern an heteronormativen Standards:

> »Wenn die Beziehung nicht funktioniert, fühlen wir uns noch mehr als Versager*innen, weil wir die Erfahrung machen, dass die Art wie wir lieben, von der Welt als weniger legitim angesehen wird, und wenn unsere Liebe dann scheitert, ist das ein doppelter Schlag« (S. 113, Übers. d. A.).

Viele trans und nicht-binäre Partner*innen teilen gemeinsame Freund*innen, Freund*innenkreise, Gruppen oder Community-Orte, die sie regelmäßig besuchen. Nach der Trennung kann das zur Herausforderung werden. Gleichzeitig ist in queeren Communitys die Vorstellung, eine bisherige romantische Beziehung in eine platonische, freund*innenschaftliche, familiäre oder andere Beziehungsform überzuführen, stärker vertreten als in heteronormativen Kreisen. Trans, nicht-binäre und queere Communitys funktionieren wie viele marginalisierte Communitys netzwerkartig. Julie Tilsen (2021) schreibt: »Queere und trans Beziehungen und Communitys sind oft netzartig, mit mehreren Verbindungspunkten und vielen sich kreuzenden Verbindungen« (S. 85, Übers. d. A.). Die Beziehungslandschaft einer beratenen Person kann in der Beratung mit der Methode des Pod-Mappings[2] (Bay Area Transformative Justice Collective, 2016) veranschaulicht werden. Bei vielen Personen gibt es bereits

2 Dabei werden alle Menschen im Umfeld einer Person, die unterschiedlich nah an ihr dran sind, visualisiert.

Freund*innenschaften oder andere enge Beziehungen mit Ex-Partner*innen. Der*die neue Ex-Partner*in kann nach einer Trennung auf ähnliche Weise im Leben verbleiben oder anders integriert werden. Andererseits wird es auch als queere Norm beschrieben und kritisiert, Ex-Partner*innen in der ein oder anderen Form im Leben behalten zu müssen. Dies wird in der Trennungsberatung möglicherweise von einer*einem der Partner*innen als Druck oder Erwartung benannt. Es kann sich dabei um einen Konfliktpunkt handeln, bei dem beide ehemalige Partner*innen unterschiedliche Bedürfnisse haben.

6.7.2 Haltung

Jede*r Berater*in entwickelt im Laufe der Jahre ein beraterisches Vorgehen, das auf Haltungen basiert, die sich von denen anderer Berater*innen unterscheiden können, z. B. was Selbstoffenbarung oder den Umgang mit eigenen emotionalen Reaktionen auf das Erzählte der beratenen Personen angeht. Auch ihre Sensibilisiertheit für geschlechtliche und/oder sexuelle Vielfalt sehen Klient*innen ihren Berater*innen oder deren Arbeitsort, wie einer Beratungsstelle, ihr Vorwissen und ihre Haltung nicht unbedingt an. Es kann daher in manchen Fällen sinnvoll sein, Klient*innen anzubieten, Haltungsfragen zu Beginn der Beratung zu klären: »Haben Sie Fragen zu meiner Haltung, die für Sie wichtig wären zu klären, bevor Sie sich hier öffnen können?«

6.7.2.1 Biografische Selbstreflexion

Neben einer inhaltlichen Auseinandersetzung mit Transgeschlechtlichkeit und Nicht-Binarität ist für cis Berater*innen eine kontinuierliche Auseinandersetzung mit cis- und zweigeschlechtlichen Privilegien sinnvoll. Eine biografische Reflexion der eigenen verinnerlichten Geschlechter-, Körper- und Sexualitätsnormen ist für alle Berater*innen notwendig. Gleiches gilt für trans oder nicht-binäre Berater*innen, auch sie sollten sich mit ihrer Biografie und ihren Transitionserfahrungen auseinandergesetzt haben.

Die geschlechtliche Positionierung der Berater*innen sollte in der beraterisch-therapeutischen Beziehungsgestaltung mitgedacht werden. Je nach geschlechtlicher Konstellation der Klient*innen und Berater*innen besteht die Möglichkeit, dass Allianzen entstehen oder so wahrgenommen werden, oder dass der Eindruck erweckt wird, dass bestimmte Anliegen mehr Beachtung bekommen.

6.7.2.2 Haltung des Nicht-Wissens

Auch wenn Berater*innen aus einer systemisch informierten Position des Nicht-Wissens beraten, ist es hilfreich, bestimmte Begriffe, die für die Zielgruppe gegebenenfalls relevant sind, wie z. B. *Passing*, *stealth* oder *Hysterektomie*, zu kennen (Hahne, 2024). Dadurch kann in der Beratung die Bedeutung eines Begriffs in der Lebensrealität der Klient*innen von einem Standpunkt des Nicht-Wissens aus exploriert werden, aber die Wortbedeutung ist bekannt und muss nicht erklärt werden. So kommt der*die Klient*in nicht in die Position, den*die Berater*in weiterzubilden. Diese Erklärer*innen-Rolle ist eine allzu häufige für viele trans und nicht-binäre Personen und kann im professionellen Kontext zu einem Rollenwechsel führen, der vermieden werden sollte (Middleton, 2022).

Eine Haltung des Nicht-Wissens besteht auch darin, nicht davon auszugehen, zu wissen, was bestimmte Entscheidungen, z. B. hinsichtlich medizinischer Transitionsschritte, für eine Person bedeuten, da komplexe und widersprüchliche Gefühle zu z. B. körperlichen Veränderungen bestehen können, wie ein Zugewinn an Lebensqualität und gleichzeitig ein Empfinden von Verlust (Yearsly & Thom, 2022). In der Beratung wird dann beispielsweise offen gefragt: »Wie erleben Sie bisher, dass Sie Östro abgesetzt haben?« Eine Metapher, die in der Beratung zu den Erfahrungen mit hormoneller Transition genutzt werden kann, ist die der möglichen körperlichen Veränderungen durch die Hormoneinnahme als Farben eines Wasserfarbkastens.[3] Wie ausgeprägt eine Farbe ist, also wie sich eine körperliche Veränderung zeigt, ist je nach Person verschieden und wird unterschiedlich empfunden. Niemand weiß im Vorfeld, in welcher Stärke man die Farben bekommen wird, also wie Hormonwirkungen wie z. B. Körperbehaarung wie Bartwuchs, Stimmungsänderungen, Muskel-Fett-Verteilung, Erektionsveränderungen, *bottom growth*, Rückgang oder Fettigkeit der Haare oder die Fähigkeit zu weinen sich zeigen werden. Manche

3 Nach Finn Lorenz

Farben werden als angenehmer empfunden als andere. Der*die Berater*in kann dann Fragen stellen wie: »Welche Farben hätten Sie gerne deutlicher? Welche hätten Sie gerne weniger deutlich?«, »Welche Farben haben Sie – im positiven oder negativen Sinne – überrascht?« oder »Welche Farben hätten Sie am liebsten gar nicht im Bild und warum?«.

6.7.2.3 (Cis-binäre heteronormative) Annahmen und Verallgemeinerungen vermeiden

Berater*innen sollten achtsam mit eigenen Annahmen und Deutungen umgehen (Fielding, 2021, S. 46–115). Anstatt auf eine konkrete Frage einer*eines Klient*in, z. B. zu dem Verlauf einer Transition, mit einer möglichen Option zu antworten, sollte breiter geantwortet und verschiedene Erfahrungen angeboten werden: »Die einen erleben es so, andere erleben es so, und dann kann es noch andere Möglichkeiten geben, an die ich gerade nicht denke.«

Ein anderes Beispiel für eine Verallgemeinerung, die vermieden werden sollte, ist das existierende Narrativ über die Leben von trans und nicht-binären Menschen, dass sie Ablehnungserfahrungen durch Familienmitglieder oder ihre gesamte Herkunftsfamilie erlebt haben. Dies ist bei manchen der Fall, bei anderen nicht. Genauso erleben nicht alle einen Bruch, eine Distanzierung oder Loslösung von ihrer Herkunftsfamilie. Nur weil Berater*innen Personen kennen, die diese Erfahrung teilen, sollte nicht davon ausgegangen werden, dass alle trans und nicht-binären Personen sie machen.

Ebenso sollten Transitionswege und -wünsche nicht verallgemeinert oder angenommen werden, da sich diese individuell stark unterscheiden können. Im gleichen Zuge sollten Berater*innen nicht davon ausgehen, zu wissen, was eine Person in ihrer Geschlechtsidentität, Körperlichkeit und/oder Sexualität stärkt oder empowert, da auch das variiert.

6.7.2.4 Ethische Neugier praktizieren

Berater*innen wird ein ethischer Umgang mit der eigenen Neugier, ein Fokus auf die Selbstbestimmung der Klient*innen (im Sprechen und Handeln) und die Wahrung persönlicher Grenzen nahegelegt. Ein ethischer

Umgang kann z. B. darin bestehen, nach Erlaubnis zu fragen, bevor ein Thema aufgemacht oder vertiefte Fragen dazu gestellt werden, und sich als Berater*in nicht anmaßend zu verhalten, was das Teilen von Informationen angeht (Fielding, 2021, S. 46–115). Berater*innen sollten immer wieder die Möglichkeit benennen, dass Fragen nicht beantwortet werden müssen, es entsprechend honorieren, wenn Klient*innen dieses Angebot annehmen, und aufgestellte Grenzen wertschätzen. Eine Möglichkeit, um Klient*innen die Selbstbestimmung über die Themenwahl in der Beratung zu vereinfachen, ist, im Gespräch verschiedene Unterthemen anzubieten, über die zu einem Oberthema gesprochen werden kann: »Manche Personen in der Transition beschäftigen Fragen wie ›Welche sexuellen Praktiken sind gerade interessant?‹ oder ›Wie verändert sich die sexuelle Orientierung?‹ – gibt es Themen, die Sie daran bewegen, über die Sie sprechen wollen würden?« Auch ein Abwägen, wann Informationen zu einer Thematik von Klient*innen in der Beratung eingeholt werden sollten und wann eine eigene Recherche notwendig ist, kann zu einem ethischen Umgang mit Neugier dazu gehören.

Ein invasives Fragen nach und erzwungenes Sprechen über (veränderte) Körperlichkeiten und Sexualität hat – neben dem zeigen, angeschaut und untersucht werden – eine lange Geschichte in der Pathologisierung von trans und gendernonkonformen Menschen. Ein unreflektierter Umgang mit der eigenen Neugier der Berater*innen kann diese Unterdrückungsdynamiken fortsetzen. Das Ziel ist es, in der Beratung einen Raum zu öffnen, in dem über Körperlichkeit gesprochen werden kann, ohne dass eine (verbale) Schaulust an den Körpern von trans und nicht-binären Personen praktiziert wird. Dafür können zum Beispiel Metaphern genutzt werden, wenn es darum gehen soll, eine Sprachfähigkeit über das eigene Körperbild zu fördern: »Wie würden Sie Ihren Körper in Landschaften beschreiben?« Oder auch Body-Mapping als Methode, um über das Verhältnis zu Körperregionen oder Wünschen nach (keiner) Berührung von diesen durch andere ins Gespräch zu kommen.

Zuschreibungen, Generalisierungen, Verbesonderungen, Othering und die Pathologisierung von Bezeichnungen, Wünschen, Vorlieben, Fantasien und Praktiken haben dementsprechend in der Beratung keinen Platz. Merken Berater*innen einen negativen Bias gegenüber Präferenzen, Wünschen, sexuellen Praktiken, Lebens- oder Beziehungsformen ihrer Klient*innen, sollte das in der Supervision, Intervision und/oder im Rahmen von Fortbildungen bearbeitet werden.

6.7.2.5 Eigenen Bias hinsichtlich Lebens- und Transitionsalter mitdenken

Eine geteilte sexuelle Orientierung und/oder Geschlechtsidentität und die empfundene Nähe dadurch kann darüber hinwegtäuschen, dass Lebenserfahrungen von Berater*innen und Klient*innen aus diversen Gründen sehr unterschiedlich sein können. Personen mit höherem Lebensalter kennen die Wucht von gesellschaftlich viel stärker verbreiteter Transfeindlichkeit einerseits und die Unsichtbarkeit von trans Personen und Community andererseits möglicherweise noch stärker aus der eigenen biografischen Erfahrung. Es lässt sich nicht allein durch das Lebensalter einer Person kausal auf ihre Diskriminierungserfahrungen und Selbstzufriedenheit mit ihrer Geschlechtsidentität schließen, jedoch ist naheliegend, dass feindliche gesellschaftliche Stimmungen und Strukturen prägend für die Biografie einer älteren trans Person waren. Gleichzeitig sind transfeindliche und antifeministische Strömungen in den letzten Jahren gesellschaftlich verstärkt sichtbar geworden und waren besonders in Debatten um das Selbstbestimmungsgesetz lautstark vertreten (Schiele, 2024). In jedem Fall sollte nicht davon ausgegangen werden, dass ältere Klient*innen (als der*die Berater*in) mit einer ähnlichen Selbstverständlichkeit und Rollenvorbildern, mit denen jüngere queere, trans und nicht-binäre Personen möglicherweise aufgewachsen sind, ihre Identität navigieren. Hinzu kommt gegebenenfalls, dass Lebensentwürfe von Berater*innen und beratenen Personen, was z. B. Partner*innenschaft und Kinder angeht, sich von den eigenen unterscheiden können.

Zugleich sollte zwischen dem Lebensalter und dem Transitionsalter eines Menschen unterschieden werden, da die Lebenserfahrungen dementsprechend unterschiedlich sein können. Beispielsweise kann eine Beraterin früh transitioniert haben und mit nur einer Pubertät leben, da eine Hormonersatztherapie vor der ersten Pubertät begonnen wurde. Die Beraterin fängt dann z. B. mit 25 Jahren an zu beraten und hat ein Transitionsalter von zehn Jahren. Die Erfahrung, was ihr trans Sein angeht, unterscheidet sich dann ggf. wenig von einer Klientin, die 50 Jahre alt ist und auch vor zehn Jahren transitioniert hat.

Dennoch können auch Faktoren wie Normen und Alter bei Transitionsbeginn greifen. Zum Beispiel hat eine ältere beratende Person, die mit Anfang 50 medizinisch transitioniert hat und nicht, wie die Norm es vorschreibt, sich über ihr trans Sein bereits mit Anfang 20 bewusst war und zu diesem Zeitpunkt mit der Transition begonnen hat, vermutlich andere Erfahrungen und Herausforderungen in einem Jahrzehnte lang bestehenden Berufsleben, Familie und privaten Umfeld gemacht als ein*e jüngere*r Klient*in. Es ist vorstellbar, dass Gefühle wie Neid angesichts von jüngeren beratenen Personen entstehen, die es »leichter« haben.

6.7.2.6 Ergebnisoffenheit und Zielneutralität

Beratene Personen werden als Expert*innen ihrer Lebensrealität verstanden, die in der Zielsetzung der Zusammenarbeit in der Beratung ihre eigenen Prioritäten setzen. Ihnen sollte kein Druck gemacht werden, sexuell oder partner*innenschaftlich etwas erreichen zu müssen oder ein bestimmtes Ziel mit der (un)gelebten Sexualität zu verfolgen. Ein Beispiel dafür wäre, mit dem*der Klient*in zu affirmativen Masturbationspraktiken zu arbeiten statt dazu, wie potenzielle Sexualpartner*innen kennengelernt werden könnten, wenn ein Wunsch nach mehr Sexualität im eigenen Leben vorhanden ist. Der Auftrag in der Beratung, die Zielsetzung und wie das Ziel erreicht werden soll, liegen in der Entscheidungsmacht der Klient*innen. Veränderungs- und Nicht-Veränderungswünsche werden gleichwertig betrachtet (Yearsly & Thom, 2022).

Gleichzeitig lässt sich auch mit einer ergebnisoffenen und zielneutralen Haltung die Vorstellbarkeit von möglichen Lebenswegen und -entscheidungen von Klient*innen in der Beratung stellenweise herausfordern. Je nach Person, Anliegen und Kontext kann es aus Berater*innensicht gegebenenfalls sinnvoll erscheinen, z. B. eine Erweiterung der Denkbarkeit der Selbstidentifikation der beratenen Person zu ermöglichen. Eine binär und heterosexuell verortete trans Person, die ein sehr binäres Verständnis von Geschlecht hat, hatte möglicherweise bisher keinen Zugang zu queeren Räumen, in denen andere Formen von Empowerment möglich sind als in heteronormativ strukturierten Räumen. Diese Person könnte beispielsweise davon profitieren, in der Beratung über das eigene Verhältnis zu Queerness nachzudenken. In der Beratung könnten dann z. B. Fragen gestellt werden wie:

- Welche anderen Begriffe aus dem trans Spektrum kennen Sie noch? Gibt es andere Begriffe, über die Sie mal für sich nachgedacht haben? Inwiefern beschreibt Sie der Begriff am passendsten?

- Ich weiß, dass Menschen ihr Geschlecht sehr unterschiedlich verstehen. Ich würde gerne Ihr persönliches Verständnis verstehen. Wie würden Sie es einer anderen Person erklären?
- Welche Assoziationen haben Sie mit dem Begriff queer?

6.7.2.7 Cis-Retter*innentum hinterfragen

Als cis Berater*in ist es notwendig, die eigenen Motive für die Zusammenarbeit mit trans und nicht-binären Personen zu hinterfragen. Es besteht die Gefahr, dass ein*e cis Berater*in unbewusst aus dem Wunsch heraus handelt, Expert*in für trans und nicht-binäre Klient*innen werden zu wollen, um sie zu »retten«, weil sie ihm*ihr leidtun oder er*sie sich als Retter*in von marginalisierten Personen inszenieren möchte (Johnson, 2022). Die Machtposition des*der Berater*in innerhalb der Beratungsbeziehung kann die Idee aufrufen, dass Menschen in einer helfenden Profession über eine Expertise zu den Leben ihrer Klient*innen verfügen, und ein Recht haben, zu definieren und beschreiben, wie die Erfahrung als trans oder nicht-binäre Person auszusehen hat.

Um dem entgegenzuwirken, braucht es cis Berater*innen, die in Verbündetenschaft mit trans und nicht-binären Communitys und trans und nicht-binären Berater*innen arbeiten. Als Verbündete*r in Beratung zu arbeiten, bedeutet, affirmativ zu handeln, jedoch nicht in der Position zu sein, alles zu wissen und Expert*in zu sein, sondern die Begrenztheit des eigenen Wissens anzuerkennen und sich ein Leben lang weiterzubilden. Dazu gehört zu reflektieren, aus welcher Motivation heraus der*die Berater*in eine Frage stellt. Hilft diese Frage dem*der Klient*in weiter oder befriedigt sie eine Neugier, Aufregung oder verfolgt einen anderen Zweck, den der*die Berater*in bei sich selbst verorten kann (Fielding, 2021, S. 46–115)? Ebenso gehört dazu, den eigenen Erfahrungsbereich nicht als »normal«, sondern als genauso spezifisch anzuerkennen wie den der Lebenswelten der Adressat*innen (Johnson, 2022). Es bedeutet, sich eine Neugier und Offenheit für Diskursverschiebungen und Veränderungen von Begriffen und Sprache in Communitys zu bewahren und die nötige Flexibilität für Klient*innen und ihre unterschiedlichen Lebensentwürfe, Selbstverständnisse und Bedarfe mitzubringen.

In der Beratungspraxis ist diese Haltung dadurch erkennbar, dass die eigene Position, von der aus auf die Welt geschaut wird, nicht für neutral gehalten wird. Aus dieser selbstreflexiven Haltung heraus zu beraten, zeichnet sich durch ein forschendes Vorgehen und ein Aushalten von Mehrdeutigkeiten im Prozess aus. Nicht aus einem durch Cis-Privilegien bedingten Schuldgefühl heraus dem Druck nachzugeben, immer das richtige zu sagen zu haben, und stattdessen mit sich selbst fehlerfreundlich zu sein. Trans und nicht-binäre Themen werden nicht als pikant, anzüglich oder neu betrachtet. Es gibt ein Gefühl für Überschneidungen in den Erfahrungen zwischen trans, nicht-binären und cis Personen, die jenseits von Identitäten existieren: Auch viele cis Personen haben komplexe Beziehungen zu Geschlecht und Sexualität, auch wenn sie sich dessen nicht immer bewusst sind. Einige kennen die schmerzhafte Erfahrung, Vorlieben, Eigenschaften, oder Ausdrucksformen abzulegen, die als gendernonkonform oder anderweitig nicht-normativ wahrgenommen werden, um Geschlechteranforderungen korrekt zu erfüllen und nicht sanktioniert zu werden. Viele cis Personen machen in diesem Zusammenhang gewaltvolle Erfahrungen, da das Nicht-Erfüllen von Geschlechternormen und gesellschaftlichen Normanforderungen auch für sie häufig mit Sanktionen oder sogar Gewalt einhergeht. Genauso wie schwule, lesbische, bi- und pansexuelle Bewegungen zu einer Entlastung von Sexualitätsnormen für heterosexuelle Personen beitragen, können trans und nicht-binäre Bewegungen für cis Personen entlastend wirken (Johnson, 2022). Darüber hinaus gibt es zwischen trans, nicht-binären und cis Personen geteilte Erfahrungen mit Namensänderungen, Hormoneinnahme (z. B. Antibabypille) und Brust-OPs.

Das bedeutet auch, dass Berater*innen Klient*innen nicht in Schutz nehmen, indem sie sie davor bewahren wollen, zu Veranstaltungen zu gehen, bei denen die Klient*innen möglicherweise negative Erfahrungen machen. Ein Beispiel dafür wäre, eine nicht-binäre Person, welche die schwule Szene entdecken möchte, in eine Richtung zu beraten, welche den Fokus allein auf mögliche Schwierigkeiten und Herausforderungen in der Erfahrung legt.

6.7.3 Methodik

6.7.3.1 Anwendung von Methoden

Die Anwendung von Methoden passiert idealerweise nach einer sorgfältigen Lern- und Reflexionsschleife im Rahmen von Fort- oder Weiterbildungen oder durch eine Vorbereitung im Rahmen der Peer-Intervision. Dies gilt insbesondere für Methoden, die den Körper (jenseits von einfachen Interventionen wie Aufstehen) miteinbeziehen.

Bei der Nutzung von Beratungsmethoden benötigen Berater*innen die Flexibilität, die Methode gegebenenfalls an die Bedürfnisse des*der Klient*in anzupassen, und eine Reflexionsfähigkeit, um die Methode hinsichtlich aktueller Erfahrungen im Rahmen von spezifischen Transitionsschritten oder der (Re-)Produktion von Kränkungen, Machtverhältnissen, Ausschlüssen, Verletzungen oder Retraumatisierungen zu überprüfen (Dissens e. V. & Debus, 2017).

Trauma- und konsensinformierte Ansätze in der Arbeit mit Methoden sehen vor, Methoden inhaltlich und strukturell einzubetten, also z. B. vorher mit Klient*innen zu besprechen, was im Anschluss an eine biografische Methode mit den erarbeiteten Ergebnissen passiert. Wie in jedem Beratungssetting braucht es eine Freiwilligkeit in der Teilnahme an Methoden und die Möglichkeit, zu jedem Zeitpunkt aus einer Methode aussteigen und ggf. nach einer Pause wieder einsteigen zu können. Außerdem ist eine Transparenz in der Nutzung von Methoden empfehlenswert. Diese kann darin bestehen, die Entscheidung für eine Methode zu begründen, das methodische Vorgehen im Vorfeld zu erklären und die Fragen, die gestellt werden, zu kontextualisieren. Zudem sollten Berater*innen in der Lage sein, eine Methode zu unterbrechen oder zu intervenieren, wenn sie merken, dass ein*e Klient*in nicht mehr psychisch oder emotional anwesend wirkt bzw. dissoziiert.

6.7.3.2 Trans- und nicht-binär-sensible Adaption von Methoden

In der Planung, Gestaltung und Reflexion von Methoden sollten aus trans- und nicht-binär-sensibler Sicht verschiedene Aspekte berücksichtigt werden. Dabei unterscheidet sich weniger das, was gemacht wird, von der Arbeit mit anderen Klient*innen, sondern wie es gemacht wird.

Bei Methoden, die mit Bewegung oder körperlicher Nähe zu einer oder mehreren Personen arbeiten, muss die Ausführbarkeit auch für Menschen gewährleistet sein, die einen eingeschränkten Bewegungsspielraum haben und geeignet beim Tragen von extern angebrachten Körperteilen, bei der Anwendung von Tucking oder der Verwendung von Hilfsmitteln wie z. B. Haarteile, Packer, Binder oder Brusteinlagen sein.

Es ist empfehlenswert, sich im Vorfeld der Anwendung einer Methode Fragen zu stellen wie:

- ➢ Inwiefern ist Körperkontakt in der Methode notwendig und eine Nähe-Distanz-Regulation, ausgehend von den Klient*innen, möglich?
- ➢ Für welchen Zeitpunkt eines Transitionsprozesses ist die Methode geeignet und warum? Sind zum Beispiel festgelegte Bezeichnungen für Körperteile notwendig oder muss eine Person längere Zeit stehen und dabei den Fokus der Aufmerksamkeit durch sich oder andere auf sich haben?
- ➢ Wie zugänglich ist die Methode für Menschen mit Dysphorie- oder Inkongruenz-Erleben?
- ➢ Inwiefern werden »Leerstellen« des Körpers inkludiert? Ist »ein zu viel/zu wenig haben von …« visualisier- oder besprechbar?
- ➢ Wer kann bei dieser Methode welche Lernerfahrung machen und für wen besteht das Risiko, verletzt zu werden?

Auch bei Methoden, die eine gedankliche Reise in die Vergangenheit beinhalten, sollten Berater*innen Varianten benennen, die für Menschen mit positiven und negativen Kindheitserfahrungen Zugänglichkeit ermöglichen. Fragen, die z. B. die Kindheit oder Jugend als schöne Zeit für alle Menschen idealisieren und verallgemeinern, können insbesondere bei marginalisierten Personen gewaltvolle Erinnerungen hervorrufen und schmerzhaft bewusst machen.

6.7.3.3 Traumainformiert beraten

Berater*innen benötigen ein Bewusstsein für die Verantwortung, die mit ihrer Arbeit einhergeht, und für die Möglichkeit einer retraumatisierenden Erfahrung während der Beratung. Grundsätzlich ist hier zwischen einer wiederholten schlechten Erfahrung und einer Retraumatisierung zu unterscheiden. Eine differenzierte Reflexion und sorgfältige Vorbesprechung mit der beratenen Person, wodurch eine Retraumatisierung entstehen könnte, sollte ein proaktiver Teil der Vorbereitung einer inhaltlich herausfordernden Sitzung durch den*die Berater*in sein. Auch lohnt es sich abzuwägen, ob es einen Unterschied macht, ob das Besprechen einer Erinnerung oder die fehlende Besprechbarkeit einer Erinnerung eine Retraumatisierung auslöst.

Es ist sinnvoll, die erhöhte Wahrscheinlichkeit für eine Betroffenheit von (sexualisierter) Gewalt unter trans und nicht-binären Personen in der Sexual- und Paarberatung mitzudenken. Auch eine erhöhte Verletzungsoffenheit für andere Formen von Gewalt besteht. Berater*innen sollten dementsprechend ihre eigenen Grenzen und Aktivierungspotenziale beim Sprechen über Gewalt gut kennen und über Möglichkeiten verfügen, sich selbst zu regulieren, wenn sie eine erhöhte Anspannung als Anzeichen für eine Aktivierung ihres Nervensystems bei sich wahrnehmen. Mehr dazu in Kapitel 3.8. Dies bedeutet wiederum nicht, dass grundsätzlich Themen rund um (sexualisierte) Gewalt aus einer Vorsicht heraus ausgespart werden sollen. Auch hier ist die Frage, *wie* angemessen darüber gesprochen werden kann und nicht, *ob* die Thematisierung möglich ist. Als Klient*in Kontrolle über das Setting zu haben und das Tempo zu bestimmen, in dem gearbeitet wird, können hierbei entscheidende Faktoren für eine gelingende Zusammenarbeit sein.

Ein Aspekt der traumainformierten Beratung kann sein, zu Beginn einer Sitzung oder eines Beratungsprozesses mit der beratenen Person abzusprechen, wie von dem*der Berater*in damit umgegangen werden kann, wenn ein*e Klient*in beispielsweise in der Sitzung dissoziiert. Dies kann durch eine Frage im Vorfeld abgefragt werden: »Wenn das vorkommt, was wäre dann ein hilfreiches Verhalten von meiner Seite?« Alternativ können in der Situation Selbstregulationstechniken angeboten werden: »Ich merke gerade, dass Sie nicht mehr ganz hier sind. Ich würde Ihnen verschiedenes anbieten, was wir jetzt machen können. Können Sie Ja sagen, wenn etwas dabei ist?«

Traumainformiertes Arbeiten kann auch bedeuten, dass während und nach der Sitzung mit dem*der Klient*in eingecheckt wird, um einschätzen zu können, ob er*sie gedanklich noch im Raum verhaftet, also arbeitsfähig ist, oder er*sie etwas zur Emotionsregulation benötigt, z. B. mit Skalierungsfragen. Auch eine andere Form von Nachsorge bietet sich am Ende einer Sitzung an, wie z. B. nachzufragen, was der*die Klient*in im Anschluss an die Sitzung macht, oder ein Ruhe- oder Abschiedsritual zu vereinbaren.

6.7.3.4 Qualitätssicherung

Um die Qualität der eigenen Arbeit zu sichern, braucht es einen regelmäßigen Austausch in der Intervision mit Kolleg*innen und/oder die Teilnahme an Supervisionsangeboten. Auch die Teilnahme an Fort- und

Weiterbildungen, die neben der Vermittlung von Inhalten häufig ebenfalls den Austausch und die Vernetzung mit Kolleg*innen und anderen Fachkräften ermöglichen, ist zur Qualitätssicherung notwendig.

Auf Berater*innen-Seite bedeutet die Qualität der eigenen Arbeit im Blick zu behalten auch, Selbstfürsorge zu praktizieren und Psychohygienestrategien zu nutzen, um Abstand zu der Arbeit und den Inhalten zu gewinnen.

Zu einer qualitativ wertvollen Beratungsarbeit gehört darüber hinaus, die Begrenztheit der eigenen Möglichkeiten und Expertise anzuerkennen und Klient*innen an notwendiger Stelle an kompetente Kolleg*innen und andere Fachpersonen weiterzuverweisen: Hierzu zählen Psychotherapeut*innen und -analytiker*innen, Sexualmediziner*innen, Psychiater*innen, Traumaambulanzen und andere niedrigschwellige Angebote in akuten Krisen oder nach erlebter Gewalt, Ärzt*innen wie Allgemeinmediziner*innen, Endokrinolog*innen, Urolog*innen und Gynäkolog*innen, Körperarbeiter*innen, Menschen, die alternative Verfahren wie Shiatsu oder somatische Angebote wie Massagen anbieten, STI-Testzentren, Anlaufstellen der sexuellen Gesundheit, Beratungsstellen bei sexualisierter Gewalt, Selbsthilfegruppen (z. B. zu Chemsex, Trauer oder Kontaktabbrüchen zu Familien) oder Suchtbehandlungseinrichtungen.

6.7.4 Community-Kontakt von queeren, trans und nicht-binären Berater*innen

Die Teilnahme an Community-Aktivitäten und der Kontakt mit anderen LSBTIQ+ Menschen senkt Minderheitenstress, auch für queere, trans und nicht-binäre Berater*innen. Wie ihre eigenen Bedürfnisse nach Kontakt und Verbindung mit queeren Communitys aussehen, und wie sie diese erfüllen, sollten professionelle (Peer-)Berater*innen im Blick behalten. Queere Berater*innen, deren Kontakt zur Community vor allem über den Kontakt mit queeren Klient*innen besteht, riskieren, ihre queeren emotionalen Bindungsbedürfnisse an ihre Klient*innen zu richten (Davies, 2022). Das würde bedeuten, nicht mehr die Bedürfnisse der Klient*innen in der Zusammenarbeit zu zentrieren. Queere Berater*innen haben die Aufgabe, regelmäßig mit sich selbst einzuchecken: »Bin ich noch an den Bedürfnissen des*der Klient*in orientiert oder eher an meinen eigenen?«

Queere, trans und nicht-binäre Berater*innen, die in queeren Communitys arbeiten, haben das Recht auf ein Privatleben. Merken sie, dass sie z. B. Scham in Bezug auf ihre eigenen sexuellen Bedürfnisse oder ihr Beziehungsleben verspüren – möglicherweise aufgrund von verinnerlichter Queerfeindlichkeit –, weil sie beispielsweise gerne cruisen würden, Casual Sex haben möchten oder single sind, sollten diese Gefühle in einem externen Raum bearbeitet werden, z. B. in der Supervision. Auch wenn ein unerfüllter Wunsch nach emotionaler oder sexueller Nähe mit anderen Menschen besteht und die einzige Auseinandersetzung von Berater*innen mit den Emotionen und der Sexualität von beratenen Personen stattfindet, sollte überprüft werden, ob in der Zusammenarbeit gerade eigene Bedürfnisse erfüllt werden, die woanders hingehören (Davies, 2022).

Darüber hinaus entsteht über geteilte Positionierungen und persönliche Sympathie möglicherweise das Gefühl, mit Klient*innen auch privat befreundet sein zu können, wenn die Beratungsbeziehung nicht bestehen würde. Das Bedauern oder sogar der Schmerz darüber, Menschen nicht mehr oder für eine lange Zeit nicht privat kennenlernen zu können, nachdem es eine Zusammenarbeit in der Beratung gab, sollte außerhalb des Beratungssettings be- und verarbeitet werden (Johnson, 2022).

Auch das Aufeinandertreffen mit Klient*innen und das Teilen von Räumen bei privaten oder öffentlichen Veranstaltungen wollen professionell navigiert werden. Beck Thom von *Quintimacy* arbeitet als Bodyworker*in und nutzt ein Boundary Statement, also eine Vereinbarung, die dieses Thema aufgreift und Thoms Grenzen mit Klient*innen aufzeigt, und der alle Beteiligten im Vorfeld zustimmen. Darin greift Thom Punkte auf wie:

> »Der*die Klient*in hat die Wahl und Kontrolle darüber, ob wir uns grüßen. Es steht dem*der Klient*in frei, anderen mitzuteilen, dass mit mir als Bodyworker*in gearbeitet wird, aber ich werde niemals den Inhalt oder die Art unserer Arbeit preisgeben. Wir besprechen, dass wir [in BDSM und Kink-Kontexten] nicht miteinander spielen werden, dass wir uns beim Spielen nicht zuschauen, und wie wir mit Partner*innen und engen Bezugspersonen voneinander interagieren. Wir vereinbaren, uns auf Abstand zu bewegen oder Gespräche und Interaktionen auf ein Minimum zu beschränken. Und wir besprechen, dass ich nicht in meiner Arbeitsrolle und die Person nicht in der Klient*innen-Rolle ist, aber dass manche Grenzen dennoch aufrechterhalten werden müssen« (Thom, 2022, o. S., Übers. d. A.).

Das proaktive Vorgehen, das darin deutlich wird, zentriert einen klaren, transparenten Umgang mit den Grenzen außerhalb der Zusammenarbeit und erkennt an, dass Praktiker*innen Teil der Communitys sein können, der ihre Nutzer*innen ebenfalls angehören. Es entselbstverständlicht die realitätsferne Vorstellung, als queere praktizierende Person auf die eigene Teilnahme an öffentlichen Community-Veranstaltungen zu verzichten, um Begegnungen mit Klient*innen außerhalb des Beratungssettings um jeden Preis zu vermeiden. Stattdessen ermöglicht es allen Beteiligten, communityinterne Angebote zu nutzen, indem Klient*innen und Berater*innen eine informierte Entscheidung über eine Zusammenarbeit im Community-Kontext mit ihren spezifischen Rahmenbedingungen und Limitierungen treffen, und in diese bewusst einwilligen. Dieser Umgang mit einer der Herausforderungen des peerbasierten Arbeitens kann als wegweisend für die trans und queere Beratungsarbeit betrachtet werden.

Literatur

Bay Area Transformative Justice Collective (BATJC) (2016). Pods and Pod Mapping Worksheet. https://batjc.org/files/Pods-Pod-Mapping-Worksheet.pdf

Davies, D. (2022). Navigating dual relationships. In J. C. Czyzselska (Hrsg.), *Queering Psychotherapy* (S. 243–253). Karnac Books

Debus, K., Könnecke, B., Schwerma, K. & Stuve, O. (2012). Geschlechterreflektierte Arbeit mit Jungen an der Schule. Konzeptionelle Grundlagen und Schlussfolgerungen aus der Fortbildungsreihe. In Dissens e.V., K. Debus, B. Könnecke, K. Schwerma & O. Stuve (Hrsg.), *Geschlechterreflektierte Arbeit mit Jungen an der Schule. Texte zu Pädagogik und Fortbildung rund um Jungen, Geschlecht und Bildung* (S. 10–16). o.V. https://www.dissens.de/fileadmin/dissens_home/Materialien/1%20Geschlechterverh%C3%A4ltnisse/1%20B%C3%BCcher%20%26%20Brosch%C3%BCren/dissens_e._v._geschlechterreflektierte_arbeit_mit_jungen_an_der_schule.pdf

Dissens e.V. & Debus, K. (2017). Matrix zur Methodenplanung und -auswertung. https://interventionen.dissens.de/fileadmin/Interventionen/Methoden-Planung_und_-Auswertung_-_Interventionen.pdf

Fielding, L. (2021). *Trans Sex. Clinical Approaches to Trans Sexualities and Erotic Embodiments*. Routledge.

Günther, M., Teren, K. & Wolf, G. F. (2021). *Psychotherapeutische Arbeit mit trans* Personen. Handbuch für die Gesundheitsversorgung* (2. Aufl.). Ernst Reinhardt.

Hahne, A. (2024). *Was ist eigentlich eine Transition?! – Sexuelle Bildung zu trans und nichtbinären Lebenswelten. Materialkarten für Beratung & Workshops*. edition assemblage.

Hamm, J. (2020). *Trans* und Sex. Gelingende Sexualität zwischen Selbstannahme, Normüberwindung und Kongruenzerleben*. Psychosozial-Verlag.

Hoenes, J. & Schirmer, U. (2019). Transgender/Transsexualität. Forschungsperspektiven und Herausforderungen. In B. Kortendiek, B. Riegraf & K. Sabisch (Hrsg.), *Handbuch Interdisziplinäre Geschlechterforschung, Geschlecht und Gesellschaft* (S. 1204–1210). Springer. https://doi.org/10.1007/978-3-658-12496-0_77

Johnson, E. J. (2022). On working with trans and gender-expansive clients. In J. C. Czyzselska (Hrsg.), *Queering Psychotherapy* (S. 25–42). Karnac Books.

Jordan, J. (2022). *Wie können trans* Menschen empowernd beraten werden?* Hochschule Fulda.

Middleton, A. (2022). Queer sex and relationships. In J. C. Czyzselska (Hrsg.), *Queering Psychotherapy* (S. 109–126). Karnac Books.

Mingus, M. (2016). Pods and Pod Mapping Worksheet. https://batjc.wordpress.com/resources/pods-and-pod-mapping-worksheet/

Schiele, M. (2024). Antifeminismus: Themenfelder, Strategien und Narrative. In Dissens e.V. (Hrsg.), *Antifeminismus. Pädagogische Handreichung. Zwischen Sensibilisierung und Handlung in der Bildungsarbeit zu Antifeminismus* (S. 17–24). o.V. https://www.dissens.de/fileadmin/dissens_home/content/documents/AnBeg/padgog_antifeminismus.PDF

Thom, B. (2022). Boundary Statement. https://quintimacy.com/wp-content/uploads/2022/02/Quintimacy-Boundary-Statement.pdf

Tilsen, J. (2021). *Queering Your Therapy Practice: Queer Theory, Narrative Therapy, and Imagining New Identities.* Routledge.

Yearsly, J. & Thom, B. (2022). Trans desire and embodiment. In J. C. Czyzselska (Hrsg.), *Queering Psychotherapy* (S. 127–143). Karnac Books.

Biografische Notizen

Jana Haskamp (sie/ihr), M. A. Angewandte Sexualwissenschaft, arbeitet als systemische Therapeutin (SG) und Beraterin mit queeren, trans und nicht-binären Einzelpersonen und Paaren in Berlin-Neukölln. In der therapeutischen und beraterischen Arbeit verbindet sie systemische, psychodynamische und emotionsfokussierte Ansätze. Als Bildungsreferentin und Sexualpädagogin arbeitet sie mit Multiplikator*innen zu Verschränkungen von lsbtiq+ Lebensweisen, Verbündetenschaft, Queerfeindlichkeit, Antifeminismus, Sexualität, sexualisierter Gewalt und zu queersensibler Beratung und Therapie. Als Bildungsreferentin ist sie auch für Dissens – Institut für Bildung und Forschung e.V. tätig. Beruflich und privat interessiert sie sich für lesbische und queere Bewegungsgeschichte, queere Elternschaft, Beziehungssexualität und -gestaltung, Bindungs- und Traumatheorien, Therapie-Verfahren und Biografien von anderen Klassenübergänger*innen. Website: https://www.janahaskamp.de und E-Mail: janahaskamp@posteo.de

Alexander Hahne (er/ihm), M. A. Medientechnik, ist Referent für Sexuelle Gesundheit mit dem Schwerpunkt trans und nicht-binäre Menschen, Sexualpädagoge (gsp), Sexological Bodyworker (ISB), Systemischer Sexualtherapeut (IGST), Tänzer, trans und pleasure Aktivist. Mit seiner Arbeit leistet er für Erwachsene einen praxisbezogenen Beitrag zum Erleben des eigenen Körpers, zur Auseinandersetzung mit der eigenen Sexualität sowie der Möglichkeit Zugänge zum lustvollen Potenzial freizulegen und auszuprobieren. Die körperpraktische sexuelle Bildung mit Erwachsenen steht dabei im Vordergrund. Ihm ist es eine Herzensangelegenheit, sexuelle Lernprozesse zu begleiten und Räume zum Erleben zu öffnen und halten. Sich Zeit nehmen zum Spüren. Website: https://www.alexanderhahne.com und E-Mail: Kontakt@alexanderhahne.com

6.8 Einblicke in Fort- und Weiterbildungen

Alexander Hahne & Jana Haskamp

»Wir passen nicht in die Vorgärten der alternativen Nachbarschaft mit den klaren Vorstellungen.
Wir passen nicht in Gay-Clubs, die uns nicht sexy finden.
Wir passen nicht in Umkleidekabinen und nicht auf öffentliche Toiletten.
Wir passen nicht in die Jobs mit den englischen Namen, in denen Frauen Kostüm und Männer Anzug tragen und wo man gut im Smalltalk sein muss.
Wir passen nicht in Traditionen, nicht in die Theorien der Schulmedizin und die der Psychoanalyse.
Wir passen nicht in offizielle Schreiben und nicht in die neue Kollektion von H&M.
Wir passen in keine Partei, nicht in den Kirchenvorstand und eigentlich in gar kein Amt, in dem man einen Namen braucht.
Und wahrscheinlich passen wir auch nicht in die Zukunft dieser Stadt.
Aber wir suchen ja auch nach etwas anderem.
Wir suchen nach dem weichen Fell des kleinen Hundes, der uns freudig begrüßt,
nach der Taube auf der Straße, mit der wir unser Brot teilen,
nach dem Moment der Stille, der uns durchatmen lässt
und nach Orten, die es ernst meinen.«

(*Kater*[1], Wir passen nicht, *2017*)

In dem Beitrag werden Erfahrungen von trans und nicht-binären Teilnehmer*innen dargestellt, die an sexual- und paarberaterischen Fort- und Weiterbildungen teilgenommen haben, und es werden erfahrungsbasierte Einblicke in die Perspektive von Dozent*innen gegeben, vor allem mit dem

1 Über Kater: Kater mag Sprache, Kampfsport und Spiritualität – und die Kombination aus allem.

Fokus auf cis und trans/nicht-binär gemischte Gruppen. Anschließend werden Weiterentwicklungspotenziale für bestehende Weiterbildungen dargelegt und Leerstellen für benötigte Fort- und Weiterbildungen aufgezeigt.

6.8.1 Erfahrungen von Teilnehmer*innen

Teilnehmer*innen von Fort- und Weiterbildungen im Bereich der Sexual- und Paarberatung, aber auch verschiedener Angebote der Sexuellen Bildung und sexual- und paartherapeutischer Weiterbildungsangebote sind divers aufgestellt, was ihre geschlechtliche Identität sowie sexuelle und romantische Orientierung angeht. Wie sichtbar sie damit in einer Fort- oder Weiterbildung umgehen oder andere Teilnehmer*innen daran teilhaben lassen, ist unterschiedlich. Einige dieser privaten Identitätsaspekte und Erfahrungen können unausgesprochen bleiben, andere lassen sich nicht verheimlichen oder *stealth* halten. Darüber hinaus nehmen Verbündete an Fort- und Weiterbildungen teil, also Menschen, die sich (privat und in Seminaren von Fortbildungen) solidarisch für die Rechte von trans und nicht-binären Menschen einsetzen, entsprechende Inhalte einbringen oder eine inhaltliche Auseinandersetzung damit einfordern, auch wenn sie selbst kein Teil dieser Gruppe sind. Ähnliches lässt sich bei Teilnehmenden beobachten, die queere Menschen im Nahfeld haben oder in Beziehung mit trans und nicht-binären Menschen sind und somit seit Jahren oder Jahrzehnten enge Berührungspunkte mit den Lebenswelten und Themen haben.

Viele dieser Menschen, die sich für Fort- und Weiterbildungen im sexual- und paarberaterischen Kontext entscheiden, berichten von dem Spannungsverhältnis, Inhalte lernen zu wollen und Diskriminierung aushalten müssen. Oft ist das Thema der geschlechtlichen und/oder sexuellen Diversität in den Seminaren ein Randthema und wird dadurch als besonders oder anders betrachtet. Dies wirft einen Schatten der Verbesonderung auf die Lebensrealität der queeren Teilnehmer*innen und infolgedessen auch auf ihre Klient*innen. Dazu kommen die Reaktionen anderer Teilnehmer*innen und der Umgang der Leitungen mit diesen Reaktionen, wenn queere, trans und nicht-binäre Lebensweisen zum Thema werden. Die Diversitätskompetenz von Weiterbildungs-Teilnehmer*innen ist oft ein Spiegel der (fehlenden) Diskriminierungssensibilität der breiten Gesellschaft. Dabei reicht die Bandbreite von fehlender Sensibilität und unabsichtlichen diskriminierenden Äußerungen bis hin zu antifeministischen und transfeindlichen Positionen, die in einer Seminargruppe vertreten sein können.

Neben diesen gruppendynamischen und intrapersonellen Auseinandersetzungsprozessen von diskriminierungsbetroffenen oder verbündeten Teilnehmer*innen folgt eine Auseinandersetzung mit binärer Cis-Heteronormativität auf der inhaltlichen Ebene. Mitunter werden trans und nichtbinäre Themen eindimensional, lediglich nachträglich oder sogar pathologisierend dargestellt und behandelt, sodass ein Gegensteuern notwendig ist. Alternative Strategien von Teilnehmer*innen sind ein Weghören bei diskriminierenden Äußerungen oder eine Desidentifikation mit den Inhalten in diesen langen Momenten, die Teil von queerem Minderheitenstress sind und in eine Mehrbelastung für betroffene Teilnehmer*innen resultieren können. Sollten Inhalte nicht pathologisierend dargestellt sein, sondern schlicht fehlen, müssen die Fort- und Weiterbildungsinhalte auf (eigene) Lebenswelten übersetzt bzw. übertragen werden. Teilnehmer*innen queeren normative Fallbeispiele für sich, um eine Nähe zur eigenen Lebenswelt und zu der von Klient*innen zu schaffen. Inwieweit dies dann der Gruppe zum Lernen zur Verfügung gestellt werden kann oder die falleinbringenden Teilnehmer*innen einen gewünschten Austausch oder Rückmeldungen dazu erhalten, ist unterschiedlich.

Ein bekannter Effekt ist auch die Delegation von Verantwortung für Themen der (nicht-hetero-)sexuellen und -romantischen Orientierung und geschlechtlichen Identität auf einzelne Teilnehmer*innen, die zu den Themen sprachfähig sind, Handlungsverantwortung übernehmen und Handlungswissen einbringen. Gruppendynamisch rutschen sie leicht in die Rolle der »Genderbeauftragten«. Leitungen geben dann manchmal die Verantwortung für die Themen an diese Teilnehmer*innen ab. Es handelt sich hierbei um eine Reduktion auf eine Rolle, die für die Teilnehmer*innen ein Anwesend-Sein mit der eigenen Komplexität als Privatperson, Fachkraft und Lernende*r verunmöglicht, sowie um eine Rollenumkehr. In den seltensten Fällen können diese Teilnehmer*innen für den entstandenen Mehraufwand und ihre Sensibilisierungsleistung anschließend Rechnungen ausstellen.

Kritisch wird diese Verschiebung der Verantwortung von Alexander Hahne als »Don't frame your learning as my empowerment«[2]-Dynamik

2 »Stell dein Lernen nicht als mein Empowerment dar.«

beschrieben. Dabei wird in Seminarsettings von Menschen mit bisher wenigen Berührungspunkten auf Kosten von trans und nicht-binären Personen oder deren Verbündeten gelernt und dies als empowernde Situation oder affirmierende Bestärkung maskiert bzw. benannt. Ein anonym bleibender Teilnehmer benennt es wie folgt: »Wieso soll ich in eine Fort- oder Weiterbildung gehen, die cis-heteronormativ ist, in der ich belastet bin, für die Sichtbarkeit meiner eigenen und des generellen Themas kämpfen muss und dann auch noch Geld dafür bezahle, mir den Bullshit anderer Teilnehmer*innen anzuhören, und erlebe, wie die Leitungen nicht darauf reagieren. Das ist ein richtiges Dilemma und wird für mich zum Problem, das meine Aufnahme- und Leistungsfähigkeit reduziert.«

Diverse Teilnehmer*innen in Fort- und Weiterbildungen beschreiben an sie gerichtete Vorwürfe der Aggressivität und Überemotionalität beim Ansprechen von stattgefundener Stigmatisierung und Diskriminierung in Seminaren. Die Teilnehmer*innen, die auf Diskriminierung hinweisen, werden von anderen Teilnehmer*innen und/oder der Leitung mitunter als überempfindlich, unruhestiftend, streitlustig, nörgelig oder sogar denunzierend empfunden (Günther et al., 2021, S. 72–73). Hierbei entsteht eine Verschiebung: Anstatt dass z. B. Wertschätzung für das Ansprechen von Diskriminierung ausgedrückt und die Erfahrung anerkannt wird, und eine fehlende Umgangsweise auf struktureller Ebene als (Teil-)Grund des Problems durch die Leitung thematisiert wird, werden das Vorgehen, die Bewältigung der Folgen der Diskriminierung und die Regulation im Anschluss in den meisten Fällen auf die intrapersonelle Ebene der betroffenen oder verbündeten Personen verschoben.

In der psychotherapeutisch informierten Haltung, die auch in vielen Beratungsfort- und weiterbildungen prävalent ist, wird in konkreten Diskriminierungssituationen, die durch andere Teilnehmer*innen verursacht wurden, zumeist an einen gemeinsamen Entwicklungs- und Lernprozess appelliert. Politische und therapeutische Logiken funktionieren unterschiedlich und die therapeutische Deutungshoheit über die Situation wird aus Sicht vieler Dozent*innen höher gewertet, mit der Begründung, dass es sich um eine beraterische oder therapeutische Weiterbildung handelt. Das bedeutet, dass Menschen, die Verletzungen erlebt haben, Sensibilisierungs- und emotionale Arbeit für diejenigen leisten sollen, die diese Verletzungen verursacht haben. Dazu gehört, mit deren Abwehrstrategien umzugehen, die unangenehmen Gefühle, die beim Hinweisen auf Privilegien entstehen, aufzufangen und

Diffamierungsvorwürfe abzuwehren. Darüber hinaus gibt es in den meisten Fort- und Weiterbildungskontexten keine institutionalisierten Umgangsweisen, Awareness-, Präventions- oder Interventionskonzepte für diskriminierende und/oder gewaltvolle Situationen. Auch ein anonymes Beschwerdeverfahren oder Antidiskriminierungsbeauftragte sind selten vorhanden. Diskriminierungssensibilität ist hier in der Regel kein Teil des Professionalitätsverständnisses.

Queere Teilnehmer*innen tauschen sich einerseits untereinander über die Queersensibilität und -inklusivität einzelner Fort- und Weiterbildungen aus, andererseits werden das Wissen und die persönlichen Erfahrungen in queere und trans Communitys getragen und verbreitet. D. h. dass die Feedbackkultur an vielen Stellen innerhalb der Communitys verbleibt (nicht zuletzt aus den zuvor beschriebenen Gründen) und die Erfahrungswerte und mögliche massive Kritik in der Regel nicht an die Fort- und Weiterbildungsinstitute weitergeleitet bzw. rückgemeldet werden.

Die erlebten Belastungen in Fort- und Weiterbildungen führen dazu, dass wenige trans und nicht-binäre Menschen an ihnen teilnehmen oder bis zum Ende bleiben. Entsprechend arbeiten dann weniger formal ausgebildete trans oder nicht-binäre Menschen in den Feldern von Sexual- und Paarberatung. Daraus folgt auch, dass es weniger Lehrpersonen gibt, die als offen trans oder nicht-binär positionierte Menschen Fort- und Weiterbildungen leiten oder in Kernteams arbeiten. An dieser Stelle möchten wir unser Bedauern äußern, dass trans und nicht-binäre Menschen eher selten oder gar nicht an längeren Fort- und Weiterbildungen teilnehmen. Sie melden sich gar nicht erst an und wenn es sie gibt, sind sie eher vereinzelt präsent. Das führt dazu, dass viele trans und nicht-binäre Interessierte und Fachkräfte genötigt sind, sich die Weiterentwicklung ihrer Expertise anderweitig zu organisieren. Die Praxisbeobachtung zeigt, dass eine Teilnahme an heterogenen Seminaren und Weiterbildungen eher in Zeiten des geschlechtlichen Selbstfindungsprozesses stattfindet, in denen es oft als Teil des eigenen Transitionsprozesses mehr Verständnis für Fehlverhalten des Umfelds gibt. Oft sind noch nicht so viele schlechte Erfahrungen gemacht worden, wodurch sich trans oder nicht-binäre Teilnehmer*innen weniger gegen die Leitung oder die Seminargruppe auflehnen. Ein Fernbleiben von vor allem transitionsälteren Menschen in sexual- und paarberaterischen Fort- und Weiterbildungen ist zu beobachten. Eine Perspektive, die schmerzlich fehlt.

6.8.2 Die Perspektive der Dozent*innen und Lehrenden

Lehrende von Fort- und Weiterbildungen (sowohl trans und nicht-binäre Menschen als auch cis Menschen) stehen inhaltlich vor der Herausforderung, sexual- und paarberaterische(s) Haltung, Wissen und Methodik zu vermitteln. Darüber hinaus begleiten sie viele verschiedene Menschen hin zu und bei einem arbeitsfähigen Gruppenprozess.

Alle Teilnehmer*innen bringen immer ihre eigene Geschlechtsidentität mit, die sie biografisch verschieden umfassend reflektiert haben und deren Gewordenheit, Position und Wirkmächtigkeit ihnen unterschiedlich bewusst ist. Tove Raiby schreibt treffend »die eigene (fehlende Diskriminierungs-)Erfahrung wiegt doch für viele mehr als theoretische Konzepte« (Weigand, 2022, S. 37). Gruppen haben in der Regel unterschiedliche Kenntnisstände zum Thema Trans und Nicht-Binarität und, sofern nicht als trans- und nicht-binärinklusiv ausgeschrieben, sind cis Menschen in der großen Mehrzahl der Gruppe.

Gruppendynamisch könnte sich eine geschlechtlich gemischte Gruppe durch z. B. eher unruhige oder als unruhig wahrgenommene trans und nicht-binäre Teilnehmer*innen auszeichnen, die sich gegen die Inhalte, Schwerpunktsetzungen, die Leitung, den Gruppenprozess oder Methoden auflehnen. Manchmal entwickeln sich daraus schwierige Gruppendynamiken, die eine inhaltliche Zusammenarbeit erschweren.[3] Darin zeigt sich möglicherweise, dass sie in der Vergangenheit schlechte Erfahrungen in Gruppen oder mit Leitungen gemacht haben. Ja, jede Gruppe braucht Zeit, um sich zu finden, zugleich werden Diskriminierungserfahrungen und das strukturelle Ungleichgewicht, zu einer geschlechtlichen Minorität zu gehören, bis auf weiteres vorkommen und zu Lasten der trans und nicht-binären Menschen gehen. Dozierende sollten darauf achten, dass cis Menschen nicht auf Kosten der trans und nicht-binären Teilnehmer*innen lernen. Berücksichtigt werden sollte auch das Verständnis für die Effekte von Minderheitenstress von trans und nicht-binären Menschen, wenn diese in den Weiterbildungsgruppen sind, und es sollte in Erwägung gezogen werden, ob es die Möglichkeit für beispielsweise einen Nachteilsausgleich gibt.

Lehrende sind i. d. R. mit der Herausforderung konfrontiert, auf

3 Wir halten es an der Stelle mit den Worten von Supervisor*in Jay Keim: »Address the tension, don't engage in the drama« (http://jaykeim.de/).

Basis von akademisch produziertem Wissen und Konzepten sowie anerkannten Methoden unterrichten zu müssen. Es ist weniger etabliert, vorhandene gelebte, praktische Communityerfahrungen in Curricula aufzunehmen. Die Hierarchisierung von Wissensbildungsprozessen und Wissensaneignung zeigt sich in dieser Situation. Wie gehen Lehrende mit fehlender Evidenzbasierung und fehlendem Wissen um? Davon gibt es viel in Bezug auf trans und nicht-binäre Lebenswelten. Die Notwendigkeit, Inhalte ohne vorhandene konkrete Studienlage und wissenschaftliche Forschung anpassen zu müssen, ist sensibilisierten Lehrenden in dem Feld bekannt. Einen Umgang damit stellt das Bilden von Arbeitshypothesen auf Basis der eigenen praktischen Arbeitserfahrung zu unterschiedlichen Themen dar, die dann in den Fort- und Weiterbildungen und im kollegialen Rahmen mit den Teilnehmer*innen diskutiert werden können.

Die praktische Beobachtung bei Fort- und Weiterbildungen zeigt, dass bei Gruppen, in denen einige trans und nicht-binäre Teilnehmer*innen sind, cis Menschen die Erfahrung machen können, ein starkes und bewusstes Gegenüber zu haben. Cis Teilnehmende können hier durch das Kennenlernen nicht-cis-normativer Lebensrealitäten erleben, mit ihren cis Privilegien konfrontiert zu sein und dies als belastend oder stressig empfinden. Für manche besteht der Stress darin, zu hinterfragen, ob sie sich als cis Personen überhaupt mit geschlechtlicher Vielfalt beschäftigen dürfen. Andere haben kein Bewusstsein dafür, dass ihre Cisgeschlechtlichkeit Teil von geschlechtlicher Vielfalt ist und denken, sie seien vom Thema Geschlecht nicht betroffen oder befürchten gar, dass ihre cisgeschlechtliche Identität »out« ist oder ihnen verboten werden soll (Debus, 2012). Die Differenzverträglichkeit der cis Teilnehmenden wird in trans-nicht-binär-cis-gemischten Gruppen strapaziert bzw. einem Praxistest unterzogen, was die Arbeitsfähigkeit einer Seminargruppe herausfordern, hemmen oder fördern kann.[4] Daraus können gruppendynamisch befruchtende Lerngelegenheiten auf allen Seiten entstehen, wie auch aufreibende Diskussionen, Frustration und Abgrenzungsimpulse voneinander.

4 Differenzverträglichkeit: Neologismus des Schweizer Philosophen Hans Saner. Er beschreibt damit die Fähigkeit, die Lebensweise und die Überzeugungen des anderen anzuerkennen, auch wenn wir diese nicht teilen.

6.8.3 Trans und nicht-binäre Menschen als Lehrende und Leitung

Von trans und nicht-binären Menschen, die selbst lehren, wird oft, meist unausgesprochen, von trans und nicht-binären Teilnehmer*innen eine klare solidarische Positionierung mit ihnen erwartet. Ergänzend dazu ist eine Beobachtung aus der Praxis eine hohe Diskriminierungssensibilität, die von Lehrenden erwartet wird. In Kombination mit einer geringeren Fehlerfreundlichkeit vonseiten trans und nicht-binärer Teilnehmer*innen wird dann vieles, was gesagt wird, »auf die Goldwaage gelegt«. Dieser Druck, der »von der eigenen Community« ausgeht, ist auch Teil von Minderheitenstress und eine Mehrbelastung der Lehrenden. Auch cis Personen, vor allem vor Kurzem aktivistisch-politisierte oder sensibilisierte Teilnehmende, erwarten zum Teil besonders viel Diskriminierungssensibilität und gehen bei (nach ihrer Wahrnehmung) fehlerhaftem Verhalten besonders hart mit den Dozent*innen ins Gericht.

Auf der anderen Seite können cis Teilnehmer*innen Vorbehalte gegenüber trans oder nicht-binären Lehrenden haben und sich nicht trauen, die Fragen zu stellen und Themen anzusprechen, die sie eigentlich benennen wollen. Ursächlich dafür könnte ein Unbehagen oder Angst sein, dass die Fragen als persönlich invasiv wahrgenommen werden, obwohl die Funktion der lehrenden Person offene Fragen zulässt. Gleichzeitig gibt es auf dem Spektrum der Neugierde auch Teilnehmer*innen, die eine offene persönliche Positionierung hinsichtlich der geschlechtlichen und/oder sexuellen Identität der Leitung als Einladung verstehen, einen »privaten emotionalen Schwank« einzuholen oder auszutauschen und tatsächlich unangemessen invasive Fragen an die Leitung stellen. Die geteilte geschlechtliche und/oder sexuelle Positionierung wird dann von Teilnehmer*innen mit einer privaten Nähe verwechselt. Als trans oder nicht-binärer Mensch im Themenfeld der Sexual- und Paarberatung zu arbeiten, braucht gute Psychohygiene und eigene Entlastungsstrategien, wenn sich zum Beispiel intensiv mit neugierigen bis grenzüberschreitenden Fragen auseinandergesetzt werden muss, die nicht unbeabsichtigt Transnegativität oder -feindlichkeit reproduzieren. Ja, per Jobbeschreibung ist die lehrende Person Sparringpartner*in und mitunter Projektionsfläche, die dabei entstehenden Mikroaggressionen summieren sich jedoch im Laufe der Zeit.

Eine Frage der strukturellen Ebene ist zudem, ob die trans oder nicht-binäre Lehrperson im Falle einer Auseinandersetzung mit z. B. Diskriminierungserfahrungen die Rückendeckung ihrer eigenen Leitung oder des Instituts hat, oder nach Innen weitere Ressourcen für Inklusion und Verbündetenschaft zu mobilisieren sind.

6.8.4 Was fehlt in den Fort- und Weiterbildungen?

Ein Blick in gängige Curricula lässt die Frage wachsen, was über die Grundlagen von trans und nicht-binär Sein und elementare Aspekte einer Transition hinaus vermittelt wird. Je nachdem in welchem Jahr Trans und Nicht-Binärität, wenn überhaupt, als Themen ergänzt wurden, zeigt sich ein pathologisierendes oder betroffenheitsgetränktes Bild und die Vermittlung von selbstbewussten, sexualitätserfahrenen trans und nicht-binären Menschen ist unzureichend abgebildet (Böhm & Voß, 2022).

Der Bedarf an inklusiven und vielfältigen Anatomie- und Bildmaterialen von Körpern und insbesondere Genitalien mit Transitionsveränderungen zeigt sich in der Praxis deutlich.[5] Dieses ist nötig, damit spezifisches körper- und sexualitätsbezogenes Wissen von trans und nicht-binären Körpern vor, während und nach der medizinischen Transition oder ohne Transitionsveränderungen angemessen gelehrt werden kann. Neben einer Selbstverständlichkeit des Themas ist es notwendig, den Sonderstatus und eine Verbesonderung trans und nicht-binärer Körper aufzuheben.

Erfahrungsgemäß ist eine der zu lernenden Transferleistungen für alle Fachkräfte die Brücke zwischen Anatomie und Geschlechtsidentität. In der Beratung wird mit der Identität der Person über die Anatomie (und Emotionen, Gefühle, Paardynamiken …) gesprochen. Die Sichtbarkeit und Berücksichtigung von beziehungsdynamischen Aspekten von Beziehungen mit mindestens einer trans oder nicht-binären Person sollte ebenfalls mit aufgenommen werden, beispielsweise bei Fallvignetten. Ein selbstverständlicher Einbezug der strukturellen Ebene geht damit einher: die Effekte von Minderheitenstress auf beispielsweise die paardynamische Ebene, oder auch bei Nicht-Binarität die chronische Frage des »Passing« und die entstehenden Minderheitenstresseffekte, die sich auch nach Jahren der Transition nicht auflösen oder integrieren lassen, sollten Teil des professionellen sexual- und paarberaterischen Wissens sein (siehe Kapitel 3.3). Darüber

5 Siehe Materialkarten »Sexuelle Bildung zu trans* und nicht-binären Körpern« (Hahne, 2021).

hinaus braucht es eine fundierte Haltungsvermittlung und -reflexion, um mit trans und nicht-binären Menschen arbeiten zu können.[6]

Eine Proaktivität aufseiten von Weiterbildungsinstituten, Hochschulen und anderen Bildungseinrichtungen ist wünschenswert, sodass trans und nicht-binäre Themen nicht erst auf Nachfrage behandelt und einbezogen werden. Für Dozierende braucht es eine vertiefte Diskriminierungssensibilität und ein Verständnis von Minderheitenstress als Thema und im Umgang mit der Gruppendynamik von den Weiterbildungsgruppen. Voraussetzung dafür ist eine klare Haltung der Leitung und des Instituts sowie gemeinsame Haltungen der Dozent*innen.

Eine weitere Maßnahme, um auf der strukturellen Ebene Veränderungen zu bewirken, ist das Einstellen von mehr trans und nicht-binären Personen als Dozent*innen in Ausbildungen sowie von trans und nicht-binären Menschen in verantwortlichen Positionen der Fort- und Weiterbildungsinstitute. Auch eine Zusammenarbeit mit Fachberatungsstellen, Selbstorganisationen und professionalisierten Community-Angeboten, die sich in Kooperationen für Lehraufträgen, einem Austausch in Arbeitskreisen und gemeinsam organisierten Fachveranstaltungen zeigt, ist empfehlenswert.

Literatur

Böhm, M. & Voß, H.-J. (2022). Zur Thematisierung von Trans- und Intergeschlechtlichkeit in medizinisch-therapeutischen, gesundheitsbezogenen und pädagogischen Studiengängen und Berufsausbildungen. *Zeitschrift für Sexualforschung, 35*(1), 5–19. https://doi.org/10.1055/a-1744-8932

Debus, K. (2012). Vom Gefühl, das eigene Geschlecht verboten zu bekommen. Häufige Missverständnisse in der Erwachsenenbildung zu Geschlecht. In Dissens e.V., K. Debus, B. Könnecke, K. Schwerma & O. Stuve (Hrsg.), *Geschlechterreflektierte Arbeit mit Jungen an der Schule. Texte zu Pädagogik und Fortbildung rund um Jungen, Geschlecht und Bildung* (S. 176–188). o.V. https://www.dissens.de/fileadmin/dissens_home/Materialien/1%20Geschlechterverh%C3%A4ltnisse/1%20B%C3%BCcher%20%26%20Brosch%C3%BCren/dissens_e._v._geschlechterreflektierte_arbeit_mit_jungen_an_der_schule.pdf

Günther, M., Teren, K. & Wolf, G. F. (2021). *Psychotherapeutische Arbeit mit trans* Personen. Handbuch für die Gesundheitsversorgung* (2. Aufl.). Ernst Reinhardt.

6 Zum Weiterlesen: »Guide zur Kompetenzerweiterung LSBTIQ+ in der Sexuellen Bildung mit Erwachsenen« (pro familia Bundesverband, 2024).

Hahne, A. (2021). *Sexuelle Bildung zu trans* und nicht-binären Körpern – Materialkarten für Beratung und Workshops*. edition assemblage.
Kater (2017). Wir passen nicht. Unveröffentlicht.
pro familia Bundesverband (2024). Guide zur Kompetenzerweiterung LSBTIQ+ in der Sexuellen Bildung mit Erwachsenen. https://www.profamilia.de/fileadmin/publikationen/Fachpublikationen/Sexuelle_Bildung/Guide_3_Kompetenzerweiterung_LSBTIQ__Erwachsene.pdf
Weigand, M. (2022). Blick in die Praxis – Diversität in Organisationen – vier Interviews mit Personalverantwortlichen. *supervision, 40*(1), 31–39.

Biografische Notizen

Alexander Hahne (er/ihm), M. A. Medientechnik, ist Referent für Sexuelle Gesundheit mit dem Schwerpunkt trans und nicht-binäre Menschen, Sexualpädagoge (gsp), Sexological Bodyworker (ISB), Systemischer Sexualtherapeut (IGST), Tänzer, trans und pleasure Aktivist. Mit seiner Arbeit leistet er für Erwachsene einen praxisbezogenen Beitrag zum Erleben des eigenen Körpers, zur Auseinandersetzung mit der eigenen Sexualität sowie der Möglichkeit Zugänge zum lustvollen Potenzial freizulegen und auszuprobieren. Die körperpraktische sexuelle Bildung mit Erwachsenen steht dabei im Vordergrund. Ihm ist es eine Herzensangelegenheit, sexuelle Lernprozesse zu begleiten und Räume zum Erleben zu öffnen und halten. Sich Zeit nehmen zum Spüren. Website: https://www.alexanderhahne.com und E-Mail: Kontakt@alexanderhahne.com

Jana Haskamp (sie/ihr), M. A. Angewandte Sexualwissenschaft, arbeitet als systemische Therapeutin (SG) und Beraterin mit queeren, trans und nicht-binären Einzelpersonen und Paaren in Berlin-Neukölln. In der therapeutischen und beraterischen Arbeit verbindet sie systemische, psychodynamische und emotionsfokussierte Ansätze. Als Bildungsreferentin und Sexualpädagogin arbeitet sie mit Multiplikator*innen zu Verschränkungen von lsbtiq+ Lebensweisen, Verbündetenschaft, Queerfeindlichkeit, Antifeminismus, Sexualität, sexualisierter Gewalt und zu queersensibler Beratung und Therapie. Als Bildungsreferentin ist sie auch für Dissens – Institut für Bildung und Forschung e. V. tätig. Beruflich und privat interessiert sie sich für lesbische und queere Bewegungsgeschichte, queere Elternschaft, Beziehungssexualität und -gestaltung, Bindungs- und Traumatheorien, Therapie-Verfahren und Biografien von anderen Klassenübergänger*innen. Website: https://www.janahaskamp.de und E-Mail: janahaskamp@posteo.de

7 Schluss

Nach zweieinhalb Jahren Arbeit zeigen wir mit diesem Sammelband ein Beispiel für die Lebbarkeit und Vielfältigkeit erfüllter trans und nicht-binärer Lebensweisen, Sexualitäten und Beziehungen auf. Wir halten auch in Zeiten eines gesellschaftlich erstarkenden Antifeminismus, sichtbarer Hasskriminalität und struktureller Transfeindlichkeit hartnäckig an einer positiven Zukunft und genussvollen Körperlichkeit und Sexualität für trans und nicht-binäre Menschen und ihre Verbündeten fest. Solidarität ist möglich, auch wenn Misstrauen und Gewalt Teil des Alltags sind und auch in den eigenen Reihen ausgeübt werden. Dieses Werk aus schwul-lesbischer, trans-cis verbündeter Herausgeber*innenschaft zeigt eine Post-Aidskrisen-Perspektive auf (nicht-)gelebte Sexualität und Partner*innenschaft, die sich jenseits idealisierter Vorstellungen einer queeren Glitzerbubble positioniert, die uns einseitige Narrative wie hedonistische Sexpositivität, Homonormativität, Pinkwashing und Konsum als queere Leitkultur verkaufen will.

In der Beratung im Kontext von (A)Sexualität und Beziehung wird deutlich, wie unterschiedlich die Lebensentwürfe, Herausforderungen und Ziele von trans und nicht-binären Menschen sind. Diese Diversität haben wir versucht abzubilden, bleiben dabei aber fehlbar, tragen unseren eigenen Bias und die vorherrschenden Annahmen, Idealvorstellungen und Lebensentwürfe der Subkulturen, in denen wir uns bewegen, im Gepäck. Wir laden daher zu einer kritischen Diskussion der Texte und ihrer Perspektiven ein. Unser Bias entstammt unter anderem unserem queeren und queerfeministischen, links und aktivistisch geprägten, großstädtischem Milieu, in dem wir als Herausgeber*innen und unsere Autor*innen und Interviewpartner*innen zu Teilen verortet sind. Beispielsweise finden Sexual- und Paarberater*innen, die mit einer heterosexuellen trans Frau in einer monogamen Ehe oder dem schwulen trans männlichen Angestellten aus der Provinz arbeiten, möglicherweise nicht vollständig die Lebenswelten, Beziehungs- und Sexualitätsthemen ihrer Klient*innen in den genannten Texten abgebildet. Dennoch gilt selbstverständlich auch für diese Zielgruppen, dass in der Beratung von Zuschreibungen hinsichtlich bevorzugter sexueller Praktiken und Formen der Beziehungsgestaltung an (auf den ersten Blick) normativ anmutende Lebensentwürfe abzusehen ist.

Uns ist es gelungen durch die verschiedenen Formate der Beiträge – Expert*innen-Interviews und Fachtexte – unterschiedlichen Erfahrungen und Erfahrungshorizonte von Klient*innen und Berater*innen Raum zu geben. Dabei ist zu benennen, dass dennoch viele Perspektiven zum jetzigen Zeitpunkt unbenannt bleiben. Wir könnten länglich über Zusammenhänge zwischen trans und nicht-binären Erfahrungen mit Partner*innenschaften und Sexualität im Kontext von Klassismus, Gewichtsdiskriminierung, Migration, Rassismus, Antisemitismus, Religiosität, Behinderung oder Sexarbeit sprechen. Diese und weitere Erfahrungen – sowohl aufseiten von Berater*innen als auch aufseiten von Klient*innen – kommen zu kurz. Trans und nicht-binäre Menschen, deren Aufenthaltsstatus unklar und nicht-gesichert ist, sind in den Beiträgen nicht repräsentiert, ebenso könnten die Texte ausführlicher Zusammenhänge zwischen Sexismus, Transmisogynie und Sexualität thematisieren. Aufgrund der Begrenzung der Zielgruppe der Klient*innen auf Erwachsene bleiben Perspektiven von trans und nicht-binären Kindern und Jugendlichen weitestgehend unberücksichtigt. Dementsprechend wird Adultismus in der Beratung in den Beiträgen nicht explizit reflektiert. Das Thema Detransition wird nicht aufgegriffen. Es werden auch keine Informationen in Leichter Sprache bereitgestellt. In der Benennung der Zielgruppe der Nutzer*innen von Beratungsangeboten haben wir uns für trans und nicht-binär als Sammelbegriffe entschieden – genderqueere, agender, genderfluide, genderkreative, gendernonkonforme und weitere (nicht-)geschlechtliche Perspektiven fassen wir unter dem Label nicht-binär zusammen, was dazu führt, dass es keine differenzierte Betrachtung der Erfahrungen von Menschen dieser Identitäten gibt. Diese und weitere Themen bleiben offen und wir freuen uns, wenn Kolleg*innen sie an anderer Stelle aufgreifen.

Darüber hinaus wird in den Beiträgen keine Unterscheidung zwischen Online- und Präsenz-Beratungsformaten vorgenommen. Wir verwenden durchweg eine voraussetzungsvolle Sprache und setzen grundlegende Kenntnisse oder zumindest Recherchefähigkeit von Begriffen und Konzepten aus dem weiten trans und nicht-binären Spektrum voraus. Damit geht einher, dass wir uns bewusst gegen ein Glossar entschieden haben und ohne lange thematische Einführung in die Intersektion von Trans und Nicht-Binarität, Sexualität und Partner*innenschaft im Kontext von Beratung einsteigen. Wir halten uns nicht mit Grundlagenarbeit auf, da diese an vielen anderen Stellen – in der Wissenschaft, Literatur, in sozialen Netzwerken und in der klassischen Bildungsarbeit – gemacht wird und von Interessierten in Anspruch genommen werden kann. Wir richten diesen Sammelband an engagierte Berater*innen, die grundlegendes Wissen mitbringen, aber mehr wissen wollen, und an unsere Peers, andere trans, nicht-binäre und queere Berater*innen und Therapeut*innen, die die gleichen Fragen beschäftigen wie uns. Daraus ergibt sich eine fehlende Niedrigschwelligkeit des Buches. Es werden sowohl sexual- und paarberaterische Kompetenzen als auch Kenntnisse von trans und nicht-binären Lebenswelten vorausgesetzt, um die Intersektion in ihrer Allumfasstheit zu denken.

Unsere Entscheidung gegen eine ausschließliche akademische Verortung und Aufbereitung der Beiträge, die sich durch eine reine Evidenzbasierung und auf der Basis von strengen Richt- und Leitlinien geprüften Informationen auszeichnet, ermöglicht eine Fokussierung auf einen hohen Praxisbezug der aufbereiteten Themen sowie explizite Fragestellungen und Problemlagen. Wir sind überzeugt, dass die Priorisierung der Anwendbarkeit und Nähe zu den Lebenswelten von trans und nicht-binären Menschen die richtige Entscheidung war.

Ein solches umfangreiches Projekt war nur durch eine hohe Eigeninitiative und Motivation der Autor*innen und Herausgeber*innen umsetzbar. Da es sich bei dem vorliegenden Sammelband um ein nicht-finanziertes Projekt (im Sinne von Honorarmitteln für Beiträge) handelt, ist es nicht verwunderlich, dass daran vor allem Kolleg*innen, Freund*innen und Wegbegleiter*innen beteiligt waren. Unter ihnen ist einiges an intersektionaler Expertise vorhanden und konnte in den Beiträgen abgebildet werden – wenn auch nicht allumfassend.

Mit Blick auf die Zukunft zeigt sich die Notwendigkeit des weiteren Zusammenrückens und Zusammenarbeitens verschiedener Fachgebiete im Kontext der Beratung zu Sexualität und Partner*innenschaft. So können beispielsweise Genitalchirurg*innen und Sexualberater*innen und -therapeut*innen voneinander profitieren, um die Zufriedenheit mit Körper und Sexualität nach genitalverändernden Operationen von trans und nicht-binären Menschen zu steigern. Wie wohl gemeinsame Fortbildungen dazu aussehen würden? Wir wünschen uns Qualitätszirkel und Arbeitskreise voller Respekt, Wertschätzung und Anerkennung des jeweiligen Fachgebietes, befruchtenden Austausch auf Fachtagen und Kongressen.

Wir fühlen in eine Zukunft hinein, in der fächerübergreifende Konsultationen – online und offline – der Standard sind, auch außerhalb von regulären Arbeitszeiten. Einige medizinische Versorgungszentren und auch Checkpoints bieten so etwas bereits an, jedoch ist dies noch nicht in der Fläche der Angebote angekommen.

Dazu möchten wir auch zukünftig eine Fokusverschiebung anregen, in der die beraterische (und gesellschaftliche) Perspektive auf trans und nicht-binäre Lebensweisen klar lust- und genussvolle Möglichkeitsräume einschließt. Betroffenheitsfokussierung, Diskriminierungsbewältigung und Gewaltabwehr sollen weder an erster Stelle stehen, noch davon ersetzt werden – es darf beides nebeneinander existieren. Dabei wissen wir um das Spannungsfeld zwischen positiven, freudvollen Lebenswelten und der Bedarfsgenerierung von strukturellen Angeboten der Versorgung mit der Begründbarkeit von Diskriminierungsbetroffenheit. Dennoch wollen wir weg von einem einseitigen Betroffenheitsnarrativ aufseiten von trans und nicht-binären Versorger*innen als auch Klient*innen. Die inklusiven Angebote der sexuellen Bildung, Sexualberatung und -therapie müssen mehr werden, inhaltlich und auch personell.

Liebe Psychotherapeut*innen, die Begleittherapien anbieten: Vergesst bitte den Blick über den eigenen Tellerrand nicht, denn trans und nicht-binäre Menschen sind mehr als Empfänger*innen von Indikationsstellungen. Wir bewegen uns in eurem Feld nicht nur als Betroffene, sondern auch als kompetente Kolleg*innen.

Liebe Sexual- und Paarberater*innen: Auch im Kontext von Sexualität und Partner*innenschaft sind für trans und nicht-binäre Menschen viele weitere Themen als ihre Geschlechtsidentität relevant: Elternschaft und Großelternschaft, Trauer, Pflege, Alter, chronische Krankheiten sowie Träume, Gemeinschaft, Genuss und Visionen, um nur einige zu nennen.

Liebe Lover und Partner*innen von trans und nicht-binären Menschen: Trans und nicht-binäre Menschen sind fucking hot und liebenswert, das habt ihr schon lange erkannt und lebt es.

Liebe trans und nicht-binäre Menschen, bitte vergesst nicht: Mit all dem, was euch auszeichnet, und mit all euren gemachten und (noch) nicht-gemachten Transitionsschritten seid ihr begehrenswert und wundervoll. Der Blick auf das eigene Leben verändert sich nach und nach, und es können noch so viele lebenswerte Erfahrungen vor euch liegen.

Dieses Schlusswort endet mit den Worten von McKenzie Wark, die in »Dear cis analysts – a call for reparations« (2022)[1] schreibt: »The cis body is not normal – it's just common.«[2] Und:

> »And yet you want us still to be singular, to be the anomaly that sets your cis world into relief. To be its other for your comfort. But we're not singular. We have our own networks, our own communities. We take care of each other because you don't care for us.«[3]

Hamburg und Berlin, Januar 2025
Alexander Hahne und Jana Haskamp

1 https://www.parapraxismagazine.com/articles/dear-cis-analysts (22.08.2024).

2 »Der cis Körper ist nicht normal, er ist nur verbreitet.«

3 »Und doch wollt ihr, dass wir immer noch einzigartig sind, dass wir die Anomalie sind, die eurer Cis-Welt Erleichterung verschafft. Wir sollen zu eurem Trost das Andere sein. Aber wir sind nicht singulär. Wir haben unsere eigenen Netzwerke, unsere eigenen Gemeinschaften. Wir sorgen füreinander, weil ihr nicht für uns sorgt.«

8 Danksagung

Vielen Dank an den Psychosozial-Verlag, insbesondere Jana Motzet und Marie-Claire Thun, für die Zusammenarbeit und die Möglichkeit, dieses Projekt umzusetzen, und das Vertrauen in den gesamten Prozess.

Unser besonderer Dank gilt Heinz-Jürgen Voß und Maika Böhm für die inhaltliche Beratung und die hilfreichen Hinweise aus ihrer reichhaltigen Publikationserfahrung.

Wir bedanken uns bei allen Dozent*innen, Lehrtherapeut*innen, Supervisor*innen, Therapeut*innen, Seminarteilnehmer*innen und anderen beruflichen und privaten Wegbegleiter*innen, von denen wir viel gelernt haben und weiterhin lernen dürfen.

Danke an unsere Klient*innen! Ohne euch gäbe es dieses Buch nicht. Eure Bereitschaft, euch in der gemeinsamen Arbeit mit euren verletzlichsten Anteilen zu zeigen, wissen wir zutiefst zu schätzen.

Unser größter Dank gebührt unseren vielen Autor*innen und Interviewpartner*innen, die so viel Fach- und Erfahrungswissen und Herz in ihren Beiträgen und Antworten mit uns und allen Leser*innen teilen.

Ich, Jana, möchte mich bedanken bei:

Alexander – dein Vertrauen in mich, deine Klarheit, Strukturliebe, Körperorientierung und unsere komplikationslose Zusammenarbeit haben mein Leben über das Buchprojekt hinaus bereichert.

Allen Menschen, die mich über die Jahre dazu ermutigt haben, diesen beruflichen Weg zu gehen, und besonders jenen, für die kein Zweifel darin bestand, dass ich dort hingehöre.

Maiken, Danti, Kim, Gabriel, Katharina, Lovis, Margo und Till – Freund*innen und Kolleg*innen aus der Bildungsarbeit – schätze ich für eure liebevolle Wegbegleitung und unsere Zusammenarbeit.

Ena, Yaniv, Janosch, Steff und Clara – Freund*innen und Kolleg*innen in der Intervision – dafür, dass ihr wisst, was es bedeutet, ein Teil von queeren Communitys zu sein und darin therapeutisch zu arbeiten, und dass ihr mein wichtigstes Netzwerk seid.

Finn, Kalle, Chrissi, Nina, Anki, Ali, Anna und Xelein haben in den arbeitsintensiven Phasen dieses Projekts mindestens genauso viel Nachsicht wie emotionale Wetterfestigkeit bewiesen, und waren entweder an meiner Seite oder eine Nachricht entfernt. Dafür bin ich euch von Herzen dankbar.

Danke dir, Chris, für deine inhaltlichen Anregungen, unsere abendlichen Intervisionsgespräche, deine emotionale Unterstützung und Liebe. Ich bin unvergleichlich dankbar dafür, mich jeden Tag davon berühren und inspirieren lassen zu dürfen, wie du deine Rolle als Berater*in und Therapeut*in begreifst, wie präzise und feinfühlig du alles, was du wahrnimmst, benennst und einordnest, und mit welcher Begeisterung du in deiner Arbeit auftauchst.

Ich, Alexander, möchte mich bedanken bei:

Jana – für deine persönliche und inhaltliche Klarheit, deinen Pragmatismus und dein unermüdliches Engagement für dieses Projekt und dem stets guten, gemeinsamen Prozess auf Augenhöhe. Du bist mir eine wertvolle Wegbegleiterin.

Darüber hinaus gilt mein Dank Maren, Jan, Cornelius und Alyssa, die mich auf ganz unterschiedliche Weisen erinnern, dass der Körper, mein Körper, von zentraler Relevanz ist und bleibt.

Die vielen Austausche und inhaltlichen *deep dives* mit Martin, Danti, Daniel, Axel Jeremias, Frederik, Glenn, Liam, Maike, Carina, Nele, Beatrice und Caritia werden nachhaltig in mir wirken.

Ich bin mir bewusst, was ich an euch zu schätzen weiß.

Lasst uns gemeinsam unbequem bleiben.